Fachliteralität im Bilingualen Sachunterricht der Grundschule

KOLLOQUIUM FREMDSPRACHENUNTERRICHT

Herausgegeben von Michael Schart,
Lars Schmelter, Karin Vogt und Nicola Würffel

BAND 72

Zu Qualitätssicherung und Peer Review der vorliegenden Publikation:

Die Qualität der in dieser Reihe erscheinenden Arbeiten wird vor der Publikation durch alle vier Herausgeber der Reihe geprüft.

Notes on the quality assurance and peer review of this publication:

Prior to publication, the quality of the work published in this series is reviewed by all four editors of the series.

Lieselotta Botz

Fachliteralität im Bilingualen Sachunterricht der Grundschule

Eine Vergleichsstudie zur Bedeutung des Spracheinsatzes

PETER LANG

Lausanne · Berlin · Bruxelles · Chennai · New York · Oxford

Bibliografische Information der Deutschen Nationalbibliothek
Die Deutsche Nationalbibliothek verzeichnet diese Publikation in der Deutschen Nationalbibliografie; detaillierte bibliografische Daten sind im Internet über http://dnb.d-nb.de abrufbar.

Zugl.: Wuppertal, Univ., Diss., 2021

Gefördert durch die Bergische Universität Wuppertal

Umschlaglogo: Christoph Baum

D 468
ISSN 1437-7829
ISBN 978-3-631-89854-3 (Print)
E-ISBN 978-3-631-89855-0 (E-PDF)
E-ISBN 978-3-631-89856-7 (EPUB)
DOI 10.3726/b20725

Verlegt durch:
Peter Lang GmbH, Berlin, Deutschland

info@peterlang.com http://www.peterlang.com/

Danksagung

Bei der Erstellung dieser Arbeit habe ich mir oft den Moment vorgestellt, in dem die Danksagung verfasst wird, stellt dieser doch wirklich den Abschluss und letzten Arbeitsschritt für mich dar. Besonders großer Dank gilt meiner Betreuerin Prof. Dr. Bärbel Diehr. Liebe Babsi, ohne deine beeindruckende Expertise, deine Beharrlichkeit, deine vielen Ermutigungen dranzubleiben und vor allem aber deine immer konstruktiven Ratschläge und Hinweise, würde ich diese Zeilen wohl nicht schreiben. Dass du immer an mich und die Relevanz meiner Arbeit geglaubt hast, bedeutet mir immer noch viel und hat mich durch manches tiefe Tal getragen und jeden Rückschlag überwinden lassen. Die empirische Forschung hat sich wirklich als ein besonderes Abenteuer in meinem Leben herausgestellt und es war unglaublich wertvoll, dich dabei immer an meiner Seite zu wissen – Danke!

Großer Dank gilt auch meinem Zweitbetreuer Prof. Dr. Dominik Rumlich, der mich vor allem mit seiner forschungsmethodischen Expertise unterstützt hat, danke für die geduldige Beantwortung statistischer Detailfragen, lieber Dominik.

Ganz herzlich bedanke ich mich auch bei dem Kollegium der Grundschule Uhlandstraße, insbesondere bei C. M. und L. H., sowie B. H. an der anderen Grundschule, die so bereitwillig Zeit geopfert und ihre Klassenräume für die Forschung geöffnet haben.

Außerdem danke ich meinen Eltern, Geschwistern und Freunden, die ebenfalls beharrlich an mich geglaubt, mir immer Mut zugesprochen und manche Laune ausgehalten haben, Danke euch allen! Speziell danke ich meiner Mutter, die die einzige Person in meinem privaten Umfeld ist, die die ganze Arbeit gelesen hat, vielen Dank für deine viele Zeit!

Ich danke auch meinen Kolleginnen R. H., und C. D. sowie der Schulleitung, die mir in der letzten heißen Phase bei der parallelen Arbeit in der Schule den Rücken möglichst freigehalten haben.

Als ich mit dieser Arbeit begann, war ich eine Laiin in Sachen bilingualem Unterricht bzw. Lernen. Expertise in einem neuen Feld zu entwickeln, Fragen zu generieren und diese (wenn alles gut läuft) auch zu beantworten, scheint anfangs wie eine fast unüberwindbare Herausforderung und wenn es geschafft ist, wie ein besonderes, mit Stolz erfüllendes Privileg. Ich war beeindruckt zu sehen, welche Fremdsprachenleistungen Kinder im Grundschulalter im bilingualen Unterricht erbringen können und mit wie viel Freude und Wissbegier sie den inhaltlichen aber eben auch den sprachlichen Lerninhalten begegnen. Besonders in der aktuellen Zeit, in der das Fremdsprachenlernen in meinem Bundesland - trotz unermüdlichem und vor allem erfolgreichen Einsatz zahlreicher engagierter Lehrkräfte und SeminarleiterInnen und entgegen jeglichem fachdidaktischen Urteils, so stiefmütterlich behandelt und in das dritte Lernjahr zurückgestuft wurde - fällt dem bilingualen Unterricht in der Grundschule zukünftig möglicherweise eine besonders relevante Rolle zu. Ich hoffe daher, dass ich mit meiner Forschung zur Weiterentwicklung des bilingualen Unterrichts beitragen kann.

Inhaltsverzeichnis

III. Empirische Erkenntnisse zum bilingualen Lernen in der Grundschule

IV. Das BiSY-Projekt – Eine empirische Untersuchung

Abbildungsverzeichnis

Tabellenverzeichnis

Abkürzungsverzeichnis

In alphabetischer Reihenfolge:

Abb.	Abbildung
BICS	*Basic Interpersonal Communication Skills*
BU	Bilingualer Unterricht
BSFU	Bilingualer Sachfachunterricht
CALP	*Cognitive Academic Language Proficiency*
DaZ	Deutsch als Zweitsprache
KFT	Kognitiver Fähigkeitstest
M	Mittelwert
Max.	Maximum
Mdn	Median
Min.	Minimum
MoI	*Medium of Instruction*
L1	Erstsprache
L2	Zweitsprache (häufig Fremdsprache)
o.J.	ohne Jahr
SD	Standardabweichung (engl. *standard deviation*)
SE	Standardfehler (engl. *standard error*)
SuS	Schülerinnen und Schüler
Tab.	Tabelle

1 Einleitung

Bilingualer Unterricht hat in Deutschland und auch Europa einen stetigen Popularitätsgewinn zu verzeichnen, darum nimmt die Anzahl der Schulen mit bilingualen Lernangeboten in Deutschland nicht nur im Sekundarstufen- sondern auch im Grundschulbereich stetig zu (vgl. fmks 2014a; fmks – Verein für frühe Mehrsprachigkeit an Kindertageseinrichtungen und Schulen fmks e. V.).

In Deutschland bezeichnet bilingualer Unterricht Fachunterricht, in welchem eine Fremdsprache als Instruktionssprache in nicht-sprachlichen Fächern verwendet wird (KMK 2013b: 3). In der Praxis bedeutet dies häufig, dass die Unterrichtssprache einfach durch eine andere ersetzt wird und der Terminus bilingual dementsprechend missverständlich ist (vgl. Otten/Wildhage 2009: 13), da es sich eigentlich um monolingualen aber fremdsprachigen Unterricht handelt. Der Begriff des bilingualen Unterrichts wird häufig synonym zum internationalen Überbegriff CLIL (*Content and Language Integrated Learning*) verwendet, welcher sehr generell Unterrichtsszenarien in einer anderen Sprache als der sonst üblichen Unterrichtssprache bezeichnet und damit zahlreiche Umsetzungsformen bilingualen Unterrichts mit einschließt (vgl. z.B. Baetens Beardsmore 2009: 208; Marsh/Langé 2000: iii). Üblicherweise kommt im bilingualen Unterricht (oder CLIL) eine Fremdsprache (vorrangig Englisch) zum Einsatz, die nicht im weiteren Umfeld der Lernenden gesprochen wird. Dieses Konzept ist demnach beispielsweise von Bildungsprogrammen in bilingualen Gesellschaften abzugrenzen, die Unterricht in der sekundären Umgebungssprache vorsehen (vgl. Dalton-Puffer/Smit 2013: 546).

Die Implementierung bilingualer Programme verfolgt diverse und hochgesteckte Ziele. Einerseits soll durch die erhöhte Kontaktzeit mit der Fremdsprache die Fremdsprachenkompetenz erhöht werden (vgl. z.B. Elsner/Keßler 2013a: 16 f.; KMK 2013b: 5; Theis 2010: 51), während andererseits fachlich die gleichen Ziele angestrebt werden, wie im regulären schulsprachlichen[1] Fachunterricht (vgl. z.B. Burmeister/Massler 2010: 7; Finkbeiner/Fehling 2002: 10; KMK 2013b: 7; Wolff 2011: 80). Dies schließt auch fachliche Sprachhandlungsfähigkeit (vgl. Otten/Wildhage 2003: 29) bzw. die fachliche Diskurskompetenz in beiden Sprachen (vgl. KMK 2013b: 7) oder auch die Entwicklung einer doppelten Sachfachliteralität (vgl. z.B. Vollmer 2005a: 133) mit ein. Darüber hinaus

---

1 Der Begriff der Schulsprache wird in der Arbeit verwendet, um auf Unterricht in der in Deutschland üblichen Unterrichtssprache Deutsch zu verweisen.

soll der bilinguale Unterricht einen Beitrag zur Völkerverständigung durch die Entwicklung interkultureller Kompetenzen und der Fähigkeit zur Mehrperspektivität leisten (vgl. Bonnet 2015: 165; KMK 2013b: 5). Hinsichtlich des Lernens wird vermutet, dass der bilinguale Unterricht außerdem ein besonderes Potenzial entfaltet, da durch das Überwinden fremdsprachlicher Hürden wissenschaftliche Konzepte tiefer durchdrungen und verarbeitet werden als im einsprachig deutsch geführten Fachunterricht (vgl. z.B. Heine 2010a: 211; Lamsfuß-Schenk 2015: 157; Vollmer 2005b: 64).

Ob der bilinguale Unterricht die hohen Ansprüche, die an ihn gestellt werden, tatsächlich auch erfüllt, ist bisher nicht für alle Zielbereiche hinreichend nachgewiesen. Die Komplexität bilingualen Unterrichts ergibt sich aus den verschiedenen Lernbereichen, die im bilingualen Unterricht zusammenkommen, nämlich die des fachlichen Inhalts, die der Sprache und die der Fremdsprache (vgl. z.B. Leisen 2005: 9).

Der bestuntersuchte Aspekt bilingualen Lernens in der Grundschule ist der der Entwicklung fremdsprachlicher Kompetenzen. In unterschiedlichen Forschungskontexten (z.B. Immersion, Teilimmersion als auch im bilingualen Unterricht) konnten einheitlich positive Auswirkungen bilingualen Unterrichts auf fremdsprachliche Fähigkeiten festgestellt werden (für Immersion vgl. z.B. Baumert et al. 2012; Gebauer etal. 2013; Piske 2015; Zaunbauer et al. 2012; für Teilimmersion vgl. z.B. Steinlen/Gerdes 2015; Steinlen/Piske 2015; für bilingualen Unterricht vgl. z.B. Böttger/Müller 2020; Botz/Frisch 2016; Dausend et al. 2013; Frisch 2021; Elsner/Keßler 2011).

Weniger einheitlich fallen die Ergebnisse der Studien aus, die fachliche Leistungen in den Blick nehmen, da bilingual Lernende sowohl besser (vgl. z.B. Baumert et al. 2012: 298; Zaunbauer/Möller 2007: 147), vergleichbar (vgl. z.B. Böttger/Müller 2020: 46; 48; 49 f.; Frisch 2021: 40; Zaunbauer/Möller 2006: 194 f.), aber auch schlechter als die Lernenden der regulär unterrichteten Vergleichsgruppen abschneiden (vgl. z.B. Fernández-Sanjurjo et al. 2017: 7 f.; Virdia 2020: 11). Beim Blick auf die Forschungskontexte wird schnell deutlich, dass Forschungsergebnisse aus dem immersiven und teilimmersiven Unterricht mit Forschungsprojekten im nationalen und internationalen Kontext am zahlreichsten sind. Studien, die in Kontexten bilingualen Unterrichts entstanden sind, sind zwar von denen der Immersion abgrenzbar, sind jedoch durch die großen Unterschiede der Unterrichtskonzepte schwer vergleichbar (z.B. sind ein bilingualer Zweig mit vorrangigem Fremdspracheneinsatz oder das Konzept mit zwei Lehrkräften, von denen eine englischsprachig und die andere deutschsprachig ist, schwer miteinander zu vergleichen).

Ein Desiderat stellt die fachsprachliche Entwicklung der Lernenden dar, sowohl in der Fremdsprache als auch in der Schulsprache Deutsch. Studien zu sprachlichen Leistungen verwenden für gewöhnlich Instrumente, die das alltagssprachliche Sprachregister oder separierte sprachliche Skills wie z.B. Lesefähigkeiten oder Rechtschreibung in den Blick nehmen (vgl. z.B. Baumert et al. 2012; Böttger/Müller 2020; Gebauer et al. 2012; Zaunbauer/Möller 2006). Fragen nach der Entwicklung von Fachliteralität können auf dieser Basis nicht beantwortet werden.

Schulische Bildung strebt aber neben der Vermittlung von Wissensinhalten auch die Entwicklung eines Sprachregisters an, das sich von dem der Alltagssprache unterscheidet. In dieser Arbeit wird sowohl Bezug auf das Konstrukt der Bildungssprache als auch auf das der Fachliteralität genommen. Befasst man sich näher mit den Definitionen dieser Begriffe, verfängt man sich schnell in einem terminologischen Spinnennetz verwandter Konzepte mit Übereinstimmungen aber auch Unterschieden.

Der Begriff der Bildungssprache wird verwendet, um das akademische Sprachregister z.B. der Schule zu beschreiben (vgl. z.B. Gogolin 2006: 82; Vollmer/Thürmann 2013: 42). Gemeinhin wird das Konzept der Schriftsprache dazu verwendet, Bildungssprache von Alltagssprache abzugrenzen, unabhängig davon, ob es sich tatsächlich um geschriebene oder auch gesprochene Sprache handelt (vgl. z.B. Gogolin 2006: 82; Schmölzer-Eibinger 2013: 26). Daraus ergibt sich ein Konsens über das Vorkommen bestimmter grammatischer Mittel wie z.B. Passivkonstruktionen, unpersönlichen Ausdrücken, Konjunktivkonstruktionen, Substantivierungen – um nur ein paar zu nennen (vgl. z.B. Schmölzer-Eibinger 2013: 26; Webersik 2015: 12). Neben den genannten grammatikalischen Mitteln, wird außerdem die Verwendung von elaboriertem Fachwortschatz und explizitem Sprachgebrauch genannt, die Bildungssprache von Alltagssprache unterscheidet (vgl. z.B. Eickhorst 2015: 20).

Auch der Begriff der Fachliteralität hat Anknüpfungspunkte an das Kriterium der Schriftsprachlichkeit, den der Begriff der Literalität allgemein bezeichnet (vgl. z.B. Feilke 2011: 2), unter anderem die Fähigkeit, verschiedene Texte zu produzieren und zu rezipieren. In dieser Arbeit wird Fachliteralität als Feld gesehen, in dem Fachwissen und Sprachwissen zusammenlaufen. Fachliteralität beinhaltet Kenntnis spezifischer Fachbegriffe aber ebenso Wissen über deren kontextuelle Verwendung als auch fachsprachliche Muster und Diskursformen. Somit subsumieren sich einerseits fachübergreifende bildungssprachliche Elemente und andererseits fachspezifische, fachsprachliche Ausdrucksformen in diesem Konzept. Die bereits erwähnte Ausbildung fachlicher Sprachhandlungsfähigkeit (vgl. Otten/Wildhage 2003: 29) bzw. fachlicher

Diskurskompetenz werden dieser Auffassung nach durch die Entwicklung von Fachliteralität angestrebt. Im Hinblick auf den bilingualen Unterricht, wird die Entwicklung der Fachliteralität in beiden Sprachen fokussiert.

Da man noch wenig darüber weiß, ob und unter welchen Gelingensbedingungen der bilinguale Grundschulunterricht fachliche, sprachliche und fremdsprachliche Ziele erreichen kann, ist das Ziel der vorliegenden Studie, eine empirisch untermauerte Einschätzung der sprachlichen und fachlichen Entwicklung der Lernenden im bilingualen Unterricht in Abhängigkeit der eingesetzten Unterrichtssprache(n) liefern zu können.

Die Studie geht dazu der übergeordneten Forschungsfrage nach: „Welche Zusammenhänge zwischen der Unterrichtssprache im bilingualen Unterricht und dem Begriffs- und Konzeptwissen der Schülerinnen und Schüler zeigen sich im Anschluss an zwei unterschiedlich gestaltete Unterrichtseinheiten im Sachunterricht der Grundschule?"

Zur Beantwortung der Frage stehen fremdsprachliche und schriftlich ermittelte, fachliche, genauso wie mündliche, schulsprachliche Leistungen im Fokus der Untersuchung. Die vierte Klasse einer Grundschule mit bilingualem Zweig stellt die Untersuchungsgruppe dar, deren Leistungen mit denen der Vergleichsgruppen aus regulär deutschsprachigem Sachunterricht verglichen werden. Eine der Vergleichsgruppen stellt die Parallelklasse der bilingualen Klasse dar, während die andere durch eine Klasse einer Grundschule ohne bilinguales Programm repräsentiert wird.

Die bilinguale Klasse erhielt zwei Unterrichteinheiten zum Thema Elektrizität, die sich in der Wahl der Unterrichtssprache unterschieden. Das Thema elektrische Schaltkreise wurde monolingual fremdsprachig unterrichtet, während das Thema Stromherstellung tatsächlich bilingual aufbereitet wurde, also sowohl Deutsch als auch Englisch im Unterricht zum Einsatz kamen.

Aufgrund des komparativen Designs sowohl auf der Ebene zwischen den Gruppen als auch auf der Ebene innerhalb der bilingualen Gruppe und der erkundenden Herangehensweise an den Untersuchungsgegenstand, kann die vorliegende Studie als explorative Vergleichsstudie bezeichnet werden. Die erhobenen Daten wurden sowohl quantitativ als auch qualitativ ausgewertet.

Die vorliegende Dissertation gliedert sich in vier Teile. Die ersten drei Teile stellen die theoretische Fundierung für die eigene empirische Arbeit dar und münden jeweils in ein Zwischenfazit, welche die wichtigsten Informationen aus den Abschnitten zusammenfassen sollen. Der erste Teil bietet einerseits einen Überblick über die Verbreitung und Organisationsformen bilingualen Unterrichts in Deutschland (vgl. Kap. 2) und liefert andererseits Definitionen von und Informationen über relevante Konzepte und methodisch-didaktische

Prinzipien des bilingualen Lehrens und Lernens (vgl. Kap. 3). Im zweiten Teil steht das Lernen im bilingualen Sachunterricht im Fokus. Kapitel 5 liefert daher theoretische Erörterungen zur Entwicklung naturwissenschaftlicher Kompetenzen und zur (zweisprachigen) Konzept- und Begriffsbildung. Im folgenden dritten Teil werden bisherige Forschungserkenntnisse zum bilingualen Lernen zusammengefasst (vgl. Kap. 7). Der vierte Teil beinhaltet die Darstellung der empirischen Arbeit. Kapitel 9 stellt die Forschungsfragen und die Untersuchungsgruppe (vgl. 9.1 und 9.2) vor. Ferner werden das Forschungsdesign, mit seinem unterschiedlichen Spracheinsatz in den Gruppen, sowie die didaktische Konzeption des Unterrichts erläutert (vgl. Kap. 9.3). In Kapitel 9.4 werden knapp die Erkenntnisse aus der Pilotuntersuchung dargestellt und die Forschungsinstrumente sowie das Vorgehen bei deren Entwicklung erläutert.

In Kapitel 10 folgt die Darstellung der Ergebnisse der quantitativen (vgl. Kap. 10.1–10.3) und qualitativen (vgl. Kap. 10.4) Datenauswertung. An die deskriptive Darstellung der Ergebnisse schließt sich in Kapitel 11 die interpretative Auseinandersetzung mit den gewonnenen Erkenntnissen an, sodass daraus Hypothesen generiert werden können. Den Abschluss der Arbeit stellen die kritische Reflexion mit dem eigenen Forschungsprozess (vgl. Kap. 12) sowie die Entwicklung weiterführender Fragestellungen und Implikationen für die Forschung und Praxis (vgl. Kap. 13) dar.

I. Bilinguales Lernen in der Grundschule

2 Zur Situation des bilingualen Unterrichts in der Grundschule

Seit die Europäische Kommission 1995 das Ziel formulierte, dass Bürgerinnen und Bürger der EU mindestens zwei Fremdsprachen beherrschen sollen (vgl. Commission of the European Communities 1995: 44), hat das frühe Fremdsprachenlernen in Deutschland an Bedeutung gewonnen. Das weniger von Leistungsdruck geprägte Lernumfeld der Grundschule bietet Raum zum Experimentieren mit der Sprache und schafft positive und motivierende Lernerfahrungen, die eine entscheidende Grundlage für jegliches weiteres Fremdsprachenlernen in der Sekundarstufe darstellen (Elsner 2010: 24 f.). Der Fremdsprachenunterricht in der Grundschule kann somit einen wichtigen Beitrag zur Erreichung des Bildungsziels der Mehrsprachigkeit leisten (vgl. KMK 2013b). Dies spiegelt sich nicht nur in der flächendeckenden Einführung des Fremdsprachenunterrichts in der Grundschule wider, sondern besonders auch im Ausbau bilingualer Unterrichtsangebote im Vor- und Grundschulbereich.

Doch nicht nur die steigenden Zahlen in der Praxis belegen den Trend, bilinguales Lernen schon früh in die Schullaufbahn zu integrieren. Auch die zunehmenden wissenschaftlichen Untersuchungen im Grundschulbereich (z.B. Bechler 2014; Bitmann 2021; Böttger/Müller 2020; Frisch 2021; Steinlen/Piske 2015; Zaunbauer/Möller 2007; Zaunbauer et al. 2012) und Publikationen (z.B. Elsner/Keßler 2013b; Frisch 2017; Massler/Burmeister 2010; Massler et al. 2014; Zydatiß 2000) zeigen ein steigendes Interesse am bilingualen Unterricht in der Grundschule. Wie im Verlauf der Kapitel 2 und 3 herausgearbeitet wird, unterscheidet sich bilingualer Unterricht in der Grundschule deutlich von dem des Sekundarstufenbereichs, weswegen Erfahrungen zu bilingualem Lernen aus dem Bereich der Sekundarstufe nicht unmittelbar auf den Primarbereich übertragen werden können. Bilinguales Lernen in der Grundschule stellt sich somit als ein eigenes Forschungsfeld dar.

In der vorliegenden Arbeit wird auf das bilinguale Lehren und Lernen in der Grundschule mit der Bezeichnung „bilingualer Unterricht“ Bezug genommen. Bei der intensiveren Beschäftigung mit dem Themenfeld des bilingualen Unterrichts fällt jedoch auf, dass eine sehr vielfältige Verwendungspraxis der Begrifflichkeiten vorherrscht.

> Zum einen werden mit dem Begriff bilingualer Unterricht gesonderte bilinguale Züge im allgemein bildenden Schulwesen bezeichnet. […] Neben diesen gesonderten Zügen gibt es jedoch auch Modelle mit kürzerer Laufzeit. […] Des Weiteren wird

die Bezeichnung bilingualer Unterricht für bikulturelle Schulen wie z.B. die Staatliche Europaschule Berlin und die Deutsch-Italienische Grundschule in Wolfsburg benutzt. Schließlich wird der Begriff auch für muttersprachlichen Ergänzungsunterricht bzw. für Unterricht für Kinder in ihren Herkunftssprachen verwendet, wobei hier nicht der Unterricht selbst als bilingual bezeichnet wird, sondern die zweisprachige Kompetenz der Lernenden (Finkbeiner/Fehling 2002: 10).

Ferner kommen Bezeichnungen wie z.B. „Inhaltslernen in einer fremden Sprache", „Fremdsprachen als Arbeitssprache" oder „bilingualer Sachfachunterricht" zum Einsatz (Wolff 2006: 143). Intransparent bleibt dabei häufig, ob die unterschiedlichen Begriffe auch unterschiedliche Umsetzungsformen des bilingualen Unterrichts meinen; im internationalen Kontext zumindest lassen sich diese Bezeichnungen unter dem Begriff CLIL (*Content and Language Integrated Learning*) subsumieren (vgl. Wolff 2006: 145). Obwohl der Begriff „bilingualer Sachfachunterricht" in Deutschland sehr häufig verwendet wird, taucht er vornehmlich im Kontext der weiterführenden Schulen auf (z.B. Breidbach 2002; Finkbeiner/Fehling 2002; Hallet 2002; Wolff 2006). Im weiteren Verlauf dieser Arbeit wird im Grundschulkontext also der allgemeinere Begriff „bilingualer Unterricht" verwendet, welcher entsprechend der Definition der Kultusministerkonferenz (2013) Fachunterricht in den nicht-sprachlichen Fächern benennt, in dem überwiegend eine Fremdsprache für den fachlichen Diskurs zum Einsatz kommt (vgl. KMK 2013b: 3).[2] Weitere Differenzierungen populärer Organisationsformen von bilingualem Lernen in Deutschland werden in Kapitel 2.3 vorgenommen.[3]

Im vorliegenden Kapitel werden die Rahmenbedingungen bilingualen Unterrichts in der Grundschule anhand von drei Merkmalen skizziert: die zahlenmäßige Verbreitung der bilingualen Angebote, die curricularen Vorgaben und die gängigen Organisationsformen. Diese Skizze mündet in eine erste überblicksartige Darstellung zentraler Herausforderungen, die mit dem bilingualen Lehren und Lernen in der Grundschule verbunden sind.

---

2 Zur differenzierten Darstellung bilingualen Unterrichts und seinen Inhaltsbereichen vgl. Kap. 3.

3 Obwohl sich diese Arbeit mit bilingualem Lernen in der Grundschule auseinandersetzt und sich dieses Lern- und Forschungsfeld deutlich vom Sekundarstufenbereich abgrenzt, gibt es Schilderungen, die als gemeingültig für bilinguales Lernen angesehen werden können. Daher kann es gelegentlich auch zur Verwendung von sekundarstufentypischer Terminologie kommen, wie z.B. „bilingualer Sachfachunterricht", ohne dass dann nur der Sekundarstufenkontext gemeint ist.

2.1 Die Verbreitung bilingualer Angebote im Primarbereich

Laut einer Studie des Vereins für frühe Mehrsprachigkeit an Kindertageseinrichtungen und Schulen (fmks e.V.) hat sich die Zahl bilingualer Kitas in den Jahren zwischen 2004 und 2014 verdreifacht (vgl. fmks 2014b). Gleiches gilt für bilinguale Grundschulen innerhalb dieser Jahre, deren Anzahl in 2014 auf 287 angestiegen ist (vgl. fmks 2014a: 1).[4] Alle 16 Bundesländer bieten bilinguales Lernen im Grundschulbereich an (vgl. Tab. 2-1). Im Verhältnis zu allen Grundschulen in Deutschland machen die bilingualen Grundschulen mit weniger als 2 % (Stand 2014) jedoch immer noch einen geringen Bestandteil aus (vgl. fmks 2014a: 8). Das bilinguale Bildungsangebot im Grundschulbereich in Deutschland beinhaltet 17 verschiedene Sprachen; mit 44 % ist Englisch dabei die am häufigsten angebotene Sprache, gefolgt von Französisch mit 13 % (vgl. fmks 2014a: 1).

Auch wenn der deutschlandweite Trend hin zu mehr bilingualen Bildungsangeboten im Grundschulbereich zweifellos beobachtbar ist, lässt sich das exakte Ausmaß der Entwicklung in Zahlen schwer feststellen. Eine Recherche auf den Bildungsservern der Länder offenbart einen sehr unterschiedlichen Gehalt an Informationen und Transparenz bezüglich der Organisationsformen und Ausgestaltung des bilingualen Unterrichts in der Grundschule. Während z.B. Rheinland-Pfalz und Nordrhein-Westfalen explizite Angaben machen und sogar eine Auflistung der Schulen zur Verfügung stellen, findet bilingualer Unterricht in der Grundschule bei anderen Ländern gar keine Erwähnung, obwohl er laut der Studie des Vereins für frühe Mehrsprachigkeit an Kitas und Schulen (2014a) in allen Bundesländern angeboten wird. Darüber hinaus weichen die Angaben zu bilingualen Grundschulen je nach Quelle voneinander ab (vgl. Tab. 2-1). So weist der Bericht der Kultusministerkonferenz (2013b) z.B. für Sachsen eine bilinguale Grundschule aus, wohingegen die Studie des fmks (2014a) 21 Grundschulen auflistet. Wie es zu dieser großen Diskrepanz kommt, ist nicht ersichtlich. Wolff (2017) fasst dieses Dilemma wie folgt zusammen:

> Es ist eigentlich müßig, hier auch einen statistischen Überblick über die Schulen mit einem bilingualen Angebot geben zu wollen, zu sehr ändern sich die Zahlen oft nur im Laufe weniger Monate. Außerdem gibt es keine Daten, die sich auf alle Bundesländer

4 Eine Neuauflage der Studie gibt es derzeit nicht. Die tabellarische Übersicht bilingualer Schulen auf der Homepage des fmks e.V. listet im Jahr 2021 jedoch 336 bilinguale Grundschulen auf (vgl. fmks – Verein für frühe Mehrsprachigkeit an Kindertageseinrichtungen und Schulen fmks e. V.). Auf Basis dieser Information lässt sich annehmen, dass die Anzahl bilingualer Grundschulen weiter steigt.

beziehen, und schließlich sind die vorhandenen statistischen Zahlen auch deshalb unzuverlässig, weil oft die verschiedenen Organisationsstrukturen mit einander vermischt werden (Wolff 2017).

Dennoch wurde der Versuch unternommen, die Informationen und unterschiedlichen Angaben zur quantitativen Verbreitung bilingualer Grundschulen in den Ländern zusammenzufassen (vgl. Tab. 2-1). Die Zahl bilingualer Angebote an Grundschulen dürfte möglicherweise insgesamt jedoch noch höher ausfallen, da Schulen, welche flexible Angebote wie z.B. bilinguale Module nutzen, häufig statistisch nicht erfasst werden.

Die bildungspolitischen Überlegungen zur Förderung der Mehrsprachigkeit, welche die Zunahme an bilingualen Bildungsangeboten in der Grundschule vorrangig erklärt, stützt sich auf Forschungserkenntnisse. Untersuchungen aus weiterführenden Schulen zeigen, dass die erhöhte Kontaktzeit mit der Fremdsprache zu deutlich besseren fremdsprachlichen Leistungen führt (vgl. z.B. Dallinger 2015; DESI-Konsortium 2008; Rumlich 2016). Diese Vorteile durch vermehrten Fremdsprachenkontakt sind auch für jüngere Schüler erstrebenswert (vgl. KMK 2013a: 10). Ferner kommt der Fremdsprache als Medium zur Aneignung eines fachlichen Inhalts eine neue Bedeutung zu, da die Einsatzmöglichkeiten über den Fremdsprachenunterricht hinaus deutlich zunehmen (vgl. Bechler/Sambanis 2010: 172).

Tabelle 2-1: Anzahl bilingualer Grundschulen in den Bundesländern

Bundesland	**Anzahl Grundschulen mit bilingualem Angebot**[5]	**Fundstelle**[6]
Baden-Württemberg	14/25	KMK[7]/fmks[8]
Bayern	1/27	KMK/fmks
Berlin	17/38/29	KMK/fmks/Bildungsserver Berlin[9]

5 Der Querbalken kennzeichnet unterschiedliche Angaben.

6 Die Quellen sind entsprechend der Reihenfolge der Angaben in der vorherigen Spalte angegeben. Wenn keine Abweichungen zwischen den Quellen vorliegen oder keine weiteren Informationen auffindbar sind, ist nur eine Quelle angegeben. Zur Platzersparnis sind die Quellen hier ausnahmsweise in Fußnoten angegeben.

7 KMK 2013b: 27–42.

8 fmks 2014a: 6.

9 Senatsverwaltung für Bildung Jugend und Familie Berlin.

Tabelle 2-1: Fortsetzung

Bundesland	**Anzahl Grundschulen mit bilingualem Angebot**[5]	**Fundstelle**[6]
Brandenburg	8/4/20	KMK/fmks/Bildungsserver Berlin-Brandenburg[10]
Bremen	2/1/1	KMK/ fmks /Bildungsserver Bremen[11]
Hamburg	12/16/12	KMK/fmks/BSBH[12]
Hessen	4/28/6	KMK/fmks/Hessisches Kultusministerium[13]
Mecklenburg-Vorpommern	1	KMK
Niedersachsen	9/14	KMK/fmks
Nordrhein-Westfalen	19/34/33	KMK/fmks/QUA-Lis NRW[14]
Rheinland-Pfalz	20/23/21	KMK/fmks/Bildungsserver Rheinland-Pfalz[15]
Saarland	4/4	KMK/Trilingua Saarland[16]
Sachsen	1/21	KMK/fmks
Sachsen-Anhalt	0/3	KMK/fmks
Schleswig-Holstein	6/46/15--20	KMK/fmks/Institut für Qualitätsentwicklung an Schulen Schleswig-Holstein[17]
Thüringen	1	KMK

10 Landesinstitut für Schule und Medien Berlin-Brandenburg (LISUM).

11 Die Senatorin für Kinder und Bildung Freie Hansestadt Bremen.

12 Behörde für Schule und Berufsbildung Freie Hansestadt Hamburg 2020: 5.

13 Hessisches Kultusministerium o. J.: 23f.23 f.

14 Qualitäts- und UnterstützungsAgentur -- Landesinstitut für Schule Nordrhein-Westfalen (QUA-Lis NRW) 2021a.

15 Ministerium für Bildung Rheinland Pfalz 2021.

16 Christliche Erwachsenenbildung e. V.e. V./CEB Fortbildungswerk gemeinnützige Gesellschaft mbH.

17 Institut für Qualitätsentwicklung an Schulen Schleswig-Holstein 2021.

Darüber hinaus wird die Sprache zum authentischen Austausch von Informationen und Diskussionen verwendet, was die Lernmotivation steigern kann. Überdies bietet die Didaktik und Methodik des Grundschulunterrichts eine gute Grundlage für den anspruchsvollen bilingualen Unterricht, da er themenorientiert ist (ibid.).

Bilingualer Unterricht in der Sekundarstufe wird häufig mit Begabtenförderung in Verbindung gebracht (vgl. Hallet 2005: 2), da die Teilnahme an bilingualen Angeboten oft an bestimmte Zugangsvoraussetzungen (z.B. gute Schulnoten) gebunden ist; zusätzlich zu der gängigen Selektion im Anschluss an die Grundschule findet so eine weitere Auswahl der teilnehmenden Schülerinnen und Schüler statt. Die Grundschule ist hingegen eine Gemeinschaftsschule, wodurch die Möglichkeit besteht, dass Kinder unabhängig von ihren Vorleistungen am bilingualen Unterricht teilnehmen können. Die Kritik am bilingualen Unterricht als Prestigeprojekt kann im Grundschulbereich somit entkräftet werden.

Die in Tabelle 2-1 genannten Zahlen schließen alle Schulen ein, welche bilinguales Lernen anbieten und unter dem Oberbegriff CLIL (*Content and Language Integrated Learning*) zusammengefasst werden können, da dieser generell für Sachfachunterricht steht, der in einer anderen Sprache als der Schulsprache geführt wird (vgl. z.B. fmks 2014a: 1). CLIL oder auch, in Deutschland häufig synonym verwendet, bilingualer Unterricht kann sehr unterschiedliche Ausprägungen umfassen. Diese unterscheiden sich häufig hinsichtlich der inhaltlichen bzw. fremdsprachlichen Orientierung, des Anfangszeitpunktes und folglich der Dauer der bilingualen Programme. Weitere Differenzierungen betreffen die Intensität, mit welcher die Fremdsprache im Unterricht eingesetzt wird, sowie die Sachfächer- und Schülerauswahl (vgl. Massler 2013: 9). In Europa sind 216 unterschiedliche CLIL-Programme verzeichnet (vgl. Coyle 2007). An einem Vergleich von drei nordrhein-westfälischen Grundschulen zeigte Heim (2015) auf, wie groß die individuellen Unterschiede der bilingualen Angebote im Primarbereich ausfallen können. Im Folgenden wird ein Überblick über curriculare Vorgaben und die in Deutschland gängigen Organisationsformen des bilingualen Unterrichts gegeben.

2.2 Curriculare Vorgaben bilingualen Unterrichts an Grundschulen

In keinem Bundesland gibt es Lehrpläne speziell für den bilingualen Unterricht in der Grundschule. Lediglich in Bayern, Nordrhein-Westfalen und Rheinland-Pfalz liegen Dokumente vor, die konkrete Umsetzungsvorschläge und didaktische fachunabhängige Kommentare zum bilingualen Grundschulunterricht liefern.[18] Diese geringen curricularen Vorgaben verschärfen einerseits die Herausforderungen gegenüber Schulen und Lehrkräften bei der Umsetzung bilingualer Programme, eröffnen andererseits jedoch Spielräume für individuelle Gestaltungsfreiheiten, was die Schulen vielfach auch positiv bewerten (vgl. Heim 2015: 60). Wie bereits erwähnt, bezeichnet bilingualer Unterricht in Deutschland Fachunterricht, der in der Regel in einer Fremdsprache geführt wird (vgl. Wolff 2013a: 299). Didaktisch gesehen bedeutet das, dass Sprachlernen und Fachlernen in einem integrativen Verhältnis stehen (vgl. Wolff/Sudhoff 2015: 29), die Fremdsprache demnach zwar Lehrmedium ist, der Unterricht inhaltlich aber der Didaktik des Faches verpflichtet ist (vgl. Wolff 2013a: 299) und die Vermittlung von Fachkompetenz im Mittelpunkt steht (vgl. Finkbeiner/Fehling 2002: 10).

Das Lehren von Fachinhalten in einer weiteren Sprache als der Umgebungssprache stellt Lehrende sowie Lernende vor besondere Herausforderungen, die den bilingualen Unterricht klar vom regulären Fachunterricht abgrenzen. „[D]ie Didaktik des bilingualen Sachfachunterrichts [liegt] im Schnittfeld dreier Lernbereiche: Fachlernen, Sprachlernen im Fach und Fremdsprachenlernen" (Leisen 2005: 9). Folglich müssten spezielle Prinzipien im bilingualen Unterricht berücksichtigt werden, die den Umgang mit diesen verschiedenen Lernbereichen regeln und dadurch erleichtern. Spezielle curriculare Vorgaben für den bilingualen Unterricht der Grundschule gibt es jedoch kaum. Im Folgenden werden die auffindbaren Informationen zu bilingualem Lernen nach Bundesland vorgestellt.[19]

Baden-Württemberg

In Baden-Württemberg wird bilingualer Unterricht im Fächerverbund Mensch, Natur und Kultur sowie Bewegung, Spiel und Sport angeboten, wobei die Fremdsprachen Englisch oder Französisch zum Einsatz kommen (z.B. Staatliches Schulamt Rastatt). Während auf dem baden-württembergischen Bildungsserver über bilinguales Lernen im Gymnasium informiert wird (vgl. Ministerium für Kultus, Jugend und Sport Baden-Württemberg), finden sich keine Informationen bezüglich bilingualem Lernen in der Grundschule. Allerdings nimmt bereits

---

18 In den Abschnitten zu den jeweiligen Bundesländern wird genauer auf deren Inhalt eingegangen.

19 Ist ein Bundesland nicht separat aufgeführt, bedeutet dies, dass keine vom Land veröffentlichten Informationen zum bilingualen Lernen in der Grundschule gefunden wurden.

die Fassung des Bildungsplans der Grundschule für das Fach Englisch aus 2004 Bezug auf bilinguales Lernen. „Die Einbettung der Zielsprache in Sachfächer als Beitrag zum bilingualen Lehren und Lernen ist daher, wann immer möglich, anzustreben. Gerade in den letzten beiden Lernjahren wird dieser Zugang zunehmend systematisch genutzt“ (Ministerium für Kultus, Jugend und Sport Baden-Württemberg 2004: 68). Die überarbeitete Fassung „Bildungsplan der Grundschule 2016, Englisch“ erwähnt zwar nicht mehr den Begriff bilinguales Lernen, nimmt jedoch das internationale CLIL-Konzept mit auf.

> Die Schülerinnen und Schüler erleben die Fremdsprache nicht nur im Fremdsprachenunterricht, sondern auch als Medium, durch das und in dem Inhalte anderer Sachfächer der Grundschule gelernt werden. Die Integration von Fremdsprache und Sachfachinhalten (englisch CLIL = Content and Language Integrated Learning; Französisch EMILE = L'Enseignement de Matières par l'Intégration d'une Langue Étrangère) unterstreicht die Bedeutung von Fremdsprachen als Bildungssprachen und trägt gleichzeitig zu einer Erhöhung der Kontaktzeit mit der Fremdsprache bei (Ministerium für Kultus, Jugend und Sport Baden-Württemberg 2016: 3).

Darüber hinaus kommt es insofern zu einer Hervorhebung bilingualen Lernens, als CLIL als eigenes Prinzip mit in die didaktischen Kommentare aufgenommen wurde. Im Abschnitt „Das Prinzip der Situations- und Themenorientierung (CLIL/EMILE)“ wird argumentiert, dass die Input-Qualität für Lernende mit dem Lebensweltbezug in Verbindung steht und Themen mit Lebensweltbezug in allen Unterrichtsfächern zu finden sind, weswegen die Fremdsprache auch in diesen Fächern als Unterrichtssprache verwendet werden soll (vgl. Ministerium für Kultus, Jugend und Sport Baden-Württemberg 2016: 7). Abgesehen von diesen Aussagen, die die Implementierung und Durchführung bilingualen Lernens in der Grundschule unterstützen, finden sich keine weiteren didaktisch-methodischen Angaben zur Anleitung bilingualen Lernens.

Bayern

Im Sommer 2015 wurde in Bayern der Schulversuch „Lernen in zwei Sprachen – Bilinguale Grundschule“ begonnen (Staatsinstitut für Schulqualität und Bildungsforschung (ISB) 2014: 1), welcher inklusive Abschlussbericht abgeschlossen ist (vgl. Böttger/Müller 2020).[20] Die Erkenntnisse des Schulversuchs resultierten in der Erstellung einer Handreichung zum bilingualen Lernen in der Grundschule (Englisch) (vgl. Staatsinstitut für Schulqualität und Bildungsforschung (ISB 2020),

20 Die Darstellung essentieller Erkenntnisse aus dem Schulversuch findet sich in Kap. 7.2.1 und 7.2.2.

welche neben weiteren Informationen auf dem Internetserver „Bilingual Bayern" zur Verfügung steht (vgl. Staatsinstitut für Schulqualität und Bildungsforschung (ISB)). Entsprechend der Handreichung kann bilingualer Unterricht ab Jahrgangsstufe 1 stattfinden, wobei bei der Themenwahl insbesondere der Lebensweltbezug zur Welt der Lernenden entscheidend ist, welcher als schulsprachlicher Anknüpfungspunkt dient. Auf Basis dieses schulsprachlichen Vorwissens werden Unterrichtseinheiten und -phasen in englischer Sprache durchgeführt. „Dabei erfolgt grundsätzlich keine Einführung notwendiger Vokabeln und Strukturen. Durch den intensiven Einsatz verbaler und nonverbaler Unterstützungsmaßnahmen, *scaffolds*, erschließen sich die Schülerinnen und Schüler von Beginn an auf Englisch vermittelte Inhalte […]" (Staatsinstitut für Schulqualität und Bildungsforschung (ISB) 2020: 20). Als weitere Leitprinzipien für den bilingualen Unterricht werden beispielsweise der Einsatz gezielter *Scaffolding*-Maßnahmen, die Etablierung einer positiven Feedback-Kultur oder die Ausbalancierung von sprachrezeptiven und -produktiven Anteilen ausgeführt (vgl. Staatsinstitut für Schulqualität und Bildungsforschung (ISB) 2020: 22 ff.).

Berlin

In Berlin findet bilinguales Lernen in 11 Grundschulen mit unterschiedlichen bilingualen Angeboten aber hauptsächlich im Rahmen der Staatlichen Europaschulen statt, worüber auf dem Bildungsserver informiert wird (vgl. Senatsverwaltung für Bildung Jugend und Familie Berlin 2021). Im Lehrplan für Englisch werden unter dem Unterpunkt „Fremdsprachiger Sachfachunterricht" die Globalisierung und die sprachlichen Anforderungen an die Lernenden sowie das Potenzial zum fächerübergreifenden Unterrichten und die multiperspektivische Bearbeitung von Inhalten aufgeführt. Ferner wird darauf verwiesen, dass die Lehrpläne der Fächer gelten (vgl. Senatsverwaltung für Bildung Jugend und Sport Berlin 2006: 7 f.). Anderweitige Ausführungen oder Empfehlungen zur inhaltlichen oder didaktischen Umsetzung finden sich nicht.

Brandenburg

Im Land Brandenburg wird bilingualer Unterricht in den Sprachen Englisch und Sorbisch angeboten (vgl. Landesinstitut für Schule und Medien Berlin-Brandenburg (LISUM)), wobei er in den Fächern Kunst, Musik, Naturwissenschaften, Mathematik, Sport, Sachkunde stattfinden kann.

Der Lehrplan des Fachs Englisch weist große Überschneidungen mit dem von Berlin auf und enthält bisweilen den identischen Wortlaut, so auch im Bereich zum bilingualen Lernen. Im Gegensatz zu Berlin wird hier jedoch keine Überschrift ausgewiesen und auch der Begriff bilingualer Unterricht/

Lernen wird hier in keiner Weise erwähnt. Somit werden ebenfalls im brandenburgischen Lehrplan für Englisch in der Grundschule positive Auswirkungen des fremdsprachlich geführten Fachunterrichts herausgestellt (vgl. Ministerium für Jugend, Sport und Bildung des Landes Brandenburg 2008: 14). Der Abschnitt heißt hier jedoch „Interkulturelles Lernen und Handeln" (ibid.).

Hamburg

Im Hamburger Lehrplan für Englisch wird die Existenz bilingualer Angebote an der Grundschule zur Kenntnis genommen, indem die Anmerkung gemacht wird, dass die zu erreichenden Lernziele am Ende von Klasse 4 für Englisch auch erreicht werden müssen, sollte die Fremdsprache des Programms eine andere als Englisch sein (vgl. Behörde für Schule und Berufsbildung Freie Hansestadt Hamburg 2011a: 2).

Weitere Informationen zum bilingualen Lernen finden sich in der Broschüre *Fremdsprachenunterricht im Schuljahr 2020/2021*, welche verschiedene Grundschulen auflistet, die bilinguales Lernen anbieten. Dabei werden drei Konzepte bilingualen Lernens unterschieden. Sechs Grundschulen bieten englischsprachigen Unterricht im Rahmen des Immersionskonzepts[21] an, sechs weitere Grundschulen ermöglichen bilinguales Lernen in den Sprachen Spanisch, Portugiesisch, Italienisch und Türkisch, und an anderen Grundschulen besteht für Lernende mit einer anderen Herkunftssprache als Deutsch die Möglichkeit herkunftssprachlichen Unterricht zu erhalten (vgl. Behörde für Schule und Berufsbildung Freie Hansestadt Hamburg 2020: 12). Zu den bilingualen Grundschulen werden noch einige weitere Informationen geliefert, z.B. dass der fremdsprachliche Anteil mit wachsender Sprachkompetenz immer weiter zunimmt und dass Englisch ab Klasse 3 obligatorisch als weitere Fremdsprache hinzukommt (vgl. Behörde für Schule und Berufsbildung Freie Hansestadt Hamburg 2020: 9). Weitere Informationen zum Konzept der Partnersprachen bilingualer Grundschulen finden sich in den Informationsbroschüren *Die Bilinguale Schule – Deutsch-Türkische Grundschule* (vgl. Behörde für Bildung und Schule Freie Hansestadt Hamburg 2008) und *Die Bilinguale Schule – Deutsch-Portugiesische Grundschule* (vgl. Behörde für Bildung und Sport Freie Hansestadt Hamburg 2005). Dort wird erklärt, in welcher Sprache alphabetisiert wird und welche Fächer in welcher Sprache unterrichtet werden (vgl. z.B. Behörde für Bildung und Sport Freie Hansestadt Hamburg 2005: 7 f.). Jedoch werden auch in dieser ausführlicheren Informationsbroschüre ansonsten keine

21 Zur Erläuterung des Immersionskonzepts siehe Kap. 2.3.3.

weiteren offiziellen Angaben zur unterrichtlichen Umsetzung bilingualen Lernens gemacht.

Lediglich der *Bildungsplan Grundschule – Herkunftssprachen* (vgl. Behörde für Schule und Berufsbildung Freie Hansestadt Hamburg 2011b) liefert Angaben zu didaktischen Grundsätzen und methodischen Kompetenzen. Da es jedoch nicht um fremdsprachlichen bilingualen Unterricht geht, wird dieses Dokument hier vernachlässigt.

In der Ausbildungs- und Prüfungsordnung für die Grundschule wird noch einmal betont, dass das Fach Englisch (welches an regulären Grundschulen im ersten Schuljahr beginnt) spätestens ab dem 3. Schuljahr unterrichtet werden muss und dass „[d]ie Erfüllung der in den Bildungsplänen niedergelegten Anforderungen [...] sicherzustellen" ist (Behörde für Schule und Berufsbildung Freie Hansestadt Hamburg 2015: 34).

Nordrhein-Westfalen

In Nordrhein-Westfalen hat bilingualer Unterricht an Bedeutung gewonnen. Auf dem Bildungsserver des Schulministeriums wird über bilingualen Unterricht informiert und weitergehende Informationen werden zur Verfügung gestellt (vgl. Ministerium für Schule und Bildung (MSB Nordrhein-Westfalen 2021). Dazu zählen unter anderem eine Informationsbroschüre zum bilingualen Lernen aber auch Hinweise zum jüngst an der Bergischen Universität Wuppertal etablierten Masterstudiengang Bilingualer Unterricht. Spezifische Aussagen zum bilingualen Lernen in der Grundschule finden sich an dieser Stelle nicht.

Ausführliche Informationen werden allerdings auf dem Server für Schulentwicklung des Landesinstituts für Schule (QUA-LiS NRW) zur Verfügung gestellt (vgl. Qualitäts- und UnterstützungsAgentur – Landesinstitut für Schule Nordrhein-Westfalen (QUA-Lis NRW 2021b). Neben Schulkonzept-Leitfragen zur Implementierung von bilingualem Lernen, Unterrichtsmitschnitten von bilingualem Unterricht in der Grundschule, Planungsbeispielen, einer Auflistung aller bilingualer Grundschulen NRWs sowie weiterführender Literatur, ist vor allem das von Dieter Wolff (o.J.) verfasste Dokument *Der Bilinguale Ansatz – Bilingualer Sachfachunterricht in der Grundschule* besonders erwähnenswert, da es eine Definition des Verständnisses von bilingualem Unterricht sowie konkrete didaktisch-methodisch Umsetzungsvorschläge liefert (ibid.). Da die vorliegende Studie in Nordrhein-Westfalen durchgeführt wird, soll das Konzept im Folgenden ausführlicher zusammengefasst werden.

Zunächst grenzt der Autor das Verständnis von bilingualem Unterricht von anderen ähnlichen pädagogischen Ansätzen wie z.B. dem Immersionskonzept oder kombinierten Sprach- und Sachfachlernkonzepten an Europaschulen ab.[22] Das Verständnis bilingualen Unterrichts in Nordrhein-Westfalen sieht eine Verwendung beider Sprachen, der Fremd- sowie der Schulsprache, im Unterricht vor. „Dabei ist der Unterricht in der weitesten Auslegung dieses Begriffs bilingual, d.h. sowohl das Deutsche als auch die Fremdsprache werden im Unterricht gebraucht; die Arbeit mit der Fachsprache des Lernbereichs findet sowohl im Englischen als auch im Deutschen statt, wenn es sich für das Verständnis der Inhalte und den Kompetenzaufbau als sinnvoll erweist“ (ibid.). Dieser integrative Ansatz, der sowohl auf Inhalt als auch auf Sprache abzielt, soll sicherstellen, dass die Fachsprache einschließlich der Fachbegriffe nicht nur in der Fremdsprache sondern auch in Deutsch erworben wird und so den Vorgaben der Lehrpläne Rechnung getragen wird (ibid.).

Prinzipiell werden im nordrhein-westfälischen Konzept vier Lernbereiche des Grundschulunterrichts als geeignet für bilinguales Lernen erachtet, der Sachunterricht, der Mathematikunterricht, der Sportunterricht und der musisch-künstlerische Lernbereich. Je nach personeller Ausstattung ist es den Schulen überlassen, in welchem Bereich sie bilingualen Unterricht etablieren wollen. Insbesondere jedoch der Sachunterricht wird als besonders geeignet erachtet, da er Anknüpfungspunkte für interkulturelles Lernen bietet (ibid.).

Vorrangig ist bilingualer Unterricht Fachunterricht, der den didaktisch-methodischen Prinzipien des jeweiligen Faches verpflichtet ist. Dieses Verständnis von bilingualem Unterricht schließt jedoch mit ein, dass der Unterricht auch sprachsensibel ist und an die Bedürfnisse der Lernenden angepasst wird, indem z.B. die nötigen Redemittel und Fachbegriffe erarbeitet werden; somit kann von einer doppelt methodischen Ausrichtung als Fach- und als Sprachunterricht gesprochen werden (ibid.). Sprachsensibler Unterricht erfordert ein Bewusstsein bezüglich der Differenzierung von Bildungs-/Fachsprache und Alltagssprache auf Seiten der Lehrkraft und ermöglicht die Unterstützung fachlichen Verstehens durch verschiedene Darstellungsformen, eine Festigung fachtypischer Sprachstrukturen sowie die Vermeidung sprachlicher Misserfolge (ibid.).

22 Schulen, die das Immersionskonzept anbieten, sind häufig Privatschulen mit Schülern aus gehobenen sozialen Schichten. „Demgegenüber ist der bilinguale Sachfachunterricht, wie er jetzt in Deutschland und Europa praktiziert wird, ein Unterricht, der für alle Schülerinnen und Schüler zugänglich ist: er stellt eine Demokratisierung des elitären zweisprachigen Unterrichts dar, der bisher nur den Kindern höherer sozialer Schichten zugänglich war“ (Wolff o.J.). Ein weiterer Unterschied zu anderen Konzepten ist der Umfang, in dem die Fremdsprache im Unterricht verwendet wird.

Didaktisch gesehen liegt bilingualem Unterricht das gleiche Verständnis wie gutem Grundschul- und Fremdsprachenunterricht zu Grunde. Dazu zählen z.B. Prinzipien der Handlungs- und Schülerorientierung, *task-based learning* eine große Methodenvielfalt sowie Differenzierungsmaßnahmen. Obwohl eine anfängliche Dominanz der Lehrperson aufgrund der geringen Fremdsprachenkompetenzen der Schülerinnen und Schüler wahrscheinlich ist, sollen kooperative Lernformen wie z.B. Gruppen- und Partnerarbeit auch im bilingualen Unterricht so oft wie möglich eingesetzt werden (ibid.). Um generell ein selbstständigeres Arbeiten der Schüler zu ermöglichen, soll auch das englische Schriftbild mit in den Unterricht einbezogen werden. Aufgrund der Andersartigkeit der englischen Graphem-Phonem Beziehung stellt dies eine Herausforderung für die Lernenden dar, kann aber als Lern- und Gedächtnisstütze entscheidend zum Kompetenzerwerb im Sachbereich beitragen (ibid.). Besonders die anfänglich geringen fremdsprachlichen Kompetenzen der Lernenden, mit denen komplexe Sachverhalte bewältigt werden müssen, stellen eine große Herausforderung dar. Der kontinuierliche Einsatz von Gestik, Mimik, überhaupt jeglicher Form von Visualisierung aber auch die Thematisierung von Lernstrategien kann zur Überwindung dieser Hürde erheblich beitragen (ibid.).

Die Rolle der Lehrkraft bei der Durchführung des bilingualen Unterrichts, wird im nordrhein-westfälischen Konzept als Moderator und Berater der Lernenden gesehen. „Sie muss den Lernenden als *facilitator* des Lernprozesses dabei helfen, mit der Komplexität der Lernprozesse sinnvoll umzugehen und sie muss für die Lernenden in ihrer Rolle als Wissensquelle, insbesondere bei der Auswahl und Aufbereitung von Materialien zur Verfügung stehen" (ibid.). Nicht zu vergessen ist dabei die fremdsprachliche Vorbildrolle, die der Lehrkraft darüber hinaus zukommt und die somit einen erweiterten Anforderungsbereich gegenüber muttersprachlich unterrichtenden Lehrkräften darstellt (ibid.).

Das nordrhein-westfälische Konzept weist darauf hin, dass besonders auch in Situationen der Leistungsüberprüfung sensibel mit der Sprachwahl umgegangen werden muss. Prinzipiell bezieht sich die Leistungsbeurteilung im bilingualen Unterricht auf die fachlichen Kompetenzen und findet meist formativ statt. Bei gelegentlichen schriftlichen summativen Beurteilungsprozessen soll den Schülern auch die Bearbeitung in der deutschen Sprache gestattet sein oder auch Aufgaben entwickelt werden, die eine nichtsprachliche Repräsentation von Fachwissen ermöglichen (z.B. Grafiken, Bilder etc.). „Denn gerade in der Grundschule hätten Lernende mit geringeren (fremd)sprachlichen Kompetenzen sonst nur eingeschränkte Möglichkeiten, ihre – u.U. gut ausgebildeten – sachfachlichen Kompetenzen entsprechend zum Ausdruck zu bringen" (ibid.).

Wichtig ist dementsprechend das Bewusstsein darüber, dass die Sprachwahl bei der Leistungsmessung die Leistung gravierend beeinflussen kann. Die Idee des fachübergreifenden Unterrichts kann hier auch so verstanden werden, dass positive fremdsprachliche Leistungen auch mit in die Englischbewertung einfließen können (ibid.).

Rheinland-Pfalz

Rheinland-Pfalz nimmt ebenfalls eine Sonderstellung bezüglich der offiziellen Vorgaben zu bilingualem Lernen in Grundschulen ein. Denn es findet sich im regulären Teilrahmenplan für Englisch zwar kein Hinweis auf bilinguales Lernen, jedoch hat das Ministerium für Bildung, Wissenschaft, Bildung und Kultur in Rheinland-Pfalz in 2011 das Dokument *Bilingualer Unterricht in Rheinland-Pfälzischen Grundschulen. Entwicklungsgang – Handreichung – Leistungsfeststellung* veröffentlicht.

Der Ursprung der Handreichung liegt in den wachsenden Zahlen bilingualer Angebote in Rheinland-Pfalz, deren Rückmeldung und Erfahrungen zu einer grundlegenden Veränderung der Konzeption und didaktisch-methodischen Positionierung bilingualen Unterrichts führten (vgl. Ministerium für Bildung, Wissenschaft, Weiterbildung und Kultur Rheinland-Pfalz 2011: 2). Die zusammen mit dem Teilrahmenplan Fremdsprache verbindliche Handreichung „[…] greift Bewährtes aus dem Landauer ‚Spracherwerbskonzept' auf, orientiert sich am Gemeinsamen Europäischen Referenzrahmen für Sprachen (GER), an den Erwartungshorizonten für den Fremdsprachenunterricht in der Sekundarstufe I, an Ergebnissen wissenschaftlicher Studien und am rheinland-pfälzischen Teilrahmenplan Fremdsprache" (ibid.). Neben der Handreichung dient die Einrichtung des „Netzwerks Zweisprachige Grundschulen" sowie zwei bis dreimal jährlich stattfindende Tagungen der Qualitätssicherung und -weiterentwicklung.

Die Motivation zur Einrichtung bilingualer Ausbildungsgänge gründet sich auf das Erziehungsziel der Mehrsprachigkeit sowie positive Entwicklungen des kindlichen Hirns, welche in der Handreichung durch den Verweis auf neurologische Studien belegt werden (vgl. Ministerium für Bildung, Wissenschaft, Weiterbildung und Kultur Rheinland-Pfalz 2011: 3).

Durchweg werden in der Handreichung zwei verschiedene Begriffe synonym verwendet: einerseits zweisprachiger, andererseits bilingualer Unterricht. Zweisprachiger Unterricht wird so definiert, dass zwei Sprachen im Unterricht präsent sein sollen und Lerninhalte in Deutsch und auch in der Fremdsprache als Lehrmedium unterrichtet werden, damit die Lernenden die Lerninhalte in beiden Sprachen kommunizieren können (vgl. Ministerium für Bildung, Wissenschaft, Weiterbildung und Kultur Rheinland-Pfalz 2011: 4). Die Authentizität der Lerninhalte wird dabei als entscheidend herausgestellt. Ziel des Unterrichts ist die doppelte Qualifikation und die Synthese zwischen Sach- und Sprachenlernen. Diese soll dadurch erreicht werden, dass die sprachlichen Anteile curricular geplant und didaktisch aufbereitet werden müssen (ibid.). „Zweisprachiges Lehren und Lernen versteht sich als Vernetzung von Sach-, Sprachen-, Kommunikations- und Strategielernen" (Ministerium für Bildung, Wissenschaft, Weiterbildung und Kultur Rheinland-Pfalz 2011: 5). Während das Sachlernen darauf abzielt, die Sachinhalte in Deutsch sowie in der Fremdsprache zu verarbeiten und darüber zu kommunizieren, intendiert das Sprachenlernen den Zuwachs an Wortschatz, Satzstrukturen und Regelwissen in der Fremdsprache. Kommunikationslernen bezieht sich auf den Erwerb der Kompetenz zum verständlichen Ausdruck und situationsangemessener Reaktion; parallel dazu sollen die Lernenden Kenntnis über die verschiedenen Strategien des Sprachenlernens erhalten und lernen diese für sich zu nutzen (ibid.).

Grundsätzlich soll jeder Schüler an bilingualen Angeboten teilnehmen können und alle Lernbereiche außer Religion eignen sich laut der Handreichung für bilinguales Lernen. Im Verlauf der Grundschulzeit steigt die Anzahl zweisprachiger Schulstunden kontinuierlich an (vgl. Ministerium für Bildung, Wissenschaft, Weiterbildung und Kultur Rheinland-Pfalz 2011: 6).

Neben dem bisher ausgeführten Verständnis von zweisprachigem Lernen stellt die Handreichung auch Qualitätsindikatoren heraus, die guten bilingualen Unterricht definieren. Dazu zählen zum Beispiel der kontinuierliche Einsatz der Fremdsprache als Unterrichts- bzw. Arbeitssprache, wobei sich die Lehrkraft ihrer Rolle als Sprachvorbild bewusst ist (vgl. Ministerium für Bildung, Wissenschaft, Weiterbildung und Kultur Rheinland-Pfalz 2011: 5 f.). Die Fremdsprache soll dabei in ihrer ganzen Funktionalität erfahrbar sein, wozu auch gehört, dass die Fremdsprache selbst zum Lerngegenstand werden kann, indem Phasen des Unterrichts der expliziten Thematisierung sprachlicher Formen und Korrektheit gewidmet werden. Passende Unterrichtsmaterialien fördern das gezielte Sprachenlernen, indem Fachinhalte mit progressivem Fremdsprachenerwerb verschränkt werden (ibid.).

Die Wissens- und Kompetenzentwicklung erfolgt im bilingualen Unterricht prozessorientiert und folgt dabei dem Gemeinsamen Europäischen Referenzrahmen (GER) und den dort formulierten Niveaustufen (vgl. Ministerium für Bildung, Wissenschaft, Weiterbildung und Kultur Rheinland-Pfalz 2011: 6). In der Handreichung findet sich eine Kompetenzbeschreibung, welche sich in anschlussfähiges und anwendungsfähiges Wissen in den Bereichen Hörverstehen, Sprechen, Lesen, Schreiben, zielsprachliche Lexik, Syntax und Phonetik sowie methodische Kompetenzen differenziert (vgl. Ministerium für Bildung,

Wissenschaft, Weiterbildung und Kultur Rheinland-Pfalz 2011: 7–11). Diese Kompetenzbeschreibungen zeigen, dass klar definiert wird, welche fremdsprachlichen Kompetenzen im bilingualen Unterricht erarbeitet werden sollen und, dass die Fremdsprache neben den Fachinhalten auch Lerngegenstand des Unterrichts ist und auch die Schriftsprache dabei eine wichtige Rolle spielt. Eine Ausführung der fachlichen Kompetenzen findet sich in dieser Handreichung nicht, da dazu auf die jeweiligen Teilrahmenpläne der Fächer verwiesen wird.

Diese Teilrahmenpläne sind auch Grundlage für die Leistungsfeststellung und -bewertung. Zur Dokumentation der fremdsprachlichen Entwicklung soll ein Sprachenportfolio verwendet werden, für dessen Nutzung eine Handreichung auf dem Bildungsserver zur Verfügung steht. So soll darauf auch im Zeugnis mit der folgenden Stellungnahme Bezug genommen werden: „Die Lern- und Leistungsentwicklung auf sprachlicher Ebene im bilingualen Unterricht Englisch/Französisch ist in einem Portfolio dokumentiert" (Ministerium für Bildung, Wissenschaft, Weiterbildung und Kultur Rheinland-Pfalz 2011: 14).

Bezüglich der Überprüfungssprache sind verschiedene Vorgehensweisen möglich: kombinierte Fragestellungen (Deutsch/Englisch, Deutsch/Französisch) sowie Fragestellungen auf Deutsch. Entscheidend ist die Berücksichtigung der vorherrschenden Unterrichtssprache bei der Vermittlung der Sachebene; eine rein fremdsprachliche Überprüfung der Lerninhalte wird jedoch ausgeschlossen (vgl. Ministerium für Bildung, Wissenschaft, Weiterbildung und Kultur Rheinland-Pfalz 2011: 13). Bei schriftlichen Überprüfungen soll den Lernenden freigestellt werden, in welcher Sprache sie antworten und für die Bewertung zählt allein die sachfachliche Leistung. „Bei Leistungsfeststellungen dürfen den Schülerinnen und Schülern keine Nachteile dadurch entstehen, dass Unterricht in der Fremdsprache stattfindet" (ibid.).

Schleswig-Holstein

Das Institut für Qualitätsentwicklung an Schulen in Schleswig-Holstein definiert auf seinem Fachportal bilingualen Unterricht als „Fachunterricht in einer anderen Sprache" (Institut für Qualitätsentwicklung an Schulen Schleswig-Holstein 2021), in dem „Diskursfähigkeit in zwei Sprachen, der Deutschen und einer modernen Fremdsprache" (ibd.). erworben wird. Außerdem wird die Anbahnung interkultureller Kompetenzen als Mehrwert des Modells herausgestellt. Anmerkungen zur didaktisch-methodischen Umsetzung gibt es keine, wobei aber auf den Aufbaustatus des Fachportals und zukünftig erscheinende Informationen verwiesen wird.

Die Ausführungen über die bildungspolitischen Vorgaben in den einzelnen Bundesländern zu bilingualem Unterricht in der Grundschule zeigen, dass die

Bundesländer Bayern, Nordrhein-Westfalen und Rheinland-Pfalz eine Vorreiterrolle einnehmen, indem sie ein didaktisch-methodisches Verständnis von bilingualem Grundschulunterricht publik gemacht haben. Besonders hervorzuheben ist die Handreichung des Landes Rheinland-Pfalz, da sie verpflichtend ist und konkrete Kompetenzerwartungen formuliert. Das Verständnis bilingualen Unterrichts der drei Länder ähnelt sich, da sie einen zweisprachigen Unterricht vorsehen, in welchem fremdsprachliche, aber auch deutsche Fachsprachenkompetenzen angeleitet werden sollen. Unterschiedlich wird die Rolle der beiden Sprachen bewertet, die sie im Unterricht einnehmen. Während bilingualer Unterricht in Nordrhein-Westfalen neben Fach- auch Sprachunterricht ist, in dem fremdsprachliche Redemittel und Fachwortschatz zur Verfügung gestellt werden (vgl. Wolff o.J.), weist Bayern darauf hin, dass weder grammatische Strukturen noch Wortschatz explizit im Unterricht eingeführt werden (vgl. Staatsinstitut für Schulqualität und Bildungsforschung (ISB) 2020: 19).

Die anderen Bundesländer machen mehrheitlich keine offiziellen Angaben zu didaktischen und methodischen Umsetzungsmöglichkeiten in dem besonderen Lern- und Lehrumfeld des bilingualen Unterrichts. Vielmehr werden die Schulen sich weitgehend selbst darin überlassen, funktionierende Konzepte zu entwickeln. Einerseits entstehen dadurch große Handlungsspielräume. Andererseits haben die eigenverantwortlichen Entscheidungsprozesse über Angebot und Form des bilingualen Unterrichts der Schulen jedoch zur Folge, dass die Entwicklung entsprechender Schulkonzepte großen Arbeitsaufwand bedeutet, der an den Schulen immer wieder neu geleistet werden muss. Ferner ist durch die Individualität der bilingualen Programme nicht nur deren Anzahl schwer erfassbar (s.o.), sondern es herrscht zudem Intransparenz über die zum Einsatz kommenden Konzepte. „Es kann eigentlich nicht überraschen, dass sich in einem so diversifizierten politischen Gebilde, [...], unterschiedliche Konzepte des bilingualen Lehrens und Lernens entwickelt haben und auch unterschiedlich bezeichnet werden“ (Wolff/Sudhoff 2015: 13). Bilingualer Unterricht lässt sich zwar verallgemeinernd definieren, umfasst in der Praxis aber sehr unterschiedliche Umsetzungsformen (z.B. Heim 2015: 43 f.; Wolff/Sudhoff 2015: 9), welche Aspekte wie z.B. die Unterrichtsfächer, in denen der bilinguale Unterricht stattfindet, die Kontinuität des Angebots, die Menge der Unterrichtsstunden sowie die Rolle der Fremdsprache und der Schulsprache divers definieren. Im folgenden Kapitel wird ein Überblick über in Deutschland populäre Organisationsformen gegeben, welche eine grobe Kategorisierung der Angebote ermöglicht.

2.3 Gängige Organisationsformen bilingualen Unterrichts

In Deutschland haben sich einige Begrifflichkeiten zur Beschreibung der organisatorischen Implementierung von bilingualem Lehren und Lernen im Schulsystem durchgesetzt. Der kurze Überblick über die drei in Deutschland gängigen organisatorischen Umsetzungsformen liefert Kriterien, die jedoch nur eine grobe Differenzierung ermöglichen. Denn innerhalb dieser Organisationsformen kann es durchaus eine große Vielfalt an Umsetzungsmöglichkeiten geben, weswegen nur begrenzt Rückschlüsse auf die individuellen Konzepte gezogen werden können.

2.3.1 Bilingualer Zweig oder Zug

Ein bilingualer Zweig oder Zug beschreibt ein bilinguales Bildungsangebot, das sich durch Kontinuität auszeichnet und sich somit über mehrere Jahre bisweilen durch die komplette Schullaufbahn zieht (vgl. KMK 2013b: 8). Die Begriffe Zweig oder Zug bezeichnen die Tatsache, dass meist nur eine Klasse eines Jahrgangs am bilingualen Lernen teilnimmt. In Deutschland wird der Begriff bilingualer Zweig oder Zug verwendet, um eine der weitverbreitetsten Organisationsformen des bilingualen Unterrichts in der Sekundarstufe zu benennen, bei dem ab der fünften Klasse zunächst vermehrter Fremdsprachenunterricht angeboten und ab dem siebten Schuljahr die Fremdsprache in zunehmender Zahl von Sachfächern als Arbeitssprache eingesetzt wird (vgl. Elsner/Keßler 2013a: 20). Abhängig vom schuleigenen Konzept und von den personellen Ressourcen wird der bilinguale Unterricht üblicherweise bis Ende der Sekundarstufe 1 oder 2 angeboten, je nachdem, ob an der Schule ein bilinguales Abitur erworben werden kann.

Im Grundschulkontext handelt es sich bei bilingualen Zweigen oder Zügen ebenfalls um die Klasse eines Jahrgangs, die in ihrer Grundschulzeit durchweg bilingualen Unterricht erhält. Dieser findet meist ohne die für die Sekundarstufe typische Vorlaufzeit im Fremdsprachenunterricht statt und beginnt im ersten Schuljahr in einem oder mehreren Sachfächern. Je nach Bundesland findet ab dem ersten oder dritten Schuljahr parallel der reguläre Fremdsprachenunterricht statt. Abhängig vom Schulkonzept fällt ebenfalls der Anteil der Fremdsprache und der Schulsprache beim bilingualen Unterricht sehr unterschiedlich aus. Manche Schulen versuchen weitestgehend auf den Einsatz der Schulsprache zu verzichten, andere führen eine Schulstunde in der Schulsprache durch, um Verständnis und Fachwortschatz zu sichern (vgl. z.B. KMK 2013b: 3) und wieder andere kombinieren gezielt beide Sprachen im Unterricht. Ungeachtet dieser individuellen Unterschiede, nimmt der bilinguale

Unterricht in dieser Organisationsform nicht mehr als 50 % der Unterrichtszeit ein (vgl. Elsner/Keßler 2013a: 20).

Besonders im Kontext des Sekundarstufenbereichs wird teilweise auch der Begriff Bilingualer Sachfachunterricht verwendet, der nicht einheitlich definiert ist (vgl. Wolff/Sudhoff 2015: 14) und nicht zwangsläufig die gleiche Kontinuität wie der bilinguale Zweig/Zug aufweist. Im Bericht der KMK (2013b) lautet die Definition „Fremdsprache als Arbeitssprache über mindestens ein Jahr hinweg" (KMK 2013b: 27). Im Grundschulkontext ist diese Bezeichnung jedoch eher unüblich.

2.3.2 Bilinguale Module

Bilinguale Module stellen die flexibelste Form bilingualen Lernens dar, da die offizielle Einführung z.B. eines bilingualen Zweiges entfällt und die Entscheidung über die Häufigkeit der Durchführung bilingualer Module der Schule überlassen ist. Bilinguale Module sind zeitlich und thematisch beschränkt (vgl. Elsner/Keßler 2013a: 20), d.h. die Fremdsprache wird zwar auch hier als Unterrichtssprache verwendet, jedoch nur in Zusammenhang mit bestimmten Themen bzw. über den Zeitraum hinweg, den die Behandlung eines Themas in Anspruch nimmt. So wechseln sich Unterrichtsphasen in Schul- oder Fremdsprache ab (vgl. Wolff/Sudhoff 2015: 17). Häufig steht der Einsatz der (englischen) Fremdsprache auch in authentischem Zusammenhang, wenn z.B. das amerikanische Basketball-Spiel im Sportunterricht auf Englisch eingeführt wird.

Die hohe Flexibilität bilingualer Module, die eine schnelle und einfache Einführung ermöglicht, bedeutet andererseits einen begrenzten Zuwachs der Kontaktzeit mit der Fremdsprache. „Students, however, should not be expected to deliver the same success rates in their foreign language development compared to the afore-mentioned concepts since the duration and intensity of foreign language input is not comparable" (Elsner/Keßler 2013a: 21).

2.3.3 Immersion

Es ist fraglich, ob Immersion als Organisationsform oder vielmehr als Begriff definiert wird, der ein ganz eigenes Konzept bilingualen Lernens bezeichnet (vgl. z.B. Wolff/Sudhoff 2015: 15), da Immersion einen intensiveren Kontakt mit der Fremdsprache vorsieht als in bilingualen Zweigen/Zügen oder Modulen. Abgesehen von den anderen sprachlichen Fächern, können alle Fächer in der Fremdsprache unterrichtet werden.

Immersion bedeutet ins Deutsche übersetzt unter anderem „Eintauchen“, was das Konzept des Ansatzes beschreibt: Die Kontaktzeit mit der Fremdsprache soll so weit erhöht werden, dass die Schülerinnen und Schüler sie durch das intensive Sprachbad erwerben. Die Umgebungssprache, in Deutschland z.B. Deutsch, kommt demnach, außer im Deutschunterricht nicht zum Einsatz.

Ursprünglich stammt das Konzept aus Kanada und verbreitet fand es auch in anderen bilingualen Bildungssystemen, wie z.B. Spanien, Anwendung, wo die in der Schule eingesetzte Fremdsprache auch außerhalb der Schule in der Lebenswelt der Schüler präsent ist. Allein aus diesem Grund ist einleuchtend, dass in Deutschland eingesetzte Immersionskonzepte zwar terminologisch mit dem kanadischen identisch sind, aber unter ganz anderen Voraussetzungen stattfinden (vgl. Wolff/Sudhoff 2015: 15).[23]

Üblicherweise wird zwischen Immersion und Teilimmersion differenziert, die sich hinsichtlich der Anzahl der auf der Fremdsprache unterrichteten Fächer unterscheiden. „While ‘total immersion’ means that the whole curriculum is taught in a second or foreign language, ‘partial immersion’ means that only certain subjects or a choice of aspects of the curriculum are taught in a second or foreign language“ (Elsner/Keßler 2013a: 17).

Die in Deutschland wohl bekannteste Grundschule, die das Immersionskonzept einsetzt, ist die Claus-Rixen Grundschule in Altenholz/Kiel. Die dort durchgeführten Untersuchungen belegen durchweg gute Ergebnisse (vgl. Zaunbauer/Gebauer/Möller 2012, Piske 2006, Zaunbauer/Möller 2007) (vgl. Kap. 7.2).

2.4 Zentrale Herausforderungen des bilingualen Lernens in der Grundschule

Aus der Skizzierung der Rahmenbedingungen wird bereits deutlich, dass bilinguales Lehren und Lernen in der Grundschule einer Vielzahl von spezifischen Herausforderungen unterliegt, die sich deutlich von denen der weiterführenden Schulen unterscheiden. Die folgenden vier Herausforderungen können dabei als zentral betrachtet werden: der simultane Aufbau von sprachlichem und konzeptuellem Wissen im Grundschulalter, die gering ausgeprägte Fremdsprachenkompetenz der Grundschülerinnen und -schüler, die eingeschränkten Erfahrungen der Lernenden mit dem Schriftbild der

---

23 Siehe zu einer ausführlichen Unterscheidung von Immersion und CLIL auch (Lasagabaster/Sierra 2010).

Fremdsprache und die Notwendigkeit, Fachsprache sowohl in der Fremdsprache als auch in der Schulsprache Deutsch aufzubauen. Die Herausforderungen des bilingualen Grundschulunterrichts resultieren also aus dem sensiblen Verhältnis von Sach- und gleichzeitigem Sprachlernen und werden im Folgenden genauer ausgeführt.

2.4.1 Simultaner Aufbau sprachlichen und konzeptuellen Wissens

Bei Schuleintritt verfügen die Lernenden bereits über ein ausgeprägtes Wissen über ihre physische, biologische und soziale Umwelt. Eigene Vorstellungen über das Funktionieren der Welt wurden entwickelt, auf deren Basis z.B. Naturerscheinungen erklärt werden.

Während der reguläre Fremdsprachenunterricht an diese Alltagskonzepte anknüpfen kann und den muttersprachlich ausgeprägten Bezeichnungen lediglich die fremdsprachlichen zur Seite stellt, ist die Aufgabe des bilingualen Unterrichts weitaus herausfordernder, wie im Folgenden erläutert wird.

Die alltagsweltlichen Vorstellungen die die Lernenden aus bisherigen Erfahrungen mitbringen, stimmen meistens nicht mit den wissenschaftlichen Begründungen überein (vgl. Hallet 2002: 117); der Wechsel von Alltagsvorstellungen hin zu wissenschaftlichen Vorstellungen ist Aufgabe jeden Fachunterrichts und somit des bilingualen Unterrichts, der diese fachlichen Inhalte vermittelt. Teilweise beinhaltet dies die Weiterentwicklung bestehender Konzepte, teilweise aber auch die Anlegung von Konzepten, die die Lernenden bisher noch nicht erworben haben.[24] „Dem bilingualen Sachfachunterricht ist es nun vorbehalten, wissenschaftsbasierte Konzepte [und Begriffe] überhaupt erst anzulegen und auszubilden" (Hallet 2002: 119). Parallel zum konzeptuellen Lernen findet sprachliches Lernen statt. „Die Bedeutung der Sprache und der enge Zusammenhang von Sprachkompetenz, Spracherwerb und Aneignung sachbezogenen Wissens und gedanklicher Verarbeitung und Aneignung von Wirklichkeit steht außer Frage […]. Lernen heißt – in welchem Fach auch immer – Aneignung von Sprache" (Ahrenholz 2010: 17). Demnach werden bei der Erarbeitung von den wissenschaftlichen Konzepten auch die fachlichen Begrifflichkeiten entwickelt, die zur Verbalisierung dieser wissenschaftlichen Vorstellungen benötigt werden, was auch den Fachdiskurs miteinschließt.

Die Herausforderung des bilingualen Unterrichts liegt nun darin, dass die Konzepte meist in einer Fremdsprache erarbeitet werden; dies könnte möglicherweise zu einer einseitigen Weiterentwicklung des mentalen Sprachspeichers

24 Zur Erläuterung der *Conceptual Change* Theorie vgl. Kap. 5.2.3.

führen.[25] Eine Auffassung bilingualen Unterrichts, die eine zweisprachige Sprachförderung vorsieht, hat die Aufgabe Konzepte weiterzuentwickeln bzw. anzulegen und deren Versprachlichung in der Schul- sowie in der Fremdsprache zu ermöglichen. Die Gewichtung der beiden Sprachen im Unterricht stellt die nächste Herausforderung bilingualen Lernens dar.

2.4.2 Entwicklung von Fachsprache in Schul- und Fremdsprache

Ein zweisprachiger Unterricht beinhaltet die Beschäftigung mit beiden Sprachen: der Fremdsprache sowie der Schulsprache Deutsch.[26] Bei dieser Prämisse stellt sich die Frage, in welchem Verhältnis und mit welcher Funktion die jeweiligen Sprachen im Unterricht zum Einsatz kommen. Wie bereits im vorherigen Teil dieses Kapitels aufgezeigt, gibt es hierzu keine offiziellen curricularen Vorgaben, die eine systematische Gestaltung des Spracheinsatzes anleiten würden. Bayern, Nordrhein-Westfalen sowie Rheinland-Pfalz sprechen sich in ihren didaktischen Konzepten für einen zweisprachigen Einsatz aus, liefern aber keine diesbezügliche Systematik nach der die Sprachen gewechselt werden sollen; „[...] sowohl das Deutsche als auch die Fremdsprache werden im Unterricht gebraucht; die Arbeit mit der Fachsprache des Lernbereichs findet sowohl im Englischen als auch im Deutschen statt, wenn es sich für das Verständnis der Inhalte und den Kompetenzaufbau als sinnvoll erweist" (Wolff o.J.). Inwiefern „sinnvoll" definiert ist, wird nicht genauer ausgeführt. Auf Basis der Definition von bilingualem Unterricht, nämlich Fachunterricht in dem überwiegend eine Fremdsprache als Unterrichtssprache eingesetzt wird (z.B. KMK 2013b: 3), lässt sich zum Verhältnis des Spracheinsatzes jedoch annehmen, dass der Fremdsprachenanteil mehr Raum einnimmt. Eine denkbare Umsetzungsmöglichkeit zur Ausbildung der schulsprachlichen Fachsprache wäre die Bearbeitung der gleichen Inhalte in beiden Sprachen, jedoch ist die doppelte Thematisierung gleicher Inhalte durch Übersetzung oder Zusammenfassung abzulehnen (vgl. Butzkamm 2005: 95). Denkbar wäre dabei eine schnell eintretende Motivationsminderung. Ferner ist anzunehmen, dass der kognitive Lerngehalt von z.B. identischen Arbeitsblättern in beiden Sprachen gering ist.

---

25 Zu einer ausführlichen Darstellung des komplexen Vorgangs der Verknüpfung von Sprache und Konzepten siehe Kap. 5.2.

26 Bilinguale Konzepte, die einen rein fremdsprachlichen Unterricht vorsehen, wie z.B. Immersionskonzepte, werden sich mit dieser Herausforderung weniger konfrontiert sehen.

Ein Blick in die Praxis der Grundschule zeigt, dass bei bilingual Lehrenden wenig Bewusstsein über ein systematisches Vorgehen vorherrscht und dass eine große Verunsicherung bezüglich des Verhältnisses der beiden Sprachen und deren Funktion im Unterricht herrscht (Botz/Frisch 2016: 242). Insgesamt 20 % der von Botz und Frisch (2016) befragten Lehrkräfte geben an, dass sie nicht wissen, wie genau sie vorgehen (ibid.). Bezüglich der Funktion der Schulsprache nennen die befragten Lehrkräfte z.B. die Einführung der wissenschaftlichen Begriffe in beiden Sprachen sowie die Verständnissicherung fachlicher Inhalte (ibid.).

Zusammenfassend lässt sich feststellen, dass weder in curricularen Vorgaben noch in der Praxis ein systematisches Vorgehen vorliegt. Dessen Entwicklung und Erprobung steht folglich noch aus.

2.4.3 Fremdsprachenkompetenz im Grundschulalter

Neben der Verknüpfung der beiden Sprachen im bilingualen Unterricht stellt eine weitere sprachliche Dimension eine große Herausforderung für bilinguales Lernen speziell in der Grundschule dar. Unabhängig von den unterschiedlichen Organisationsformen des bilingualen Unterrichts (s.o.) gibt es keine Vorlaufzeit, in der zunächst vermehrter Fremdsprachenunterricht angeboten wird, wie sie das Bilinguale-Zweig-Modell der Sekundarstufe beinhaltet. Einen Nutzen aus der von den Lernenden mitgebrachten Alltagssprache, die normalerweise Ausgangspunkt jeden fachlichen Lernens ist (vgl. Wolff 2012: 24), können Lernende sowie die Lehrkraft nur sehr eingeschränkt ziehen. Dies bedeutet, dass die jungen Schülerinnen und Schüler Fachunterricht in einer Fremdsprache erhalten, die sie (bis auf sehr wenige Ausnahmen) bei Schuleintritt nicht beherrschen.

Laut Wolff (2012) besteht normalerweise ein fließender Übergang zwischen der Alltags- und der Unterrichtssprache, welche den Schülerinnen und Schülern ermöglicht das Fach zu verstehen (vgl. Wolff 2012: 24). Im bilingualen Unterricht stehen die Lehrkräfte nicht nur vor der Herausforderung, den Lernenden einen unbekannten Fachinhalt nahe zu bringen, sondern sie tun dies darüber hinaus in einer den Schülerinnen und Schülern unbekannten Unterrichtssprache. „Das setzt voraus, dass sie Ziele, Inhalte und Arbeitstechniken des Sachfachs und der Fremdsprache kennen und diese im bilingualen Sachfachunterricht zusammenführen können“ (Kierepka 2012: 41). Eine Intensivierung erhält dieses Problem durch das schulische Bildungsziel, die alltagsweltlich geprägte Unterrichtssprache allmählich zur Schul- bzw. Bildungssprache weiterzuentwickeln, die als Grundlage für alles weitere unterrichtliche Handeln dienen soll (vgl. Wolff 2012: 24). Im bilingualen Unterricht muss die Lehrkraft also einerseits die sprachlichen Grundlagen zum Lernen schaffen und weiterbilden und andererseits parallel die fachlichen Inhalte vermitteln.

Wie bereits erwähnt, erhalten die Schulen und Lehrkräfte bei der Überwindung der Diskrepanz zwischen der Komplexität der Lerninhalte einerseits und der sehr eingeschränkten Verfügbarkeit sprachlicher Ressourcen andererseits, wenig Vorgaben und organisatorische Hinweise auf curricularer Ebene. Wie in der Praxis mit dem Problem umgegangen wird, ist daher relativ unbekannt. Es lässt sich aber vermuten, dass sich der bilinguale Unterricht in der Grundschule auf Grund der geringen Fremdsprachenkompetenzen der Lernenden anfangs noch wesentlich stärker an die Fremdsprachendidaktik und -methodik anlehnt, als z.B. bilingualer Unterricht in der Sekundarstufe.

Um sprachliche Grundlagen zu schaffen, bedienen sich Lehrkräfte z.B. der Methoden der Worteinführung, wie sie im Fremdsprachenunterricht der Grundschule üblich sind und widmen Unterrichtsphasen dem gezielten Einüben sprachlicher Mittel. Auch im Hinblick auf Leistungsbewertung macht sich der Einfluss der Fremdsprachendidaktik bemerkbar. „Teilweise wird der bilinguale Unterricht gemäß den Vorgaben für die Leistungsmessung im Fremdsprachenunterricht unter Einbeziehung der Portfolioarbeit bewertet, teilweise erfolgt die Leistungsmessung über das Portfolio oder die Bewertung liegt in der pädagogischen Verantwortung der Lehrkräfte“ (KMK 2013b: 15).

Neben fremdsprachendidaktischen Methoden, variieren die Lehrkräfte außerdem den Spracheinsatz. Bechler (2009) beobachtet, dass der Einsatz der Fremdsprache besonders in lerneraktivierenden Unterrichtsphasen, wie z.B. beim Experimentieren, Musizieren oder Basteln, problemlos gelingt, da eine Veranschaulichung des Inhalts möglich ist. In Phasen, in welchen an Vorwissen angeknüpft oder Inhalte reflektiert werden sollen, tendieren Lehrkräfte laut Bechler dazu, ins Deutsche zu wechseln, um das Gespräch zu ermöglichen und Verständnis zu sichern (vgl. Bechler 2009: 82). Auf Basis ihrer Beobachtungen, äußert Bechler die Sorge, dass vor allem am Anfang „[…] der Unterricht in Modulform stark vereinfacht wird, indem vermehrt imitative Aktivitäten durchgeführt werden, weniger Textarbeit stattfindet und keine Diskussionen integriert werden. Problemlösesituationen, die der induktiven Wissenserweiterung dienen, werden durch darbietende Situationen ersetzt und führen so zu einer deutlich reduzierten Wissensvermittlung“ (Bechler 2012: 186).

Die geringen sprachlichen Kompetenzen der Schülerinnen und Schüler müssen möglichst schnell überwunden werden, wobei sie gezielte Anleitung benötigen, um die Aufgaben des fremdsprachlichen Fachunterrichts bewältigen zu können. Diese beiden Aspekte können zu einer starken Dominanz der

Lehrkraft führen, welche jedoch aktuellen didaktischen und methodischen Prinzipien der Grundschule widerspricht. Die Lehrkraft hat die schwierige Aufgabe, ausreichend sprachliche Hilfestellungen zur Verfügung zu stellen, sodass kooperative Lernformen sowie eigenständiges Lernen auch im bilingualen Unterricht möglich sind. Dazu gehört auch, die Lernenden dazu zu befähigen, sich Fachinhalte eigenständig zu erarbeiten, wofür die Schriftsprache einen großen Beitrag leisten kann, deren Einführung wiederum eine eigene Herausforderung darstellt.

2.4.4 Einführung des englischen Schriftbildes

Bisweilen wird der bilinguale Unterricht mit den gleichen Argumenten kritisiert, wie auch schon der fremdsprachliche Frühbeginn, nämlich, dass der frühe Einsatz der Fremdsprache den Erwerb der Mutter- bzw. Schulsprache Deutsch behindern könnte (vgl. Böttger 2012: 100). Besonders laut wurden diese Stimmen in Verbindung mit der Verwendung der englischen Schriftsprache, denn die Einführung eines zweiten Schriftsystems, bevor das erste ausreichend gefestigt sei, könne zu Verwirrung und zur Verzögerung der Alphabetisierung im Deutschen führen. Die Lernenden lernen die Beziehung zwischen dem Lautbild und dem Schriftbild in der deutschen Sprache kennen, die zusätzliche und zeitgleiche Konfrontation mit den Diskrepanzen der englischen Phonemgruppen würde die Lernenden überfordern (vgl. Schmid-Schönbein 2001: 69). Diese Kritik ist insofern für den bilingualen Unterricht in der Grundschule relevant, als dort die fachliche und nicht die fremdsprachliche Didaktik und Methodik maßgebend ist (vgl. Burmeister/Massler 2010: 7; Finkbeiner/Fehling 2002: 10; KMK 2013b: 7; Wolff 2011: 80), welche z.B. auch die Arbeit mit Sachtexten mit einschließt. „Schule ist auf Schrift und Schriftsprachlichkeit angewiesen“ (Schmölzer-Eibinger 2013: 28). Grundlegend für den Lernerfolg sind literale Fähigkeiten, das gilt auch für Fächer in denen die Schriftlichkeit und das Schreiben nicht direkt Lerngegenstand sind (ibid.) Findet der Sachunterricht der Grundschule bilingual statt, wird auch hier die (fremdsprachliche) Schriftlichkeit selbstverständlicher Bestandteil des Unterrichts sein.

Die beschriebenen Befürchtungen konnten jedoch durch bisherige Forschung zum Fremdsprachenunterricht entkräftet werden. „Der Erwerbsverlauf des Deutschen scheint selbst durch einen intensiven Kontakt mit der englischen Schriftform nicht beeinflusst zu werden und die Kinder sind durch die gleichzeitige Alphabetisierung in zwei Sprachen nicht überfordert“ (Diehr/Rymarczyk 2008: 8). Lehrkräfte des bilingualen Unterrichts der Grundschule müssen daher durch den Einsatz der Schriftsprache keine Nachteile für die schulsprachliche Entwicklung fürchten.

Dennoch stellt die Verwendung der fremdsprachlichen Schriftsprache im bilingualen Unterricht die Lehrkräfte vor Herausforderungen. Die häufig im Fach Englisch ausgebildeten Lehrkräfte stehen dabei im Spannungsfeld zwischen den Zielen des bilingualen Unterrichts und der von den vertrauten Englischlehrplänen propagierten zurückhaltenden Position hinsichtlich der Schriftsprache (vgl. Hempel et al. 2017: 93). Sie müssen daher ohne didaktisch-methodische Konzepte auskommen, die z.B. Lösungen für den Umgang mit der Schwierigkeit der geringen Graphem-Phonem Korrespondenz der englischen Sprache bieten oder als Wegweiser für die beginnende Textarbeit dienen können.[27]

Aus den bisherigen Ausführungen geht hervor, dass sich der bilinguale Unterricht in der Grundschule mit besonderen Aufgaben konfrontiert sieht, die nur in Ansätzen mit denen des Sekundarstufenbereichs vergleichbar sind. Auch im Grundschulbereich „[…] benötigt man didaktische Konzepte für den Bilingualen Unterricht, die weder allein die des monolingualen Sachfachunterrichts noch die des Fremdsprachenunterrichts sein können" (Vollmer 2013: 124) und zusätzlich dieses besondere Lernumfeld junger Lernender in den Blick nehmen.

Auf wissenschaftlicher Ebene gilt es noch vielen offenen Fragen nachzugehen, wozu diese Arbeit einen Beitrag leisten soll. Im folgenden Kapitel wird zunächst ein Überblick über aktuelle didaktische Konzepte gegeben, um dann auf das konkrete Lernumfeld in der Grundschule einzugehen.

---

27 Die englische Sprache zeichnet sich durch eine Vielfalt graphemischer Umsetzungen von Phonemen aus und hat daher im Vergleich mit der deutschen Sprache eine geringe Graphem-Phonem Korrespondenz. Zu Ausführungen der Herausforderungen junger Englischlernender beim Schriftspracherwerb und Beispielen (vgl. z.B. Bleyhl 2000: 86; Burwitz-Melzer 2006).

3 Bestandteile des bilingualen Lernens im schulischen Unterricht

Frühe Konzepte des bilingualen Unterrichts sind aus dem deutsch-französischen Kooperationsvertrag von 1963 erwachsen, der auf ein Näherbringen der Bildungssysteme mit dem Ziel der Völkerverständigung abzielte (Breidbach 2013: 12). Neben dieser Initiative, welche die Gründung bilingualer Bildungsangebote auf Französisch hervorrief, besteht vor allem auch ein Zusammenhang zwischen den bildungspolitischen Zielformulierungen der Europäischen Kommission, die Mehrsprachigkeit der EU-Bürger zu fördern, und den deutlichen Zuwächsen bilingualer Programme in den 90er Jahren (vgl. Bosenius 2009: 15; Breidbach 2013: 13). Englisch als Weltverkehrssprache wurde dabei häufig der Vorzug gegenüber dem Französischen als Fremdsprache für die bilingualen Programme gegeben.

Fachunterricht (anteilig) fremdsprachlich zu unterrichten, ermöglicht eine Erhöhung der Kontaktzeit mit der Fremdsprache und eine Verbesserung der fremdsprachlichen Kompetenzen. Die Entwicklung bilingualen Unterrichts war daher schon früh – und ist es bis heute bisweilen immer noch – fremdsprachendidaktisch motiviert (vgl. Caspari 2015: 16). Ähnlich wie der Ansatz des *Content-Based-Instruction* der unter Fremdsprachendidaktikern schon lange als erfolgreiches Konzept diskutiert wird (vgl. z.B. Wolff 2007: 15), gründet der des bilingualen Unterrichts „[...] auf der altbekannten Annahme, dass Fremdsprachen im Klassenzimmer am besten gelernt werden, wenn man nicht so sehr auf die Sprache – ihre Form und Struktur abhebt – sondern eher auf die Inhalte, mit Hilfe derer die Sprache vermittelt wird" (Wolff 2006: 143). Im Unterschied zu inhaltsbasierten Ansätzen im Fremdsprachenunterricht zeichnet sich der Ansatz bilingualen Unterrichts jedoch nicht etwa durch eine Orientierung an Themen des Alltagslebens aus, sondern hat Themen der Sachfächer zum Inhalt (ibid.). Beim bilingualen Unterricht handelt es sich folglich nicht um inhaltsbasierten Fremdsprachenunterricht, sondern um Fachunterricht, der in einer Fremdsprache unterrichtet wird und sich an den didaktisch-methodischen Prinzipien und inhaltlichen Lernzielen des jeweiligen Faches orientiert (vgl. z.B. Burmeister/Massler 2010: 7; Finkbeiner/Fehling 2002: 10; KMK 2013b: 7; Wolff 2011: 80). Da sich die Fachdidaktiken teilweise stark unterscheiden, „[...] existiert keine einheitliche Didaktik des bilingualen Unterrichts" (KMK 2013b: 7). Hallet (vgl. 1998) weist generell darauf hin, „[...], dass Lernen in der fremden Sprache nicht zu trennen ist von der fremdsprachigen Begriffsbildung und den entsprechenden geistigen Operationen, damit also auch nicht von der in einer fremden Sprache und Kultur enthaltenen Weltsicht“ (Hallet 1998: 117). Folglich handelt es sich bei bilingualem Lernen nicht um regulären Fachunterricht in einer anderen Sprache, sondern eine Diskussion desselben Themas kann durch die spezifische Weltsicht einer jeden Sprache zu unterschiedlichen Ergebnissen führen (ibid.). Für Hallet (1998) liegt darin die Besonderheit bilingualen Unterrichts, der eigene didaktische Überlegungen nötig macht, die nicht fremdsprachendidaktisch motiviert sind (ibid.).

Der europäischen Mehrsprachigkeitspolitik liegt die Zielsetzung zu Grunde, dass Bürgerinnen und Bürger der europäischen Union durch das Beherrschen mehrerer Gemeinschaftssprachen kompetent sind, sich in beruflichen und wissenschaftlichen Kontexten auch außerhalb ihres eigenen Landes zu bewegen und zu verständigen (vgl. Rat der Europäischen Union 1997). Der bilinguale Unterricht kann bei der Entwicklung dieser Fähigkeit besonderes Potential entwickeln, da durch die Verwendung der Fremdsprache Zugang zu fremdkulturellen Diskursen eröffnet wird. Hallet (1998) fasst die Zielsetzung bilingualen Unterrichts in seinem *Bilingual Triangle* in drei Zielfeldern zusammen (Abb. 3-1).

Fachlich und fachsprachlich angemessene interkulturelle Kommunikation setzt Kenntnis und Kompetenzen in verschiedenen Bereichen voraus. Einerseits ist die Kompetenz gefordert, kulturelle und gesellschaftliche Strukturen des eigenen Kulturraums diskutieren zu können (Zielfeld I), andererseits ist eine Kenntnis und Vertrautheit der fremdkulturellen Welt nötig, um mit Angehörigen dieser zu kommunizieren (Zielfeld II). Schließlich sind noch globale Diskurse zu nennen, die von „kulturübergreifenden, kulturvergleichenden oder kulturunabhängigen“ (Hallet 1998: 118) Inhalten geprägt sind (Zielfeld III). Hallet stellt heraus, dass bilingualer Unterricht weder dem muttersprachlichen Fachunterricht gleicht noch der Fachunterricht des Zielsprachenlandes hierher übertragen werden kann (ibid.).

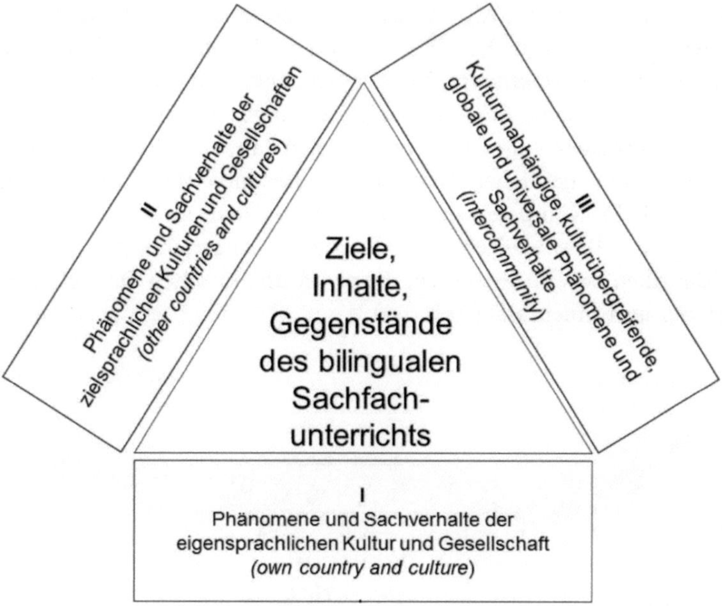

Abbildung 3-1: The Bilingual Triangle (Hallet 1998: 119).

> Vielmehr muss der bilinguale Sachunterricht verstanden werden als Fachunterricht eigenen Zuschnitts, der die Bildungsziele und die Lernziele des jeweiligen muttersprachlichen Bezugsfachs eben nicht beiseite drängt, sondern sie einerseits über das Zielfeld I integriert, durch die Zielfelder II und III andererseits aber entscheidend darüber hinausführt (Hallet 1998: 199 f.).

Hallets Modell inkludiert somit die wichtige Erkenntnis, dass bilingualer Unterricht nicht einfach fremdsprachig geführter Fachunterricht ist, sondern dass er eigenen Gesetzmäßigkeiten folgt. Hallets Argumentation stützt sich dabei auf die zu vermittelnden Fachinhalte. Eine rein inhaltliche Ausrichtung greift zur Beschreibung bilingualen Lernens jedoch zu kurz.

Wie bereits ausgeführt, entwickelt sich durch den Einbezug einer Fremdsprache als Unterrichtssprache ein einzigartiges Lernumfeld. Dies begründet sich jedoch nicht nur durch die, möglicherweise in der Fremdsprache enthaltene andere Weltsicht, sondern vor allem auch durch die andersartigen Lernprozesse. In jedem Fachunterricht findet weder rein sprachliches noch rein fachliches Lernen statt, sondern fachliches und sprachliches Lernen fallen zusammen, da konzeptuelles, begriffliches, sprachliches und – im Falle von bilingualem Unterricht – fremdsprachliches Lernen ineinandergreifen (vgl. Fries 2013: 146). Eine Bewältigung und ein Erwerb der fachlichen Inhalte sind den Lernenden überhaupt nur möglich, wenn sie auch fremdsprachliche Kompetenzen aufbauen, die teilweise gezielt angeleitet werden müssen. Lehrkräfte des bilingualen Unterrichts müssen sich daher didaktisch-methodischer Prinzipien unterschiedlicher Disziplinen bedienen können, um fachliche und fremdsprachliche Kompetenzen gleichzeitig anleiten zu können. Für Leisen (2015) liegt die Besonderheit des bilingualen Unterrichts darin, dass mehrere Didaktiken zusammentreffen, die er im didaktischen Dreieck des CLIL-Unterrichts zusammenfasst (Abb. 3-2).[28]

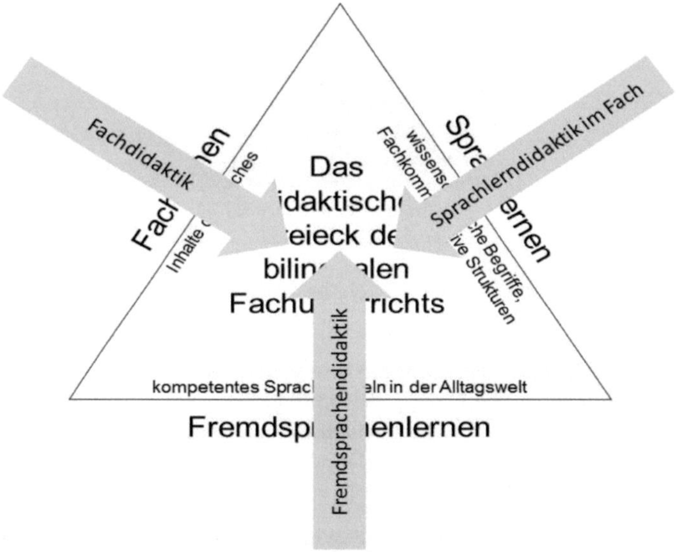

Abbildung 3-2: Das didaktische Dreieck des CLIL-Unterrichts (Leisen 2015: 228).

Betrachtet man bilingualen Unterricht weder aus der Perspektive der Fremdsprache noch aus der Perspektive des Fachs, sondern aus der Perspektive des Lernens, stellt die Didaktik des bilingualen Unterrichts ein Schnittfeld dreier Lernbereiche dar: Fachlernen, Sprachlernen und Fremdsprachenlernen (vgl. Leisen 2005: 9).

28 Ein Entwurf des didaktischen Dreiecks findet sich bereits in früheren Publikationen Leisens z.B. Leisen 2005: 10.

Das Fachlernen soll die Schüler befähigen, fachspezifische Aufgaben und Problemstellungen zu meistern. „Die Inhalte des Sachfaches [...] sind Phänomene der Natur, der Gesellschaft, der Geschichte, etc., aber in den seltensten Fällen sind es Phänomene des Alltags. [...]. Die Inhalte des Faches sind überwiegend wissenschaftliche Begriffe und Konzepte" (Leisen 2005: 9). Mit dem Erwerb dieser fachlichen Inhalte geht untrennbar auch sprachliches Lernen einher und jeder Fachunterricht ist somit auch Sprachunterricht (vgl. Wolff 2013c: 292). Dieses sprachliche Lernen umfasst z.B. den Erwerb wissenschaftlicher Begriffe sowie fachkommunikativer und sprachlicher Strukturen (vgl. Leisen 2005: 10). Die Verwendung der Fremdsprache als (überwiegende) Unterrichtssprache soll die Lernenden dazu befähigen, kompetent und sprachlich angemessen in der Lebens- und Kulturwelt zu handeln (ibid.). „Der spezifische Bildungsbeitrag des BU muss also darin gesehen werden, dass er den Lernenden auch fremdsprachig gefasste Modi des Weltverstehens, Modelle der Welterklärung und die jeweiligen Konzeptualisierungen erschließt" (Hallet 2005: 4).

Fremdsprachliches Lernen im bilingualen Unterricht unterscheidet sich vom fremdsprachlichen Lernen im Fremdsprachenunterricht. Fremdsprachenunterricht zielt auf das Erlernen der Sprache selbst ab und hat diese somit zum Lerngegenstand, im bilingualen Unterricht hingegen ist die Fremdsprache zwar Unterrichtsmedium, aber nicht selbst alleiniger Inhalt des Unterrichts. Darüber hinaus lässt sich ein Unterschied im vermittelten Sprachregister feststellen, denn der Fremdsprachenunterricht fokussiert Sprachhandlungsfähigkeit in Alltagssituationen und bewegt sich somit im Feld von alltagssprachlichen Diskursen, die Cummins (z.B. 1999) als *Basic Interpersonal Communicative Skills* (BICS) bezeichnet. Der bilinguale Unterricht strebt hingegen fachliche Diskursfähigkeit, also *Cognitive Academic Language Proficiency* (CALP) an (siehe auch Kap. 3.1). Denkt man jedoch an sehr fortgeschrittenen Fremdsprachenunterricht z.B. der gymnasialen Oberstufe, wird deutlich, dass diese Differenzierung zu vordergründig ist, denn der Unterrichtsdiskurs fortgeschrittener Fremdsprachenlernender, in dem nicht selten Themen diskutiert werden, die sich durch erhöhte Komplexität und Kontextarmut ausweisen, geht bisweilen über basale Alltagskommunikation hinaus. Dennoch liefert diese Differenzierung wichtige Hinweise auf die unterschiedlichen Lernvorgänge und Kognitionen im bilingualen und Fremdsprachenunterricht. „Während diese sich im Fremdsprachenunterricht auf lebensweltliches Wissen und die Fremdsprache selbst mit ihren Strukturen und der Lexik beziehen, stellt der Erwerb von konzeptuellem, systematisiertem und wissenschaftlich fundiertem Wissen und Können den Kern des Sachfachlernens im Bilingualen Unterricht dar" (Hallet 2013: 180). Bilingualer Unterricht hat in fremdsprachlicher Hinsicht das Ziel, dass die Lernenden diese kognitiven Operationen (fach)sprachlich angemessen darstellen und so an wissenschaftsbasierten und fachspezifischen Diskursen teilhaben können. Hallet (2013) fasst die Unterschiede zwischen Fremdsprachen- und bilingualem Unterricht wie folgt in einer Tabelle zusammen:

Tabelle 3-1: Bilingualer Sachfachunterricht und Englischunterricht (vgl. Hallet 2013: 181).

Bilingualer Sachfachunterricht	Englischunterricht
Wissenschaftsbasiertes Weltverstehen	Alltagswissen
wissenschaftliche Begriffe	Alltagsbegriffe
wissenschaftsbasierte und fachspezifische Diskurse	Alltagsdiskurse
Fachtexte	alltagsweltliche Texte
kognitive Fremdsprachlichkeit	fremdsprachliche Kompetenz
funktionale Sprachverwendung, Spracherwerb	Sprachlernen
fachspezifische textuelle und methodische Kompetenzen	allgemeine und übergreifende textuelle und methodische Kompetenzen
fremdsprachiges Lernen	**Fremdsprachenlernen**

Zusammenfassend ist fremdsprachliches Lernen im bilingualen Unterricht den fachlichen Inhalten untergeordnet und wird immer dann explizit thematisiert, wenn es dem inhaltlichen Lernen zuträglich ist (vgl. Kap. 3.4.).

Es ist deutlich geworden, dass das Lernumfeld des bilingualen Unterrichts ein komplexes Zusammenspiel unterschiedlicher Lernbereiche und Fachdidaktiken darstellt. Um die spezifischen Anforderungen und Besonderheiten dieses Lernumfelds herauszuarbeiten, wird im nächsten Abschnitt detaillierter auf fachsprachliches Lernen eingegangen, da sich darin (fremd)sprachliches und fachliches Lernen vereinen.

3.1 Sprachliches Lernen im Fachunterricht

Jedes Fach hat die Vermittlung der fachspezifischen Inhalte, wie z.B. gesellschaftliche, geschichtliche oder naturwissenschaftliche Phänomene zum Ziel. Diese Phänomene der uns umgebenden Welt müssen systematisch erfasst und beschrieben werden (vgl. Hallet 2002: 118), wobei Sprache als Kommunikationsmedium eine besondere Rolle spielt.

> Einerseits ist Sprache symbolisches Werkzeug für die Herstellung intersubjektiver Bedeutung und der sozialen Konstitution von „Wissen" im Dialog der Lehrperson mit

> den Lernenden und der Lernenden untereinander. Andererseits ist sie aber auch das Medium der darauf begründeten Internalisierung dieses Wissens in die Kognition des Individuums. Der Weg des Wissens in das Denken (intraindividuelle Kognition) verläuft also immer über die interindividuelle Kognition und bedarf des Mediums Sprache (vgl. Dalton-Puffer 2013: 139).

Da es sich bei den fachlichen Inhalten vielfach um Phänomene handelt, die sich der unmittelbaren Anschauung und Erfahrung entziehen (Hallet 2002: 118), zeichnet sich auch die Sprache im Fachunterricht durch eine größere Dekontextualisierung aus als z.B. die Alltagssprache. „Die schulische Sprachsozialisation führt zu einer zunehmenden Loslösung des Sprachgebrauchs vom unmittelbaren Sprachkontext“ (Cathomas 2007: 185).

Cummins (1979a) prägte die Differenzierung zwischen dem alltagssprachlichen und stark kontext-gebundenen Sprachregister BICS (*Basic Interpersonal Communicative Skills*) und dem mit kognitiv-akademischen Fähigkeiten verbundenen CALP (*Cognitive Academic Language Proficiency*). Während BICS unabhängig vom Intelligenzquotienten oder akademischen Fähigkeiten in der Erstsprache[29] erworben werden, ist der Erwerb von CALP nicht selbstverständlich, aber entscheidend für den allgemeinen Schulerfolg (Cummins 1979: 198).

---

29 Entsprechend der in der Fachliteratur bisher üblichen Praxis, wird in dieser Arbeit der Begriff der Erstsprache (L1) verwendet. Dennoch soll an dieser Stelle auf die Problematik hingewiesen werden, dass Lernende nicht zwangsläufig über nur eine Erstsprache bzw. über klar abgrenzbare Erwerbszeitpunkte der Sprachen verfügen (vgl. z.B. Berthele 2021: 98) und auch die Frage, ob z.B. Dialekte in der Sprachlernbiographie mitgerechnet werden oder nicht, ist nicht einheitlich beantwortet (ibid.). Da eine ausführliche Diskussion dieser terminologischen und definitorischen Schwierigkeit in dieser Arbeit zu weit führen würde, soll diese Anmerkung nur darauf hinweisen, dass der Begriff Erstsprache auch im Plural (Erstsprache(n)) zu denken ist.
Berthele (2021) weist ferner darauf hin, dass (lebenslange) Monolingualität in unserer vernetzten und vielsprachigen Welt eine Seltenheit darstellt (vgl. Berthele 2021: 89) und auch die vielfältigen Definitionen von Bilingualismus (mit Kriterien wie z.B. Zeitpunkt des Spracherwerbs, Sprachflüssigkeit oder Grad der Sprachbeherrschung) die Einordnung von Lernenden erschweren. Er schlägt daher vor, sich mehr mit dem Begriff der Mehrsprachigkeit unter Berücksichtigung der individuellen Sprachlernbiographien auseinanderzusetzen (Berthele 2021: 109 ff.). Im Folgenden dieser Arbeit findet dieser Gedanke jedoch keine weitere Berücksichtigung und auch die im weiteren Verlauf vorgestellten Theorien zum Begriffs- und Konzepterwerb sowie die Modelle zum mentalen Lexikon (vgl. Kap. 5.3), greifen diese Diskussion zur besseren Verständlichkeit nicht weiter auf.

Demnach bezeichnet CALP mündliche und schriftliche Fähigkeiten des schulsprachlichen Sprachregisters (vgl. Cummins 2008: 72).

3.1.1 Zur Begrifflichkeit Bildungssprache

Zur Übertragung des CALP Begriffs ins Deutsche schlug Gogolin (2006) den Begriff Bildungssprache der Schule vor. „Hierbei handelt es sich um eine spezifische Sprachvariante, deren Merkmale sich von anderen – insbesondere der gesprochenen, also mündlichen Alltagssprache – unterscheiden" (Gogolin 2006: 82). Bildungssprache der Schule ist nur eine der zahlreichen Bezeichnungen für die im Schulkontext zum Einsatz kommende Sprachvarietät. Häufig wird nur von Bildungssprache gesprochen, was zwar die Sprache des Lehren und Lernens in institutionellen Bildungskontexten mit einschließt, jedoch auch darüber hinausgehen kann (vgl. Vollmer/Thürmann 2013: 42). Bildungssprache reglementiert einerseits die soziale und kulturelle Verwendung von Sprache in einer Gesellschaft, andererseits aber auch die Gestaltung von Wissensvermittlung und -erwerb (vgl. Schmölzer-Eibinger 2013: 25).

> Zugleich fungiert sie [Bildungssprache, LB] als innersprachliche Verkehrssprache zwischen den Wissenschaftlern und ihren Fachsprachen. In diesem Sinne ist Bildungssprache eine sozial dominante Varietät, die von denen verwendet wird, die in der Gesellschaft Einfluss und Macht haben, und die oft auch als Erkennungszeichen eingesetzt wird, um Menschen in diese Gruppe aufzunehmen oder sie davon auszuschließen (Vollmer/Thürmann 2013: 42).

Um diese allgemeinere Definition von dem ganz eigenen Sprachraum der Schule abzugrenzen, wird daher auch immer wieder der Begriff Schulsprache eingesetzt, welcher „[…] *zu didaktischen Zwecken gemachte* Sprach- und Sprachgebrauchsformen, aber auch Spracherwartungen" (Feilke 2012: 5 [Hervorhebung durch den Autor]) im schulischen Kontext bezeichnet. Beispielsweise schließt Schulsprache didaktische Gattungen der Fächer mit ein, die auf den Schulraum begrenzt sind. „Die Erörterung soll das Erörtern schulen. […]. Außerhalb der Schule schreibt niemand Erörterungen" (vgl. Feilke 2012: 5). Laut Feilke (2012) ist Schulsprache im Gegensatz zur Bildungssprache eigens für das Lernen gemacht, bedient sich dabei aber bildungssprachlicher Handlungsformen. So ist z.B. die Handlung des Erörterns auch eine bildungssprachliche Funktion, für die sich historisch grammatische Konstruktionen, Textroutinen und lexikalische Ausdrücke entwickelt haben (ibid.). Folglich beinhaltet die Bildungssprache historisch ausgeprägte Sprachmittel, während die in didaktischer Absicht konstruierte Schulsprache nicht zur Sprachgeschichte, sondern primär zur Schulgeschichte gehört (vgl. Feilke 2012: 6). Soziolinguistisch betrachtet, bezeichnen Bildungs- und Schulsprache beide sprachliche Register, d.h. eine Sprachgebrauchsform eines bestimmten sozial-funktionalen Kommunikationsfeldes, eben dem der Bildung und Schule; ein didaktisch genutztes und ein didaktisch gemachtes Sprachregister, beide auf das Lernen und Lehren bezogen (vgl. Feilke 2012: 6). Daher sind beide von anderen schultypischen Kommunikationsformen wie z.B. der *classroom language* abzugrenzen, welche Basisvokabular zur Unterrichtsorganisation wie „Räumt die Hefte in den Ranzen" bezeichnen (ibid.).[30]

Auch wenn es keine einheitliche Terminologie oder Definition von Bildungssprache gibt, die unmittelbar für die Zwecke der Schulpraxis anwendbar wären (vgl. Vollmer/Thürmann 2013: 43), gibt es doch einheitliche Charakteristika, die das schulische Sprachregister beschreiben. Schulsprache zeichnet sich durch Gesetzmäßigkeiten aus, die in der formalen und geschriebenen Sprache gelten. „‚Schriftförmigkeit' ist ein wesentliches Merkmal leistungsrelevanter schulischer Kommunikation, und zwar auch dann, wenn sie sich mündlich vollzieht" (Gogolin 2006: 82). Die komplexe Sprache der Schule ist durch Kontextentbundenheit, Abstraktheit, Explizitheit und Kohärenz geprägt (vgl. Schmölzer-Eibinger 2013: 26) und unterscheidet sich daher stark vom überwiegend kontextabhängigen, assoziativen und konkreten alltäglichen Sprachgebrauch (Gogolin 2006: 82). Nicht nur viele Fremdwörter und Fachbegriffe können lexikalische Hürden für Lernende darstellen, sondern auch zahlreiche Nominalisierungen und Komposita wie z.B. „Meereshöhe" setzen ein erhebliches Maß an sprachlichem und konzeptionellem Vorverständnis voraus (vgl. Eickhorst 2015: 20). Grammatikalisch zeichnet sich schulische Sprachverwendung durch Partizipial- und einen hohen Anteil an Passivkonstruktionen sowie unpersönlichen Ausdrücken aus (vgl. Schmölzer-Eibinger 2013: 26). Zusammenfassend lässt sich sagen, „[...], dass Bildungssprachlichkeit sich nicht nur durch bestimmte lexikalische und morpho-syntaktische Merkmale

30 Im Folgenden werden die Begriffe Schulsprache und Bildungssprache beide verwendet, ohne eine inhaltliche Differenzierung auszudrücken, da es zwar um das in der Schule verwendete bildungssprachliche Register geht, diese sprachlichen Kompetenzen aber auch außerhalb der Schule bedeutsam sind und dieser Aspekt mit eingeschlossen werden soll.
Im weiteren Verlauf der Arbeit wird Schulsprache außerdem als Bezeichnung für regulär deutschsprachigen Unterricht verwendet, da sich die Bezeichnung erstsprachlicher Unterricht in Abgrenzung zum bilingualen Unterricht insofern nicht anbietet, als Deutsch möglicherweise für einige Lernenden nicht die Muttersprache darstellt.

auszeichnet, sondern auch spezifische diskursive, pragmatische und literale Fähigkeiten erfordert" (Webersik 2015: 12).

Obwohl sich somit einige Eigenschaften von Bildungssprache benennen lassen, gibt es aktuell jedoch keine vollständige und systematische Modellierung dieses Konzepts (vgl. Webersik 2015: 29). In einigen Studien wurden erste Ansätze unternommen, eine solche Systematisierung der Merkmale vorzunehmen (vgl. Hövelbrinks 2013; Gogolin et al. 2007; Reich 2013), aber diese können das Konstrukt aufgrund kleiner Stichproben nicht generalisierend abbilden und lediglich als Basis für weitere empirische Untersuchungen dienen (vgl. Webersik 2015: 20 ff.). Besonders problematisch erscheint die unzureichende Differenzierung von schriftlicher und gesprochener Sprache, die Webersik (2015) als äußerst bedeutend herausstellt.

Die Schriftförmigkeit wird immer wieder als Charakteristikum von Schulsprache angeführt, auch wenn dies eine Distanzsprachlichkeit unterstellt, wie sie in der Schule – insbesondere der Grundschule – nur selten der Fall ist. Selbst in Situationen, in denen die distanz- und schriftsprachentypische Monologizität gegeben ist (z.B. mündliches Erzählen, Präsentieren), werden diese im schulischen Kontext auch von Merkmalen dialogischer Kommunikationsformen bestimmt, da die Zuhörenden bzw. Gesprächspartnerinnen und -partner im selben Raum sind (vgl. Webersik 2015: 64). Ferner ist im schulischen, überwiegend mündlich geführten Diskurs nähesprachliche Zeitgebundenheit anzunehmen, da mündliche Äußerungen z.B. im Unterrichtsgespräch kaum vorher geplant werden (ibid.). Durch diese Kurzlebigkeit und Flüchtigkeit der gesprochenen Sprache, ergeben sich sprachliche Merkmale, die in bisherigen, sich an schriftsprachlicher Syntax orientierenden, bildungssprachlichen Analysen wenig Berücksichtigung finden.

> So führen z.B. Abbrüche, Korrekturen und aggregative Präzisierungen zu einer Veränderung der syntaktischen Struktur. Aufgrund dieser produktionsbedingten Einflüsse ist die Kategorie *Satz* für die gesprochene Sprache grundsätzlich problematisch. Noch umstrittener ist das Satzkonzept in Bezug auf dialogische Diskursformen mit häufigen Sprecherwechseln [...] (Webersik 2015: 69).

Obwohl Einigkeit darüber besteht, dass Schulsprache Merkmale konzeptioneller Schriftsprache bzw. Distanzsprache aufweist, sollte die gleichzeitige Mündlichkeit dieses Registers mitbedacht und in Analysen und Beurteilungen berücksichtigt werden (vgl. Webersik 2015: 85).

3.1.2 Bildungssprache, Fachsprache und Fachliteralität

Schulsprachliche Bildung soll die Lernenden dazu befähigen, neue sachfachbezogene Konzepte und Bedeutungen sowie Sprachhandlungsmuster zu konstruieren und auszudrücken (vgl. Zydatiß 2013: 317).

> Besides the obvious subject-specific technical terminology, this includes the ability to interpret and produce the typical and specific discourse patterns of each discipline, e.g. for geography, extracting and exchanging information given in the specific form of a climate graph in ways accepted in the field of geography [...](Heine 2014: 230).

Die sprachlichen Lernziele in Schule zeichnen sich also folglich einerseits durch fachspezifische Lexik und Sprachhandlungen, andererseits aber auch durch fachübergreifende Diskursformen aus (vgl. Ahrenholz/Maak 2012: 138), wie z.B. „[...] *Beschreiben, Vergleichen, Erklären, Analysieren, Erörtern* etc. [...]“ (Feilke 2012: 5 [Hervorhebung durch den Autor]).

Auch wenn sich die Bildungssprache der Schule stark von der Alltagssprache unterscheidet, finden sich dennoch auch allgemeinsprachliche Elemente in schulischer Kommunikation. Dies ist damit zu erklären, dass Bildungssprache kein statisches Konstrukt ist, denn die Abstraktion und die Komplexität der Sprache entwickeln sich dynamisch in Anlehnung an die Entwicklung der kognitiv-intellektuellen Themen der Jahrgangsstufen und stehen in Zusammenhang mit der Sprachbiografie der Lernenden insgesamt (vgl. Vollmer/Thürmann 2013: 43). „Allgemeinsprache, Bildungssprache und Fachsprache sind folglich nicht immer trennscharf und jeder Text, jede Unterrichtskommunikation wie auch jeder Fachdiskurs hat in unterschiedlichem Maße Elemente aller drei Register“ (Ahrenholz 2010: 17). Die Lernenden müssen die Fähigkeit erwerben, unterschiedliche Register wahrzunehmen und gezielt adäquat zu wählen und zu wechseln (vgl. Vollmer/Thürmann 2013: 54).

Sprachliches Lernen im Fach ist nicht gleichzusetzen mit dem Erwerb von Fachsprachen, denn die häufig schriftliche Fachkommunikation stellt Fachinhalte durch Experten für Experten dar (vgl. Leisen 2015: 225). Vielmehr ist „[d]ie Kommunikation im Fachunterricht hingegen [...] eine Kommunikation zwischen Novizen im Fach untereinander und mit einem fachdidaktischen Experten zum Zwecke des Lernens im Fach. Die Fachsprache selbst ist nicht kommunikativ im Blick auf Diskurs; sie ist nur kommunikativ im Blick auf die ‚eindeutige und widerspruchsfreie‘ Mitteilung in dem Fachgebiet“ (Leisen 2015: 225). Das sprachliche Lernen im Fach umfasst also vielmehr die Vermittlung einzelner fachsprachlicher Elemente, „Duktussplitter der Fachsprache“, die mit den zu erwerbenden Fachkonzepten korrespondieren (Leisen 2015: 226).

Sprachliches Lernen im Fach beinhaltet somit einerseits bildungssprachliche, fachübergreifende und andererseits aber auch fachsprachliche Elemente, die sich aber dennoch von der Begrifflichkeit Fachsprache abgrenzen lassen. Um diese Besonderheit zu benennen, werden die Begriffe der Sachfachliteralität bzw. Fachliteralität verwendet. „Sachfachliteralität ist die Fähigkeit, sich an komplexen Fachdiskursen zu beteiligen und Fachwissen über kulturelle und sprachliche Grenzen hinweg zu kommunizieren" (Meyer/Imhof 2017: 20). Berg (2019) arbeitet heraus, dass dazu einerseits transferierbare, allgemeinakademische sprachliche Komponenten sowie fachspezifische Komponenten nötig sind (47 ff.). Sie kommt zu dem Schluss, dass sich die Sachfachliteralität des bilingualen Unterrichts „durch zwei sprachliche Register charakterisiert: die allgemeine mündliche Ausdrucksfähigkeit (die akademische Sprachfähigkeit) und die fachsprachliche Ausdrucksfähigkeit" (49). Die Entwicklung von Fachliteralität entsteht durch die kontinuierliche Auseinandersetzung mit den Fachinhalten unter Verwendung passender Methoden und Strategien sowie der parallelen adressatengerechten, zweckmäßigen und stilistisch angemessenen Kommunikation (vgl. z.B. Berg 2019: 13; Meyer et al. 2018: 277–278).[31]

Das Konstrukt „Sprache im Fach" ist komplex, da es nicht nur Merkmale unterschiedlicher Sprachregister beinhaltet sondern auch eine wechselseitige Beziehung zwischen Fach- und Sprachlernen besteht. Einerseits fordert der Fachunterricht bildungssprachliche Fähigkeiten, andererseits evoziert das Fachlernen eben jene (vgl. Schmölzer-Eibinger 2013: 29). Diese Wechselbeziehung ist jedoch kein Automatismus, sondern muss von den Lehrkräften gezielt gefördert werden. Das Bewusstsein für die Notwendigkeit einer gezielten sprachlichen Anleitung im Fachunterricht ist jedoch häufig nicht vorhanden; vielmehr werden die sprachlichen Fähigkeiten der Lernenden einfach vorausgesetzt (vgl. Becker-Mrotzek et al. 2013: 7; Eickhorst 2015: 19; Feilke 2012: 4; Schmölzer-Eibinger 2013: 27). Diese Beobachtung ist nicht überraschend, denn sowohl in der Forschung als auch bei der Bereitstellung von förderlichen Ansätzen für die Praxis ist die Vermittlung sprachlicher Fähigkeiten im Fachunterricht ein vernachlässigtes Thema (vgl. Gogolin 2006: 84).

31 Auch wenn die Forschungsarbeiten von Berg (2019) oder auch Connolly (2019) inhaltliche Anknüpfungspunkte an die vorliegende Arbeit aufweisen, können diese Arbeiten im Folgenden nicht weiter berücksichtig werden, da sie erst nach Einreichung der Dissertation zur Kenntnis genommen wurden. Dieser definitorische Abschnitt wurde nachträglich ergänzt, um die Begrifflichkeit der Arbeit besser darzustellen.

Dalton-Puffer (2013) berichtet von ihrer Forschung, in der sie zwar prozedurales Wissen der Diskursfunktionen bei Lehrkräften nachweisen, jedoch nie Erklärungen auf der Metaebene beobachten konnte, die zu einer Anleitung der Schüler hätten führen können (vgl. Dalton-Puffer 2013: 141). Vielmehr noch gab es schlichtweg zu wenig Unterrichtsanlässe, die die Äußerung der Diskursformen auf Seiten der Lernenden verlangt hätte (ibid.). Teilweise haben die Lehrkräfte kein selbstverständliches Bewusstsein für die Merkmale und die Regelhaftigkeit ihrer eigenen bildungssprachlichen Sprachverwendung und haben womöglich daher Probleme deren Vermittlung anzuleiten (vgl. Heine 2012: 94). Aber auch bei Lehrkräften, die sich der Notwendigkeit einer Sprachförderung bewusst sind, herrscht häufig ein Mangel an methodisch-didaktischen Strategien vor, Sprache als Lernmedium zugänglich zu machen (vgl. Schmölzer-Eibinger 2013: 28). Möglicherweise stehen diese Beobachtungen in engem Zusammenhang mit fehlenden bildungspolitischen Angaben zu sprachlichen Anforderungen im Fachunterricht. Heines (2012) Dokumentenanalyse der naturwissenschaftlichen Bildungsstandards erkennt an, dass der Kompetenzbereich Kommunikation zeigt, dass die Relevanz adäquater Sprachverwendung erkannt wird, jedoch kritisiert sie, dass dieser Kompetenzbereich unzureichend beschrieben ist. Es geht aus den Bildungsstandards nicht hervor, was Lernende können müssen, um eine bestimmte Sprachhandlung fachlich angemessen zu demonstrieren. „In keinem fachlich ausgearbeiteten Kompetenzmodell für ein Sachfach in der Schule bestehen momentan genaue Vorstellungen darüber, wie sprachliche Lernziele genauer gefasst werden können, noch, wie sie im Einzelnen angebahnt werden sollen“ (Heine 2012: 95). Eine integrierte Anleitung von fachlichen und sprachlichen Kompetenzen erscheint einerseits schwierig, weil die fachspezifischen Sprachhandlungen nicht ausreichend definiert sind und andererseits, weil nicht spezifiziert wird, wie die Kompetenzbereiche miteinander zu verknüpfen sind, denn die Darstellung in den Lehrplänen gleicht eher einer Auflistung unverbundener Punkte (vgl. Heine 2012: 95).

Zusammenfassend lässt sich festhalten, dass von Seiten der Lernenden sprachliche Kompetenzen erwartet werden, über die unzureichend informiert wird. Von Seiten der Lehrkraft wird gefordert, dass sie als bildungssprachliche Expertin fungiert und den Lernenden hilft, sprachliche Eigenschaften und Gebrauchsmuster zu erkennen und zu nutzen und dazu bildungssprachliche Muster und Modelle bereitstellt (vgl. Vollmer/Thürmann 2013: 54). Die Kompetenzmodelle der Fächer definieren die zu demonstrierenden Sprachhandlungen dazu aber unzureichend (vgl. Heine 2012: 93 f.). Der Fachunterricht stellt sprachlich besondere Anforderungen an Lernende sowie Lehrkräfte, die weit über die Thematisierung von fachsprachlicher Lexik hinausgeht, sondern adäquate authentische Kommunikation über Fachinhalte zum Ziel hat (vgl. Butzkamm 2005: 93). Zu diesem Ziel bedarf es der Entwicklung sprach-fachdidaktischer Modelle, um sprachliche Anforderungen auf beiden Seiten transparenter zu machen und Lernende gezielt für die Teilhabe am – wie Cathomas (2007) anmerkt – sehr spezifischen Sprachraum der Schule vorzubereiten.

> Die Schule wollte für den außerschulischen Sprachalltag vorbereiten, hat dabei aber übersehen, dass sie selber eine eigene Sprachumgebung mit eigenen Regeln des Spracherfolges ist. Die Schule kann und muss nicht für den Alltag vorbereiten, dafür ist der Alltag besser geeignet. Sie hat genug damit zu tun, die Lernenden sprachlich für sich selber, für den „Lebensraum Schule" vorzubereiten (Cathomas 2007: 180).

3.2 Sprachliches Lernen im Sachunterricht der Grundschule

Der Grundschulunterricht stellt in sprachlicher Hinsicht insofern eine Besonderheit dar, als die Lernenden hier ihren ersten Kontakt mit der schulischen Bildungssprache haben. Für eine erfolgreiche Ausbildung des bildungssprachlichen Registers ist ein bereits vorhandener Grundstock an Redemitteln unabdingbar. „Es [das Kind, LB] muss mindestens über einen guten Basiswortschatz verfügen; es muss das Verb im Satz an die zweite Stelle stellen können; es muss einfache Dialoge durchhalten oder Mitteilungen äußern können" (Gogolin 2008: 17). Für Lernende, die nicht über die vorausgesetzten sprachlichen Mittel verfügen, stellt die schulische Bildungssprache folglich eine Hürde dar, über die auch erfolgreiche Alltagskommunikation auf dem Schulhof nicht hinweg helfen kann (vgl. Eickhorst 2015: 19). Obwohl Probleme vor allem bei Lernenden mit nicht-deutscher Erstsprache zu vermuten sind, handelt es sich bei der Förderung der Bildungssprache um eine von der Herkunftssprache zunächst unabhängige Herausforderung. So scheint Studien, mit dem Schwerpunkt auf weiterführende Schulen, zufolge nicht der Migrationshintergrund, sondern vielmehr der familiale Kontext und die soziale Herkunft ausschlaggebend zu sein (z.B. DESI-Konsortium 2006: 27 f.; OECD 2019: 50).

Im Laufe des Bildungsprozesses steigen die sprachlichen Anforderungen und verzweigen sich darüber hinaus in die verschiedenen Lernbereiche bzw. Fächer. „Der Deutschunterricht allein kann es nicht leisten, die verschiedenen sprachlichen Anforderungen zu vermitteln – von der Erschließung naturwissenschaftlicher oder technischer Fachdarstellungen über das Verstehen historisch fremder Dokumente im Fach Geschichte bis zum Gespür für die Feinheiten literarischer Texte" (Gogolin 2008: 18). Daher muss bereits im Fachunterricht der Grundschule ein besonderes Augenmerk auf die Entwicklung bildungssprachlicher Kompetenzen gerichtet werden, damit eine durchgängige Sprachförderung möglich ist (ibid.).

Im Folgenden soll näher auf die sprachlichen Anforderungen des Grundschulfachs Sachunterricht eingegangen werden, da einerseits die hier dargestellte Studie im Sachunterricht durchgeführt wurde und andererseits, weil der Sachunterricht grundlegend für die durchgängige Sprachbildung ist, denn dort wird der Grundstein für die (fach-) sprachliche Entwicklung in acht Fächern der Sekundarstufe gelegt (vgl. Quehl/Trapp 2015: 34).

In Deutschland ist Sachunterricht die geläufigste Fachbezeichnung für den allgemeinbildenden Unterricht an Grund- und Förderschulen, welcher den Lernenden zu einer fundierten Orientierung für das gegenwärtige und zukünftige Leben verhelfen soll (vgl. Kaiser 2008: 3). Das zentrale Leitbild des Sachunterrichts ist die Lebenswelterschließung. Sie erfordert ein permanentes Aufgreifen der vorhandenen Vorstellungen, Einstellungen, Deutungsmuster und Handlungsmöglichkeiten der Lernenden, um diese zu nutzen und zu sachgerechten, nachvollziehbaren und überprüfbaren Erkenntnissen auszubauen (vgl. Ministerium für Schule und Weiterbildung (MSW) Nordrhein-Westfalen 2012: 39). Aufgrund der umwelterschließenden Orientierung des Sachunterrichts, kommt der Sprache eine besondere Rolle zu. Beim Anknüpfen an Bekanntes und Vertrautes ist Sprache unerlässlich, um über Alltagserfahrungen zu kommunizieren. Ferner soll der Sachunterricht die Lernenden aber auch für Neues öffnen und Interessen entwickeln und dies „[…] beinhaltet immer auch in sprachlicher Hinsicht Aspekte, die im außerschulischen Alltag nicht in den Wahrnehmungsbereich der Kinder gelangen“ (Quehl/Trapp 2015: 27). Im Sachunterricht wird der Zusammenhang von Sprache und Handlungsfähigkeit besonders deutlich (ibid.); es werden z.B. die Kompetenzen erworben, Gegensätze auszudrücken oder auch Sachverhalte als Möglichkeiten und Annahmen zu formulieren. Dies beinhaltet immer auch eine sprachliche Weiterentwicklung.

Auch wenn der Sachunterricht in der Grundschule somit einen wichtigen Anteil an der durchgängigen Sprachförderung hat, findet vorerst nur eine Annäherung an fach- und bildungssprachliche Varietäten statt, denn das Ineinandergreifen von alltags- und bildungssprachlichen Äußerungen vollzieht sich in der Grundschule noch mit einer größeren Flexibilität als in der Sekundarstufe (vgl. Quehl/Trapp 2015: 37). Obwohl die Äußerungen im Sachunterricht zunehmend im Modus der konzeptionellen Schriftlichkeit bzw. Bildungssprache erfolgen, werden diese nicht in dem Maße verschriftlicht wie in der Sekundarstufe. Versuchsbeschreibungen, Diskussionen und Argumentationen finden häufig mündlich statt (ibid.), wodurch ein Auftreten von Merkmalen gesprochener Sprache, die von konzeptioneller Schriftlichkeit abweichen können (s.o.), besonders im Diskurs der Grundschule zu erwarten ist.[32]

Die thematische Bandbreite des Sachunterrichts erfordert zahlreiche unterschiedliche Sprachhandlungen, bei deren Entwicklung im Unterricht die Lehrkraft eine entscheidende Rolle spielt. Laut einer Studie von Hardy et al. (2008) besteht ein signifikanter Zusammenhang zwischen Lehrerimpulsen, die zum wissenschaftlichen Begründen auffordern und dem schließlich erreichten qualitativen Niveau der Begründungen der Lernenden (Hardy et al. 2008: 24). Problematisch ist die Tatsache, dass der Bestand an spezifischen Redemitteln für die unterschiedlichen Sachfachaspekte bislang noch nicht umfassend beschrieben ist (Schramm et al. 2013: 299).

Exemplarisch werden die Sprachhandlungen Begründen und Erklären beschrieben, die im Sachunterricht eine entscheidende Rolle spielen. Beide Sprachhandlungen dienen der Kommunikation zwischen Sprechendem und Hörendem während das Erklären jedoch Folge einer Wissensdivergenz ist, resultiert das Begründen aus unterschiedlichen Perspektiven in Hinblick auf einen Sachverhalt. Beim Erklären geben Sprechende Wissen möglichst treffend an das Gegenüber weiter, welches über dieses Wissen bisher nicht verfügt und sich dieses nun so aneignen kann; Ziel ist demnach der Wissensaufbau (vgl. Schramm et al. 2013). Beim Begründen soll sich ein bereits vorhandener Wissensbereich des Hörenden durch die Aussagen des Sprechenden verändern, Ziel ist demnach die kognitive Umstrukturierung von Wissen (ibid.).

---

32 Damit jedoch in der Grundschule bildungssprachliche Elemente allmählich auch für das Erarbeiten eigener Texte verwendet werden, nennt Eickhorst (2015) Unterstützungsweisen, die verdeutlichen, wie sprachliches Lernen im Sachunterricht vorangetrieben werden kann.
Zur intensiven Auseinandersetzung mit Fachtexten, ist die Vermittlung gezielter Lesestrategien eine entscheidende Methode, die Texterschließungskompetenzen der Lernenden zu verbessern (vgl. Eickhorst 2015: 29). Besonders das Hervorheben von Schlüsselbegriffen und das Anlegen von Fachglossaren können ein wichtiger Bestandteil im Umgang mit Fachwortschatz sein. „Während spontane Begriffe, die in der Auseinandersetzung des Kindes mit seinen Alltagserfahrungen entstehen, eng mit dem jeweiligen Kontext verbunden sind, erfolgt die Vermittlung wissenschaftlicher Begriffe im Rahmen strukturierter und eben zum Aufbau dieser Begriffe gestalteter Aktivitäten im Unterricht" (Quehl/Trapp 2015: 30). Lernplakate mit Begriffsfeldern oder Tafelskizzen tragen dazu bei, dass fachspezifische Termini geübt werden, die beispielsweise bei Versuchsbeschreibungen Verwendung finden (vgl. Eickhorst 2015: 29).

An diesen beiden Beispielen wird der enge Zusammenhang zwischen sprachlicher Handlung und kognitiver Verarbeitung deutlich. Die Möglichkeit zum kommunikativen Austausch ist demnach eng mit der Entwicklung naturwissenschaftlichen Verständnisses verknüpft. „Eine solche Umstrukturierung gelingt nur, indem die Lernenden angehalten werden, sich (kognitiv) aktiv mit ihren Vorstellungen auseinanderzusetzen, sodass sie nicht nur experimentelle Überprüfungen vornehmen, sondern auch zu Erklärungen, Begründungen und Diskurse[n] angeregt werden" (Schramm et al. 2013: 298). Handlungsbefähigung im Sachunterricht bedeutet demnach einerseits zwar die Vermittlung von fachlichen Inhalten, andererseits aber auch die Vermittlung von Fähigkeiten, diese sprachlich angemessen einzubringen, um die Inhalte erst richtig durchdringen zu können. „Sich diese grundsätzlichen Zusammenhänge des Kognitiven und Sprachlichen im Sinne der Diskursfunktionen bei der Planung von Sachunterricht zu vergegenwärtigen, verstehen wir auch als eine Ermutigung, sich *Zeit* für die Sprachbildung im Sachunterricht zu nehmen" (Quehl/Trapp 2015: 33).

3.3 Bilingualer Unterricht – Lernen in zwei Sprachen

Im bisherigen Kapitel wurde ausgeführt, dass fachliches Lernen mit sprachlichem Lernen verknüpft ist. Diese Interdependenz ist auch ein Ausgangspunkt von bilingualem Unterricht, welcher sich Fachunterricht als Raum zum sprachlichen Lernen, insbesondere zum fremdsprachlichen Lernen, zu Nutze macht. Wie bereits geschildert divergieren die Umsetzungsformen bilingualen Unterrichts in Deutschland stark. Besonders im Hinblick auf sprachliches Lernen wird die Funktion der Schul- und Fremdsprache divers definiert, dies resultiert in deutlichen Unterschieden bezüglich der Kontaktzeit mit der Fremdsprache und folglich im Verhältnis, in dem L1 und L2 zueinanderstehen. Diehr (2012) macht einen Systematisierungsvorschlag, der bilingualen Unterricht unabhängig von der Organisationsform hinsichtlich der Funktion von Schul- und Fremdsprache in drei verschiedene Typen kategorisiert (vgl. Diehr 2012: 23).

Bilingualer Unterricht des Typs A fokussiert deutlich fremdsprachlichen Kompetenzzuwachs und sieht daher ausschließlich die Fremdsprache zur Erarbeitung von Inhalten vor (ibid.). Die maximale Kontaktzeit mit der Fremdsprache soll den Fremdsprachenerwerb optimal unterstützen, weswegen der Einsatz der Schulsprache außer zum punktuellen Bezug auf deutsche Begriffe nicht als zielführend erachtet wird (vgl. Diehr 2012: 24).

Im bilingualen Unterricht des Typs B wird zwar ein vereinzelt geplanter Einsatz des Deutschen berücksichtigt, da so Vorteile für den Lernprozess entstehen können (Diehr 2012: 25). „Die Benutzung der Muttersprache der Lernenden wird [aber] vor allem als Stützmaßnahme bei Verständnis- oder Ausdrucksproblemen empfohlen“ (Diehr 2012: 25). Auch wenn Typ B somit über Typ A hinausgeht, bleibt auch bei Typ B die Schulsprache der Fremdsprache klar untergeordnet (vgl. Diehr 2012: 26).

Typ C setzt sich deutlich von Typ A und B ab, da in diesem Unterricht beide Sprachen sinnvoll aufeinander bezogen zum Einsatz kommen und „[…] ein eigenständiger und spezifischer Beitrag der Schulsprache zum Lernfortschritt der Lerner und zum Bildungsgehalt des BU [bilingualer Unterricht] angenommen wird“ (Diehr 2012: 26). Der Schulsprache Deutsch wird folglich nicht nur eine Stützfunktion zur Verständnissicherung zugewiesen, sondern sie stellt ein eigenes Lernziel dar. Die Lernenden sollen auch im bilingualen Unterricht die Fähigkeit zu schulsprachlichem Fachdiskurs entwickeln, weswegen eine isolierte Einführung von Fachbegriffen diesem Verständnis nach dazu nicht ausreicht (vgl. Diehr 2012: 27). Die parallele Arbeit mit beiden Sprachen im Unterricht ermöglicht darüber hinaus eine Kontrastierung der Sprachen, sodass die kulturelle Konstruiertheit von Fachbegriffen thematisiert werden kann (ibid.).

Wirft man einen Blick auf die Gewichtung der Typen A–C in bilingualen Programmen, zeichnet sich international eine Dominanz von monolingual fremdsprachlichem bilingualen Unterricht ab, in dem die Schulsprache – wenn überhaupt – als gelegentliche Stützfunktion wie z.B. als Vokabelhilfe zum Einsatz kommt (vgl. Lin 2015: 75) (entspricht Typ A und B). Ebenso im deutschen Bildungskontext offenbaren Untersuchungen unter Lehrkräften, dass diese bilingualen Unterricht mehrheitlich als Unterricht interpretieren, in dem die Fremdsprache die Unterrichtssprache ist (vgl. Diehr 2016: 57; Diehr/Frisch 2018: 250; Laupenmühlen 2012: 168; Wolff/Sudhoff 2015: 21). Ein Einbezug der Schulsprache in den fachlichen Lernprozess wird also mehrheitlich nicht als zielführend erachtet, da ein fremdsprachlicher Mehrwert angesteuert wird (vgl. Theis 2010: 51). Die tiefe Verwurzelung dieses Unterrichtsansatzes lässt sich auf einige Faktoren zurückführen, die überwiegend fremdsprachendidaktisch motiviert sind.

Als ersten Grund nennt Lin (2015) die didaktisch-methodische Ausrichtung des Fremdsprachenunterrichts, die Fremdsprache nur durch Unterricht in der Fremdsprache zu unterrichten, was sich auch in der Praxis des bilingualen Unterrichts widerspiegelt.

> One of the pedagogical straitjackets often imposed by much official discourse is that of “bilingualism through parallel monolingualisms”: that is, to use only the target

> language as the MOI [medium of instruction] in the classroom with the hope that students will become bilingual through monolingual immersion classes, denigrating and completely excluding the L1 resources of the students from the L2 classroom (Lin 2015: 76).

In unterschiedlichen Lernumfeldern kommen separiert unterschiedliche Sprachen zum Einsatz, um langfristig Sprachkompetenzen in beiden Sprachen zu erreichen. Die Verwendung der L1 in fremdsprachenorientiertem Unterricht ist dabei negativ besetzt. Unter anderem sind diese negativen Einstellungen gegenüber dem L1-Einsatz auf eine Stereotypisierung der L1 als Äquivalent zur Verwendung in der traditionellen *Grammar-Translation* Methode zurückzuführen (ibid.), bei der die L1 primär als Unterrichtssprache verwendet wird, um grammatikalische Regelmäßigkeiten der L2 zu erläutern. Angehenden Fremdsprachenlehrenden werden die Mängel dieses Ansatzes in ihrer Ausbildung nahegebracht. Eben jene Fremdsprachenlehrende sind häufig auch Lehrkräfte des bilingualen Unterrichts und in der Durchführung zweisprachigen Unterrichts nicht zwangsläufig bewandert, da sie in ihrer Ausbildung keine Methoden zum strategischen Einsatz der Schulsprache kennenlernen. „In contrast, they were often explicitly trained to avoid using the students' familiar languages" (Lin 2015: 77).

Lin (2015) stellt heraus, dass sich durch diese Unterrichtspraxis eine einseitige Anwendung der maximalen *Input*-Hypothese beobachten lässt. Zwar wird Fremdsprachenerwerb durch eine große Menge von fremdsprachlichem *Input* unterstützt, jedoch muss das fremdsprachliche Material auch verständlich und damit zugänglich sein.[33] „The input that is made maximum is useful only when that input is also made comprehensible. The potential role of L1 in helping to make the L2 input comprehensible should not be neglected and we should not throw the baby out with the bath water just for fear of using too much L1 […]" (Lin 2015: 78).

Ohne explizit Bezug auf monolingual fremdsprachigen Unterricht zu nehmen, wird implizit als Begründung für die Erarbeitung von Inhalten in einer Fremdsprache auch die *Depth-of-Processing* Hypothese angeführt. Dieser zufolge fallen Verknüpfungen im Gedächtnis umso stärker aus, je höher der Grad der kognitiven Auseinandersetzung mit dem Inhalt ist (vgl. APA Dictionary of Psychology 2020). Die erhöhte Schwierigkeit, im (monolingual fremdsprachsprachigen) bilingualen Unterricht Fachinhalte in einer Fremdsprache

33 Zu detaillierten Information siehe Krashen 1982 zur *Comprehensible Input Hypothesis*.

zu verstehen und auszudrücken, soll solch vertieftes Elaborationsverhalten induzieren und zu besserer Gedächtnisleistung führen (die Mängel dieses AnsatzesHeine 2010a: 209; Lamsfuß-Schenk 2010: 224 f.).

Keiner der geschilderten Ursprünge für monolingual fremdsprachlichen bilingualen Unterricht basiert auf einer Argumentation für besseres Fachlernen, sondern vielmehr ist eine Dominanz der Fremdsprachendidaktik vorherrschend, „[...] obwohl es hier nicht erstrangig um die Vermittlung der Sprache geht, sondern vielmehr um die Durchdringung von Sachverhalten in einer fremden Sprache“ (Kierepka 2012: 40). Bei bilingualem Unterricht wird der Fachunterricht also nicht auf Basis seiner eigenen Fachdidaktik geplant und organisiert. „Vielmehr scheint eine Synthese aus Sachfach- und Fremdsprachendidaktik der Fall zu sein, die sich wie folgt darstellt: Die ‚aufgeklärte Einsprachigkeit‘ sowie das Postulat der maximalen Kontaktzeit mit der Fremdsprache werden von der Fremdsprachendidaktik auf die bilinguale Biologiedidaktik übertragen“ (Laupenmühlen 2012: 165). Möglicherweise sind bei der bisher propagierten starken Fokussierung auf den fremdsprachlichen Mehrwert des bilingualen Unterrichts facheigene Bildungsziele in den Hintergrund geraten.

Die Einzigartigkeit des jeweiligen (bilingualen) Fachunterrichts liegt in den fachspezifischen Inhalten und dem facheigenen Sprachregister begründet. Heine (2014) bezeichnet dieses facheigene Sprachregister als dritte Sprachregisterdimension, die sowohl über das alltagssprachliche Sprachregister (BICS) sowie über das des (fachübergreifenden) schulsprachlichen Sprachregisters (CALP) insofern hinausgeht, als dass damit speziell das fachspezifische Sprachregister gemeint ist. Neben dem offensichtlichen fachspezifischen Wortschatz ist darin auch die Fähigkeit enthalten, fachspezifische Diskursformen zu interpretieren sowie diese zu produzieren, was für Geographie z.B. das dem Fachstandard entsprechende Extrahieren und Austauschen von Informationen eines Klimagraphs beinhaltet (vgl. Heine 2014: 230). Geht man von einem fremdsprachlich geführten bilingualen Unterricht aus, ist es denkbar, dass sich sowohl das alltagssprachliche als auch das fachübergreifende schulsprachliche Sprachregister ebenfalls in der L1 entwickeln, da die Schüler mit diesen Bereichen möglicherweise auch in anderen Fächern und Lebensumfeldern konfrontiert sind. Die dritte, fachspezifische Sprachdimension hingegen, stellt einen Sonderfall dar, da sie nur im jeweiligen Fachunterricht gebraucht und entwickelt wird und somit auf den – möglicherweise nur fremdsprachlich stattfindenden – bilingualen Unterricht beschränkt ist. „These concepts of CLIL do not cater for a really bilingual teaching context where new content is carefully introduced and used in both L1 and L2. Unless L1 activities are included in the CLIL classroom, it cannot straightforwardly be assumed that students will build up L1 competence in these subject-specific domains“ (Heine 2014: 231). Es ist zu bezweifeln, dass Lernende diese fachspezifische Handlungsfähigkeit außerhalb dieses Klassenraums automatisch erwerben, weil sie zufällig abseits der Schule mit diesem Fach(sprach)bereich in Berührung kommen. Gelingt es den Lernenden nicht selbstständig, die Fähigkeit zu entwickeln, in der Fremdsprache erworbenes Wissen in der Schulsprache zu versprachlichen, ist anzunehmen, dass sie sich aus Mangel an schulsprachlichem Fachvokabular unterschiedlicher Vermeidungsstrategien, wie z.B. Umschreibungen, Lehnübersetzungen oder Code-Switching bedienen müssen, wenn sie Fachkonzepte in der Schulsprache thematisieren (vgl. Heine 2014: 231). Auch ein Unterricht, der Fachvokabular in Form von Vokabellisten in beiden Sprachen aufbereitet, kann das beschriebene Dilemma nicht hinreichend lösen, da sich die notwendige Fachsprachlichkeit für ein Fach nicht nur auf die Lexik beschränkt. Vielmehr gilt es sprachliche Realisierungsformen und Diskursstrukturen zu erwerben, die den Fachhabitus ausmachen (vgl. Heine 2012: 106). „Deshalb reicht es nicht aus, lediglich isolierte Fachbegriffe – womöglich nur aus zweisprachigen Vokabellisten – zur Kenntnis zu nehmen; Lernende müssen Fachbegriffe in ihrer Komplexität auch auf Deutsch konstruieren und im fachlichen Diskurs angemessen verwenden können“ (Diehr 2012: 27).

Demnach kann ein systematischer, reflektierter und planvoller Einsatz beider Sprachen im bilingualen Unterricht zielführend für die Entwicklung zweisprachiger Handlungsfähigkeit sein (vgl. Dallinger 2015: 161). Vereinzelt hat diese Erkenntnis zu Forderungen von Fachdidaktikern und Fachdidaktikerinnen geführt, die Schulsprache Deutsch neben der Fremdsprache im Unterricht einzusetzen (vgl. Frisch 2016: 86). Auch wenn weder der Zeitpunkt noch das Ziel des jeweiligen Spracheinsatzes bisher methodisch ausreichend geklärt und erprobt wurden, hat Frisch (2016) verschiedene Funktionen von Sprachwechseln aus bisherigen Publikationen ableiten können.

Neben der bereits geschilderten kommunikativen Funktion, welche der Anbahnung des zweisprachigen Erwerbs von Fachbegriffen und -sprache dient, kommt auch die kognitive Funktion zum Tragen, wenn Sprachwechsel z.B. die Überwindung inhaltlicher Herausforderungen unterstützen (vgl. Frisch 2016: 92). Im bilingualen Unterricht kann eine Diskrepanz zwischen Sprachkompetenz und kognitivem Potential der Lernenden zu Tage treten. Bechler (2014) konnte aufgrund der mangelnden Fremdsprachenkompetenz der von ihr untersuchten Lernenden eine Vereinfachung fachlicher Inhalte beobachten (vgl. Kap. 7.2.2) und auch Lehrkräfte bilingualen Unterrichts geben an, Inhalte bei Verständnisschwierigkeiten zu simplifizieren (vgl. Massler 2012: 42). Ein solches Vorgehen birgt das Risiko, dass im fremdsprachlich geführten bilingualen Unterricht weniger fachliche Inhalte bzw. stattdessen vereinfachte Inhalte bearbeitet werden, damit die Lernenden auf sprachlicher Ebene nicht überfordert sind. Eine fremdsprachliche Überforderung kann jedoch genauso problematisch sein.

> Das Behandeln von Sachfachthemen in der Fremdsprache soll zur Bereicherung der Persönlichkeitsentwicklung des Kindes beitragen und nicht zur Frustration führen. Das aber noch gering entwickelte Niveau der fremdsprachlichen Kompetenz auf dieser Lernstufe birgt diese Gefahr in sich, was zur Folge hat, dass Lerninhalte nicht ausreichend verstanden werden und defizitäres Wissen die Folge sein kann (Kierepka 2012: 42).

Butzkamm (2005) weist darauf hin, dass neben gezielter Fremdsprachenförderung die Schulsprache in diesem Zusammenhang wichtige Zubringerdienste leisten kann, indem ein besseres Verstehen der Inhalte gesichert wird. Er weist auf das Paradox hin, dass ein geringerer Fremdsprachenanteil langfristig zu besserer Fremdsprachenkompetenz führen kann, da die konzeptuelle Durchdringung mithilfe der Schulsprache sich auch positiv auf die fremdsprachlichen Fähigkeiten auswirkt (vgl. Butzkamm 2005: 91). Der Schlüssel zum Kompetenzerwerb ist Bedeutungsaushandlung (vgl. Bonnet 2007: 128), zu welcher Austausch und Interaktion im Unterricht einen entscheidenden Beitrag leisten. Auch für die Entwicklung der Lerneridentität und Lernmotivation ist es entscheidend, dass sich Schülerinnen und Schüler in der Gruppe als handlungswirksam wahrnehmen und am Unterrichtsgespräch partizipieren können (vgl. Quehl/Trapp 2015: 28). Fremdsprachlich geführter bilingualer Unterricht kann zwar dazu führen, dass sich Lernende mehr anstrengen und möglicherweise Inhalte besonders intensiv durchdenken, jedoch kann durch Frustration auch genau das Gegenteil eintreten. Eine Vermeidung der Schulsprache im Unterricht könnte möglicherweise dazu führen, dass sich Lernende, die sich Äußerungen in der Fremdsprache nicht zutrauen, weniger am Unterricht beteiligen und der Unterricht im schlimmsten Fall gänzlich an ihnen vorbeiläuft. Der Einbezug der Schulsprache (für die meisten Lernenden die Erstsprache) kann dazu dienen einer Simplifizierung der Fachinhalte entgegen zu wirken und einen Zugang zur kognitiven Durchdringung zu begünstigen. Eine Integration beider Sprachen bietet ferner die Möglichkeit schul- und fremdsprachliche Konzepte kontrastierend nebeneinander zu stellen und so das Bewusstsein für gesellschaftlich-kulturelle Besonderheiten der Sprachgemeinschaften zu fördern (vgl. Frisch 2016: 92; Vollmer 2013: 125).

Zweisprachig geführter bilingualer Unterricht ermöglicht auch organisatorische Vorteile bei der Spracharbeit, die Frisch unter der zeitökonomischen Funktion zusammenfasst (vgl. Frisch 2016: 92). Königs (2013) weist mit dem Verweis auf das Konzept der funktionalen Mehrsprachigkeit unter anderem darauf hin, dass eine Semantisierung komplizierter Fachbegriffe sehr viel Zeit in Anspruch nehmen und mental deutlich belastender sein kann, wenn man darauf angewiesen ist, diese in der Fremdsprache erklären zu müssen, ohne dabei auf die Schulsprache zurückgreifen zu können (vgl. Königs 2013: 175).

Frisch (2016) stellt heraus, dass Sprachen immer auch emotional besetzt sind und Sprachwechsel gezielt eingesetzt werden können, um bei den Schülern eine größere persönliche Nähe zum Gesprächsgegenstand zu erzeugen oder Aussagen mehr Nachdruck zu verleihen. Die andere Sprache wird in diesen Fällen aus affektiven oder pädagogischen Gründen eingesetzt (vgl. Frisch 2016: 92).

Basierend auf den bisherigen Ausführungen kann angenommen werden, dass ein gezielter, systematischer Einsatz der Schulsprache neben der Fremdsprache im bilingualen Unterricht durchaus seine Berechtigung hat, um die Lernziele des Faches zu erreichen. Ein tatsächlich bilingualer fachsprachlicher Kompetenzerwerb kann nur mit Einbezug der Schulsprache gewährleistet werden. Monolingual fremdsprachlich geführter bilingualer Unterricht hingegen ist vielmehr auf den Kontext fremdsprachendidaktischer Zugänge als auf systematische Forschungsergebnisse zurückzuführen (vgl. Lin 2015: 77). Eine Förderung von bilingualen Programmen, die sich Diehrs (2012) Kategorisierungstyp C zuordnen lassen, wäre daher eine Schlussfolgerung. Es sei jedoch darauf hingewiesen, dass es an empirischen Nachweisen für die dargestellten Überlegungen mangelt. „Andererseits fehlt aber auch der empirische Nachweis dafür, dass sich die doppelte Fachliteralität ohne gezielte Unterstützung im monolingual fremdsprachigen Unterricht gleichsam wie von selbst oder durch die Verfügbarkeit bilingualer Vokabellisten einstellt" (Diehr 2016: 73).

Für eine methodische Umsetzung des Typs C fehlt es aktuell auch an einer gezielten Systematik, die die Schulsprache gewinnbringend in den Unterrichtsprozess einbringt (vgl. z.B. Caspari 2015: 16; Diehr 2012: 29; Frisch 2016: 95; Heimes 2010: 7). Aus den bisherigen Ausführungen lässt sich jedoch festhalten, dass mit dem Einsatz der Schulsprache ein eigenes Ziel verfolgt wird, nämlich die Ausbildung der fachsprachlichen Handlungsfähigkeit nicht nur in der Fremdsprache zu fördern, sondern eben auch in der Schulsprache zu sichern. Folglich dient die Schulsprache nicht nur als Hilfsmittel oder der Verständnissicherung. Dazu gilt es die beiden Sprachen im Unterricht sinnvoll miteinander zu verweben, sodass die Beschäftigung mit der einen Sprache zum Einsatz der anderen hinleitet und umgekehrt. So kann ein Thema beispielsweise in der

Schulsprache erarbeitet werden, während die Festigung in der L2 stattfindet (vgl. Egger 2012: 105). „Ausdrücklich abzulehnen ist eine Form des Unterrichts, bei der die Muttersprache ständig mitläuft und jede Information vom Lehrer gleich zweimal vermittelt wird, zunächst in der Fremdsprache und dann in muttersprachlicher Übersetzung oder Zusammenfassung" (Butzkamm 2005: 95).

Auch wenn Konzepte wie die „funktionale Mehrsprachigkeit" (vgl. Otten/Wildhage 2003) oder die „funktionale Fremdsprachigkeit" (vgl. Butzkamm 2005) einen Einsatz der Schulsprache unterstützen, gilt es die Entwicklung eines systematischen Einsatzes durch empirische Studien, die sowohl Fragen zum quantitativen Anteil als auch zu qualitativen Aspekten in den Blick nehmen, zu stützen (vgl. Heim 2015: 56).

3.4 Didaktisch-methodische Prinzipien des bilingualen Unterrichts

Das vorliegende Kapitel stellt in knapper Form didaktisch-methodische Prinzipien dar, die sich in der bisherigen Theorie und Praxis des bilingualen Unterrichts als zielführend erwiesen haben. Maßnahmen zur Spracharbeit im bilingualen Unterricht sowie der Einsatz von Lehr- und Lernstrategien sowie *Scaffolding*-Techniken haben dabei einen besonderen Stellenwert.

In zahlreichen Definitionen bilingualen Unterrichts wird dieser als Fachunterricht definiert, in dem eine Fremdsprache Arbeitssprache ist, die Lernziele des Unterrichts jedoch aus den Inhalten und den curricularen Vorgaben des Sachfachs generiert werden (z.B. Caspari 2015: 16; Burmeister/Massler 2010: 7; Finkbeiner/Fehling 2002: 10; Wolff/Sudhoff 2015: 9). Viele Didaktiker sind auf dieser Basis der Meinung, dass der didaktisch-methodische Zugang im bilingualen Unterricht somit unverändert (also vergleichbar zu schulsprachlichem Fachunterricht) bleibt, da die Lernziele die gleichen bleiben und lediglich die Unterrichtssprache eine andere ist. Dabei bleibt jedoch unberücksichtigt, dass die Lernenden im bilingualen Unterricht nicht nur die Fachinhalte erwerben, sondern auch die Kompetenz in der Unterrichtssprache, welche für die Lernenden eine Fremdsprache ist, noch erst erworben bzw. weiterentwickelt werden muss. Der englische Begriff *Content and Language Integrated Learning* stellt eben diese Verbindung von Fach- und Sprachlernen heraus, die den bilingualen Unterricht zu etwas Besonderem macht und die Frage begründet, ob es sich bei bilingualem Unterricht nicht um ein ganz eigenes Unterrichtsfach handelt, welches somit eine eigene Didaktik und Methodik verlangt (vgl. Wolff 2011: 76). Zur Lösung dieser Frage scheint eine Kombination von Fach- und Fremdsprachendidaktik jedenfalls zu kurz zu greifen. „Nicht nur die Pädagogen, sondern auch Psychologen und Biologen haben deutlich gemacht, dass zwei Einheiten, wenn sie sich einmal zusammengeschlossen haben, eine neue Einheit bilden, die nicht die Summe der Merkmale der vorher unabhängigen Einheiten beinhaltet" (Wolff 2011: 76). Wolff (2011) verweist zur Beschreibung der Verbindung von Fach- und Fremdsprachendidaktik und -unterricht im bilingualen Unterricht auf den Prozess der Emergenz, in dem durch die Kombination von verschiedenen bestehenden Elementen neue Strukturen und Eigenschaften gebildet werden. „Emergente Eigenschaften sind Merkmale eines neuen Ganzen, die nicht direkt aus den ursprünglichen Einheiten abgeleitet werden können. Das Ganze ist mehr als die Summe seiner Teile" (Wolff 2011: 76). Für den bilingualen Unterricht bedeutet das, dass zwar Grundsätze von Fach- sowie Fremdsprachendidaktik gelten, aber auch eigene didaktisch-methodische Prinzipien hinzukommen, die sich aus den besonderen Anforderungen des bilingualen Unterrichts selbst ergeben.

Dieses Kapitel soll einen Überblick über die didaktisch-methodischen Prinzipien liefern, die an vielen Stellen auch generelle Unterrichtsprinzipien darstellen anstatt sich als Alleinstellungsmerkmale von bilingualem Unterricht zu definieren. Ferner sei darauf hingewiesen, dass Organisation und Umsetzungsform bilingualer Programme sehr unterschiedlich sein können und dieser Überblick somit keinen Anspruch auf Allgemeingültigkeit und Vollständigkeit erhebt.

3.4.1 Spracharbeit im bilingualen Unterricht

Die besonderen Anforderungen im bilingualen Unterricht sowohl für Lernende als auch Lehrende ergeben sich aus der Diskrepanz zwischen den kommunikativen Anforderungen des Fachunterrichts, den kognitiven Fähigkeiten der Lernenden und dem dazu nicht passenden niedrigen fremdsprachlichen Entwicklungsstand der Lernenden. Anders gesagt, sind die Lernenden zwar kognitiv den Ansprüchen des Fachunterrichts ihrer Jahrgangsstufe gewachsen, jedoch nicht zwangsläufig ausreichend fähig über die Inhalte in der Fremdsprache zu kommunizieren, da sich die dazu nötige Fremdsprachenkompetenz noch erst im Aufbau befindet. Die Lehrkraft des bilingualen Unterrichts hat die Aufgabe die Lernenden sprachlich so zu fördern, dass die Unterrichtsinhalte für sie zugänglich, verständlich und handhabbar werden. Der Vermutung, dass sich die für Erkenntnisgewinn, Konzeptbildung und Wissenstransfer nötigen Sprachkompetenzen durch eine hohe Kontaktzeit mit der Fremdsprache im bilingualen Unterricht von selbst entwickeln, muss kritisch begegnet werden (vgl. Thürmann 2010: 139) (s.o.). Die Didaktik des bilingualen Unterrichts muss daher selbst Lösungsansätze entwickeln, die Lücke zwischen kognitiven Fähigkeiten und Fremdsprachenkompetenz der Lernenden zu schließen. Ein Teil der Lösungsansätze für das genannte Problem setzt dazu auf organisatorischer Ebene an.

> Die meisten Strategien, dem Dilemma des bilingualen Unterrichts zu begegnen, greifen nicht auf die Prozesse des Lehrens und Lernens zu, sondern versuchen, Probleme auf organisatorischem (Schülerselektion, Einsatz des *assistant teacher*, Verstärkung der Unterrichtszeit) oder auf didaktischem Wege (Reduktion auf das Wesentliche, Verlagerung der Progression) zu lösen (Thürmann 2005: 72).

Thürmann (2013) stellt die Problematik sogenannter didaktisch defensiver Strategien heraus, die auf der Vermutung beruhen, dass die geringen Fremdsprachenkenntnisse den Lernfortschritt in der Sache hemmen. Somit müssten Sozialformen, Unterrichtsmaterialien und sprachliche Handlungsmuster an das sprachliche Niveau der Lernenden angepasst werden, indem die sprachliche Komplexität des Unterrichts reduziert wird. Vermutlich bewirkt dies letztlich jedoch eine Simplifizierung der Inhalte, sodass sowohl ein Erreichen der fachlichen Kompetenzziele als auch die Entwicklung fachunterrichtlicher Diskursfähigkeit angezweifelt werden muss (vgl. Thürmann 2013: 231).

Eine Anpassung der Sozialformen im bilingualen Unterricht zur Überbrückung der Lücke zwischen fremdsprachlichen und kognitiven Fähigkeiten der Lernenden, zeichnet sich durch eine große Dominanz der Lehrkraft aus, die die Unterrichtsinhalte fremdsprachlich vor- und aufbereitet. Durch die Konzentration auf abfragbares Fachwissen erreicht die Lehrkraft zwar, dass die Inhalte fremdsprachlich für die Lernenden zu bewältigen sind, andererseits schränkt ein solches Vorgehen die mediale Vielfalt und vor allem Sprechhandlungen der Lernenden im Unterricht stark ein. Denn vor allem steht die kurze wissensbezogene Beantwortung von Lehrerfragen im Vordergrund und die Lernenden werden nicht ausreichend in das Entdecken von Lösungswegen einbezogen (vgl. Thürmann 2005: 72). Das generelle Problem, dass im Fachunterricht zu wenig sprachliches Handeln auf Seiten der Schülerinnen und Schüler stattfindet (vgl. Schmölzer-Eibinger 2013: 29), kann sich somit im bilingualen Unterricht noch verstärkt manifestieren. Weder eine Selektion der Lernenden oder eine Erhöhung der Stundenzahl auf Kosten anderer Fächer noch die Simplifizierung von Unterrichtsinhalten oder ein lehrerzentriertes Vorgehen scheinen einen annehmbaren Lösungsansatz für das Dilemma des bilingualen Unterrichts zu bieten, da dort genauso fachdidaktische und allgemeinpädagogische Qualitätskriterien eingelöst werden müssen, wie in jedem anderen Unterricht auch (vgl. Bonnet 2007: 140).

Thürmann (2013) spricht sich folglich für den Einsatz didaktisch offensiver Strategien aus, um Inhalte und Sprache miteinander zu verbinden. „Offensive Strategien sind dem Ziel verpflichtet, Lernende langfristig aus der (fremd-) sprachlichen Abhängigkeit der Lehrenden zu entlassen und Lerngelegenheiten so zu strukturieren, dass Schülerinnen und Schüler an fachunterrichtlich spezifischen Diskursen aktiv teilhaben, also in der Fremdsprache sachfachliterat werden“ (Thürmann 2013: 231).

Neben expliziter Spracharbeit im bilingualen Unterricht, auf die im Folgenden noch detaillierter eingegangen werden soll, haben sich weitere methodische Vorgehensweisen im bilingualen Unterricht herauskristallisiert, die sich bei der Überwindung sprachlicher Schwierigkeiten als unterstützend gezeigt haben. So hat sich ein kleinschrittigeres Vorgehen zur Erschließung eines Sachverhalts insofern bewährt, dass Wissenskategorien besser verstanden, durchdrungen und auch behalten werden können (vgl. Vollmer 2005b: 64). Darüber hinaus wird der Wert von visuellen Materialien im bilingualen Unterricht immer wieder betont. „Visuelle Impulse haben in der Anfangsphase des bilingualen Fachunterrichts den Vorteil, dass sie vom Sachverhalt komplex und authentisch sein können, ohne zwischen Sachebene und kognitive Verarbeitung fremdsprachliche Barrieren zu schieben“ (Thürmann 2005: 80). Auch Leisen (2013) nennt das besondere Potential von gegenständlicher Darstellung, Unterrichtsinhalte sprachlich handlungsbegleitend zu kontextualisieren und so das Verstehen zu erleichtern oder bisweilen überhaupt erst möglich zu machen (vgl. Leisen 2013: 152). Die bildlichen, sprachlichen und symbolischen Darstellungsformen des bilingualen Unterrichts unterscheiden sich im Grad der Anschaulichkeit und im Grad der Abstraktheit.

Leisen (2013) betont die Relevanz eines Wechsels der Darstellungsformen bzw. der wechselseitigen Überführung von einer Darstellungsform in die andere, da sie Bestandteil des zu erwerbenden Begriffs- und Methodenrepertoires des jeweiligen Faches und somit unverzichtbares Lernziel des bilingualen Unterrichts sind. Ferner ergeben sich durch den Wechsel aber auch didaktisch fruchtbare Möglichkeiten. „Denn was sie [die Lernenden, LB] in der einen Darstellungsform nicht verstehen, erschließt sich ihnen vielleicht in einer anderen besser oder überhaupt erst. Somit arbeiten die Darstellungsformen einander wechselseitig zu, und deren Wechsel erweist sich oft als didaktischer Schlüssel zum fachlichen Verstehen“ (Leisen 2013: 157). Im Hinblick auf Sprachförderung im bilingualen Unterricht leistet der Wechsel der Darstellungsform auch wichtige Zubringerdienste, da der Wechsel von der nonverbalen oft gegenständlichen Darstellung über Texte bis hin zur abstrakten Symbolsprache die Entwicklung vom alltagssprachlichen (BICS) hin zum fachwissenschaftlichen

Sprachregister (CALP) nachzeichnet und nachvollziehbar werden lässt (vgl. Leisen 2013: 159).

Bei der gezielten Förderung der Fremdsprachenkompetenzen liegt aus fremdsprachendidaktischer Perspektive besonderes Potenzial darin, dass es durch die Verwendung der Fremdsprache als Arbeitssprache es zu echter inhaltsorientierter Kommunikation kommt. Diese unterscheidet sich vom artifiziell anmutendem Austausch sprachlicher Mittel, wie er im Fremdsprachenunterricht vorkommen kann (vgl. Pirner 2007: 42). Obwohl der bilinguale Unterricht Raum für fremdsprachliche Förderung bieten muss und sich, wie sich im Folgenden noch zeigen wird, viele der Fördermaßnahmen aus der Fremdsprachendidaktik generieren lassen, ordnet sich die Spracharbeit doch immer den Inhalten unter (vgl. Wolff 2009: 140).

Bei der inhaltsorientierten Spracharbeit im bilingualen Unterricht lässt sich der anlassbezogene vom systemischen Unterstützungsbedarf differenzieren (Thürmann 2010: 143). Anlassbezogene Unterstützungsbedarfe treten auf, wenn die Lernenden akute sprachliche Probleme haben, Unterrichtsinhalte zu bearbeiten[34] und manifestieren sich daher neben Wortschatzproblemen in Schwierigkeiten mit „idiomatische[n] Wendungen, hochkomplexe[n] syntaktische[n] Konstruktionen sowie sozio-kulturelle[n] Kontextualisierungen von Sachverhalten und Situationen“ (ibid.). Da die Fremdsprachenkompetenzen der Lernenden häufig sehr heterogen sind, ist der anlassbezogene Unterstützungsbedarf individuell sehr unterschiedlich. Ein häufiges punktuelles sprachliches Einhelfen von Seiten der Lehrkraft ist laut Thürmann (2010) jedoch problematisch, da es viel Zeit in Anspruch nehmen kann und die genannten Schwierigkeiten nur indirekt mit den Fachinhalten in Zusammenhang stehen. Denn die Überwindung der genannten Probleme ist zwar nötig, damit die Fachinhalte verstanden und erworben werden können, jedoch stellen sie keine eigenen Kompetenzziele des Unterrichts dar. Idealerweise sollte der Unterricht daher so geplant werden, dass ausreichend Hilfsmittel zur Verfügung stehen und so ein explizites Behandeln der genannten Probleme reduziert werden kann. „Je stärker der Unterricht auf solche Unterstützungsbedarfe explizit im Klassenplenum eingeht, desto schwerer fällt es den SuS sich auf diejenigen sprachlichen Probleme zu konzentrieren, die für den Fachunterricht und den systematischen Aufbau von fachunterrichtssprachlichen Kompetenzen relevant sind“ (Thürmann 2010: 143).

34 Zum Beispiel können diese Probleme bei der Text- und Materialarbeit und/oder beim Festhalten von und Austausch über Lernergebnisse auftreten (ibid.).

Eben jene fachsprachlichen Kompetenzen stehen im Fokus des systemischen Unterstützungsbedarfs, welcher den geplanten Umgang mit thematischen Wortfeldern, Diskursfunktionen, fachsprachlichen Merkmalen sowie die Thematisierung von Funktion und Struktur der wichtigen Textgenres umfasst (ibid.). Ziel dieser Spracharbeit ist es nicht, Defizite aus dem Englischunterricht zu adressieren oder grammatikalische Wissenslücken zu schließen (vgl. Schmid-Schönbein/Siegismund 1999: 205), sondern der Fokus richtet sich auf den fachspezifischen Lernprozess und die Entwicklung fachlicher Diskursfähigkeit (vgl. Otten/Wildhage 2003: 27). Die Andersartigkeit der Spracharbeit im bilingualen Unterricht im Vergleich zum Fremdsprachenunterricht ergibt sich aus der unterschiedlichen Rolle, die die Fremdsprache innehat. Während nämlich im Fremdsprachenunterricht die soziale Funktion von Sprache, also die sprachhandelnde Bewältigung alltagstypischer Situationen im Vordergrund steht, bedeutet die epistemische, heuristische Funktion der Fremdsprache im bilingualen Unterricht ihren Einsatz zum Erkenntnisgewinn und kommunikativen, genre-konventionellen Austausch von Wissen (vgl. Thürmann 2010: 138). Demnach liegt im bilingualen Unterricht der Fokus auf Informationsaustausch über das Medium Sprache, ohne dabei der Sprachkorrektheit zwangsläufig dem im Fremdsprachenunterricht üblichen Wert beizumessen (vgl. Schmid-Schönbein/Siegismund 1999: 201).

Neben der Unterstützung rezeptiver Sprachfähigkeiten fällt besonders auch der Förderung produktiver Fähigkeiten im bilingualen Unterricht eine besondere Bedeutung zu, da sie den fachlichen Kompetenzerwerb unterstützen können. Swain (1998) hat in der *Output*-Hypothese für den Spracherwerb erläutert, wie Sprachproduktion den Spracherwerb unterstützen kann, da den Sprechenden dabei unter anderem bewusst wird, was sie können und was sie noch lernen müssen. Nach Bonnet (2007) lässt sich eine ähnlich positive Wirkung von *Output*-Produktion auch für fachliches Lernen vermuten, denn während der Bedeutungsaushandlung in Interaktionen erhalten die Lernenden einerseits Rückmeldung über ihr bisheriges Verständnis und andererseits werden auch neue Ideen und Vorstellungen entwickelt. Die Befähigung der Lernenden zum interaktiven Austausch dient also nicht nur der Entwicklung von Fachliteralität, sondern auch der Entwicklung von Fachwissen (vgl. Bonnet 2007: 128 f.). Bonnet (2016) weist jedoch auch darauf hin, dass der Zusammenhang von sprachlicher und fachlicher Kompetenz ebenso im negativen Sinne besteht. Wenn also gewisse sprachliche Hürden nicht überwunden werden, kann auch die Fortentwicklung des Fachwissens gehemmt werden (vgl. Bonnet 2016: 45). Pirner (2007) fasst die möglichen Auswirkungen der Fremdsprache im Unterricht auf die kognitive Verarbeitung wie folgt zusammen:

> Grundsätzlich kann davon ausgegangen werden, dass die erhöhten Anforderungen, welche die Kommunikation in einer fremden Sprache mit sich bringt, entweder von der Sache ablenken können, weil die Aufmerksamkeit sich stärker dem Sprachverstehen oder der Sprachproduktion zuwendet; oder dass die erhöhten Sprachanforderungen die Intensität der Beschäftigung mit der Sache ebenfalls ansteigen lässt, weil die kognitive Aktivität generell erhöht ist (Pirner 2007: 47).

Die Bedeutung der Förderung fremdsprachlicher Kompetenzen, ist für den bilingualen Unterricht nicht zuletzt damit zu betonen, als dass er sein mögliches Potential zur erhöhten kognitiven Aktivierung nur entfalten kann, wenn der erhöhte Schwierigkeitsgrad durch die Fremdsprache und die entsprechenden Unterstützungsmaßnahmen in Balance gehalten werden und die Inhalte so für die Lernenden auch zugänglich sind.

3.4.2 *Scaffolding* und Strategien im bilingualen Unterricht

Besonders in den Anfangsphasen des bilingualen Unterrichts haben Techniken, wie z.B. Texte sprachlich zu entlasten oder sprachproduktive Anteile auf Kurzformate zu beschränken, sicher ihren Nutzen. Langfristig stellen sie jedoch keine Lösung dar, denn um selbstständig kognitiv anspruchsvolle Leistungen zu erbringen, müssen die Lernenden sprachlich so ausgestattet werden, dass ihnen eine Partizipation am Unterrichtsdiskurs auf fachüblicher Anspruchsebene gelingt (vgl. Thürmann 2010: 142; Wolff 2013a: 301). „*Scaffolding* ist die dem bilingualen Fachunterricht angemessene Technik, sprachliches Handeln so zu unterstützen, dass die von der jeweiligen Aufgabe gestellten kognitiven und metakognitiven Operationen für die SuS leistbar sind“ (Thürmann 2010: 144).

Scaffolding lässt sich mit Gerüst/Baugerüst bzw. mit Gerüste bauen übersetzen und beschreibt metaphorisch den Interaktionsprozess, bei dem Lernenden Hilfestellungen gegeben werden, die ihnen letztlich die Lösung eines Problems ermöglichen, die sie alleine nicht erreicht hätten (vgl. Quehl/Trapp 2015: 52). Nach und nach werden die Unterstützungsmaßnahmen reduziert, bis die Lernenden auch selbstständig eine Lösung erreichen können. „Entsprechend steht im allgemeinen lerntheoretischen und didaktischen Verständnis *Scaffolding* für die unterstützende Begleitung des/der Lernenden bei gleichzeitiger Befähigung zu zunehmend selbständigem Handeln“ (Quehl/Trapp 2015: 52).

Scaffolding verfolgt unter anderem das Prinzip hoher Transparenz. Diese Transparenz betrifft dabei mehrere Ebenen. Einerseits werden die Erwartungen deutlich gemacht, was Kenntnis über Bearbeitungs- und Bewertungskriterien aber auch über den Nutzen der Inhalte selbst miteinschließt. Andererseits werden die einzelnen Arbeitsschritte transparent gemacht, da die Lehrkraft mögliche Probleme und Vorgehensweisen antizipiert und auf dieser Basis eine schrittweise Anleitung erstellt. Ferner führt *Scaffolding* zur Fokussierung auf relevante Quellen und Inhalte, die zur Bearbeitung hilfreich sind und ein frustriertes Untergehen im „Informationssumpf" verhindern. Auch die explizite Bewusstmachung fachüblicher Vorgehensweisen und Diskursformen führen zu einer Fokussierung auf relevante kognitive Operationen. Schließlich ist noch die Einführung relevanter sprachlicher Mittel zu nennen, die eine generelle *Scaffolding*-Maßnahme darstellt, denn sachfachliche Literalität wird in jedem Unterricht angestrebt (s.o.) (vgl. Thürmann 2010: 144).

Scaffolding im bilingualen Unterricht zeichnet sich durch die genannten allgemein pädagogischen Merkmale aus und findet daher in verschiedenen Bereichen des Unterrichts Anwendung, wobei die Thematisierung von Lerntechniken besonders relevant ist. „Der bilinguale Sachfachunterricht erfordert seitens der Schüler ein Repertoire an Lernstrategien, das den besonderen Anforderungen des integrierten Lehrens und Lernens in dieser Unterrichtsform gerecht wird. Diese Strategien sind zum Teil Strategien des Fremdsprachenunterrichts, zum Teil aber auch Strategien des Sachfachunterrichts" (Wolff 2009: 146). Thürmann (2005) schlägt zur Darstellung von typischen Techniken des bilingualen Unterrichts eine Unterteilung in die Fokussierung der rezeptiven und der produktiven Sprachfertigkeiten vor, welche sinnvoll erscheint und auch im Folgenden beibehalten werden soll.

Krashen (1982) hat in seiner *Input*-Hypothese die Relevanz von Sprachrezeption für den Spracherwerb herausgearbeitet. Für bilingualen Unterricht ist eine systematische Fokussierung von sprachrezeptiven Fähigkeiten sowohl zur Förderung der Fremdsprachenkompetenzen als auch zur Verständnissicherung der Unterrichtsinhalte relevant (s.o.). Erfolgreicher bilingualer Unterricht kann folglich nur gelingen, wenn die Lernenden Gelegenheiten haben Verstehenskompetenzen aufzubauen.[35]

Der Umgang mit Texten im bilingualen Unterricht ist ein anderer als der im Fremdsprachenunterricht. Daher unterscheiden sich die Form des Lesens und die Lesestrategien im bilingualen Unterricht von denen des

35 In ihrer Dissertation konnte Dallinger (2015) größere fremdsprachliche Entwicklungen bei bilingual Lernenden nachweisen, deren Lehrkräfte einen hohen Redeanteil hatten und dementsprechend viel *Input* geliefert haben. Sie sieht darin eine Bestätigung der Übertragbarkeit der *Input*-Hypothese auf den Kontext des bilingualen Unterrichts (vgl. Dallinger 2015: 161).

Fremdsprachenunterrichts. Lesen hat im bilingualen Unterricht insgesamt einen höheren Stellenwert als im Fremdsprachenunterricht, da ein bedeutender Bestandteil des Unterrichtsmaterials aus schriftlichen Texten besteht (vgl. Wolff 2009: 147), welche dann fokussiert und häufig detailliert gelesen werden, um ihnen gezielt Informationen zu entnehmen und dem Frageinteresse nachzugehen (vgl. Thürmann 2005: 81). Durch Anleitung und Bewusstmachung von Strategien des selektiven und detaillierten Lesens, des vorbereitenden Lesens oder auch von Strategien des Festhaltens von Informationen, können die Lernenden im Umgang mit schriftlichen Texten unterstützt werden (vgl. Wolff 2009: 147). Idealerweise arbeiten Fach- und Sprachlehrer zusammen, damit einerseits Lesenlernen und andererseits Lesen um zu Lernen angebahnt werden können.

Die Bedeutung visueller Materialien zur Unterstützung des Verstehensprozesses wurde bereits erwähnt. Allerdings muss der Umgang mit nichtsprachlichen Informationen auch erlernt werden, da es bei der Informationsentnahme aus z.B. Diagrammen oder Graphen zu einem Wechsel der Darstellungsformen (vgl. Leisen 2005) kommt, also eine nichtsprachlich kodierte Information in eine sprachliche übersetzt werden muss. Die Thematisierung von Strategien zur Versprachlichung visueller Informationen, wie z.B. Strukturierungstechniken oder auch Strategien des Festhaltens von Informationen und des Lesens von Karten, stellen entscheidende Hilfestellungen für bilinguale Lerner dar (vgl. Wolff 2009: 148).

Die Lehrkraft des bilingualen Unterrichts unterstützt den Verstehensprozess der Lernenden jedoch nicht nur durch die Bewusstmachung von Strategien, sondern auch durch den eigenen Einsatz von Diskursstrategien, um das Unterrichtsgespräch zu strukturieren und verständlich zu gestalten. So bietet die Lehrkraft z.B. ein Stützgerüst aus Zusammenfassungen und Strukturierung relevanter Informationen und aus kommentierten Zusammenhangsdarstellungen z.B. an der Tafel. Eine Entschleunigung der unterrichtlichen Interaktion sowie eine dem Sachfach und den Lernenden angemessene Unterrichtssprache erleichtern es den Schülerinnen und Schülern dem Unterrichtsgespräch zu folgen (vgl. Thürmann 2010: 144). Darüber hinaus betont die Fokussierung der Lerneraufmerksamkeit auf die relevanten Sachverhalte z.B. durch gezieltes Fragen (*Noticing*-Strategie) die Relevanz entscheidender Inhalte (vgl. Wolff 2009: 153). Die *Noticing*-Strategie kann jedoch nicht nur zur Betonung relevanter inhaltlicher Informationen verwendet, sondern auch zur Förderung der Fremdsprachenkompetenzen eingesetzt werden. Dazu werden entscheidende sprachliche Mittel in das Zentrum der Aufmerksamkeit gerückt oder auch Parallelen oder Unterschiede zur Erstsprache thematisiert.

Zur Verständnissicherung verwenden Lehrkräfte des bilingualen Unterrichts immer wieder auch Sprachwechselstrategien, indem sie entweder einzelne Begriffe oder auch ganze Unterrichtspassagen in der Schulsprache wiedergeben (vgl. Wolff 2009: 154).[36] *Code-switching* kommt jedoch nicht nur auf Seiten der Lehrkraft zum Einsatz, sondern vor allem wird darin häufig auch eine Stützmaßnahme für die Lernenden gesehen, die sonst Schwierigkeiten haben, sich in der Fremdsprache zu äußern; dieses Vorgehen bzw. der Einsatz der Schulsprache wird kontrovers diskutiert.[37] Dennoch haben sich bisweilen schulsprachliche Unterrichtstechniken im bilingualen Unterricht etabliert,[38] denn „[d]ie muttersprachlichen Anfragen und Anleihen sind hier keine kosmetischen Hilfen, auf die man auch verzichten könnte, wenn man's eilig hat. Es werden zentrale Begriffe erfragt, die den Fortgang der Diskussion bestimmen. Es ist auch nicht ersichtlich, was man durch die Vermeidung der Muttersprache hätte gewinnen können" (Butzkamm o.J.). Ferner kann die Lehrkraft durch *Bridging* den Lernenden helfen, das auszudrücken, was sie intendieren, indem sie die Schülerabsicht erkennt und fremdsprachliche Hilfestellung leistet (vgl. Thürmann 2005: 81). Heimes (2010) stellt ferner das Potential von zweisprachigen Unterrichtsmethoden, wie z.B. *Bilingual Question Time, Contrastive Gap Activity* und *Bilingual Poster Production* heraus, um Inhalte zu vertiefen, Wortschatz zweisprachig anzuleiten oder die beiden Sprachen miteinander zu vernetzen, indem Inhalte, die in der einen Sprache erarbeitet wurden, in der anderen präsentiert werden (vgl. Heimes 2010: 9 f.). Solche Methoden, die tatsächlich bilinguales Lernen anstreben, sind jedoch aktuell noch eine Seltenheit, und so mangelt es an einer didaktisch-methodisch ausgearbeiteten Systematik, die Schulsprache Deutsch gezielt in den Unterricht einzubinden, um die Entwicklung bildungssprachlicher Kompetenzen in beiden Sprachen anzuleiten.

---

36 Vorausgesetzt der Schulsprache wird diese Rolle zugewiesen.

37 Kritiker des Einsatzes der Schulsprache verweisen nicht nur auf strikte Einsprachigkeit, damit die Lernenden nicht verwirrt werden und die maximale Kontaktzeit mit der Fremdsprache ermöglicht wird, sondern argumentieren auch mit kulturell bedingten Konzeptdifferenzen, weswegen Übersetzungen keinen Platz im Unterricht haben sollten, da sonst die Gefahr der Entwicklung von Fehlkonzepten droht (vgl. Niemeier 2005: 40). Ferner wird die Sorge geäußert, dass die Lernenden durch die Erlaubnis, sich auch in der Schulsprache äußern zu dürfen, eine die Fremdsprache betreffende Vermeidungsstrategie entwickeln (vgl. Lamsfuß-Schenk 2000: 76).

38 vgl. auch Kap. 3.3, in dem Funktionen von Sprachwechseln und das Potential des Einsatzes der Schulsprache herausgearbeitet wurden.

Kommunikationsschwierigkeiten, die einen ungeplanten, eher unsystematischen Sprachwechsel nötig machen (vgl. Frisch 2016: 91), weisen auf Lücken besonders im Wortschatz der Lernenden hin. Der Mangel an Wortschatz, wenn ein neuer Sachverhalt in der Fremdsprache erarbeitet wird, ist eine logische Konsequenz, weswegen die Bereitstellung lexikalischer Sprachmittel schon eine der frühesten methodischen Techniken des bilingualen Unterrichts war (vgl. Thürmann 2005: 82). Problematisch ist jedoch die Bearbeitung von Vokabeln in Form von zweisprachigen Vokabellisten wie sie sich in vielen Materialien bilingualen Unterrichts finden (vgl. Kersten 2012: 196).

Die dekontextualisierte Form der Vokabellisten liefert nur einen geringen Erklärungsgewinn, da keine Informationen über die (möglicherweise unterschiedliche) Verwendung der Begriffe in Schul- und Fremdsprache zugänglich sind (ibid.). Problematisch ist auch die Tatsache, dass bei Übersetzungen nicht zwangsläufig auch Konzeptäquivalenz vorliegt, sondern sich Vokabular im bilingualen Unterricht häufig durch nur partielle Äquivalenz auszeichnet (vgl. Diehr 2016: 68; Niemeier 2005: 40). Bei diesen Übersetzungen sind folglich nicht alle Bedeutungsbestandteile eines Konzepts in beiden Sprachen deckungsgleich, wodurch sich ihre Verwendung im Sprachgebrauch unterschiedlich gestalten kann. „Die Nichtbeachtung der differenten sprachspezifischen Kategorien kann zu Missverständnissen führen, […]“ (Diehr 2016: 72) und sollte daher im Unterricht kontrastierend thematisiert werden.[39] Darüber hinaus greift eine Fixierung auf isolierte Wortschatzarbeit im bilingualen Unterricht zu kurz, wenn das Lernziel der Sachfachliteralität und der Sprachhandlungsfähigkeit in fremden Kulturräumen angestrebt werden soll.

> Die Progression im Bereich des produktiven Spracherwerbs liegen in einer komplexeren, variantenreicheren allgemeinsprachlichen Syntax, einem reicheren, differenzierten allgemeinsprachlichen sachfachorientierten Wortschatz und weit weniger als vermutet an dem Gebrauch fachsprachlicher Begriffe. Was die Sprachproduktion anbetrifft, so geht es nicht um den Erwerb möglichst vieler „mots savants“, sondern um den Aufbau einer allgemeinen Kompetenz, Sachverhalte in einer anderen Sprache darzustellen (Krechel 1996: 23 f.).

Damit die Diskrepanz zwischen Sprechintention und -fähigkeit überbrückt werden kann, ist die Bereitstellung häufig gebrauchter Redemittel essentiell.

---

39 Besonders auch im Hinblick auf interkulturelles Lernen liegt in der Thematisierung von Konzepten mit partieller Äquivalenz ein besonderes Potential, da die Unterschiede häufig durch kulturell bedingte Konnotationen erklärbar sind und so Einblicke in den anderen Sprach- und Kulturraum ermöglicht werden.

Einige methodische Konzepte stellen heraus, dass es Transfer- und Synergieeffekte zwischen (bilingualen) Sachfächern aber auch zwischen dem Fremdsprachenunterricht und dem bilingualen Fachunterricht herzustellen gilt. *Basic learning and communication strategies* unterscheiden sich zwar von *subject specific skills*, jedoch gibt es deutliche Ähnlichkeiten über die Fächergrenzen hinweg (vgl. Thürmann 2005: 83). In der Zuordnung der sprachlichen Mittel zu grundlegenden Sprachfunktionen[40] sieht Thürmann einerseits eine funktionale Verbindung zwischen den Methoden des Fach- und des Sprachunterrichts und andererseits den Vorteil, dass sich die Fächer die Spracharbeit entsprechend des Konzepts *Language across the curriculum* aufteilen können (vgl. Thürmann 2005: 84).

Diese fächerübergreifende Abstimmung sieht Thürmann (2010) als einen entscheidenden Aspekt der *Scaffolding*-Techniken im bilingualen Unterricht. Folglich ist es grundlegend, dass die Schwerpunktsetzung für *scaffolding* mit in die mittel- und langfristige curriculare Planung aufgenommen wird und so fester Bestandteil von Unterrichtsentwicklung ist; diesbezüglich besteht noch Weiterentwicklungsbedarf für den bilingualen Unterricht (vgl. Thürmann 2010: 153).

3.4.3 Didaktisch-methodische Prinzipien des bilingualen Unterrichts in der Grundschule

Viele der genannten Prinzipien und Vorgehensweisen können auch im bilingualen Unterricht der Grundschule zum Einsatz kommen, in vielerlei Hinsicht erfordert der bilinguale Unterricht in der Grundschule jedoch noch mehr Unterstützung für die Lernenden als in der Sekundarstufe. Anders als in der Sekundarstufe bringen die Schülerinnen und Schüler in der Regel kein fremdsprachliches Vorwissen mit. Ferner sehen bilinguale Programme in der Grundschule keine Vorlaufzeit mit verstärktem Fremdsprachenunterricht vor, wie dieser z.B. beim Modell bilingualer Zweige in der Sekundarstufe üblich ist. Lernende bilingualer Programme in der Grundschule sehen sich daher kurz nach Schuleintritt mit Fachunterricht in einer Fremdsprache konfrontiert, die sie soeben erst zu lernen beginnen. Die oben beschriebene Diskrepanz zwischen kognitiver Fähigkeit und fremdsprachlicher Kompetenz dürfte im bilingualen Unterricht der Grundschule somit noch größer ausfallen. Zydatiß (2000)

40 *Identify – Classify/Define – Describe – Explain – Conclude/Argue – Evaluate* lauten die grundlegenden Sprachfunktionen, die sowohl das Arbeiten in gesellschafts- sowie naturwissenschaftlichen Fächern kennzeichnet (vgl. Thürmann 2005: 84).

äußert sogar die Sorge, dass sich bilingualer Unterricht ohne zuvor entwickelte Sprachkompetenzen[41] sogar negativ auf den Lernprozess auswirkt (vgl. Zydatiß 2000: 109).[42]

Die genannten Herausforderungen, Unterrichtsinhalte so aufzubereiten, dass sie für die Lernenden fremdsprachlich handhabbar werden, gelten für den Grundschulunterricht somit in besonderem Maße. Hinzu kommt, dass die Praxis bilingualen Unterrichts in der Grundschule deutlich jünger ist als die der Sekundarstufe und sowohl konzeptionell als auch die Forschung betreffend auf deutlich weniger Erfahrungswerte zurückgreifen kann (vgl. Heim 2015: 61). Ferner zeichnen sich bilinguale Programme in der Grundschule durch eine sehr große organisatorische und konzeptionelle Bandbreite aus,[43] sodass bereits gewonnene Erkenntnisse meist nur für ihren spezifischen Kontext Gültigkeit haben und sich schwer verallgemeinern oder übertragen lassen.

Wie auch im Fachunterricht der Sekundarstufe ist aktive Interaktion von besonderer Bedeutung für den fachlichen Lernzuwachs im Sachunterricht der Grundschule (vgl. z.B. Quehl/Trapp 2015: 32). Die hohe Anschaulichkeit von Grundschulunterricht und die häufige Erarbeitung von Inhalten anhand praktischer Erfahrungen mit Material stellen vermutlich zwar gute Bedingungen für Wissensaufbau dar, jedoch zeigen Studien, dass vor allem Interaktions- und Prozessqualität zentrale Erfolgsbedingungen gelingenden Unterrichts darstellen (vgl. Leuchter et al. 2011: 38). Wie auch in der Sekundarstufe sieht sich bilingualer Unterricht in der Grundschule mit der Herausforderung konfrontiert, die Lernenden trotz mangelnder Fremdsprachenkenntnisse zur interaktiven Bedeutungsaushandlung zu befähigen.

Obwohl bei vielen Programmen bilingualen Lernens in der Grundschule das Prinzip der Einsprachigkeit überwiegt, also ein fremdsprachlicher Unterricht angestrebt wird, kann der Rückgriff auf die Schulsprache Deutsch in vielen Programmen bisweilen vor allem zu Anfang eine entscheidende Rolle spielen.[44] Beispielsweise kann es vor allem bei spontanen Äußerungen auf Seiten der Lernenden vermehrt zum Einsatz des Deutschen kommen, während die Lehrkraft

---

41 Entsprechend des unteren Schwellenniveaus vgl. Schwellenhypothese Kap. 5.3.

42 Zydatiß spricht sich daher auch für die Etablierung eines fremdsprachlichen Fortbildungsmoduls für die Lernenden im Grundschulbereich aus (vgl. Zydatiß 2000: 110).

43 Vgl. Kap. 2.

44 Die Auffassung, dass die Erstsprache beim Fremdsprachenlernen eine förderliche Rolle spielen kann, ist auch einer der Grundgedanken der Interkomprehensionsdidaktik, die im Rahmen der Fremdsprachendidaktik vermehrt diskutiert wird.

dennoch weiterhin Englisch verwendet (vgl. Piske/Burmeister 2008: 134). Bei einem Überblick über verschiedene bilinguale Schulkonzepte stellt Heim (2015) fest, dass die Interpretation der Rolle der Schulsprache Deutsch im Unterricht jedoch sehr unterschiedlich ist. Zudem zeichnet sich die Verwendung des Deutschen häufig durch ungezielte und konzeptionslose Sprachwechsel aus, da sich die Lehrkräfte über deren Funktion und Nutzen nicht zwangsläufig im Klaren sind (vgl. Botz/Frisch 2016: 242). Es mangelt also an Konzeptionen zum gezielten Einsatz von Sprachwechseln und es bedarf mehr Erfahrungen und Untersuchungen, um den Nutzen der Verwendung der Schulsprache zu evaluieren und eventuell als gezielte Unterrichtsmethode auszuweisen.

> Zur Relevanz des quantitativen Anteils des Deutschen und des Englischen in bilingualen Stunden sowie vor allem zu den qualitativen Aspekten, wann wer welche Sprache spricht oder sprechen sollte, um verschiedene Ziele zu erreichen, scheinen jedoch noch weitere Studien erforderlich, um belastbare Aussagen zum Effekt der jeweiligen Entscheidungen treffen zu können (Heim 2015: 56).

Prinzipiell können zur Unterstützung der Lernenden alle bereits genannten Strategien und *Scaffolding*-Techniken auch in der Grundschule gelten. Insbesondere die Aufarbeitung der Unterrichtsinhalte mit Hilfe visueller Medien, wie z.B. Bilder und Gegenstände, vor allem aber auch der handlungsbegleitende Kontextualisierung durch die Gestik und Mimik der Lehrkraft, kommt eine besondere Rolle zu (vgl. z.B. Piske/Burmeister 2008: 134). Ferner weisen Piske/Burmeister (2008) auf das besondere Potenzial von Sachbilderbüchern hin, die passend zu den Unterrichtsinhalten ausgewählt werden und sich vor allem bei der Förderung der schriftsprachlichen Kompetenzen als effektiv erwiesen haben.

Um eine Überforderung der Lernenden zu vermeiden und sicherzustellen, dass die Schulsprache Deutsch sich ausreichend entwickelt, setzen manche bilingualen Programme in der Grundschule auf organisatorischer Ebene an und setzen Selektionskriterien zur Auswahl der Lernenden ein. So wird mitunter empfohlen, dass die Schulsprache Deutsch möglichst auf muttersprachlichem Niveau entwickelt sein sollte, wenn Kinder an einem bilingualen Programm teilnehmen (vgl. Fischer 2007: 34; Piske/Burmeister 2008: 146; Piske 2007: 30). Aufgrund der unregelmäßigen Graphem-Phonem Relation der englischen Sprache wird ferner die Teilnahme an bilingualem Unterricht von Lernenden mit einer Lese-Rechtschreibschwäche als problematisch erachtet (vgl. Fischer 2007: 44).

Bezüglich der Fächerauswahl gibt es keine Einschränkungen, jedoch steht, anders als der Fokus auf interkulturelles Lernen in der Sekundarstufe, eher das Auswahlkriterium der Anschaulichkeit der Inhalte im Vordergrund (vgl. Fischer 2007: 33; Heim 2015: 44). Obwohl bilingualer Unterricht in der Grundschule hinsichtlich der Diskrepanz zwischen kognitiven und fremdsprachlichen Fähigkeiten eine besondere Herausforderung darstellt, bietet das Lernumfeld der Grundschule günstige Gelingensbedingungen für bilinguales Lernen. So kann beispielsweise fächerübergreifendes Lernen in der Grundschule besonders gut umgesetzt werden, da Klassenlehrkräfte meist zahlreiche Fächer unterrichten und so eine inhaltliche Verbindung der Fächer sowie ein flexibler Einsatz der Fremdsprache in unterschiedlichen Fach- und Unterrichtssituationen erleichtert wird (vgl. Massler et al. 2014: 138). Ferner kann der frühe Fremdsprachenunterricht vom bilingualen Unterricht z.B. durch den Einbezug fachlicher Lerninhalte profitieren (vgl. Kierepka 2012: 40). Massler (2013) berichtet von zwei finnischen Studien, in denen CLIL-Lernende im Vergleich mit Nicht-CLIL-Lernenden signifikant positivere Einstellungen gegenüber Sprachenlernen aufwiesen.

Darüber hinaus erweisen sich die für das Alter von Grundschülerinnen und -schülern typische Unbefangenheit sowie die geringe Angst Fehler zu machen als positive Voraussetzung für bilinguales Lernen (vgl. Egger 2012: 95). Exploratives Handeln und Experimentieren sind typische Lernformen der Grundschule (vgl. Köster 2010: 83) und somit können den Lernenden viele kontextualisierende Verständnisstützen geboten werden, die einen Unterricht entsprechend der fachlichen Lernziele ermöglichen. Bechler (2014) konnte im Rahmen ihrer Studie feststellen, dass die genannten Prinzipien bereits Anwendung im beobachtetem bilingualen Unterricht fanden, den sie als besser vorbereitet, anschaulicher und handlungsorientierter als herkömmlichen Unterricht beschreibt (vgl. Bechler 2014: 193).

Zusammenfassend lässt sich feststellen, dass der bilinguale Unterricht in der Grundschule zwar herausfordernd ist, aber auch viel Potenzial hinsichtlich der Lernmotivation sowie fremdsprachlichen und fachlichen Kompetenzentwicklung entfalten kann. Dennoch gilt es anzumerken, dass der bilinguale Unterricht konzeptionell noch „in den Kinderschuhen" steckt (Heim 2015: 61) und stetiger Weiterentwicklung bedarf. Das Überwinden von inhaltlichen und methodischen Schwierigkeiten macht weitere Forschung bezogen auf die unterschiedlichen individuellen Umsetzungsformen nötig. Auf organisatorischer Ebene besteht besonders auch im Hinblick auf die Anschlussfähigkeit bilingualen Grundschulunterrichts an die bisher nicht angepassten Programme der Sekundarstufe Entwicklungsbedarf.

4 Zwischenfazit – Unterrichten in zwei Sprachen

Seit den Anfängen bilingualer Programme in Deutschland, die das Ziel der Völkerverständigung verfolgten, wurde die stetige Zunahme bilingualer Unterrichtsangebote vor allem mit fremdsprachendidaktischen Zielsetzungen begründet, da im bilingualen Unterricht großes Potential für fremdsprachlichen Kompetenzzuwachs gesehen wird. Obwohl die Fremdsprachendidaktik den bilingualen Unterricht bisweilen stark beeinflusst hat, ist es in jüngerer Zeit zu einem Paradigmenwechsel gekommen, wodurch das Fach, welches bilingual unterrichtet wird, mit seinen fachlichen und sprachlichen Inhalten mehr ins Blickfeld gerückt ist und als zielgebend definiert wird (vgl. z.B. KMK 2013b: 7). Die (fach)sprachlichen Zielsetzungen, die in jedem Fachunterricht neben den Fachinhalten verfolgt werden, werden auch im bilingualen Unterricht angestrebt, bei dem jedoch die Fremdsprache als Medium des Unterrichts hinzukommt. Bilingualer Unterricht stellt folglich ein komplexes Zusammenspiel der Lernbereiche des Faches, der Sprache und der Fremdsprache dar (vgl. Leisen 2015: 227). Für Lehrkräfte des bilingualen Unterrichts bedeutet diese Komplexität, dass sie mit Inhalten und Arbeitstechniken sowohl des Fachunterrichts als auch des Fremdsprachenunterrichts vertraut sein sollen und diese im bilingualen Unterricht so zusammenführen können, dass sich Fach- und Sprachkompetenz gleichzeitig entwickeln können. Besonders im Bereich der Grundschule wird diese Herausforderung sehr unterschiedlich gelöst, was sich in einer großen methodischen und organisatorischen Bandbreite der bilingualen Programme der Grundschule widerspiegelt.

Die Differenzierung der Organisationsformen und der wenigen offiziellen Empfehlungen der Länder für bilingualen Unterricht der Grundschule (vgl. Kap. 2) genügt um aufzuzeigen, dass sich Untersuchungen der unterschiedlichen Kontexte nicht miteinander vergleichen lassen und ihre Ergebnisse daher auch nicht auf bilinguales Lernen allgemein übertragen werden können (vgl. Wolff/Sudhoff 2015: 10), was sowohl die Weiterentwicklung der Forschung als auch der Praxis vor Herausforderungen stellt.

Die Entwicklung der Bildungssprache stellt eine Querschnittsaufgabe von Schule dar und ist Aufgabe jeden Fachunterrichts. Problematisch ist vielfach, dass bildungssprachliche Kompetenzen einfach vorausgesetzt werden anstatt explizit im Unterricht thematisiert zu werden. Einerseits umfassen bildungssprachliche Kompetenzen fächerübergreifende Sprachhandlungen, andererseits aber auch fachspezifische sprachliche Kompetenzen, die z.B. Wissen über Sprachstrukturen der jeweiligen wissenschaftlichen Bezugsdisziplin des Faches sowie Fachwortschatz mit einschließen (vgl. Heine 2012: 92). Die Anleitung zur bildungssprachlichen und fachspezifischen Handlungsfähigkeit kann für Lehrkräfte eine Herausforderung darstellen. Kompetenzmodelle haben zwar Sprachhandlungsmuster aufgenommen und erkennen damit deren Relevanz an, jedoch wird nicht transparent gemacht, welche Fähigkeiten von den Lernenden genau demonstriert werden müssen, um z.B. fachsprachlich kompetent zu erörtern (vgl. Heine 2012: 94). Für den bilingualen Unterricht, der wie jeder andere Fachunterricht den Anforderungen schulischer Bildung Genüge tun und auch der Querschnittsaufgabe nachkommen muss, bildungssprachliche Kompetenzen zu entwickeln, bedeutet dies, dass er nicht zwangsläufig auf sprachliche Kompetenzmodelle des Faches zurückgreifen kann.

Der Mehrheit aktueller Unterrichtsansätze bilingualen Unterrichts liegt ein integratives Verständnis von Lernen zu Grunde, d.h. fachlicher und sprachlicher Kompetenzerwerb sind parallel ablaufende Prozesse und werden zeitgleich angestrebt. Auch wenn integrative Unterrichtsansätze die didaktische Konzeption des bilingualen Unterrichts heutzutage dominieren (vgl. Breidbach 2013: 15), mangelt es derzeit an theoretisch und empirisch ausgearbeiteten Modellen, die das Zusammenspiel von Inhalts- und Sprachlernen im bilingualen Unterricht hinreichend darstellen (vgl. Heine 2014: 225). Darüber hinaus zeichnet sich die Praxis bilingualen Unterrichts durch überwiegend fremdsprachig geführten Fachunterricht aus (vgl. z.B. Bonnet 2007; Hallet 2002; Heine 2010b), wodurch sich die angesprochenen bildungssprachlichen Kompetenzen folglich primär fremdsprachlich ausbilden. Die Praxis läuft an dieser Stelle möglicherweise bildungspolitischen Zielsetzungen entgegen, die „eine fachliche Diskurskompetenz in zwei Sprachen" (KMK 2013b: 7) anstreben, denn es ist unklar, ob Lernende automatisch Diskurskompetenzen in beiden Sprachen entwickeln, wenn der Unterricht primär fremdsprachig geführt wird. Entsprechende Studien dazu stehen noch aus (vgl. Diehr 2016: 73; Frisch 2017: 32; Vollmer 2005b: 55). Es ist jedoch anzunehmen, dass eine funktional aufeinander bezogene Auseinandersetzung mit den Fachinhalten in beiden Sprachen einen fundamentalen Beitrag zur Entwicklung bildungssprachlicher Kompetenzen in beiden Sprachen leisten kann (vgl. Königs 2013: 176). Auch wenn es zunehmend Überlegungen gibt, wie beide Sprachen funktional in den Unterricht eingebunden werden können, bedarf es der Entwicklung didaktischer Konzeptionen zu konkreten Vorschlägen, wie Sprachwechsel im Unterricht zu systematisieren und strukturieren sind.

Hinsichtlich des fachlichen Lernens sieht sich der bilinguale Unterricht mit der Herausforderung konfrontiert, dass die Lernenden eine große Diskrepanz zwischen ihren fremdsprachlichen Kompetenzen und ihren kognitiven Fähigkeiten aufweisen. Die nötige Sprachhandlungsfähigkeit, die eine aktive Teilnahme am Unterricht und Unterrichtsdiskurs ermöglicht, muss daher im Rahmen des bilingualen Unterrichts gezielt aufgebaut werden (vgl. Otten/Wildhage 2003: 29). Auch wenn immer wieder betont wird, dass bilingualer Unterricht kein verkappter Fremdsprachenunterricht sein darf und die Fremdsprache vielmehr eine funktionale und dienende Rolle als Unterrichtsmedium einnimmt, darf die Rolle und Relevanz von Sprachlernen im bilingualen Unterricht nicht unterschätzt werden, da Lernen und Denken vorwiegend über das Medium Sprache stattfinden (vgl. Vollmer 2005b: 54 f.). Die fremdsprachliche Spracharbeit im bilingualen Unterricht ist äußerst relevant, da sie letztlich dem inhaltlichen Lernen zu Gute kommt. Auch wenn sich der bilinguale Unterricht dabei bisweilen fremdsprachendidaktischer Methodik bedient, unterscheidet sich fremdsprachliches Lernen im bilingualen Unterricht deutlich von herkömmlichem Fremdsprachenunterricht. Das fremdsprachliche Arbeiten im bilingualen Unterricht orientiert sich immer an der Erarbeitung der Inhalte und zielt darauf, die Selbstständigkeit der Lernenden so zu erhöhen, dass sie fremdsprachliche Hürden allein zu überwinden lernen. Strategien und *Scaffolding*-Techniken spielen daher eine wichtige Rolle. Die Entwicklung eines eigenen fremdsprachendidaktischen Profils speziell für den bilingualen Unterricht stellt ein Desiderat dar und bedarf der Weiterentwicklung.

In Kapitel 3 wurden die didaktischen Herausforderungen des bilingualen Unterrichts herausgearbeitet, die sich vor allem durch das komplexe Zusammenspiel der verschiedenen Lernbereiche ergeben. Denn weder ist ein rein fachdidaktischer oder ein rein fremdsprachendidaktischer Zugang erfolgsversprechend, noch können einfach alle bewährten Vorgehensweisen der beteiligten Bezugsdisziplinen auf den bilingualen Unterricht übertragen werden. Vielmehr bedarf es der Entwicklung eines eigenen didaktischen Profils. Für die Praxis als auch für die Forschung sind dabei besonders Fragen relevant, die Erkenntnisse und Lösungsansätze für das Zusammenspiel von Inhalts- und Sprachlernen im bilingualen Unterricht liefern. „Wer bilingualen Unterricht erteilt, muss mit beiden Augen, dem fremdsprachen- und dem sachfachdidaktischen, sehen können – darum muss für die Forschung dasselbe gelten" (Breidbach 2002: 12). Entscheidend ist, die sprachliche und inhaltliche Entwicklung der Lernenden nicht isoliert zu betrachten, sondern integrativ, denn wenn ein solch integratives Verständnis vom Lernen im bilingualen Unterricht vorherrschend ist, sollte sich das auch in der Forschung niederschlagen.

Die Entwicklung von Fachwissen und sprachlichen Kompetenzen stehen in Zusammenhang und es gilt herauszufinden, ob bestimmte didaktische Gestaltungsweisen im Unterricht bessere oder schlechtere Resultate für sprachlichen und inhaltlichen Kompetenzzuwachs hervorrufen. Ein besonderes Desiderat stellt dabei die Rolle von zweisprachigem Lernen, also Lernen in Schul- und Fremdsprache, sowohl für inhaltliches Lernen als auch für die Entwicklung der doppelten Fachliteralität, dar.

II. Theoretische Erörterungen zum bilingualen Lernen im Sachunterricht

5 Lernen im bilingualen Sachunterricht der Grundschule

Im Gegensatz zu den Fächern Deutsch und Mathematik liegen für den Sachunterricht keine nationalen Bildungsstandards vor, die die Grundlage der fachspezifischen Anforderungen bilden. Die Gesellschaft für Didaktik des Sachunterrichts (GDSU) hat daher den *Perspektivrahmen Sachunterricht* entwickelt, der „[...] als Grundlage für die kompetenzorientierte Planung, Durchführung und Evaluation von Sachunterricht dienen kann“ (vgl. GDSU 2013: 9) und auf den im Folgenden zur Beschreibung des Sachunterrichts und seinen Anforderungen Bezug genommen wird.

Im Rahmen des Grundschulcurriculums leistet der Sachunterricht einen entscheidenden Beitrag zu grundlegender Bildung. Die Lernenden sollen darin unterstützt werden, Phänomene der Lebenswelt wahrzunehmen und deren Zusammenhänge zu verstehen. Zu diesem Zweck werden sie zum selbständigen, reflektierenden und methodischen Arbeiten befähigt (vgl. GDSU 2013: 9). Der Bildungsbegriff wird daher als Referenzrahmen des Sachunterrichts betrachtet.

> Bildung betrachten wir als ein die Identität eines Menschen in zentraler Weise konstituierendes Merkmal. Sie erweist sich durch solidarisches und verantwortungsvolles Handeln in der natürlichen, kulturellen, sozialen und technischen Umwelt, welches einen bewussten, reflektierten und verständigen Umgang mit erworbenen Kompetenzen voraussetzt (GDSU 2013: 9).

Nach diesem Verständnis sind Kompetenzen ein erforderlicher, aber nicht hinreichender Bestandteil von Bildung, da sie beim Verfolgen des größeren Ziels, nämlich die Lernenden zur Teilhabe an der sie umgebenden Welt in Form von Handlungsfähigkeit in variablen Situationen zu ermächtigen, lediglich Bestandteile darstellen (vgl. GDSU 2013: 12). Diese Kompetenzen schließen sowohl kognitive und praktische Fähigkeiten, als auch motivationale, volitionale und soziale Bereitschaften mit ein (ibid.).

Dem Sachunterricht obliegt eine doppelte Anschlussaufgabe, da er einerseits an die gegebenen Lernvoraussetzungen, wie z.B. die von den Lernenden mitgebrachten Wissensbestände und Kompetenzen, sowie ihre Interessen und Bedürfnisse anknüpfen muss. Andererseits müssen in seinem Rahmen belastbare Vorstellungen und Konzepte sowie Denk-, Arbeits- und Handlungsweisen entwickelt werden, an die der Fachunterricht der weiterführenden Schulen anschließen kann (vgl. GDSU 2013: 10). Der Aufbau anwendungsfähigen Wissens inklusive methodischer und strategischer Vorgehensweisen stellt somit den Kern des Sachunterrichts dar.

Wissensaufbau findet vorwiegend durch die Verarbeitung von Informationen statt.[45] Informationsverarbeitung setzt voraus, dass eine Information aufgenommen und in irgendeiner Weise weiterverarbeitet wird, also z.B. der Code der Information in einen anderen transformiert wird oder auch die Struktur der Information verändert wird, indem eine Zerlegung in Teilinformationen vorgenommen wird. Wissensaufbau durch kognitive Informationsverarbeitung (Kognition) wird in Form mentaler Repräsentationen realisiert. Diese sind kognitive Modelle der Dinge und Phänomene, auf die sie Bezug nehmen, und sind für die Bewältigung komplexer Situationen äußerst relevant (vgl. Rickheit et al. 2010: 15 f.). Dieser Prozess der mentalen Repräsentation kann auch als Konzeptbildung bezeichnet werden, bei der Kategorisierungsprozesse zur Zusammenfassung von z.B. Gegenständen, Situationen oder Charakteristika auf Basis von Gemeinsamkeiten führen. Dies erleichtert dem Menschen eine Simplifizierung, Zusammenfassung und Speicherung der Fülle von Informationen (vgl. Oakes 2009: 249; Santrock 2004: 282). „In a way, then, concepts keep us from 'reinventing the wheel' each time we come across a new piece of information" (Santrock 2004: 282). Somit kann Konzeptbildung als eine kognitive Schlüsselkomponente für Denken und Lernen betrachtet werden.

Wenn Lernende ihre Schullaufbahn beginnen, verfügen sie bereits über eine Fülle von Konzepten, die sie im Rahmen ihrer alltäglichen Erfahrungen und Interaktionen entwickelt haben. Häufig stimmen diese mentalen Vorstellungen nicht mit wissenschaftlichen Konzepten überein, die im Schulunterricht angebahnt werden. „Schulisches Lernen zielt also auf die Veränderung des alltagskonzeptuellen Wissens im Sinne einer Reorganisation, aber auch des Erwerbs neuer, zuvor im Alltag (z.B. mangels Erfahrungsgelegenheiten oder Erfahrbarkeit) nicht erworbener Konzepte" (Fries 2013: 147). Diese Zielformulierung trifft auch auf den Sachunterricht zu, wodurch ein theoretisches Verständnis des Konzepterwerbs Aufschlüsse über die dort stattfindenden unterrichtlichen Lernprozesse liefern kann.

---

45 Der Begriff Informationen bzw. deren Verarbeitung wird hier verallgemeinernd für Verarbeitungsprozesse externer Impulse verwendet. Wissensaufbau durch Erfahrung, Beobachtung und Nachdeutung soll somit in Verarbeitungsprozesse mit eingeschlossen sein.

Die Erforschung der menschlichen Kognition findet vorwiegend in der kognitiven Psychologie statt. Gleichzeitig sind aber viele der kognitiven Module[46] auch für die kognitive Linguistik relevant, da sie an Sprachverarbeitung und -produktion beteiligt sind.

> So sind die *Wahrnehmung*, also die Aufnahme von Informationen, wie beispielsweise das Hören oder Lesen von sprachlichen Äußerungen, das *Gedächtnis*, also die Speicherung des Wahrgenommenen, und der Abruf von Information, wie z.B. bei der Sprachproduktion, Voraussetzung für die sprachliche Kommunikation. Ebenso gehört das *Lernen* zu den kognitiven Fähigkeiten des Menschen (Rickheit et al. 2010: 15).

Die Überlappung dieser beiden Disziplinen vermag einerseits den Zusammenhang von Kognition und Sprache gut aufzuzeigen, der im weiteren Verlauf dieses Kapitels thematisiert werden soll, andererseits spiegelt dieser Zusammenhang unterschiedlicher Disziplinen das Forschungsfeld des bilingualen Unterrichts wider, welcher ebenso im Schnittfeld unterschiedlicher Disziplinen liegt und zu dessen Erforschung die theoretische Beleuchtung unterschiedlicher Perspektiven nötig ist (vgl. Heine 2010a: 199 f.).

Zunächst soll im Kapitel 5.1 auf den naturwissenschaftlichen Inhaltsbereich des Sachunterrichts eingegangen werden, da die vorliegende Studie in diesem Rahmen durchgeführt wurde.

Die bereits kurz angerissene Konzeptbildung ist ein kognitiver Prozess, der häufig mit sprachlicher Entwicklung einhergeht. Kapitel 5.2 zeigt Erkenntnisse zum Konzeptbildungsprozess auf und stellt den Zusammenhang von Sprache und Kognition dar. Dieser Zusammenhang ist besonders im Hinblick auf bilingualen Unterricht relevant, denn wenn konzeptuelle Wissensstrukturen spezifische Sprachstrukturmerkmale widerspiegeln, also Konzepte unterschiedlich ausfallen, je nachdem in welcher Sprache sie erworben werden, wäre zu vermuten, dass sich im bilingualen Unterricht erworbenes Wissen von dem im Regelunterricht erworbenen unterscheidet.

Darüber hinaus werden im Sachunterricht Konzepte thematisiert, die die Lernenden neu konstruieren müssen, und für die parallel dazu auch neue Begriffe erworben werden. Findet dieser Prozess im Rahmen eines primär fremdsprachigen, bilingualen Unterrichts statt, kann das Konsequenzen für die Entwicklung des mentalen Lexikons haben, welche mit Hilfe verschiedener Modelle in Kapitelabschnitt 5.3 dargestellt wird.

---

46 Funktionale Einheiten im menschlichen Gehirn werden auch als kognitive Domänen bezeichnet.

5.1 Erfassung naturwissenschaftlicher Kompetenzen

Zahlreiche Prozesse, die unseren Alltag kennzeichnen (wie z.B. Elektrizität oder motorisierte Fortbewegung), basieren auf naturwissenschaftlichen Erkenntnissen. Zur verständigen Auseinandersetzung mit der Umwelt und zur Teilnahme am öffentlichen Diskurs über naturwissenschaftliche Themen ist ein grundlegendes Verständnis naturwissenschaftlicher Konzepte unabdingbar, weswegen die Naturwissenschaften Teil der Grundbildung sind, die allen Bürgern moderner Gesellschaften offenstehen sollte (vgl. Kleickmann et al. 2012: 123). Die schulische Thematisierung der Naturwissenschaften beginnt in Deutschland in der Grundschule im Rahmen des Faches Sachunterricht,[47] aber Kinder entwickeln bereits vor der Schule Vorstellungen über naturwissenschaftliche Phänomene und lernen zwischen Vorstellung und Wirklichkeit zu differenzieren. Bei Schuleintritt verfügen Sechsjährige bereits über „[…] ein grundlegendes Verständnis für logische Notwendigkeit und damit für Möglichkeiten des systematischen Prüfens von Vermutungen" (Prenzel/Seidel 2008: 612). Der Sachunterricht knüpft an dieses Vorwissen an und verfolgt das Ziel, die Lernenden in der Erschließung und Mitgestaltung der natürlich, sozial und technisch gestalteten Umwelt zu unterstützen. Durch Diskussionen, Erläuterungen und die Klärung von Fachbegriffen wird ferner ein Beitrag zur sprachlichen Entwicklung geleistet (vgl. GDSU 2013: 2; Ministerium für Schule und Weiterbildung (MSW) Nordrhein-Westfalen 2012: 5 f.). Naturwissenschaftlicher Bildung kommt folglich eine große Bedeutung zu, weswegen der Zuwachs der naturwissenschaftlichen Kompetenzen der Lernenden regelmäßig im Zentrum zahlreicher Studien liegt.

Seit 1995 beteiligt sich Deutschland an der *Third International Mathematics and Science Study* (TIMSS)[48], seit 2000 am *Programme for International Student Assessment* (PISA) und konnte im Zeitraum von 2000 bis 2009 im Sekundarstufenbereich eine positive Entwicklung im Bereich Naturwissenschaften im internationalen Vergleich verzeichnen (vgl. Kleickmann et al. 2012: 124).

47 Aufgrund des föderalistischen Schulsystems in Deutschland kann es zu terminologischen Abweichungen kommen, so ist beispielsweise in Baden-Württemberg nicht vom Sachunterricht, sondern vom Fächerverbund Mensch, Natur und Kultur die Rede. Da die Fachbezeichnung Sachunterricht aber eine der populärsten und die in Nordrhein-Westfalen verwendete ist, wird diese im Folgenden benutzt.

48 Da die TIMSS-Studie regelmäßig durchgeführt wird, um längsschnittlich Leistungsentwicklung nachzuvollziehen, steht das Akronym nunmehr für die Bedeutung *Trends in Mathematics and Science Study.*

Im Grundschulbereich sollen die Erweiterungsstudie zur *Internationalen Grundschul-Lese-Untersuchung* (IGLU-E) (2001) und TIMSS seit 2007 Kenntnisse über die naturwissenschaftlichen Fähigkeiten der jungen Lernerinnen und Lerner liefern. Während aber die IGLU-E Ergebnisse aufgrund methodischer Mängel zu vernachlässigen sind, lieferte die TIMSS-Studie 2007 erstmals repräsentative und belastbare Ergebnisse (ibid.). Obwohl in der Testung 2011 die Punktwerte der deutschen Grundschülerinnen und Grundschüler insgesamt signifikant über dem Durchschnitt der Kinder aus den anderen Teilnehmerstaaten lagen, verfügte ein Viertel der deutschen Kinder nur über elementares Wissen über naturwissenschaftliche Sachverhalte (ibid.). Darüber hinaus zeigten sich auffällige Unterschiede zwischen Jungen und Mädchen sowie ein deutlicher Zusammenhang zwischen sozio-ökonomischem Status und Testleistung (vgl. Kleickmann et al. 2012: 125).[49] Im Vergleich zu den vorherigen Testdurchläufen offenbarten die Ergebnisse 2019 eine durchschnittliche Verschlechterung der naturwissenschaftlichen Kompetenzen deutscher Grundschülerinnen und -schüler, da der Anteil Lernender, die lediglich die unteren beiden Kompetenzstufen erreichen hier etwas größer ausfällt (vgl. Schwippert et al. 2020: 16).

5.1.1 Scientific Literacy

Schulische Bildung soll die Entwicklung von Allgemeinwissen gewährleisten, welches in Deutschland nicht als zusammengesetztes Spezialwissen in mehreren Fächern definiert wird, sondern vielmehr soll eine „Transzendierung der Fachlichkeit“ den Aufbau fachübergreifender allgemeiner Kompetenzen unterstützen (vgl. Gräber 2002: 7). Allgemein umfassen Kompetenzen kognitive, motivationale sowie soziale Fähigkeiten, die erlern- und somit auch vermittelbar sind und die erfolgreiches Handeln in bedeutsamen Situationen und auch spezifischen Domänen ermöglichen (vgl. GDSU 2013: 12; Weinert 2001).

Die angestrebte naturwissenschaftliche Grundbildung in ihrer Funktion der kulturellen Teilhabe lässt sich mit dem Begriff der *Scientific Literacy* benennen, welcher weit über reines Fachwissen hinausgreift und dem erweiterten Kompetenzbegriff entspricht (Leisen 2005: 9). Auch wenn das Konzept der *Scientific Literacy* international kontrovers diskutiert wird, lassen sich doch viele Gemeinsamkeiten in der Grundstruktur der Konzeptionen naturwissenschaftlicher Grundbildung ausmachen. „Sie unterscheiden meist Konzeptwissen (zentrale

---

49 Für die ausführliche Darstellung und Analyse der Ergebnisse der TIMSS-Studie von 2011 siehe (Bos et al. 2012).

naturwissenschaftliche Begriffe und Prinzipien), Prozesswissen (Verständnis naturwissenschaftlicher Denk- und Arbeitsweisen) sowie Meta-Wissen (Verständnis der Besonderheiten von Naturwissenschaften und der Beziehungen zwischen Naturwissenschaft, Technologie und Gesellschaft)" (Prenzel/Seidel 2008: 610). Roger Bybee (1997) postuliert ein hierarchisches Modell, welches *Scientific Literacy* durch die stufenweise Entwicklung nominaler, funktionaler, konzeptualer und prozeduraler sowie multidimensionaler *Literacy* modelliert (Bybee 1997: 86 [Übersetzung LB]). Auf der Stufe der *Nominal Scientific Literacy* kann ein Lernender Sachverhalte als naturwissenschaftlich identifizieren, tut dies jedoch im Lichte von Fehlvorstellungen und -informationen und kann naturwissenschaftliche Konzepte und Prozesse daher nur unzureichend erklären und lediglich naive Äußerungen zur Naturwissenschaft treffen (vgl. Bybee 1997: 86 f.). Auf der darüber liegenden Stufe der *Functional Scientific Literacy* werden naturwissenschaftliche Begriffe adäquat definiert und auswendig gelernte Fachbegriffe und technische Ausdrücke verwendet (ibid.). *Conceptual and Procedural Scientific Literacy* geht insofern über die anderen Stufen hinaus, als naturwissenschaftliche Konzepte und deren Beziehungen verstanden und prozedurales Wissen und Fertigkeiten in der Naturwissenschaft begriffen werden (ibid.). Auf der höchsten Stufe, der *Multidimensional Scientific Literacy*, werden die Naturwissenschaften im Kontext anderer Wissensdisziplinen, der Kultur und der Gesellschaft wahrgenommen und können klar von anderen Disziplinen abgegrenzt werden, weil ihre Besonderheiten aber auch Abhängigkeiten verstanden werden (ibid.).

Unter anderem hat diese Modellierung der Entwicklung von *Scientific Literacy* die theoretische Konzeption der internationalen PISA-Studie beeinflusst, welche neben den kognitiven Aspekten auch noch Einstellungen zu den Naturwissenschaften beinhaltet (vgl. Abb. 5-1).

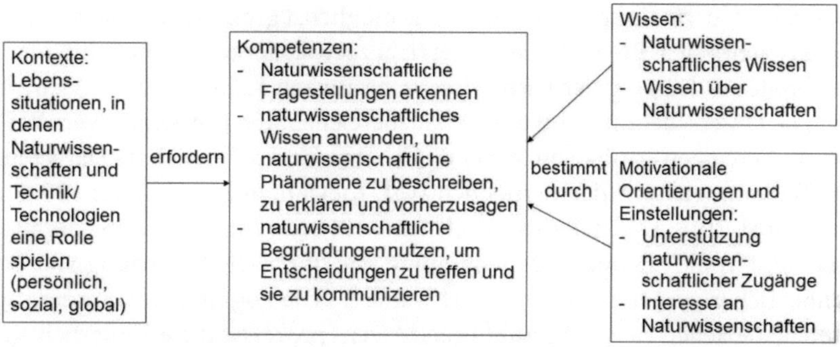

Abbildung 5-1: Theoretische Rahmenkonzeption naturwissenschaftlicher Grundbildung bei PISA 2006 (vgl. Prenzel/Seidel 2008: 610).

Im Rahmen von PISA wird die flexible Anwendung naturwissenschaftlicher Kompetenzen in unterschiedlichen Kontexten überprüft. Die naturwissenschaftlichen Kompetenzen basieren einerseits auf Wissensbeständen der Naturwissenschaften, welche beispielsweise Faktenwissen über physikalische Prozesse oder biologische Systeme, aber auch Wissen über die Naturwissenschaften beinhaltet. Dies schließt auch prozedurale Kenntnisse über Wege des naturwissenschaftlichen Erkenntnisgewinns (wie z.B. durch das Experimentieren) mit ein. Andererseits beeinflussen persönliche Einstellungen gegenüber und Interesse an den Naturwissenschaften die Entwicklung naturwissenschaftlicher Kompetenzen (vgl. Prenzel/Seidel 2008: 610).

Während für den Sekundarstufenbereich einige empirisch überprüfte Modelle zur Beschreibung naturwissenschaftlicher Kompetenzen vorliegen, fehlen Untersuchungserkenntnisse für den Primarstufenbereich noch weitestgehend, die die Entwicklung naturwissenschaftlicher Kompetenzen modellieren könnten (vgl. Kleickmann et al. 2010: 265). Im Folgenden sollen daher exemplarisch zwei Studien in den Blick genommen werden, die sich mit der Messung naturwissenschaftlicher Kompetenz junger Lernender auseinandersetzen und bisherige Modellierungen wie z.B. der in PISA oder das Modell von Bybee berücksichtigen und deren Forschungsmethodik sowie Kompetenzmodellierung auch für die vorliegende Studie relevant sind.

5.1.2 Naturwissenschaftliche Kompetenzen in TIMSS

TIMSS ist eine internationale Studie zur Erhebung mathematischer und naturwissenschaftlicher Kompetenzen. Durch eine Analyse der bildungspolitischen Vorgaben und Lehrpläne der teilnehmenden Länder wird ein Bezug zu den nationalen Curricula hergestellt und eine möglichst große Schnittmenge naturwissenschaftlicher Themen[50] des Unterrichts gewährleistet. Darüber hinaus soll eine breite Abdeckung der naturwissenschaftlichen Kompetenzen erzielt werden. Die Unterscheidung von drei Inhaltsbereichen und drei kognitiven Anforderungsbereichen ermöglicht ferner die Analyse und differenzierte Darstellung von Teilkompetenzen der Lernenden (vgl. Kleickmann et al. 2012: 128; Steffensky et al. 2016: 171; Steffensky et al. 2020: 121). Die Inhaltsbereiche umfassen Biologie, Physik/Chemie und Geographie, die durch die Festlegung von Themenbereichen weiter ausdifferenziert werden. „Die kognitiven Anforderungsbereiche beziehen sich auf grundlegende Denkprozesse, die erforderlich sind, um in einem naturwissenschaftlichen Inhaltsbereich kompetent zu agieren" (Kleickmann et al. 2012: 128). Die kognitiven Anforderungsbereiche bauen hierarchisch aufeinander auf und beinhalten das Reproduzieren von Wissen, das Anwenden von Wissen sowie das Schlussfolgern und Problemlösen. Die Benennung von Operatoren ermöglicht eine weitere Ausführung der kognitiven Aktivitäten. Während beispielsweise Definieren und Beschreiben dem hierarchieniedrigen Reproduzieren zugeordnet sind, sind das Analysieren von Problemen oder das Ziehen von Schlussfolgerungen kognitiv anspruchsvoller und gehören zum Anforderungsbereich Problemlösen.[51]

Im Rahmen der Testplanung wurden in internationaler Kooperation Aufgaben entwickelt und evaluiert, sodass ein Aufgabenpool von 175 Aufgaben vorliegt, dessen einzelne Aufgaben-Items sich den Inhalts- und Anforderungsbereichen zuordnen lassen.[52] „Dadurch können zusätzlich zur Erfassung der Kompetenz auf der Gesamtskala Naturwissenschaften auch Kompetenzen

---

50 Gleiches gilt auch für die mathematischen Bereiche. Im Folgenden wird jedoch nur auf den naturwissenschaftlichen Teil der Studie eingegangen.

51 Für eine Übersicht über die Themenbereiche der einzelnen naturwissenschaftlichen Inhaltsbereiche sowie über die kognitiven Aktivitäten der einzelnen Anforderungsbereiche (vgl. Kleickmann et al. 2012: 129 f.; Steffensky et al. 2016: 144 f.; Steffensky et al. 2020: 130 ff.).

52 Da die Rahmenkonzeption von TIMSS lehrplanorientiert ist und die Inhaltsbereiche nicht gleichmäßig stark in den Curricula repräsentiert sind, spiegelt sich diese Gewichtung ebenfalls in einer ungleichen Verteilung der Aufgaben auf die Inhaltsbereiche wider. Diese weicht zwischen den Testdurchläufen 2007–2019 minimal ab, beispielhaft die Verteilung aus 2019: Biologie 43 %, Physik/Chemie 36 %, Geographie 21 %. Im Bereich der kognitiven Anforderungsbereiche, lassen sich jeweils 41 % der Aufgaben den Bereichen *Reproduzieren* und 38 % dem *Anwenden* zuordnen, während *Problemlösen* in 21 % der Aufgaben gefordert ist (vgl. Steffensky et al. 2020: 128).

im Hinblick auf die einzelnen Inhalts- und Anforderungsbereiche untersucht werden" (Kleickmann et al. 2012: 132). Die Festlegung der Anforderungsbereiche unterschiedlicher Schwierigkeitsniveaus ermöglicht schließlich eine Differenzierung und Interpretation der Leistung der Lernenden in Hinblick auf inhaltliche und kognitive Kompetenzen. In TIMSS wurden dazu fünf Kompetenzstufen unterschieden, denen die Aufgabenitems auf Basis einer Analyse der inhaltlichen und kognitiven Anforderungen zugeordnet werden. Die Leistungswerte (Punktwerte) der Lernenden werden auf einer Kompetenzskala abgebildet, die durch vier Bezugspunkte (Benchmarks) in fünf Intervalle unterteilt ist, welche den Kompetenzstufen entsprechen. Damit soll eine eindeutige Zuordnung der Leistungen zu den Kompetenzstufen möglich gemacht werden.[53] „Die Kompetenzstufen sind hierarchisch geordnet, das heißt Schülerinnen und Schüler, die sich beispielsweise auf Kompetenzstufe III befinden, lösen Testaufgaben, die typisch für diese Stufe sind, mit einer größeren Wahrscheinlichkeit als Testaufgaben der Stufe IV" (Kleickmann et al. 2012: 137).[54]

In der Vorgehensweise der Testkonzeption und der Festlegung der Kompetenzniveaus erinnert TIMSS an andere internationale Leistungsstudien wie IGLU oder PISA. Bisweilen haben die Kompetenzmodellierungen dieser Studien Kritik erfahren, da sie überwiegend normativ sind und die Kompetenzstufen erst im Anschluss an die Schwierigkeits- und Anforderungsanalyse der Aufgaben entwickelt wurden (vgl. z.B. Hardy et al. 2010: 115; Kleickmann et al. 2010: 266; Mayer 2011: 29).

---

53 Für eine Übersicht der Kompetenzstufen mit inhaltlicher Beschreibung und der Zuordnung der Leistungswerte (vgl. Kleickmann et al. 2012: 138; Steffensky et al. 2020: 133).

54 Lernende, die Punktwerte unter 400 erzielen, befinden sich auf Kompetenzstufe I und verfügen nur über sehr rudimentäres Anfangswissen. Erreichen Lernende höhere Punktwerte, beweisen sie, dass sie komplexere Anforderungen auf inhaltlicher und kognitiver Ebene bewältigen können. Auf den Stufen II und III beläuft sich dies primär auf das Reproduzieren und teilweises Anwenden von naturwissenschaftlichem Faktenwissen. Gelingt es den Lernenden, Aufgaben zu lösen, bei denen sie alltägliche Phänomene mit Hilfe ihres naturwissenschaftlichen Wissens und Verständnisses erklären (Kompetenzstufe IV) oder sogar naturwissenschaftliche Prozesse verstehen und interpretieren (Kompetenzstufe V), erreichen sie Kompetenzstufen IV–V (vgl. Kleickmann et al. 2012: 138; Steffensky et al. 2016: 154 f.).

5.1.3 Naturwissenschaftliche Kompetenzen in *Science*-P

Science-P ist Teil des DFG-geförderten Programms „Kompetenzmodelle zur Erfassung individueller Lernergebnisse und zur Bilanzierung von Bildungsprozessen“ (vgl. Kleickmann et al. 2010: 265). Im Rahmen von *Science*-P soll nicht nur die naturwissenschaftliche Kompetenz der Lernenden erhoben werden, sondern das theoretische Modell der naturwissenschaftlichen Kompetenzentwicklung selbst steht im Zentrum des Interesses der Studie und wird überprüft.

Die Modellierung der Kompetenzentwicklung in *Science*-P baut auf den Erkenntnissen der *Conceptual-Change*-Forschung auf,[55] da die Weiterentwicklung naiver Vorstellungen hin zu wissenschaftlich begründbaren Ideen als Basis des Modells verwendet wird und die drei folgenden Kompetenzniveaus vorgeschlagen werden: Niveau 1: Naive Vorstellung (Fehlvorstellung), Niveau 2: Zwischenvorstellung und Niveau 3: Wissenschaftliche Vorstellung (vgl. Hardy et al. 2010: 116). Während Lernende auf Niveau 1 nur über sehr eingeschränkt tragfähige Vorstellungen verfügen, die einer empirischen Prüfung nicht standhalten, können auf Niveau 2 zahlreiche Phänomene erklärt oder vorhergesagt werden (vgl. Kleickmann et al. 2010: 268). Jedoch verfügen auch die Vorstellungen des Niveaus 2 nur über eingeschränkte Gültigkeit, da sie teilweise widerlegt werden können. Erst auf Niveau 3 beruhen die Vorstellungen auf Konzepten, die mit solchen wissenschaftlicher Natur kompatibel sind.

> In vielen Fällen resultiert aus naturwissenschaftlichem Unterricht jedoch auch fragmentiertes oder nicht integriertes Wissen, welches das simultane Halten verschiedener Vorstellungen beinhaltet. Damit kann ein zusätzliches, höheres Kompetenzniveau (Niveau 3+) in der Integration von Vorstellungen im Sinne der simultanen Ablehnung von naiven Vorstellungen und der Annahme von wissenschaftlichen Vorstellungen gesehen werden (Hardy et al. 2010: 116).

Im Gegensatz zu dem in TIMSS oder dem *Perspektivrahmen Sachunterricht* zu Grunde liegenden Kompetenzbegriff, wird in *Science*-P eine engere Definition berücksichtigt, die lediglich kognitive Voraussetzungen fokussiert und nicht etwa auch motivationale Voraussetzungen in den Blick nimmt (vgl. Kleickmann et al. 2010: 266).

Auf inhaltlicher Ebene der längsschnittlichen Modellierung naturwissenschaftlicher Kompetenz werden in *Science*-P Instrumente zur Erfassung der zwei ausgewählten Dimensionen „naturwissenschaftliches Wissen“ (inhaltlich/konzeptuelles Wissen) und „Wissen über die Naturwissenschaften“ (Wissen

55 Weitergehende Informationen zur *Conceptual-Change*-Theorie finden sich in Kapitel 5.2.3.

über naturwissenschaftliche Methoden und Wissenschaftsverständnis) entwickelt (Hardy et al. 2010: 118). Die Festlegung dieser Kompetenzdimensionen weist Anknüpfungspunkte sowohl an die in PISA erfassten Kompetenzen als auch an Ansätze zur *Scientific Literacy* sowie an Standards des Grundschulbereichs auf, wie sie z.B. von der Gesellschaft für Didaktik des Sachunterrichts formuliert wurden (ibid.). In Anlehnung an die Lehrpläne wurde zur Erfassung der Kompetenzdimensionen eine Fokussierung auf die Inhaltsbereiche Schwimmen und Sinken und Verdunstung und Kondensation für die Dimension „naturwissenschaftliches Wissen“ sowie Wissenschaftsverständnis und Methodenkompetenz für die Dimension „Wissen über die Naturwissenschaften“ vorgenommen. Exemplarisch ist in Abbildung 5-2 die Modellierung der hierarchischen Kompetenzniveaus in den Inhaltsbereichen der Dimension „naturwissenschaftliches Wissen“ dargestellt.

Mit Hilfe von *Construct Maps* wurde spezifiziert, wodurch sich die jeweiligen Inhaltsbereiche auf den unterschiedlichen Kompetenzniveaus auszeichnen.[56] Die Ausarbeitung der *Construct Maps* und deren Übertragung in Aufgaben basiert auf der eigenen Forschung der Autorinnen und Autoren, einer Zusammenstellung von relevanten Schülervorstellungen aus fachdidaktischer und entwicklungspsychologischer Forschung sowie Erhebungen von kindlichen Vorstellungen im Rahmen von offenen Interviews (vgl. Hardy et al. 2010: 119 f.). Die einzelnen Aufgabentypen bilden die drei Kompetenzkategorien in der Form ab, dass Statements den Kompetenzstufen zugeordnet sind, denen die Lernenden beispielsweise zustimmen (*Multiple-Choice*) oder deren Richtigkeit sie bewerten müssen, um anschließend die beste Antwort herauszufiltern (*Multiple-Select*) (vgl. Hardy et al. 2010: 121). Halten Lernende z.B. durchweg Aussagen für richtig oder am besten zutreffend, die einer wissenschaftlichen Vorstellung des Phänomens entsprechen, befinden sie sich auf der oberen Kompetenzstufe. Die Beurteilung der Qualität der Aussagen liefert zudem darüber Auskunft, ob gleichzeitig auch naive Vorstellungen abgelehnt werden.

56 Die *Construct Maps* sind nicht zu verwechseln mit *concept maps* (welche später noch thematisiert werden), sondern stellen die inhaltliche Ausarbeitung der Niveaustufen (Level 1–3) des beschriebenen Kompetenzmodells dar. Zur detaillierten Darstellung der Entwicklung der *Construct Maps* sowie der Generierung und Auswertung der Aufgaben-Items (vgl. Kleickmann et al. 2010: 271–275).

		Level 1	Level 2	Level 3	Level 3+
		Naive Vorstellungen	Zwischen-vorstellungen	Wissenschaftliche Vorstellungen	
				Wissenschaftl. Verständnis	Integriertes Verständnis
Schwimmen & Sinken	Auftrieb				
	Dichte				
	Verdrängung				
Verdunstung & Kondensation	Verdunstung				
	Kondensation				

Abbildung 5-2: Kompetenzmodell für den Bereich Naturwissenschaftliches Wissen in den Inhaltsbereichen Schwimmen und Sinken und Verdunstung und Kondensation (vgl. Kleickmann et al. 2010: 270).

Im Vergleich zu TIMSS wird bei der Modellierung naturwissenschaftlicher Kompetenz in *Science*-P nicht nur die Kompetenzerhebung verfolgt, sondern die Kompetenzentwicklung soll abgebildet und das Entwicklungsmodell im Prozess überprüft werden. Dabei werden die Kompetenzstufen im Vorfeld antizipiert und entstehen nicht erst im Anschluss an die Anforderungsanalyse der Aufgaben. Dennoch ist die Anknüpfung an das methodische Vorgehen der *Science*-P Studie für die vorliegende Untersuchung nur begrenzt möglich, da die entwickelten Aufgaben auf die bereits genannten Bereiche Schwimmen und Sinken sowie Verdunstung und Kondensation fokussiert sind. Zur Erstellung der Aufgabenitems ist ein großer Pool von Schülervorstellungen in Form von Aussagen nötig, die dann den Kompetenzstufen zuzuordnen sind bzw. diese repräsentieren. In *Science*-P wurden dazu mehrere Testzyklen durchlaufen und verschiedene Quellen zu Rate gezogen, was nur mit hohem personellem Aufwand zu verwirklichen ist. *Science*-P berücksichtigt jedoch in seinen Kompetenzstufen die Entwicklung naturwissenschaftlichen Denkens, welches die Fähigkeit einschließt, Methoden und Wissen zu erwerben und diese für wissenschaftliche Begründungen und Untersuchungen zu nutzen (vgl. Zimmerman 2007: 173). Ferner zeichnen die Kompetenzstufen nach, dass es beim Fachlernen zu konzeptueller Umstrukturierung und Entwicklung neuer Konzepte kommt. Dem schulischen Unterricht kommt bei der Wissensvermittlung und Unterstützung von Konzeptbildungsprozessen sowie bei der methodischen Anleitung eine entscheidende Rolle zu, weswegen im Folgenden auf die unterrichtliche Praxis zur Anbahnung naturwissenschaftlicher Kompetenzen eingegangen wird.

5.1.4 Anbahnung naturwissenschaftlicher Kompetenzen im Sachunterricht der Grundschule

Die bisherigen Ausführungen zum *Scientific Literacy* Konzept und den Modellierungen naturwissenschaftlicher Kompetenz weisen darauf hin, dass ein enger Zusammenhang zwischen dem Aufbau naturwissenschaftlichen Faktenwissens und der Entwicklung methodischer Kompetenzen besteht, was ebenso von bisheriger Forschung gestützt wird. „[…] sufficient research has been compiled to corroborate the claim that investigation skills and relevant domain knowledge 'bootstrap' one another, such that there is an interdependent relationship that underlies the development of scientific thinking" (Zimmerman 2007: 173). Ebenso wie andere intellektuelle Fähigkeiten auch entwickelt sich die Fähigkeit zum naturwissenschaftlichen Denken jedoch nicht von selbst, sondern bedarf der Unterstützung, Übung und bisweilen gezielter Anleitung (ibid.) und es lassen sich unterrichtliche Merkmale ausmachen, die für die Entwicklung naturwissenschaftlicher Kompetenzen im Sachunterricht förderlich sein können.

Entscheidend ist, dass im Sachunterricht sowohl naturwissenschaftliche Inhalte und Fakten, aber auch Methoden und Strategien naturwissenschaftlichen Arbeitens thematisiert werden, da die beiden Wissensdomänen miteinander verknüpft sind. Einerseits führt naturwissenschaftliches Fachwissen beispielsweise zu der adäquaten Auswahl von Strategien zur Durchführung von Experimenten oder zum Erlangen von Schlussfolgerungen und andererseits führen eben jene Strategien zu einem tieferen Fachverständnis, welches wiederum zukünftigen Strategieeinsatz verbessert (vgl. Zimmerman 2007: 213). Folglich muss der Sachunterricht genügend Gelegenheiten bieten, dass dieser positive Kreislauf der Weiterentwicklung naturwissenschaftlicher Kompetenzen und Reflexion der Lehr- und Lernprozesse wirklich entstehen kann.

Dem praktischen Handeln und Experimentieren kommt im Sachunterricht der Grundschule beim Aufbau naturwissenschaftlichen Verständnisses daher eine entscheidende Rolle zu. Aus konstruktivistischer Perspektive reicht es jedoch nicht aus, praktisch handelnd Erkenntnisse zu überprüfen, sondern ein tiefergehendes Verständnis setzt eine aktive Umstrukturierung bereits vorhandener Vorstellungen voraus, was unterrichtliche Anregungen zu Erklärungen, Begründungen und Diskursen notwendig macht (vgl. Schramm et al. 2013: 298). Im naturwissenschaftlichen Erkenntnisprozess werden Hypothesen aufgestellt, die anhand passender Beweise überprüft oder widerlegt werden (z.B. durch ein Experiment), wichtig ist dabei, dass sowohl das methodische Vorgehen als auch die Beweislage daraufhin kritisch evaluiert werden (vgl. Zimmerman 2007: 174), wobei das bewusste Nachvollziehen der Ablehnung oder Bestätigung einer naturwissenschaftlichen Vorstellung im Vordergrund steht (vgl. Zimmerman/Klahr 2018: 242). „Neben dem Erwerb fachlicher Konzepte geht es nun auch um Reflexions- (Verstehen der *nature of science*) und Bewertungskompetenz“ (Bonnet 2015: 167). Die sprachliche Interaktion im Klassenraum ist für den Erwerb naturwissenschaftlicher Kompetenz unabdingbar (vgl. Bonnet 2015: 172). In Kapitel 3 wurde die Relevanz der Bildungssprache detailliert herausgearbeitet und insbesondere die sprachlichen Hürden und Anforderungen des Sachunterrichts ausgeführt (vgl. Kap. 3.2), weswegen an dieser Stelle nicht weiter darauf eingegangen werden soll. Im Hinblick jedoch auf bilingualen Unterricht, in welchem im Unterschied zu einer früheren gesellschaftswissenschaftlichen Fächerdominanz mehr und mehr naturwissenschaftliche Unterrichtsinhalte und -fächer thematisiert werden (vgl. Bonnet 2015: 165), gilt es darauf hinzuweisen, dass methodische Unterstützungsmaßnahmen besonders relevant werden.

Die Lernenden vollziehen im Sachunterricht einen Konzeptwechsel von Alltagsvorstellungen hin zu wissenschaftlichen Konzepten (vgl. Kap. 5.2 und 5.3), der im bilingualen Unterricht vermehrt fremdsprachig abläuft und daher einen erhöhten Kontextualisierungsgrad benötigt (vgl. Bonnet 2015: 172). Ferner ist genügend Gelegenheit zu fachlicher Interaktion wichtig, die sprachlich entlastet werden muss (vgl. Kap. 3.4). Praktisches Handeln ist darüber hinaus entscheidender Bestandteil naturwissenschaftlichen Arbeitens, einerseits um das praktische Arbeiten selbst zu erlernen, andererseits ist es aber auch aus konstruktivistischer Perspektive der Bedeutungsaushandlung relevant (ibid.). Schließlich ist die Anregung zur Reflexion (z.B. mit Hilfe performativer Methoden wie Debatten oder Simulationen) wichtig, um naturwissenschaftliche Erkenntnisse zu bewerten (ibid.). Es lässt sich somit feststellen, dass die von Bonnet (2015) aufgeführten Unterstützungsmaßnahmen für naturwissenschaftliches Lernen im bilingualen Unterricht bereits sowieso Teil des Sachunterrichts sind und lediglich deren Ausprägung dem fremdsprachlichen Lernumfeld angepasst werden müssen.

Unabhängig von den unterschiedlichen vorgestellten Modellierungen naturwissenschaftlicher Kompetenz liegt allen Modellen die Annahme zu Grunde, dass Lernende beim naturwissenschaftlichen Wissensaufbau bestehende Konzepte verändern bzw. neue erwerben. Basis jeglichen Lernens ist Konzepterwerb, denn mit Hilfe von Konzepten gelingt die Strukturierung und Systematisierung der uns umgebenden Welt. Im nächsten Teil dieses Kapitels soll daher näher ausgeführt werden, wie Konzept- und Begriffsbildung im Lichte von Theorie und Forschungserkenntnissen verstanden werden.

5.2 Konzept- und Begriffsbildung

Es gibt unterschiedliche Definitionen und unterschiedliche Auffassungen von dem, was mit Konzept bezeichnet wird. Ferner sind Konzepte und deren sprachliche Bezeichnungen nicht gleichzusetzen. Im Folgenden Kapitel werden die kognitionspsychologische und die linguistische Perspektive voneinander abgegrenzt und Überlegungen über deren Zusammenhang angestellt. Auch wenn dabei nicht eindeutig bestimmt werden kann, wo die Grenze zwischen Konzept- und Sprachspeicher zu ziehen ist, wird herausgearbeitet, dass die beiden Wissensspeicher eng miteinander verknüpft sind. Es wird darauf eingegangen, inwiefern Sprache kognitive Prozesse beeinflusst und ob individuelle Einzelsprachen unterschiedliche Konzeptbildungsprozesse bedingen. Abschließend wird auf die linguistische Perspektive der Begriffsbildung eingegangen und es werden die Herausforderungen schulischen Lernens in Form von sprachlicher und konzeptueller Weiterentwicklung im Rahmen der *Conceptual Change* Theorie dargestellt (vgl. Kap. 5.2.3).

Damit es Menschen gelingt, die aus einer scheinbar unbegrenzten Menge einzelner Gegenstände und Lebewesen bestehende Welt zu verstehen, bilden Menschen Konzepte.

> In order to think and communicate about the endless objects, living things, and events in the world, a person simplifies those things by mentally grouping them and organizing them based on relationships and features they have in common. The process of constructing rules about how things go together is called concept formation, and it is a powerful mental tool (McDonald 1996: 432).

Müsste der Mensch bei jeder neuen Begegnung neu auf sie reagieren, würde das schnell in vielerlei Hinsicht zu Überforderung führen. „Creating a separate memory for each encounter with an item or event would result in an enormous amount of stored information, making cognitive processes cumbersome at a minimum, and quite likely some aspects of cognition would be impossible" (Oakes 2009: 249). Eine Systematisierung durch die Gruppierung von Gegenständen in Kategorien stellt daher eine entscheidende Hilfestellung im Lern- und Behaltensprozess von Gegenständen, Menschen und Situationen dar, die dem Mensch begegnen (ibid.). Konzeptbildung beschreibt folglich den Prozess, in dem Phänomene hinsichtlich ihrer Gemeinsamkeiten kategorisiert werden (vgl. McDonald 1996: 432; Oakes 2009: 250 f.; Santrock 2004: 282). Mit dem Kategorisierungsprozess geht die Entwicklung von sogenannten Repräsentanten eines Konzepts einher. Diese Repräsentanten werden aktiviert, sobald einem der Kategorie zugehörigen Element begegnet wird. Folglich wird auf Basis des bereits vorhandenen Wissens über eine Kategorie auf Verhalten oder

Charakteristika des neuen Elements geschlussfolgert. Konzepte bilden Vorstellungen auf Basis der Erfahrungswelt ab (vgl. Pörings/Schmitz 2003: 15) und leiten menschliches Denken und Verhalten (vgl. McDonald 1996: 432). Konzepte können ganz konkrete Elemente des täglichen Lebens umfassen, sie können jedoch auch abstrakt (z.B. Gerechtigkeit),[57] mathematisch (z.B. SUMME) oder sprachlich (z.B. Adjektiv) sein (Hallet 2002: 116, Verw. auf Van Loocke 1999). Einerseits können sich Konzepte auf Entitäten, also auf einzelne gedankliche Einheiten beziehen wie z.B. die Vorstellung, die man von seiner Mutter hat. Ein Konzept, wie z.B. Gemüse bezieht sich andererseits nicht auf eine einzelne gedankliche Einheit sondern gleich auf mehrere Repräsentanten dieses Konzepts, also auf eine ganze Reihe gedanklicher Einheiten (vgl. Pörings/Schmitz 2003: 15). Solche Konzepte, die ein Set von Entitäten umfassen, weisen eine klare Struktur auf, indem bestimmte Einheiten eingeschlossen werden, während andere eindeutig nicht Bestandteil des Konzepts sind (ibid.) (GEMÜSE schließt beispielsweise jegliche Obstsorten aus, die im Konzept Obst enthalten sind). Konzeptualisierung und Kategorisierung sind somit eng miteinander verknüpft, da Konzepte auf Kategorisierungsprozessen aufbauen.

Die Prozesse der Kategorienbildung und Entstehung konzeptueller Kategorien sind mentale Prozesse, die nicht beobachtbar sind. In der Forschung wurde daher häufig mit Experimenten gearbeitet, in denen die Probanden zu Kategorisierungen veranlasst wurden, indem sie darüber entscheiden sollten, welche Repräsentanten einem bestimmtem Konzept zugehörten und welche nicht. Getroffene Aussagen oder auch die gemessene Verweildauer des Blicks auf Bildern sollen Rückschlüsse auf die Entwicklung konzeptueller Kategorien zulassen. In der Forschung zu Konzeptentwicklung lassen sich Versuche unterscheiden, die entweder mit künstlichen oder mit natürlichen Konzepten arbeiten. Versuche, die die Konzeptualisierung künstlicher Konzepte nachwiesen, arbeiteten z.B. mit geometrischen Formen, die nur eine sehr begrenzte Anzahl von Eigenschaften haben und daher eindeutig zuzuordnen sind (vgl. McDonald 1996: 432). Rückschlüsse auf die Konzeptbildung lassen sich so aber nur begrenzt ziehen, da Konzepte, die sich auf die komplexen Gegenstände des alltäglichen Lebens beziehen, sich häufig durch unscharfe Konzeptgrenzen auszeichnen. „Most concepts in the everyday world do not fall into neatly defined categories. Many have fuzzy borders that involve some uncertainty" (McDonald 1996: 433). Dennoch gelingt es Menschen, eine Vorstellung von Konzepten zu

57 Im Folgenden sind Konzepte in Großbuchstaben gehalten, wenn vor allem auf das Konzept und weniger auf den dazugehörigen Begriff Bezug genommen wird.

entwickeln und neue unbekannte Phänomene Konzepten zuzuordnen oder sie davon auszuschließen. Hilfreich ist ihnen dabei die Festlegung eines Repräsentanten, der die Kriterien des Konzepts am besten erfüllt und als bestes Beispiel, als sogenannter Prototyp, der Kategorie dient.[58] Neben dem prototypischen Repräsentanten, umfasst ein Konzept auch marginale und sogar möglicherweise zweifelhafte Mitglieder (vgl. Pörings/Schmitz 2003: 19). Während also das Zentrum eines Konzepts durch den Prototyp fest etabliert scheint, können die konzeptuellen Kategorien zu den Rändern hin unscharf werden und sich mit anderen Kategorien überschneiden (ibid.).

Konzepte erhalten mitteilbaren Ausdruck, indem ihnen Begriffe zugeordnet werden, die als sprachliche Kategorien im Sprachgebrauch verwendet werden. Viele Modellierungen von Konzeptualisierung berücksichtigen jedoch auch, dass sprachliche Kategorisierung kein Automatismus ist, sondern, dass Konzeptualisierung auch unabhängig von Sprache stattfinden kann und es nichtsprachliche konzeptuelle Kategorien gibt (vgl. Pörings/Schmitz 2003: 23), was im Umkehrschluss Rückschlüsse auf menschliches Denken allgemein zulässt. Beispielsweise nimmt die *Dual Coding Theory* an,[59] dass Denken grundsätzlich ohne eine Form sprachlicher Verarbeitung möglich ist, dass dies aber eher auf Formen der Informationsverarbeitung zutrifft, bei denen motorische, sensorische oder räumliche Merkmale im Vordergrund stehen (vgl. Heine 2010a: 203). Es ist z.B. schlecht vorstellbar, dass die Handlungen eines Fußballspielers, während eines schnellen Spielzuges auf elaborierte sprachliche Verarbeitung zurückzuführen sind; eher ist hier der Rückgriff auf visuell-räumliches Vorstellungsvermögen und prozedurales Wissen ohne sprachliche Aktivierung zu vermuten. Welcher Code zur Verarbeitung herangezogen wird, ist folglich abhängig von der jeweiligen Information bzw. dem zu aktivierenden Konzept. Sprachliche Verarbeitung spielt vermutlich besonders bei abstrakten Konzepten eine Rolle. Denn je abstrakter ein Konzept, desto schwerer fällt die

58 Wird beispielsweise das Konzept VOGEL aktiviert, so ist dieses direkt mit einem bestimmten – dem prototypischen – Vogel verknüpft. In unseren Breitengraden ist dies z.B. möglicherweise die Amsel oder die Taube und weniger ein Strauß. Die Wahl des jeweiligen Prototyps ist folglich immer individuell und kulturell geprägt und von sozialer Umgebung und Interaktion beeinflusst.

59 Die *Dual Coding Theory* wurde ursprünglich von Paivio (z.B. 1986) entwickelt und geht von Denkprozessen in zwei parallelen Codes, einem verbalen und einem nichtsprachlichen, symbolischen bzw. visuell-räumlichen Code aus (vgl. Paivio 1986: 53). Einen Überblick über weitere Perspektiven bezüglich des Zusammenhangs von Sprache und Denken liefert (vgl. z.B. Heine 2010a: 201 ff.).

Verknüpfung mit visuellen Objekten (z.B. GERECHTIGKEIT oder SOZIALSTAAT) und desto notwendiger ist der verbale Code, um die Konzepte auszubilden (ibid.). „Hier lässt sich vermuten, dass eine sprachliche Repräsentation Grundvoraussetzung ist für die ansonsten nicht sensuell erfahrbaren Konzepte" (Heine 2010a: 203).

Während die Annahme sprachlicher und nicht-sprachlicher Konzeptualisierung und Denkprozessen Zustimmung findet, wird hingegen kontrovers diskutiert, wie viel Weltwissen Teil der sprachlichen Konzepte ist. Viele linguistische Modelle unterscheiden zwar auch zwischen Sprachwissen und nicht-sprachlichen Modulen, Sprachwissen meint dabei jedoch nicht jegliche versprachlichte Konzeptualisierung sondern enthält phonetische, morphosyntaktische, lexikalische und semantische Informationen (vgl. Heine 2010b: 9). Die semantischen Informationen im mentalen Lexikon enthalten die Kernbedeutung von Wörtern, jedoch keine weiterführenden kontextbezogenen Informationen. „Semantic knowledge is contrasted with encyclopaedic, or conceptual knowledge, which is assumed to be stored outside the linguistic module, and contains knowledge of the world […]. Encyclopaedic knowledge is by traditional linguists regarded as belonging to the field of cognitive psychology, rather than linguistics, and is not integrated into the modelling of linguistic core disciplines" (Heine 2010b: 9). Gleichzeitig weisen aber Bilingualismus-Studien bilingualen Sprechern kognitive Vorteile, wie z.B. größere kognitive Flexibilität und höhere Problemlösekompetenzen nach,[60] was wiederum auf einen engen Zusammenhang zwischen Sprachentwicklung und Kognition hindeutet und die Idee separater mentaler Module in Frage stellt. Auch die vorgestellte Konzeptualisierung von Prototypen kann als Hinweis auf eine enge Verbindung von Sprach- und Konzeptwissen gesehen werden. „It is crucial here that prototypes cannot be explained without the integration of world knowledge, because what is considered to be a good or a bad member of a category is often to a high degree culture specific and grounded in personal experience; so the strict distinction between linguistic knowledge and encyclopaedic knowledge is suspended" (Heine 2010b: 14).

Wenn also eine enge Verknüpfung zwischen Sprache und Konzeptwissen angenommen werden kann, stellt sich die Frage, inwiefern Sprache Konzeptbildung beeinflussen kann bzw. ob unterschiedliche Sprachen mit unterschiedlichen Konzeptbildungsprozessen einhergehen. Diese Frage ist insbesondere für den bilingualen Unterricht relevant, da dessen Potenzial unter anderem auch

60 Für einen zusammenfassenden Überblick (vgl. z.B. Festmann/Kersten 2010).

mit der Förderung interkultureller Kompetenzen und Mehrperspektivität, durch kontrastierende Betrachtungsweisen durch die Fremdsprache, begründet wird (vgl. z.B. Lamsfuß-Schenk 2000: 75; Ministerium für Schule und Bildung (MSB) Nordrhein-Westfalen 2021: 4). Das viel zitierte Beispiel zur Veranschaulichung semantischer Diskrepanz der Begriffe Völkerwanderung und *barbarian invasion* (vgl. z.B. Dallinger 2015: 23) ist ein Hinweis darauf, dass sich dieses Potenzial des bilingualen Unterrichts vor allem auch auf konzeptionelle und konnotative Unterschieden zwischen den Sprachen bezieht. „Der spezifische Bildungsbeitrag des BU muss also darin gesehen werden, dass er den Lernenden auch fremdsprachig gefasste Modi des Weltverstehens, Modelle der Welterklärung und die jeweiligen Konzeptualisierungen erschließt" (Hallet 2005: 4). Im nächsten Kapitelabschnitt werden daher verschiedene Perspektiven zur Idee sprachinhärenter Konzeptbildungsprozesse diskutiert.

5.2.1 Rolle der spezifischen Einzelsprache

> Mit dem englischen Wort *grand piano* wird die Größe gegenüber dem normalen *piano* ins Blickfeld gerückt. Die französische Konstruktion *piano à queue* „Schwanzpiano" ist ebenso wie die deutsche Konstruktion *Flügel* aus einem Metaphorisierungsprozess hervorgegangen: In beiden Fällen ist die Bezeichnung durch eine wahrgenommene Ähnlichkeit mit Teilen von Tieren motiviert (Pörings/Schmitz 2003: 17).

Pöring/Schmitz (2003) beschreiben eins der zahlreichen Beispiele, bei denen die Versprachlichung von Konzepten in unterschiedlichen Sprachen variiert. Auf die Basis solcher Beobachtungen stützen sich Vermutungen, dass die sprachspezifische Konzeptualisierung die menschliche Wahrnehmung und Erfahrungswelt beeinflusst (vgl. Pörings/Schmitz 2003: 139). Muster und Strukturen einer Sprache, insbesondere die Grammatik, spiegeln dieser Ansicht nach eine bestimmte Sichtweise auf die Welt wider. Diese fest etablierten Strukturen führen wiederum dazu, dass die Wahrnehmung durch die Sprache vorgegeben ist, „wir sehen die Welt durch unsere Sprache" (ibid.). Theorien, die einen Zusammenhang zwischen Konzeptbildung und einer spezifischen Sprache vermuten, lassen sich unter der Hypothese der sprachlichen Relativität oder der Relativitätshypothese zusammenfassen. Die Extremposition, der Sprachdeterminismus, geht insofern noch darüber hinaus, als dass nicht nur ein Zusammenhang zwischen Sprache und Denken vermutet wird, sondern dass die jeweilige Sprache determiniert, wie und was wahrgenommen wird (ibid.).

Die Relativitätshypothese geht auf eine lange Tradition zurück, denn schon Humboldt begründete im 19. Jahrhundert die Individualität von Sprache unter anderem durch Unterschiede in den jeweiligen Kulturkreisen und nahm eine unweigerliche Verknüpfung von Kultur und Sprache an (vgl. Humboldt 1822: 252). Sprache kann sowohl als Spiegel des Weltverständnisses eines Individuums als auch eines Kulturkreises angesehen werden, dem das Individuum angehört.

> In diesem Sinne hat Humboldt die Sprache treffend als „eigentümliche Weltsicht" beschrieben und zwar in doppelter Hinsicht: aufgrund des individuellen Standpunktes eines jeden Menschen und aufgrund der nationalen Subjektivität. Die Sprache bildet um den einzelnen und um das Volk gleichsam einen Kreis, in dem man aber nicht von anderen ausgeschlossen gefangen bleibt, sondern der verlassen werden kann, indem man in den Kreis einer anderen Sprache eintritt (Hennigfeld 1982: 53).

Nach dieser Auffassung stellt die Erstsprache die Basis für die Definition der eigenen Existenz dar. Durch das Erlernen einer anderen Sprache können diese Grenzen jedoch ausgeweitet und ein Verständnis über andere Weltsichten erlangt werden (ibid.).

Vor allem Untersuchungen zu den Strukturen unterschiedlicher Sprachen haben den Zusammenhang zwischen Sprache und Kultur weiter bekräftigt. Die Tatsache, dass Sprachen über Begriffe verfügen, für die es in anderen Sprachen keine Übersetzungsäquivalente gibt, weist darauf hin, dass in diesen Sprachen Konzepte entwickelt werden, für die es in anderen Kulturräumen schlichtweg keine Notwendigkeit gibt. Beispielsweise konnten Luria & Vygotsky in den 90er Jahren bei einer Analyse in Lappland feststellen, dass die nordischen Völker dort 41 Wörter für verschiedene Formen von Schnee oder 20 verschiedene Bezeichnungen für Eis verwenden (vgl. Pörings/Schmitz 2003: 141). Auch die Publikationen von Edward Sapir zu Untersuchungen in Amerika werden als Unterstützung der sprachlichen Relativität angesehen.

> Dort gab es Sprachen, denen so vertraute grammatische Kategorien wie „zählbar/nicht-zählbar", „Substantiv/Verb", oder „Tempus" und „Kasus" gänzlich fehlten. Dafür fanden sie in diesen Sprachen exotisch anmutende Unterscheidungen, wie etwa ob ein Ereignis oder eine Handlung sich in Raum oder Zeit wiederholt hat, ob es nördlich, südlich, östlich oder westlich des Sprechers stattgefunden hat, ob es dem Sprecher aufgrund von persönlicher Erfahrung, von Hörensagen oder durch eigene Schlussfolgerung bekannt wurde, oder auch ob eine Sache sichtbar war oder nicht (Pörings/Schmitz 2003: 141).

Für den Forscher war es naheliegend, dass solch gravierende Unterschiede im grammatischen System zwangsläufig auch zu einer veränderten Weltsicht führen müssten, da auf ganz andere Zusammenhänge und Informationen Wert gelegt wurde (ibid.).

Der zweite Forscher, der mit der Relativitätshypothese in Verbindung gebracht wird, ist Benjamin Lee Whorf, der den Begriff der sprachlichen Relativität prägte, weswegen diese Theorie oft als Sapir-Whorf-Hypothese bezeichnet wird (vgl. Pörings/Schmitz 2003: 142). Die Sapir-Whorf-Hypothese hat viel Kritik erfahren, da empirisch nie belegt werden konnte, dass Sprecher unterschiedlicher Sprachen die Welt tatsächlich unterschiedlich wahrnehmen (vgl. Pörings/Schmitz 2003: 143) und dass eine Konzeptualisierung gänzlich im Rahmen der Sprachgrenzen keine Erklärung für die Entstehung neuer Konzepte und Begriffe liefern kann, wie sie aber in jeder Sprache vorkommen und beobachtbar sind (z.B. skypen, googeln oder Handy) (vgl. Heine 2010a: 204). Als Konsequenz neuerer Untersuchungen wird unter dem Begriff der Linguistischen Relativität zwar nicht angenommen, dass Individuen in sprachlich vorgegebenen Konzeptgrenzen gefangen sind, jedoch wird davon ausgegangen, dass die Art und Weise, wie über die Welt kommuniziert wird, bestimmte Sichtweisen prägen und konventionalisieren (vgl. Heine 2010a: 204) sowie unterschiedliches Verhalten aufgrund unterschiedlicher Sprachsysteme erklärbar ist (vgl. Pörings/Schmitz 2003: 143 ff.).

Kulturelle und sprachliche Konventionen scheinen also in einer wechselseitigen Beziehung zu stehen, bei deren Entwicklung die Umgebung möglicherweise eine größere Rolle spielt als einzelsprachliche Strukturen. Studien konnten zeigen, dass sich die räumliche Konzeptualisierung bei Sprechern derselben Sprache, jedoch wohnhaft in unterschiedlichen geografischen Regionen, deutlich unterschieden (vgl. Heine 2010a: 205). Es waren nicht sprachliche Strukturen für die Konzeptualisierungsunterschiede verantwortlich (denn beide Gruppen sprachen ja dieselbe Sprache), sondern vielmehr die Diskurspraktiken der unmittelbaren Umgebung (ibid.). Diese Annahme findet Ausdruck in der Soziokulturellen Theorie. „Individuelle kognitive Strukturen, die später konventionalisierten Denkprozessen zugrunde liegen, werden als Ergebnisse sozialer Interaktion betrachtet, die in erster Linie über Sprache als besonders mächtigem soziosemiotischen System aufgebaut werden" (Heine 2010a: 206). Konzepterwerb findet diesem Ansatz zufolge nicht nur durch eigene mentale Prozesse statt, sondern im Rahmen sozialer Interaktion, die meistens verbal ist. Die so aufgebauten Konzepte sind daher automatisch an Sprache gebunden, da sie darüber aufgebaut wurden. Auch wenn dieser Ansicht nach Sprache keine Notwendigkeit für jegliches Denken darstellt, fällt ihr doch eine entscheidende Rolle als Voraussetzung für komplexes und abstraktes Denken zu (ibid.).

Zusammenfassend lässt sich feststellen, dass Sprache und Konzeptbildung eng miteinander verknüpft sind und einzelsprachenspezifische Strukturen und Diskurspraktiken unterschiedliche Konzepte und Verhaltensweisen hervorbringen können. Eine radikale Ansicht, wie die des Sprachdeterminismus, demzufolge Individuen in ihrer Wahrnehmung und Weltvorstellung in den Konventionen ihrer Sprache „gefangen" sind, lässt sich jedoch nicht halten. Dennoch haben Sprache und vor allem das interaktive Umfeld Einfluss darauf, welche Konzepte und Begriffe definiert werden. Im Folgenden wird auf den sprachlichen Prozess der Konzeptbildung, der Begriffsbildung genauer eingegangen.

5.2.2 Begriffsbildung

Konzepte repräsentieren Entitäten der Erfahrungswelt, die sprachlich kategorisiert werden, wenn sie für eine Kulturgemeinschaft bedeutsam sind. Wörter stehen also für diese erfahrungsbasierten Vorstellungen und dienen dazu, über eben jene zu kommunizieren. Der Zusammenhang von Wort und Konzept ist dabei indirekt, denn weder ist das Wort die Sache selbst, noch ist es ihr in irgendeiner Weise ähnlich, vielmehr symbolisiert es das Konzept in einer Form, auf die man sich innerhalb einer Sprachgemeinschaft einigte (vgl. Pörings/Schmitz 2003: 30). Nach Saussure wird daher in der strukturalistischen Sprachwissenschaft zwischen dem Wort als *signifiant* (Bezeichnendes) und dem konzeptuellen Inhalt *signifié* (Bezeichnetem) unterschieden, wonach das Wort ein *label* ist, das einen inhaltlichen Gegenstand benennt (vgl. Fries 2013: 146).

> Nun könnte man ja durchaus annehmen, für jede konzeptuelle Kategorie gebe es eine einzige, eindeutige sprachliche Entsprechung in Form eines Wortes – oder umgekehrt betrachtet: jedem Wort sei eindeutig eine bestimmte konzeptuelle Kategorie oder Bedeutung zugeordnet. Doch ein Blick in die sprachliche Realität widerlegt eine solche Annahme schnell: eine Wortform steht nämlich in sehr vielen Fällen mit mehreren Bedeutungen in Beziehung (Pörings/Schmitz 2003: 27 f.).

Durch die Polysemie, die vielen Wörtern eigen ist, stehen die verschiedenen Bedeutungen untereinander und auch mit den Vorstellungen in Beziehung. In der Lexikologie werden zwei Verfahrensweisen unterschieden, diese Beziehungen systematisch darzustellen. Semasiologische Verfahren gehen vom Wort selbst aus und listen dessen verschiedene Bedeutungen auf, damit diese miteinander in Beziehung gesetzt werden können. Onomasiologische Verfahren auf der anderen Seite, gehen vom Konzept aus und untersuchen, welche Wörter diese Bedeutung ausdrücken, wodurch Wortfelder mit sinnverwandten Wörtern entstehen (Synonyme) (vgl. Pörings/Schmitz 2003: 28 f.). Im Detail kann hier nicht auf die Besonderheiten der beiden Verfahrensweisen eingegangen werden, jedoch gibt es grundlegende Gemeinsamkeiten beider Verfahren, die Einfluss auf die Wahl eines bestimmten Wortes als Bezeichnung eines bestimmten Konzeptes haben, die im Folgenden kurz erläutert werden.

Verschiedene Bedeutungsaspekte eines Wortes unterscheiden sich hinsichtlich ihrer Prominenz, d.h. eine Bedeutung eines Wortes kommt einem schneller in den Sinn als andere und das Wort wird somit vermutlich häufiger als Referent dieser Bedeutung im Sprachgebrauch verwendet. Diese prominente Bedeutung bildet den Kern eines sternförmigen Bedeutungsnetzwerks, welches die Beziehung zu den anderen Bedeutungen des Wortes herstellt und häufig als Grundlage zur Erklärung der anderen Bedeutungen herangezogen wird (vgl. Pörings/Schmitz 2003: 34 f.). Eine Ausnahme stellen Homonymien dar, bei denen die gleiche Form des Wortes keinen Bedeutungszusammenhang hat, sondern etymologisch auf unterschiedliche Formen zurückgeht (z.B. Kiefer).

Alltagsklassifikationen folgen einem allgemeinen Organisationsprinzip, bei dem sich Klassifikationsebenen vom sehr allgemeinen hin zum sehr spezifischen Begriff unterscheiden und eine Anordnung in Form hierarchischer Taxonomien entstehen kann (vgl. Pörings/Schmitz 2003: 41). Zwischen der allgemeinen Bezeichnung (z.B. Tier) und dem spezifischen Begriff (z.B. Golden Retriever) liegt die Basisebene (z.B. Hund). Studien deuten darauf hin, dass die Begriffe der Basisebene am ehesten verwendet werden, also prominenter sind (ibid.). Gleiches gilt für den Spracherwerb von Kindern, die zunächst Begriffe der Basisebene erlernen, bevor sie Begriffe der hierarchiehöheren bzw. -niedrigen Ebenen erwerben (ibid.).

Bei der onomasiologischen Beschreibung konzeptueller Domänen fällt auf, dass zur Bezeichnung einer Bedeutung theoretisch mehrere Bezeichnungen gewählt werden können, jedoch praktisch bestimmte präferiert ausgewählt werden. Langacker (1987) zufolge hängen die Häufigkeit der Benutzung einer Struktur in einer Sprachgemeinschaft mit der Bedeutungsdefinition zusammen, da Bedeutungen von Konzepten nach und nach im Sprachgebrauch verankert (*entrenched*) werden.

> Every use of a structure has a positive impact on its degree of entrenchment, whereas extended periods of disuse have a negative impact. With repeated use, a novel structure becomes progressively entrenched, to the point of becoming a unit; moreover, units are variably entrenched depending on the frequency of their occurrence (Langacker 1987: 59).

Je häufiger Mitglieder einer Sprachgemeinschaft der Verwendung von Begriffen in einer bestimmten Bedeutung ausgesetzt sind, desto häufiger wird der Begriff auch in diesem Kontext verwendet werden. Der alltägliche Gebrauch von Konzepten, Bedeutungen und Sprachstrukturen kann folglich zu einer

Einbürgerung in den Wortschatz und zur festen Etablierung im Sprachsystem führen (vgl. Pörings/Schmitz 2003: 42). Untersuchungen des Sprachkorpus geben Aufschluss, welche Bezeichnungen in der Sprachverwendung am geläufigsten sind.

Die beschriebenen Prozesse laufen mal mehr mal weniger bewusst und beobachtbar in einer Sprachgemeinschaft ab und können Jahre dauern. Wenn ein Konzept erworben wird, wird also nicht jedes Mal individuell nach einem passenden Begriff gesucht, sondern dieser geht auf unterschiedlich lange sprachgeschichtliche Prozesse des „Einschleifens" in der Sprachgemeinschaft zurück und wird zusammen mit dem Konzept erworben. „Lexikalische Kategorien sind also fest etabliert und werden nicht ad hoc und spontan gebildet" (Pörings/Schmitz 2003: 19).

In den bisherigen Ausführungen des Kapitels wurde gezeigt, dass Sprache ohne Konzepte nicht denkbar und daher immer bedeutungsvoll ist, denn die Begriffe dienen als Anker für die dazugehörigen Konzepte (vgl. Heine 2010b: 22). Eine zunächst nichtlinguistische, mentale Repräsentation geht eine Verbindung mit einem Wort ein, sodass der Begriff das Konzept repräsentiert (vgl. Fries 2013: 146). Konzept- und Spracherwerb sind folglich miteinander verknüpft, denn die Lernenden erwerben die Konzepte sowie den Code, der allgemein Bezug auf die benannten Gegenstände nimmt. Dadurch, dass Gesprächspartner ähnliche Vorstellungen von den benannten Dingen haben, kann Kommunikation funktionieren.

Im Laufe ihrer Entwicklung bauen Kinder diese konzeptuelle Vorstellungswelt mit den dazugehörigen Begriffen auf. Schule hat unter anderem die Aufgabe, diese Vorstellungen weiterzuentwickeln und auch neue aufzubauen. Um die Konzeptbildung bei Lernenden zu fördern, werden sie häufig aufgefordert, aktiv Hypothesen oder Mutmaßungen über Zusammenhänge und Regelmäßigkeiten herzuleiten. Im Prozess der Überprüfung der Annahmen, lernen Schülerinnen und Schüler einerseits, neue Hypothesen zu bilden, sollte sich die vorherige Annahme nicht bestätigen. Andererseits erproben sie aber auch die Annahme zu bestätigen und als neues Wissen in das Konzept mit aufzunehmen. Die Konzept- und Begriffswelt, die Menschen im Laufe ihres Lebens aufbauen, ist somit kein statisches Konstrukt, sondern veränderbar, weiterentwickelbar und differenzierbar. Diese Weiterentwicklung von Wissen soll im Folgenden näher beschrieben werden.

5.2.3 Conceptual Change

Wenn Schülerinnen und Schüler ihre Schullaufbahn beginnen, bringen sie bereits eine Vielzahl an Konzepten mit, die in ihrem bisherigen Alltag geprägt wurden. Jegliches weitere Lernen wird von diesem bereits erworbenem Wissen und den Vorstellungen über die Welt beeinflusst. Konzeptuelles Lernen im Alltag junger Lernender ist eng an ihre persönlichen Erfahrungen und gegenständliche Anschauung geknüpft. Unterrichtsinhalte in der Schule hingegen befassen sich häufig mit Phänomenen, die sich der unmittelbaren Anschauung entziehen und somit deutlich über die Themen der kindlichen Alltagswelt hinaus gehen (vgl. Hallet 2002: 118). Teilweise sehen sich Lernende im Unterricht mit unbekannten Konzepten konfrontiert, teilweise werden aber auch Konzepte thematisiert, über die die Schülerinnen und Schüler bereits Kenntnisse erworben haben und die mit den wissenschaftlichen Unterrichtsinhalten interferieren können, da sich alltagsweltliche Konzepte meist deutlich von wissenschaftlichen Vorstellungen unterscheiden. Die im Alltag erworbene Vorstellung, wie z.B. die des Phänomens der Kraft, welches in der Alltagssprache körperliche und geistige Stärke bezeichnet (Duden), unterscheidet sich vom Verständnis der physikalischen Größe und bedarf daher einer konzeptuellen Umwendung und Andersdeutung (vgl. Leisen 2015: 230).

Im Rahmen der *Conceptual Change Theory* wurde dieser Prozess der Umwandlung beschrieben. Lange wurde dabei vermutet, dass es zu einer Ablehnung bzw. zu einem Ersetzen unzureichender Vorstellungen kommt (vgl. Posner et al. 1982: 212). Auch wenn sich Posner et al. (1982) teilweise von den Theorien Piagets distanzieren, verwenden sie dennoch seine Terminologie, um den Lernprozess zu beschreiben (ibid.). Daher bezeichnen sie den Prozess, bei dem Lernende neue Phänomene mit Hilfe bestehender Konzepte interpretieren und verstehen, als Assimilation. Wenn hingegen bestehendes Wissen nicht hinreichend dazu dienen kann, neue Phänomene erfolgreich mit existierenden Wissensbeständen zu verknüpfen, dann bedarf es einer Reorganisation bzw. eines Ersetzens von Konzepten, was als Akkommodation bezeichnet wird (ibid.). Für gewöhnlich ist Akkommodation jedoch kein Prozess, der selbstverständlich und leicht eintritt, da eine Tendenz dazu besteht, an seinen bisherigen Kenntnissen und Konzepten festzuhalten. „Such concepts can be linked to prior experience, images, or models which make them appear intuitively obvious and which make competing concepts seem not just wrong but virtually unintelligible. Often, therefore, the first hurdle a set of central concepts must face in gaining acceptance is to appear to make sense“ (Posner et al. 1982: 213 f.). Die

Autoren formulieren daher vier Voraussetzungen, die gegeben sein müssen, damit Lernende den Prozess der Akkommodation durchlaufen.

Zunächst einmal muss eine Person einem Problem begegnen, welches mit Hilfe des bisherigen Wissens nicht zu lösen ist, worüber eine merkliche Unzufriedenheit entsteht. Ferner ist es eine Voraussetzung, dass der Mehrwert neuer Konzepte erkannt wird und deren Verständnis gewährleistet ist, damit sie im Wissensnetzwerk verankert werden können. Diese Verankerung ist nur möglich, wenn der neu zu erwerbende Wissensbestand plausibel ist und bestehenden Vorstellungen nicht widerspricht, sondern diese ergänzt. Schließlich nennen die Autoren noch die Fruchtbarkeit der neuen Vorstellung als relevantes Kriterium, was die Ausbaufähigkeit in Hinblick auf weiteren Wissensaufbau auch in anderen Bereichen bezeichnet (vgl. Posner et al. 1982: 214). Die beschriebenen Voraussetzungen implizieren, dass Konzepterwerb ein sehr individueller Prozess ist, da er einen engen Zusammenhang mit dem jeweiligen Vorwissen aufweist. Darüber hinaus wird vermutet, dass die Wissensumstrukturierung nicht etwa plötzlich, sondern vielmehr graduell verläuft. „Accommodation, particularly for the novice, is best thought of as a gradual adjustment in one's conception, each new adjustment laying the groundwork for further adjustments but where the end result is a substantial reorganization or change in one's central concepts" (Posner et al. 1982: 223).

Inzwischen haben konstruktivistische Ansätze Abstand von der radikalen Idee des Konzeptwechsels genommen, bei dem Fehlvorstellungen abgelehnt und adäquate Konzepte erworben werden (vgl. Krüger 2007: 82), da ein Auslöschen und Ersetzen von Konzepten in Studien nicht nachgewiesen werden konnte (vgl. Prenzel/Seidel 2008: 613). Vielmehr werden alltagsweltliche Schülervorstellungen nicht länger normativ-wertend als falsch angesehen (vgl. Krüger 2007: 82) und es wird vermutet, dass es im Unterricht nicht zur Ablehnung und Auslöschung von Fehlkonzepten kommt, sondern dass existierende Konzepte verfeinert, erweitert und systematisiert werden (vgl. Fries 2013: 146). Erweiterungen der *Conceptual Change Theory* befassen sich ferner mit der Rolle von Motivation im Lernprozess sowie der Relevanz des bewussten Erlebens eines kognitiven Konflikts, der schließlich auch ein Reflektieren über den Erkenntnisgewinn ermöglicht, da diese Aspekte im ursprünglichen Modell unberücksichtigt blieben (vgl. Krüger 2007: 86 ff.).[61]

---

61 Zu einer ausführlichen Zusammenfassung der Erweiterungen der *Conceptual Change Theory* (vgl. z.B. Krüger 2007: 86–88).

Der im Rahmen der schulischen Bildung stattfindende Erwerb wissenschaftlicher Konzepte und Begriffe kann also mit einer Andersdeutung bzw. Ergänzung eines bestehenden Konzepts einhergehen, oder es werden bis dahin unbekannte Konzepte erworben. Die Vermittlung wissenschaftlicher Begriffe wird in der Schule explizit angestrebt und in dafür gestalteten, strukturierten Aufgaben thematisiert, wodurch sich der Aufbau wissenschaftlicher Begriffe von dem spontaner Alltagsbegriffe unterscheidet (vgl. Quehl/Trapp 2015: 30). „Wissenschaftliche Begriffe unterliegen einer Systematik und logischen Organisation und es ist diese Struktur, die dazu geführt hat, sie als ‚wissenschaftlich' zu bezeichnen" (Quehl/Trapp 2015: 30). Schulischer Konzepterwerb bedeutet neben der inhaltlichen Restrukturierung daher auch sprachliches Lernen, bei dem ein anderes Sprachregister erworben wird, welches sich vom alltagssprachlichen Register unterscheidet.[62] Das akademische Sprachregister mit seinen erklärungsmächtigen wissenschaftlichen Begriffen ermöglicht, abstrakte Sachverhalte zu strukturieren und sie sprachlich angemessen darzustellen (vgl. Heine 2010b: 12). Im Rahmen bilingualen Unterrichts findet dieser Spracherwerb vorrangig fremdsprachlich statt (vgl. z.B. Hallet 2002: 119 f., 2013: 180; Wolff 2013a: 299). Im nächsten Kapitel soll dargestellt werden, welche Auswirkungen der Einsatz der Fremdsprache auf den Konzept- und Spracherwerb haben kann.

5.3 Konzept- und Begriffsbildung in der Fremdsprache

Bilingualer Unterricht ist Fachunterricht, dem die bereits beschriebene Aufgabe zufällt, alltagsweltliche Vorstellungen in systemische, wissenschaftlich fundierte Konzepte weiterzuentwickeln.

> Entscheidend ist nun für unseren Zusammenhang, dass die wissenschaftlichen Begriffe, die im bilingualen Sachfachunterricht konstruiert, ausgebildet und erworben werden, muttersprachlich noch gar nicht oder in einer sehr rudimentären, im Wesentlichen in einer mit einzelnen wissenschaftlichen Versatzstücken versehenen, erfahrungsbasierten Form vorliegen, an die die wissenschaftlichen Konzepte anknüpfen können (Hallet 2002: 119).

Fraglich ist, ob die fremdsprachige Konstruktion wissenschaftlicher Begriffe im bilingualen Unterricht zu einem anderen konzeptuellen Verständnis der Fachinhalte führt als Regelunterricht in der Schulsprache.

62 Zur detaillierten Differenzierung der Sprachregister BICS und CALP vgl. Kap. 3.1.

Im vorherigen Kapitelabschnitt wurde dargestellt, dass Sprachen unterschiedlich konventionalisierte Diskurs- und Strukturmerkmale aufweisen, welche Einfluss auf Wissensaufbau, -strukturierung, und -abrufung nehmen können. Theoretisch ist es daher möglich, dass sich die in der Fremdsprache thematisierten Wissensinhalte von denen des Regelunterrichts in der Schulsprache unterscheiden (vgl. Heine 2010a: 207). Jedoch ist eine unterschiedliche konzeptuelle Verarbeitung aufgrund sprachspezifischer Strukturmerkmale fraglich, wenn die Sprachen, wie z.B. Deutsch und Englisch typologisch eng verwandt sind. Die Mehrheit wissenschaftlicher Begriffe weist zudem per Definition klare Konzeptgrenzen und somit universelle Bedeutung auf, wodurch ein sprachinhärenter unterschiedlicher Konzeptaufbau im bilingualen Unterricht in diesen Fällen ohnehin unwahrscheinlich ist, da dieser auf den Aufbau eben jener, nicht kulturspezifischen wissenschaftlichen Begriffe abzielt (ibid.). „Es stellt sich die Frage, ob ein typisches bilinguales Lernsetting, in dem die L2 auf Anfänger- und mittlerem Sprachlernniveau in einer ansonsten monolingual dominierten L1-Lernumgebung Verwendung findet, tatsächlich aus sich heraus eine wesentlich andersartige konzeptuelle Wahrnehmung verursacht als die L1 es erreichen würde" (Heine 2010a: 208). Sollten konnotative Differenzen von Begriffen vorliegen (z.B. vermutl. eher in gesellschaftswissenschaftlichen Fächern), ist für deren Bewusstwerdung die bloße Verwendung der Fremdsprache wohl nicht ausreichend und somit kein Automatismus des bilingualen Unterrichts. Vielmehr ist die bewusste Thematisierung im Unterricht nötig, um kulturell und sprachlich bedingte Konzeptunterschiede zu erkennen (vgl. Heine 2010a: 208).

Auf Basis dieser Überlegungen lässt sich zwar kein ursächlicher Einfluss der Fremdsprache auf konzeptuelle Verarbeitungsprozesse annehmen, die im bilingualen von denen im regulärem Unterricht abweichen, die Fremdsprache hat aber dennoch Einfluss auf den Lernprozess an sich. So werden vertiefte Verarbeitungsprozesse im bilingualen Unterricht angenommen, da Lernende zum Verarbeiten und Verstehen der fremdsprachlichen Fachinhalte eine höhere geistige Anstrengung erbringen müssen (z.B. Vollmer 2010: 32). Lernende des bilingualen Unterrichts bringen beispielsweise mehr Zeit für die Erarbeitung von Texten auf als Lernende des Regelunterrichts, weswegen Lamsfuß-Schenk mehr Denkoperationen bei der Texterschließung und insgesamt eine tiefere Elaboration bei den bilingualen Schülerinnen und Schülern annimmt (vgl. Lamsfuß-Schenk 2008: 245, 2015: 156).

Auch auf Ebene des Begriffserwerbs wird vertiefte Elaboration bei bilingualen Lernerinnen und Lernern vermutet, da sie fachliche Begriffe stärker in den Erarbeitungsprozess einbeziehen (vgl. Lamsfuß-Schenk 2015: 157). Bei mit der Methode des Lauten-Denkens untersuchten bilingualen Schülerinnen und Schülern hat Heine (2010a) Ausdrucksschwierigkeiten durch sprachliche Probleme bei Lernenden beobachten können. Im kontinuierlichen Versuch diese zu überwinden, vergleichen Lernende unterschiedliche Konzepte und Ausdrucksmöglichkeiten, was der Forscherin nach zu tieferer semantischer Verarbeitung und besserer Langzeitspeicherung führt (vgl. Heine 2010a: 209 f.). „Die Suche nach der sprachlichen Form löst hier eine intensivere Rekonstruktion des inhaltlichen Wissensbestandteils aus, weil er in seinen Beziehungen zum umgebenden semantischen Feld rekonstruiert und in seiner Stimmigkeit überprüft wird" (Heine 2010a: 209). Demnach induziert die Fremdsprache im bilingualen Unterricht bei der Verarbeitung fachlicher Inhalte eine tiefere sprachbasierte Verarbeitung, da die Lernenden bei der Suche nach adäquatem sprachlichen Ausdruck mehr kognitiven Aufwand betreiben (vgl. Heine 2010a: 211).

Die Idee der tieferen Verarbeitung im bilingualen Unterricht kann jedoch kontrovers diskutiert werden, da sie einerseits schwer nachzuweisen ist und Studien andererseits widersprechende Ergebnisse belegen. Beispielsweise verbalisieren fremdsprachig Unterrichtete weniger präzise und weniger vollständig Fachdefinitionen als die muttersprachlich unterrichtete Kontrollgruppe und ihre Äußerungen weisen dabei mehr Indikatoren unflüssiger Sprache auf (vgl. Gablasova 2014, 2015).

In der Vergleichsstudie von Piesche et al. (2016) verfügen die bilingualen Lerner über signifikant geringeres Fachwissen unmittelbar nach der Intervention sowie im *Follow-Up* Test, was der Idee einer tieferen Verarbeitung und besseren Langzeitspeicherung widerspricht (vgl. Piesche et al. 2016: 114). Als ursächlich für die schwächeren Leistungen der fremdsprachig unterrichteten Schülerinnen und Schüler benennen die Forschenden die Fremdsprache und die damit verbundenen Verarbeitungsschwierigkeiten. „From a theoretical perspective, the same mechanisms that lead to smaller short-term learning gains, i.e. cognitive overload due to insufficient language proficiency and no prior CLIL-experience, might have prevented deeper processing of the input" (Piesche et al. 2016: 114).[63]

Airey/Linder (2006) stellen heraus, dass Fachdiskurs für Schüler unabhängig von der Fachdisziplin immer eine besondere Herausforderung und Hürde

63 Die Forscher weisen allerdings darauf hin, dass keine der Untersuchungsgruppen den typischen Langzeitgedächtnisverlust aufweist, was für eine hohe Qualität des Unterrichts und erfolgreiche Lernprozesse spricht (ibid.).

darstellt. Sie vermuten daher, dass sich Probleme, die sich bereits im Fachunterricht in der Erstsprache zeigen, durch den Einsatz einer Fremdsprache im bilingualen Unterricht noch akzentuierter darstellen (vgl. Airey/Linder 2006: 7) und dass die Lernenden durch Verständnis- und Ausdrucksprobleme möglicherweise weniger effektiv lernen (vgl. Airey 2010: 36). Im Laufe der Interview-Studie zeigt sich, dass der Einsatz der Fremdsprache tatsächlich zu Problemen bei der Produktion des Fachdiskurses führt, wobei die Probleme besonders stark ausfallen, wenn die Fachkonzepte inhaltlich nicht verstanden wurden (vgl. Airey 2010: 44 f). In den meisten Fällen kann jedoch gezeigt werden, dass es sich dabei nur um einen anfänglichen Effekt handelt, der sich mit der Zeit ausgleicht, da die Lernenden ihre Fremdsprachenkompetenzen ausbauen und ferner auch andere kompensierende Lernstrategien entwickeln (ibid.). Folglich liegt der Schluss nahe, dass gewisse sprachliche Voraussetzungen erfüllt sein müssen, damit sachfachlicher Kompetenzerwerb gelingen kann.[64]

Im Kontext des natürlichen Bilingualismus formulierte Cummins (1979b) die *Threshold Hypothesis* (Schwellenhypothese), die eben jenen Zusammenhang von notwendiger Sprachkompetenz und Fachkompetenzentwicklung so modelliert, dass es ein sprachliches Schwellenniveau gibt, unterhalb dessen erfolgreicher Facherwerb nicht möglich ist. Das Übertreten einer zweiten Schwelle markiert wiederum ein Sprachkompetenzniveau, welches so hoch ist, dass kognitive Entwicklungsvorteile eintreten können, wie sie in der Bilingualismusforschung nachgewiesen werden konnten (vgl. Cummins 1979b: 230). In seiner ergänzenden *Developmental Interdependence Hypothesis* weist Cummins (1979b) außerdem darauf hin, dass sich die Kompetenzen in den beteiligten Sprachen gegenseitig bedingen und sich eine hohe Zweitsprachenkompetenz folglich nur einstellen kann, wenn auch die Erstsprache ausreichend entwickelt ist. Schwache erstsprachliche Kompetenzen hingegen führen zu Problemen bei der Zweitsprachenentwicklung, wodurch sich keine der Sprachen hinreichend entwickelt; ein solcher „Semilingualismus" kann Schulerfolg verhindern (vgl. Cummins 1979b: 233).

Obwohl die Schwellenhypothese aus dem Kontext des natürlichen Bilingualismus stammt, konnten inzwischen empirische Belege für einen

64 Auch Piesche et al. (2016) bringen die schwächeren Ergebnisse der fremdsprachig unterrichteten Lernenden damit in Verbindung, dass sie keine Lernenden des bilingualen Unterrichts mit diesbezüglichem Vorwissen sind, sondern dem fremdsprachigen Unterricht zufällig zugewiesen werden. Ein höheres Fremdsprachenniveau oder ein Vorbereitungskurs hätten möglicherweise andere Ergebnisse hervorgebracht (vgl. Piesche et al. 2016: 114).

entsprechenden Zusammenhang sprachlicher Niveaustufen und fachlichen Lernerfolgs auch im bilingualen Unterricht gefunden werden (vgl. Dallinger 2015: 161; z.B. Zydatiß 2012a: 27). Zydatiß zieht daraus den Schluss, dass Lernende des bilingualen Unterrichts ausreichend Unterstützung erhalten müssen, damit ein Überwinden der sprachlichen Hürden und erfolgreiches fachliches Lernen ermöglicht werden. Neben *Scaffolding*-Techniken und Lernstrategien betont er dazu besonders die Relevanz des begleitenden Fremdsprachenunterrichts und vor allem auch der fremdsprachenunterrichtlichen Vorlaufzeit, wie sie in den Organisationsformen der bilingualen Zweige an den weiterführenden Schulen üblich ist (vgl. Zydatiß 2012a: 27, 2012b: 80 f.) und die er auch im Rahmen sprachintensiver bilingualer Programme in der Grundschule empfiehlt (vgl. Zydatiß 2000: 110, 160). Welche Konsequenzen diese Untersuchungsergebnisse und Schlussfolgerungen für bilingualen Unterricht in der Grundschule haben, der üblicherweise dennoch ohne diese Vorlaufzeit mit vermehrtem Fremdsprachenunterricht stattfindet, gilt es noch herauszufinden.

5.3.1 Zur Verbindung von Sprach- und Konzeptspeicher

Die bisherige Darstellung lässt insofern auf einen engen Zusammenhang von sprachlichem und fachlichem Kompetenzerwerb schließen, als Fachinhalte nur unter Voraussetzung eines bestimmten sprachlichen Kompetenzniveaus erworben werden können. Fraglich ist, ob dieser Zusammenhang auch in Hinblick auf die Aktivierung von Wissen besteht. Dies würde bedeuten, dass fachliches Wissen an das sprachliche Medium gekoppelt ist, in dem es erworben wurde und im Falle von Zweisprachigkeit somit nicht nur zwei Sprach- sondern auch zwei Konzeptspeicher existieren, die nicht zwangsläufig miteinander verbunden sind.[65] Verschiedene Studien weisen jedoch darauf hin, dass separate Konzeptspeicher unwahrscheinlich sind (eine Zusammenfassung findet sich z.B. in Baker 2011: 165).

Beispielsweise konnten Badertscher/Bieri (2009) in ihrer Studie feststellen, dass Lernende Inhalte des Fachunterrichts verbalisieren können, unabhängig davon, in welcher Unterrichtssprache diese zuvor thematisiert wurden. Wären die Fachinhalte an das Medium der jeweiligen Unterrichtssprache gekoppelt gewesen, wären diese Ergebnisse kaum zu erklären. „Die Abkoppelung des Wissens vom Input-Idiom ist kein spezifisches Phänomen der

65 Ebenfalls im Kontext des natürlichen Bilingualismus bezeichnete Cummins dieses System aus zwei separaten Sprachspeichern als *Separate Underlying Proficiency* (vgl. Cummins 1983: 23).

Informationsverarbeitung in der L2. Das meiste, was wir sprachlich aufnehmen, bleibt nicht wörtlich in der Erinnerung haften" (Badertscher/Bieri 2009: 197).

Möglicherweise werden Konzepte folglich in nicht-sprachlicher Form in einem Speicher gespeichert, dessen Inhalte dann wiederum flexibel verbalisiert werden können, wenn die sprachlichen Mittel dazu vorhanden sind. Diese Idee spiegelt auch die Hypothese der *Common Underlying Proficiency* wider, welcher zufolge Sprachen auf einen gemeinsamen Konzeptspeicher zurückgreifen. Cummis (1983) veranschaulicht diese Annahme mit dem Bild eines Eisbergs mit zwei Spitzen, der unter der Oberfläche aber verbunden ist. „In general the surface features of L1 and L2 are those that have become relatively automatized or less cognitively demanding whereas the underlying proficiency is that involved in cognitively demanding communicative tasks" (Cummins 1983: 25). Bei der Verbalisierung wird demnach unabhängig von der Sprache auf den gleichen Wissensspeicher zurückgegriffen. Fachlernen ist folglich sowohl durch eine aber auch durch zwei Sprachen möglich, da beide Sprachen auf das gleiche Informationsverarbeitungssystem zurückgreifen (vgl. Baker 2011: 166). Um das erworbene Wissen verbalisieren zu können, bedarf es aber der gleichzeitigen Entwicklung der Sprachspeicher – im Falle von zweisprachigem Fachlernen dann der Entwicklung beider Sprachspeicher.

In der bisherigen Diskussion in diesem Kapitel wurde dargestellt, dass die radikale Annahme des Sprachdeterminismus zwar abzulehnen ist, dennoch aber ein Zusammenhang zwischen sprachspezifischen Diskurspraktiken und Konzeptualisierung bestehen kann. Zur Veranschaulichung dienen die immer wieder verwendeten Beispiele wie *night of the broken glass* oder *barbarian invasion,* die in verschiedenen Sprachen unterschiedlich konnotiert sind und eine direkte Übersetzung nur bedingt möglich machen (vgl. z.B. Bonnet 2016: 42). Sprachen können also durchaus ein unterschiedliches Konzeptverständnis transportierten, was sich unter Rückgriff auf den gleichen Konzeptspeicher kaum erklären lässt und somit im Widerspruch zur *Common Underlying Proficiency* steht. Bonnet (2016) weist in diesem Zusammenhang wiederum darauf hin, dass das im Fachunterricht gebrauchte Sprachregister, nämlich das bildungssprachliche, über Strukturmerkmale verfügt, die sprachübergreifend ähnlich sind. „Dies wiederum kann als Argument dafür gesehen werden, dass die Sprachproduktion und -rezeption im fachlichen Bereich gerade nicht oder nur sehr wenig, auf jeden Fall aber deutlich weniger als die Allgemeinsprache von linguistischer Relativität betroffen ist" (Bonnet 2016: 47).

Damit scheint sich ein Netz aus mehreren Widersprüchen zwischen den unterschiedlichen Theorien zu ergeben, dessen Auflösung Bonnet (2016) in der Unterscheidung zwischen Kompetenz*erwerb* und Kompetenz*struktur* sieht.

Denn der Kompetenzerwerb ist stark von der Fremdsprachlichkeit des bilingualen Unterrichts beeinflusst, da die Lernenden zunächst alltagssprachliche Konzepte und die Alltagssprache nutzen, um wissenschaftliche Konzepte aufzubauen, wodurch die linguistische Relativität somit anfänglich hoch sein kann (vgl. Bonnet 2016: 47 f.). Sobald das wissenschaftliche Konzept und die fachliche Benennung jedoch erworben wurden, verliert sich dieser Effekt, da sich wissenschaftliche Konzepte über die Sprachgrenzen hinweg deutlich ähnlicher sind. Die Kompetenz*struktur* scheint daher weniger sensibel für die Fremdsprachlichkeit zu sein, da Lernende fähig sind, erworbene Konzepte in einer anderen Sprache als der des Erwerbs zu verbalisieren (ibid.). „In den Tiefen der Kognition würde sich die Sprachlichkeit der Konzepte reduzieren oder sogar verschwinden, und die Ähnlichkeit gleicher Technolekte in unterschiedlichen Sprachen ließe eine unproblematische Versprachlichung über einen anderen Kanal als den des Erwerbs der Konzepte zu" (Bonnet 2016: 48).

Bonnets Schlussfolgerungen liefern eine plausible Erklärung, wie die Theorien der linguistischen Relativität einerseits und die der *Common Underlying Proficiency* andererseits nicht zwangsläufig im Widerspruch zueinander stehen, sondern einander sogar eher zu ergänzen scheinen. Es ist so erklärbar, wie Lernenden Wissen in einer Sprache zur Verfügung steht, das sie in einer anderen Sprache erlernt haben. Theoretisch ist Konzeptwissen folglich über beide Sprachkanäle aktivierbar, d.h. über Wissensbestände, die ein Lerner z.B. auf Deutsch erworben hat, verfügt er auch dann, wenn er in einer anderen Sprache kommuniziert. Fraglich ist jedoch, ob dieses Wissen auch praktisch in beiden Sprachen versprachlicht werden kann, wenn der Unterrichtsdiskurs primär fremdsprachlich stattfindet, denn nur weil Wissen über beide Sprachen aktivierbar sein kann, muss dies nicht zwangsläufig heißen, dass es auch in beiden Sprachen verbalisierbar ist, wenn die Fähigkeiten dazu nicht gezielt in beiden Sprachen aufgebaut wurden.

Die vorliegenden Studie soll daher u.a. darüber Aufschluss geben, ob Lernenden die Verbalisierung von Fachinhalten in der Schulsprache Deutsch im Anschluss an monolingual fremdsprachigen Unterricht in vergleichbarer schulsprachlicher Qualität gelingt, wie im Anschluss an zweisprachigen Unterricht, der die Schulsprache explizit mit einbezieht. Im Folgenden wird zunächst ein Blick auf die Entwicklung des bilingualen mentalen Lexikons geworfen, um die sprachliche Entwicklung im bilingualen Unterricht modellieren zu können.

5.3.2 Modelle des bilingualen mentalen Lexikons

Eine Besonderheit des bilingualen Unterrichts ist, dass Fremdsprachen- und Fachkompetenzen parallel zueinander aufgebaut werden. Modelle, die zur Veranschaulichung der Lernprozesse im bilingualen Unterricht dienen können, müssen folglich beide Dimensionen in den Blick nehmen. Im Folgenden werden daher drei Modelle vorgestellt, die einen mehrsprachigen Sprachspeicher und dessen Verbindung zu konzeptuellen Vorstellungen modellieren.

Die meisten Modelle der multilingualen Sprachverarbeitung setzen einen gemeinsamen Konzeptspeicher voraus (vgl. Heine 2014: 227; Pavlenko 2009: 125). Eines der populärsten Modelle, das *Revised Hierarchical Model*, wurde von Kroll/Steward (1994) vorgestellt und hat seinen Ursprung in der Forschung des natürlichen Bilingualismus. Durch eine sehr breite Definition von Bilingualismus schließt es aber auch Zweitsprachenlerner mit ein und ist daher auch für diesen Kontext relevant (vgl. Kroll/de Groot 2007: 406). Die dem Modell zu Grunde liegenden Studien weisen darauf hin, dass die konzeptuelle und sprachliche Aktivierung dynamische Vorgänge sind und sich mit wachsender Sprachkompetenz verändern können. Das Modell impliziert, dass der erstsprachliche Sprachspeicher der Lernenden eine enge Verbindung zu den Konzepten aufweist und fremdsprachliche Wörter daher zunächst über den Umweg über die Erstsprache zur Konzeptaktivierung führen.[66] Auf dieser Basis wird folglich eine asymmetrische Lexem-Konzept-Verbindungsstärke zwischen der L1 und der L2 angenommen. „Because the second language depends initially on the first language for access to meaning, the lexical-level connections from L2 to L1 will be stronger than the corresponding lexical-level connections from L1 to L2. Because L1 initially holds privileged access to meaning, the strength of the conceptual connections will be stronger for L1 than for L2" (Kroll/de Groot 2007: 412). Die Dominanz der L1 wird in der grafischen Darstellung des Modells einerseits durch einen größeren L1 Speicher sowie durch durchgezogene im Vergleich zu gestrichelten Linien dargestellt. Es wird vermutet, dass eine zunehmende Zweitsprachenkompetenz mit der Etablierung direkter Verbindungen zum Konzeptspeicher einhergeht und Konzepte somit

66 Beim Zweitsprachenerwerb werden demnach neue Begriffe neben die bekannten muttersprachlichen gestellt und die Verbindung der Begriffe der beiden Sprachen ist dabei stärker als die Verbindung von L2-Begriff und Konzept. Wenn ein Lernender beispielsweise das englische Wort für Hund *dog* erlernt, ist die Verknüpfung zwischen Hund und *dog* stärker als zwischen *dog* und dem Konzept HUND. Das Konzept wird also auf dem Umweg über die Erstsprache aktiviert.

auch in der L2 direkt aktiviert werden können (vgl. Kroll/de Groot 2007: 413). Heine (2014) kritisiert dabei, dass diese Annahme einer linearen Fremdsprachenkompetenzentwicklung problematisch ist, da viel eher ein sehr dynamischer Prozess angenommen wird, bei dem individuelle Komponenten wie Umgebung, Kontaktzeit und Vorwissen ebenso eine Rolle spielen wie die Tatsache, dass Sprachwissen verschiedener Sprachen sich gegenseitig beeinflussen und auch wieder abnehmen kann. „A suitable model of the bilingual mental lexicon should therefore also integrate dynamic aspects of the development of the linguistic systems present, which can even include L1 attrition and L2 influence on L1 at the conceptual level“ […] (Heine 2014: 229).

Im Hinblick auf die Modellierung von Lernprozessen im bilingualen Unterricht weist das RHM noch weitere Schwachstellen auf. Wie bereits ausgeführt, werden im bilingualen Unterricht Konzepte aufgebaut, für die es entweder noch keine oder keine adäquate mentale Repräsentation gibt. Die Entwicklung dieser neuen Konzepte geht mit der Entwicklung der bildungssprachlichen Begrifflichkeit einher. Im primär fremdsprachig geführten Unterricht findet diese Form der Begriffsbildung fremdsprachig statt (vgl. Hallet 2002: 119). Im bilingualen Unterricht ist es daher wahrscheinlich, dass die neuen fremdsprachigen Begriffe zu einer Weiterentwicklung des L2-Speichers führen, der L1 Speicher jedoch nicht zwangsläufig mitwächst. Zumindest für die im Unterricht thematisierten Domänen ist daher die sprachliche Dominanz der L1 nicht zu vermuten.

Ferner ist die Darstellung eines einheitlichen Konzeptspeichers, auf den beide Sprachen zurückgreifen, problematisch, denn dies lässt unbeachtet, dass es neben Bedeutungsäquivalenz auch Fälle von partieller oder nicht vorhandener Äquivalenz zwischen den Sprachen geben kann (vgl. Pavlenko 2009: 143 f.). Pavlenko (2009) hat diese Kritik in ihrer Überarbeitung berücksichtigt und das *Modified Hierarchical Model* entwickelt (Abb. 5-3), welches einen Konzeptspeicher sowohl mit sprachspezifischen als auch übereinstimmende Konzeptkategorien modelliert.

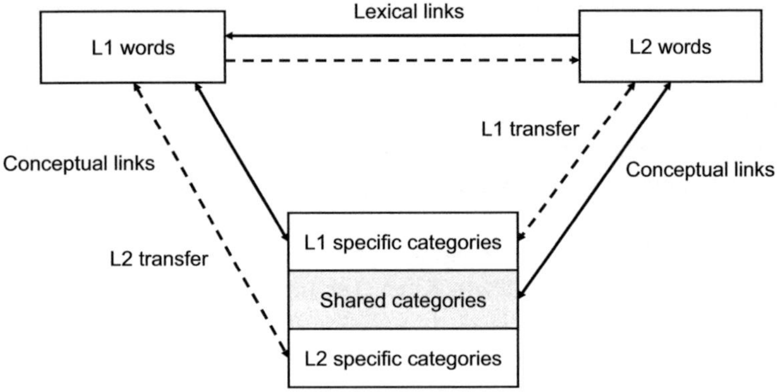

Abbildung 5-3: Modified Hierachical Model (vgl. Pavlenko 2009: 147).

Pavlenko stellt heraus, dass beim Erwerb einer Fremdsprache gleichzeitig Wissen über den Sprachgebrauch und konzeptuelle Unterschiede erworben wird, welches eine Abgrenzung von muttersprachlichen Konzepten ermöglicht. Fremdsprachenlernen hat daher nicht zwangsläufig zum Ziel, direkte Verbindungen zwischen bestehendem Konzept und L2 zu etablieren, da dieses möglicherweise für den L2-Gebrauch nicht adäquat wäre, sondern vielmehr müssen durch konzeptuelle Weiterentwicklung und Strukturierung L2-Spezifika herausgearbeitet werden (vgl. Pavlenko 2009: 150). Letztlich berücksichtigt Pavlenkos Modell darüber hinaus, dass es durch das Kennenlernen neuer sprachspezifischer Konzepte auch zu Perspektivwechseln und somit zu Transfers zwischen den sprachspezifischen Konzepten kommen kann, was sie mit Hilfe zusätzlicher Pfeile veranschaulicht.

Auch wenn Pavlenkos MHM eine wichtige Weiterentwicklung des RHM ist und entscheidende Punkte berücksichtigt, kann es Lernprozesse im bilingualen Unterricht dennoch nicht hinreichend modellieren. „Die unterbrochenen und die durchgezogenen Linien des MHM suggerieren immer noch eine Dominanz des Konzept- und Spracherwerbs in der L1, die der bilinguale Sachfachunterricht aber durchbricht und damit ein abgeändertes Modell des mentalen Lexikons notwendig macht“ (Diehr 2016: 70). Diehr (2016) hat darum weitere Merkmale in ihrem *Integrated Dynamic Model* berücksichtigt.

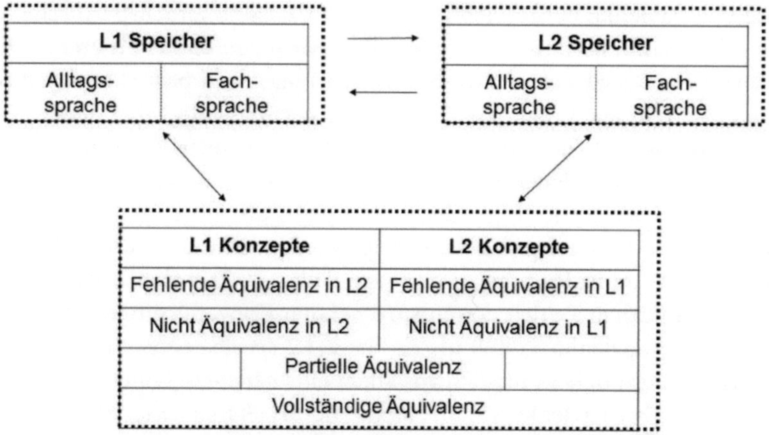

Abbildung 5-4: Integrated Dynamic Model des mentalen Lexikons bilingual Unterrichteter (vgl. Diehr 2016: 71).

Im Unterschied zu den beiden vorgestellten Modellen berücksichtigt das IDM die Dynamik des Sprachlernprozesses insofern, als die Sprachspeicher als flexible Größen dargestellt sind, die unabhängig voneinander wachsen oder schrumpfen können. Im monolingual fremdsprachigen Unterricht eingeführte Fachkonzepte führen demnach zur Erweiterung des L2 Wortschatzes, wobei der L1 Speicher unverändert bleibt (vgl. Diehr 2016: 70).

> Im Hinblick auf die fachspezifischen Konzepte kann daher nicht mehr grundsätzlich von stärkeren L1-Wort-Konzept-Verbindungen und schwächeren L2-Wort-Konzept-Verbindungen ausgegangen werden. Vermutlich wird die L1 für die Mehrheit der bilingual Unterrichteten zwar immer noch die dominante Sprache sein, aber in der Kommunikation über bilingual unterrichtete Themen (z.B. das menschliche Auge im Biologieunterricht) kann es durchaus zu einer stärkeren Verknüpfung von L2-Begriff („cataract") und Fachkonzept (CATARACT) kommen, […]. Der Fachterminus fehlt jedoch in der L1, sofern er nicht gezielt in den Unterricht eingebunden wird (Diehr 2016: 71).

Aufgrund dieser angenommenen domänenspezifischen Sprachdominanz, weist das IDM nicht nur allgemein einen Sprachspeicher aus, sondern differenziert zwischen Alltags- und Fachsprache und lehnt sich damit an Cummins Definitionen von BICS und CALP an (vgl. Diehr 2016: 71 f.). Relevant ist hier die integrierte Darstellung der Sprachspeicher, da Alltags- und Fachsprache eng verknüpft sind und z.B. im Fachdiskurs beide integriert zum Einsatz kommen (ibid.).

Die von Pavlenko berücksichtigte Tatsache, dass es sprachspezifische Konzepte geben kann, wird in Diehrs Modell in Form eines noch differenzierteren Konzeptspeichers ausgeführt. Neben vollständiger und partieller Äquivalenz werden im IDM auch noch die Phänomene berücksichtigt, bei denen Nicht-Äquivalenz vorliegt. Dies ist dann der Fall, wenn formale Ähnlichkeit von Begriffen aber keine Bedeutungsäquivalenz vorliegt. So könnte das englische *sensible* (sinnvoll, vernünftig) fälschlicherweise als Übersetzung für seinen deutschen *false-friend* sensibel verwendet werden. Mit der vierten Kategorie, der fehlenden Äquivalenz, benennt Diehr Fälle, „[...], in denen eine lexikalische Lücke mit dem Fehlen des entsprechenden Konzepts einhergeht" (Diehr 2016: 73), die Pavlenko (2009) als L1- bzw. L2-*specific categories* bezeichnet hat. Das IDM ermöglicht folglich vor allem eine genauere Differenzierung der Konzepte, die bei Pavlenko verallgemeinernd als *shared categories* dargestellt wurden, was insbesondere für die Unterrichtsplanung und die Vorhersage möglicher Probleme der Lernenden eine wichtige Rolle spielen kann.

Die Diskussion der verschiedenen Modelle des mentalen Lexikons vermag die Komplexität des Zweitsprachenerwerbs vor Augen zu führen. Es konnte herausgearbeitet werden, dass sich Fremdsprachenlernen im bilingualen Unterricht von dem im herkömmlichen Fremdsprachenunterricht unterscheidet und daher eine eigene Modellierung der Entwicklung des Sprach- und Konzeptspeichers notwendig macht, wie Diehr (2016) es in ihrem IDM aufgegriffen hat. Unabhängig von den individuellen Unterschieden, gehen alle Modelle davon aus, dass sich die Sprachspeicher unabhängig voneinander entwickeln können. Begriffsbildung in der einen Sprache führt folglich nicht zwangsläufig zu Begriffsbildung in der anderen Sprache, auch wenn das dazu gehörige Konzept prinzipiell über beide Sprachen aktivierbar ist. Die Diskussion der Modelle des mentalen Lexikons verdeutlicht, dass sich Verbindungen zwischen Konzept- und Sprachspeicher nur dann etablieren, wenn sie auch zur Verfügung stehen – die sprachlichen Mittel, die zur Verbalisierung der Fachkonzepte nötig sind also auch erworben werden können. Will bilingualer Unterricht Fachliteralität in zwei Sprachen entwickeln, sollten daher auch beide Sprachen im Unterricht zum Einsatz kommen, denn ein Automatismus eines impliziten Aufbaus der muttersprachlichen Fachliteralität ist auf dieser Basis nicht anzunehmen. „Without any systematic introduction of the L1 lexeme, learners will therefore use paraphrases, loan translations or code-switches into the L2 when they want to address the concept in L1 contexts [...]" (Heine 2014: 231).

Ein empirischer Nachweis, der diese Vermutungen unterstützt, steht derzeit noch aus. Darüber hinaus weisen Studien teilweise darauf hin, dass Fachlernen in einer Fremdsprache zwar prinzipiell möglich ist, die Qualität des

Fachwissens aber dabei nicht immer das gleiche Niveau erreicht wie im muttersprachlichen Unterricht (vgl. z.B. Gablasova 2015). Offenbar stellt der Einsatz der Fremdsprache die Lernenden vor besondere Herausforderungen, die die kognitive Verarbeitung beeinflussen und ein Indiz dafür sein können, dass entsprechend der Schwellenhypothese ein Mindestmaß an Fremdsprachenkompetenzen erfüllt sein muss, damit erfolgreiches Fachlernen gelingen kann. Wo dieses Schwellenniveau liegt, wie es ermittelt werden kann und welche Konsequenzen dies für den bilingualen Unterricht in der Grundschule hat, sind ebenfalls Fragen, deren Beantwortung noch aussteht.

6 Zwischenfazit – Lernen in zwei Sprachen

Bilingualer Unterricht, der in Deutschland in seiner Entstehungszeit lange primär in gesellschaftswissenschaftlichen Fächern angeboten wurde, bezieht inzwischen vermehrt die naturwissenschaftlichen Fächer mit ein (vgl. Bonnet 2015: 165). Diese Ausweitung spiegelt sich ebenfalls im Grundschulkontext wider, wo bilingualer Unterricht im Sachunterricht stattfindet, in dessen Rahmen naturwissenschaftliche Grundbildung (*scientific literacy*) angebahnt wird. Auch wenn bisher keine einheitliche Modellierung naturwissenschaftlicher Kompetenzen vorliegt, weisen die beschriebenen Kompetenzmodelle in der Hinsicht Überschneidungen auf, dass sie naturwissenschaftlichen Wissensaufbau nie losgelöst von naturwissenschaftlichen Handlungs- und Methodenkenntnissen sehen.

> In der konkreten Umsetzung (sowohl im Unterricht als auch in der Formulierung von Kompetenzen) sind immer die deklarative und die prozedurale Dimension zusammen zu denken. Ohne entsprechende Verfahren kann man keinen Inhalt erschließen, und umgekehrt ist es auch nicht möglich, abstrakt und inhaltsfrei Methoden oder Verfahren durchzuführen (GDSU 2013: 12).

Wie in anderem Fachunterricht auch, zielt der Sachunterricht auf die altersgerechte Entwicklung wissenschaftlich adäquater Konzepte ab. Der im Rahmen der *Conceptual Change*-Theorie beschriebene Prozess berücksichtigt, dass es dabei nicht nur zum Aufbau neuer, bislang nicht vorhandener Konzepte kommt, sondern bereits entwickelte Alltagsvorstellungen einer konzeptionellen Umwandlung bedürfen, da die Alltagskonzepte von wissenschaftlichen abweichen (vgl. Leisen 2015: 230). Dieser konzeptuelle Wandel ist ein gradueller Prozess, bei dem es durch die existierenden alltagsweltlichen Vorstellungen zu Interferenzen kommen kann, welche nach und nach durch Kontrastierung der Konzepte überwunden werden können. Bei diesem Prozess werden die vorhandenen Konzepte nicht gelöscht, sondern vielmehr kommt es zu ihrer Weiterentwicklung, Verfeinerung und Systematisierung (vgl. Fries 2013: 146). Pavlenkos (2009) Zusammenfassung des Lernprozesses im Fremdsprachenkontext, lässt sich somit auch auf die konzeptuelle Entwicklung im Fachunterricht übertragen. „[A]t the center of L2 vocabulary learning are the processes of *conceptual restructuring*, that is readjustment of the category structure and boundaries in accordance with the constraints of the target linguistic category, and *conceptual development*, that is development of new multimodal representations that allow speakers to map new words onto real-world referents […]" (Pavlenko 2009: 141).

Besonders relevant ist die Berücksichtigung dieser verschiedenen konzeptuellen Lernprozesse für den bilingualen Unterricht, da dort der Erwerb neuer Konzepte und Begriffe mit fremdsprachlichem Lernen zusammenfallen. Es werden wissenschaftsbasierte Konzepte aufgebaut, für die es bislang kein muttersprachliches Pendant gibt; der Begriffsbildungsprozess findet also fremdsprachlich statt (vgl. Hallet 2002: 119 ff.). Im Hinblick auf das Konzeptverständnis kann die Verwendung der Fremdsprache zu einem konzeptuellen Verständnis führen, welches von einem muttersprachlichen abweicht, da Konzeptaufbau mit den kulturellen und sprachlichen Konventionen der Einzelsprache zusammenhängt. Die Idee der linguistischen Relativität geht unter anderem auf Humboldt (1822) zurück, der die Verknüpfung von Sprache mit einer bestimmten Weltsicht annimmt, die beim Sprachlernen oder Lernen in dieser Sprache mit erworben wird (vgl. Humboldt 1822: 252). Die grundsätzliche Annahme eines Zusammenhangs vom Lernen in einer Fremdsprache und der Entwicklung kognitiver Multiperspektivität ist jedoch problematisch (vgl. z.B. Bonnet 2016: 43). Denn erstens zeichnen sich Fachkonzepte (insbesondere der Naturwissenschaften) vielfach durch universelle Bedeutungsdefinitionen aus, die von den Eigenheiten der spezifischen Einzelsprachen unberührt bleiben und ein differierendes sprachinhärentes Konzeptverständnis unwahrscheinlich machen. Sollten dennoch Konzeptunterschiede vorliegen, bedarf es zweitens zu deren Bewusstwerden gezielter kontrastiver Unterrichtsansätze. Die Verwendung der Fremdsprache führt nicht automatisch zu einem veränderten Konzeptverständnis im Vergleich zu muttersprachlichem Fachunterricht. Dennoch sind Auswirkungen der Fremdsprache anzunehmen, welche aber vielmehr den Lernprozess selbst betreffen.

Durch Verwendung der Fremdsprache im Unterricht kann der Informationsgewinn für die Lernenden zunächst erschwert werden und sie müssen größeren kognitiven Verarbeitungsaufwand leisten, um die Unterrichtsinhalte zu verstehen. Im Vergleich zu schulsprachlichem Unterricht wird im bilingualen Unterricht daher eine tiefere kognitive Verarbeitung (*deep processing*) angenommen (vgl. z.B. Vollmer 2010: 32; Wolff 2011: 80). Der elaboriertere De- und Enkodierungsprozess führt demnach zur intensiveren fachlichen Auseinandersetzung (vgl. Lamsfuß-Schenk 2008: 62, 2015: 156 f.) und differenzierten semantischen Tiefenverarbeitung mit einer besseren Behaltensleistung, da bei der kognitiven Verarbeitung aufwändiger nach Anknüpfungspunkten im bereits vorhandenen Wissen gesucht wird und die neue Information dadurch besser verankert wird (vgl. Heine 2010a: 209 f.). In Ermangelung fremdsprachlicher Strukturen haben die Lernenden darüber hinaus weniger Möglichkeit, Verständnisprobleme im Unterricht zu überspielen, was einen vertieften

Bedeutungsaushandlungsprozess und somit intensivierten Kompetenzerwerb bewirken kann (vgl. Bonnet 2016: 42).

Gleichzeitig gibt es auch widersprüchliche Ergebnisse, die bilingualen Schülerinnen und Schülern schlechtere fachliche Leistungen nachweisen (vgl. z.B. Gablasova 2014, 2015; Piesche et al. 2016) und auch keinen positiven Effekt des bilingualen Lernens auf das Langzeitgedächtnis feststellen können (vgl. Piesche et al. 2016). Schaut man sich zudem das von (Heine 2010a: 210) vorgestellte Beispiel des Verbalisierungsprozesses einer bilingualen Schülerin an, lässt sich zwar durchaus erkennen, dass die Lernende länger braucht, eine passende Formulierung zu finden und sich somit länger mit dem Inhalt befasst. Ihre sprachliche Kompetenz reicht jedoch nicht aus, um ihren Formulierungswunsch auszudrücken und „entscheidet sich in Ermangelung an Alternativen“ (Heine 2010a: 210) für einen anderen Ausdruck. Es ist möglich, dass dieser Abgleich verschiedener Konzepte und das Abwägen von Alternativen zu einer intensiveren Beschäftigung mit dem Inhalt führt. Dieser Paraphrasierungsprozess kann jedoch auch (in Ermangelung des passenden Begriffs) als Vermeidungsstrategie interpretiert werden und steht damit im Widerspruch zum Ziel des Fachunterrichts, das bildungssprachliche Register auszubilden, welches sprachliche Präzision und begriffliche Eindeutigkeit verlangt.

Ferner ist herauszustellen, dass auch für diesen Verbalisierungsprozess die sprachlichen Fähigkeiten (in beiden Sprachen) ausreichend gut entwickelt sein müssen, damit die Formulierung von Alternativen überhaupt gelingt. Besonders im Hinblick auf junge Lerner wird die Sorge geäußert, dass die erschwerten Verstehensprozesse aufgrund der geringen Fremdsprachenkompetenzen zu Frustration führen und Lerninhalte nicht ausreichend verstanden werden, was zu defizitärem Fachwissen führen kann (vgl. Kierepka 2012: 42).

Diese Sorgen lassen sich durch die Schwellenhypothese stützen, die einen Zusammenhang zwischen Sprachkompetenz und fachlichem Kompetenzerwerb annimmt, welcher auch in Studie feststellen werden konnte (vgl. z.B. Dallinger 2015: 161). Sind die sprachlichen Fähigkeiten mangelhaft, kann inhaltliches Fachlernen nur unzureichend stattfinden. Darüber hinaus wird angenommen, dass muttersprachliche und fremdsprachliche Kompetenzen zusammenhängen, ein erfolgreicher Fremdsprachenerwerb also nur auf einer soliden Basis muttersprachlicher Kompetenzen erfolgen kann und sich sonst beide Sprachsysteme defizitär entwickeln (Interdependenz Hypothese). Folglich muss ein bestimmtes Niveau sprachlicher Kompetenzen (in beiden Sprachen) erreicht sein, damit Fachkonzepte erworben werden können. „Es lässt sich festhalten, dass jedes bilinguale Sachlernen explizit immer auch Sprach- und Begriffslernen ist und dass es zugleich das zugrunde liegende kognitive

Verarbeitungssystem nutzt und weiter ausdifferenziert, dies jedoch nur, wenn sowohl in der L1 als auch in der L2 ein bestimmter Grad an Sprachbeherrschung erreicht worden ist" (Vollmer 2005b: 64). Im Sekundarstufenbereich erhalten Lernende des bilingualen Unterrichts daher z.B. vermehrten Fremdsprachenunterricht, bevor der bilinguale Unterricht beginnt, um eine Basis fremdsprachlicher Kompetenzen zu schaffen. Im Grundschulbereich ist ein solches Vorgehen nicht üblich. Erste Ergebnisse deuten darauf hin, dass Lernende des bilingualen Grundschulunterrichts auch ohne diesen Vorlauf in schriftlichen Tests fachlich vergleichbare Kompetenzen erreichen wie Lernende des Regelunterrichts (vgl. Frisch 2021).[67]

Prinzipiell hat die Darstellung des vierten Kapitels gezeigt, dass fachlicher Kompetenzerwerb in einer Fremdsprache möglich ist und dass dieses Wissen ferner nicht an die Erwerbssprache gebunden zu sein scheint. Wissen wird vermutlich sprachunabhängig gespeichert, was prinzipiell eine Wissensaktivierung über unterschiedliche Sprachen möglich macht. Die Versprachlichung von Fachwissen setzt jedoch nicht nur Kenntnis der Fachkonzepte, sondern auch der sprachlichen Mittel und Begriffe voraus. Während ein sprachübergreifender Konzeptspeicher angenommen wird, werden die Sprachspeicher separat modelliert, was bedeutet, dass sie sich unabhängig voneinander entwickeln. Der Erwerb fachsprachlicher Kompetenzen in der einen Sprache führt demnach nicht zwangsläufig zur Weiterentwicklung der Sprachkenntnisse in der anderen Sprache. Heine (2014) schildert zur Veranschaulichung ein Szenario bei dem ein Lerner eines fremdsprachlich geführten bilingualen Unterrichts Fachinhalte in seiner Muttersprache wiedergibt und dabei vermehrt fremdsprachliches Vokabular einfließen lässt. „Code-switching would then indicate that the learner does have access to the conceptual structure developed through the L2 but does not know the corresponding L1 items" (Heine 2014: 233 f.). Das muttersprachliche Sprachsystem weist somit einen anderen Entwicklungsstand auf als das fremdsprachliche.

67 Z.B. auch Zaunbauer/Möller (2007) konnten zeigen, dass sich die mathematischen Leistungen immersiv unterrichteter Kinder mindestens gleichgut entwickeln, wie die der Vergleichsgruppe. Diese Ergebnisse sind jedoch nur sehr begrenzt auf den Kontext bilingualen Unterrichts an Grundschulen übertragbar, da die Kontaktzeit mit der Fremdsprache in Immersionsprogrammen deutlich höher ist und das konkrete Programm der Forschenden zudem ebenfalls einen immersiven Kindergarten beinhaltet, was daher als fremdsprachliche Vorlaufzeit angesehen werden kann. Zur genaueren Ausführung vgl. Kap. 7.2.1.

Bilingualer Unterricht ist unter anderem durch das Bestreben nach Mehrsprachigkeit motiviert (vgl. Kap. 2). „Mehrsprachigkeit bedeutet, dass unsere Gedanken nicht an einer bestimmten Sprache hängen, nicht an deren Worten kleben. Unsere Mehrsprachigkeit ist der sprachliche Spielraum unserer geistigen Freiheit" (Otten 1999: 1). Die Analyse der Modelle des bilingualen Lexikons weist darauf hin, dass flexible Versprachlichung von Fachinhalten, also Mehrsprachigkeit, nur erreicht werden kann, wenn die Aktivierung und Versprachlichung von Wissenselementen in beiden Sprachen stattfindet. Fordert der Unterricht den Fachdiskurs nur in einer der Sprachen ein, ist zu vermuten, dass diese Sprache vermehrt den Aktivierungsprozess des Wissens beeinflusst (vgl. Heine 2014: 234). Es reicht ferner nicht aus, diesem Dilemma z.B. durch zweisprachige Vokabellisten zu begegnen, da Fachliteralität weit über bloßes Fachvokabelwissen hinausgeht, nämlich Wissen über deren kontextuelle Verwendung, fachsprachliche Muster und Diskursformen mit einschließt, welche in beiden Sprachen konstruiert und geübt werden müssen (vgl. Diehr 2012: 27; Gablasova 2014: 161). Bislang fehlt es jedoch an einem empirischen Nachweis dieser Annahme, der tatsächlich bilinguale Unterrichtsformen und fremdsprachig geführten bilingualen Unterricht kontrastiv in den Blick nimmt. Besonders auch die Berücksichtigung beider Sprachen bei der Überprüfung von Fachwissen stellt ein Forschungsdesiderat dar (vgl. Diehr 2016: 61). Diesbezüglich soll die vorliegende Studie zur Schließung dieser Forschungslücke beitragen. Bevor das empirische Vorgehen dazu näher erläutert wird, soll im nächsten Kapitel zunächst Aufschluss über bisherige Forschungserkenntnisse zum bilingualen Lernen gegeben werden.

III. Empirische Erkenntnisse zum bilingualen Lernen in der Grundschule

7 Forschung zum bilingualen Lernen

Die Praxis bilingualen Unterrichts in Deutschland beruht auf Jahrzehnte langer Erfahrung. Während zu Beginn des bilingualen Unterrichts in Deutschland sprachliche Aspekte prägend für das Konzept waren, wurde in den letzten zwanzig Jahren mehr und mehr das fachliche Lernen in den Mittelpunkt gerückt und das Sachfach als Leitfach des bilingualen Unterrichts definiert (vgl. Wolff 2016: 28 f.). Diese Entwicklung schlägt sich auch im Bereich der Forschung zum bilingualen Lernen nieder, wo neben Studien zum Mehrwert für die Sprachförderung auch inzwischen vermehrt Untersuchungen zum fachlichen Lernen durchgeführt werden.

Da bilingualer Unterricht in Deutschland ursprünglich ein Konzept war, welches mehrheitlich an weiterführenden Schulen angeboten wurde, liegen die meisten Erkenntnisse zum Sekundarstufenbereich vor. Unter anderem wird beispielsweise auf Basis von Forschungserkenntnissen angenommen, dass sich bilingualer Unterricht positiv auf die Fremdsprachenkompetenzen, Lernmotivation, Fähigkeit zu Perspektivwechseln und interkulturellen Kompetenzen der Lernenden auswirkt (vgl. Wolff 2016: 30 f.). Die tatsächliche Zahl von belastbaren und generalisierbaren Aussagen zum bilingualen Lernen ist jedoch dennoch gering, da sich die Forschung zum bilingualen Lernen mit der Herausforderung konfrontiert sieht, dass die praktischen Umsetzungs- und Organisationsformen international sowie national so unterschiedlich sind (vgl. auch Kap. 2), dass sich Untersuchungsergebnisse kaum vom einen Kontext auf einen anderen übertragen lassen (vgl. z.B. Piske 2015: 102). Hinzu kommt, dass neuere Studien nachweisen konnten, dass einige der positiven Forschungsergebnisse mit den Selektionsverfahren des bilingualen Unterrichts korrelieren (vgl. Bos et al. 2009; Dallinger 2015; Rumlich 2016) und Ergebnisse nicht zwangsläufig und ausschließlich auf den bilingualen Unterricht selbst zurückzuführen sind. Denn „[…] Beobachtungen und Entwicklungen *im* CLIL-Unterricht [sind] nicht notwendigerweise *durch* CLIL-Unterricht hervorgerufen worden, was die Aussagekraft vieler der erwähnten Studien unklar bleiben lässt“ (Rumlich 2015: 322). Bei der Darstellung von Forschungserkenntnissen zum bilingualen Lernen im folgenden Kapitel, sollte diese Problematik also folglich immer mitgedacht werden.

Ferner erschweren die unterschiedlichen Umsetzungs- und Organisationsformen bilingualen Lernens eine klare Definition dieses Unterrichtskonzepts (vgl. z.B. Wolff/Sudhoff 2015) und beinhalten eine sehr diverse Auffassung zur Praxis der Sprachvermittlung und des Spracheinsatzes im bilingualen Unterricht. Wolff und Sudhoff (2015) befragten Lehrerinnen und Lehrer des bilingualen Unterrichts zu ihrer Auffassung und ihrem Umgang von bzw. mit Schul- und Fremdsprache im Unterricht und stellten fest, dass die Befragten mehrheitlich der Meinung sind (75,4 %, *N* = 57), dass die Fremdsprache die Leitsprache des Unterrichts ist und die Schulsprache in einer stützenden Funktion zum Einsatz kommen kann (Wolff/Sudhoff 2015: 21). Welche spezifische Rolle der Schulsprache zukommt, ist nicht deutlich und die Lehrkräfte tätigen diesbezüglich widersprüchliche Aussagen, da sie einerseits der Meinung sind, dass die Fremdsprache im Fokus stehen sollte, andererseits kontrastive Spracharbeit aber inhaltlichen Mehrwert bieten kann (vgl. Wolff/Sudhoff 2015: 25 f.). Zu einem ähnlichen Ergebnis kommen Diehr und Frisch (2018) ebenfalls bei einer Befragung von bilingualen Lehrkräften.

> Die Antworten […] scheinen sich punktuell zu widersprechen. Die didaktische Herausforderung des funktionalen Sprachwechsels scheint nicht von allen Befragten als Aufgabe einer bilingual unterrichtenden Lehrkraft wahrgenommen zu werden, denn obwohl über 80% der befragten Lehrerinnen und Lehrer der Meinung sind, dass die Schülerinnen und Schüler in der Lage sein sollen, Ergebnisse auf Deutsch und Englisch wiederzugeben, setzen nur 45,7% die deutsche Sprache planvoll ein (Diehr/Frisch 2018: 250).

Auch im bilingualen Unterricht der Grundschule scheint eine ähnliche Auffassung der Lehrkräfte vorzuliegen, da sie den Unterricht vorrangig fremdsprachig durchführen (vgl. Botz/Frisch 2016: 242; Frisch 2021: 37), Sprachwechsel ungeplant und unsystematisch zum Einsatz kommen (Frisch 2021: 37) und vorranging der Verständnissicherung und weniger der Förderung der schulsprachlichen Fachsprache dienen (Botz/Frisch 2016: 242).

Aus den genannten Befragungsergebnissen geht hervor, dass das Feld des bilingualen Unterrichts folglich nicht nur von organisatorischen Unterschieden geprägt ist, sondern zusätzlich auch von der individuellen Einstellung und Umsetzung der Lehrerinnen und Lehrer beeinflusst ist, die stark variieren kann. Forschungserkenntnisse aus diesem Feld hängen folglich auch immer mit diesen individuellen Begebenheiten zusammen, was ebenfalls bei der Interpretation mitgedacht werden muss.

Zunächst werden im Folgenden relevante Kenntnisse aus der Sekundarstufe knapp zusammengefasst. Das Forschungsfeld zum bilingualen Lernen zeichnet sich durch eine Breite an Fragestellungen aus, deren Darstellung im Rahmen dieser Arbeit zu weit führen würde. Daher können Erkenntnisse, beispielsweise zum interkulturellen Lernen (z.B. Lamsfuß-Schenk 2008), zu Lernervariablen (wie der Motivation oder dem Fähigkeitsselbstkonzept (z.B. Rumlich 2015)) oder zur Überprüfung, ob sich kognitive Vorteile des natürlichen Bilingualismus (z.B. Bialystok/Codd 1997; Bialystok 2001; Peal/Lambert 1962) auch beim Zweitsprachenerwerb einstellen,[68] an dieser Stelle nicht dargestellt werden. Vielmehr soll eine Fokussierung auf die Forschungsbereiche, die für die Forschungsfragen der vorliegenden Arbeit relevant sind und auf Studien, die im Grundschulkontext entstanden sind, stattfinden.

7.1 Erkenntnisse Leistungen zum bilingualen Unterricht mit älteren Schülerinnen und Schülern

Die positive Wirkung von bilingualem Lernen für die Entwicklung der Fremdsprachenkompetenzen der Lernenden wird nicht mehr angezweifelt. Unter anderem liegt dies an Untersuchungsergebnissen einiger quantitativer Studien, die erhöhte allgemeine Fremdsprachenkompetenzen (vgl. Dallinger 2015; DESI-Konsortium 2006; Rumlich 2016; Zydatiß 2007b) sowie bessere Leistungen im Hör- (vgl. Dallinger 2015; Köller et al. 2012) und Leseverstehen (vgl. Köller et al. 2012) bei bilingualen Lernern im Vergleich mit Schülerinnen und Schülern des Regelunterrichts nachweisen konnten. Darüber hinaus scheinen Lernende des bilingualen Unterrichts über eine ausgeprägtere Sprachbewusstheit und Kenntnis von Sprachlernstrategien zu verfügen (vgl. Fehling 2008).

Während Studien zu Fremdsprachenkompetenzen zusammengefasst ein umfassendes und positives Bild zeichnen, ist die empirische Befundlage zum fachlichen Kompetenzerwerb deutlich lückenhafter. Die Mehrheit der vorliegenden Studien stimmt jedoch in der Hinsicht überein, als dass bilinguale Schülerinnen und Schüler mindestens gleich gute Leistungen erreichen, wie Lernende des Regelunterrichts und sich die Verwendung der Fremdsprache somit nicht nachteilig auf den Erwerb von Fachkompetenzen auszuwirken scheint (für Chemie: Bonnet (2004), für Biologie: Osterhage (2009), Rodenhauser (2016), für fächerübergreifenden naturwissenschaftlichen Unterricht: Koch (2005), für Geografie: Vollmer (2009), für Geschichte: Dallinger (2015), Lamsfuß-Schenk (2008), für Kunst: Rymarczyk (2003), für Musik: Rosenbrock (2006, 2008)).

68 Ein Überblick zur Forschung zu kognitiven Auswirkungen des natürlichen Bilingualismus und des Zweitsprachenerwerbs findet sich beispielsweise in Baker (2011), Festmann/Kersten (2010), Poarch (2013).

Im internationalen Kontext konnten (vgl. Badertscher/Bieri 2009) bei Erhebungen zum Wissenserwerb im bilingualen Unterricht in der Schweiz in den Fächern Geografie, Geschichte und Biologie weder negative noch positive Auswirkungen des bilingualen Unterrichts ausmachen, da bilingual und regulär Lernende im Unterricht behandelte Fachkonzepte in Interviews in vergleichbarer Qualität rekonstruieren konnten (vgl. Badertscher/Bieri 2009: 105).[69] In Finnland konnte Jäppinen (2005) altersspezifische Unterschiede ausmachen, da jüngere bilinguale Lerner aufgrund noch nicht sehr gut ausgeprägter Fremdsprachenkompetenzen zunächst Probleme mit abstrakteren Fachkonzepten hatten,[70] sich die Unterschiede zur Vergleichsgruppe bei älteren Lernenden jedoch wieder ausglichen und die Entwicklung inhaltsbezogener Denk- und Lernprozesse sowie der Fachkonzepte somit vergleichbar mit der von Lernenden des Regelunterrichts waren (vgl. Jäppinen 2005: 162). Auch in der Langzeit-Studie von San Isidro-Smith und Lasagabaster (2018) in Spanien wird die Entwicklung des Fachwissens im naturwissenschaftlichen Unterricht von 20 bilingual Lernenden und 24 schulsprachlich unterrichteten Schülerinnen und Schüler in den Blick genommen (vgl. San Isidro-Smith/Lasagabaster 2018: 8) und kein signifikanter Wissensunterschied zwischen den Gruppen festgestellt (vgl. San Isidro-Smith/Lasagabaster 2018: 14).

Die gleichwertigen und bisweilen überlegenen Leistungen bilingualer Schülerinnen und Schüler werden unter anderem damit erklärt, dass bilingualer Unterricht aufgrund der Fremdsprache mehr Gelegenheiten zum Klassifizieren und Vergleichen von Konzepten bietet und die Lernenden über die Bewusstwerdung von Unterschieden bessere konzeptuelle Vernetzungen produzieren (vgl. Jäppinen 2005: 163). Darüber hinaus macht der Fremdspracheneinsatz einen bewussteren Umgang mit Fachvokabular notwendig, wodurch eine gezieltere Erweiterung von Wortfeldern durch Fachwörter erleichtert wird, was Koch (2005) als Hinweis für eine tiefere kognitive Verarbeitung deutet

69 Die Studie wurde mit Lernenden von zwei Klassen des Primarbereichs (der in der Schweiz sechs Schuljahre umfasst) und vier Klassen des Sekundarstufenbereichs durchgeführt. Die französischen oder deutschen Muttersprachler nahmen am bilingualen Unterricht mit Französisch teil. Da der Untersuchungskontext sich somit vom bilingualen Unterricht in Deutschland mit der Unterrichtssprache Englisch unterscheidet, wird diese Studie im Folgenden vernachlässigt.

70 Die Gesamtstichprobe der Studie umfasst 669 Lernende im Alter von 7–15 Jahren. Die Experimentalgruppe ($N = 335$) erhielt englisch-, schwedisch- oder französischsprachigen Fachunterricht, während die Kontrollgruppe ($N = 334$) in Finnisch (L1) unterrichtet wurde (vgl. Jäppinen 2005: 148).

(vgl. Koch 2005: 99). Ähnlich bewertet Heine (2010a) den formulierten Denkvorgang einer Schülerin, die länger nach einer passenden Formulierung sucht und verschiedene Konzepte dabei abgleicht. „Neben der längeren Beschäftigung mit dem inhaltlichen Konzept wird der Sachverhalt damit auch semantisch tiefer verarbeitet" (Heine 2010a: 210).

Neben der potentiell tieferen Verarbeitung im bilingualen Unterricht und der damit verbundenen besseren Gedächtnisverankerung (ibid.), kann der Gebrauch der Fremdsprache zu einer Verlangsamung der Unterrichtskommunikation führen, da fremdsprachliche Formulierungen eine größere Herausforderung darstellen, wodurch mögliche Verstehenshürden offenbart werden, die bewältigt werden müssen (vgl. Bonnet 2015: 174). Folglich können sprachliche Auffälligkeiten Hinweise auf inhaltliche Schwierigkeiten liefern (vgl. Koch 2005: 99), die dann gezielt in den Fokus gerückt werden können.

Doch nicht immer attestieren Studien zum Fachwissen bilingual Lernenden bessere oder vergleichbare Leistungen. Im Kontext bilingualer Module im Biologieunterricht erreichten bilinguale Schülerinnen und Schüler signifikant schlechtere Leistungen im Wissenstest im Vergleich mit schulsprachlich unterrichteten Lernenden. Der nur gelegentliche Einsatz der Fremdsprache im Unterricht scheint somit negative Auswirkungen auf die Entwicklung des Sachfachwissens in Biologie haben zu können (vgl. Hartmannsgruber 2016: 245). Auch Piesche et al. (2016) stellen negative Effekte hinsichtlich des Erwerbs naturwissenschaftlichen Wissens in ihrem Feldexperiment fest, in dem 722 Schülerinnen und Schüler nach dem Zufallsprinzip auf zwei Gruppen aufgeteilt wurden. Eine erhielt den Unterricht zu einem physikalischen Thema auf Englisch (L2) während die andere schulsprachlich auf Deutsch unterrichtet wurde (vgl. Piesche et al. 2016: 110). Sowohl unmittelbar nach der Unterrichtsreihe als auch im F*ollow-up*-Test schnitten die bilingual lernenden Schülerinnen und Schüler (auch nach Kontrolle der Hintergrundvariablen) schlechter ab, als die Lernenden der schulsprachlich unterrichteten Vergleichsgruppe (vgl. Piesche et al. 2016: 113). Die Forschergruppe stellt heraus, dass diese Ergebnisse die Annahme von tieferer Verarbeitung und verbesserter Langzeitgedächtnisleistung im bilingualen Unterricht (vgl. Heine 2010a; Vollmer 2010) nicht unterstützen und vermuten vielmehr, dass die parallele Verarbeitung von Sprache und Inhalt das Arbeitsgedächtnis der Novizen des bilingualen Lernens überlastet und zu weniger Lernzuwachs geführt haben könnte (vgl. Piesche et al. 2016: 114).

Die genannten Studien nehmen die fremdsprachlichen und fachlichen Ziele des bilingualen Unterrichts meist isoliert in den Blick. Insbesondere die Überprüfungen der fremdsprachlichen Leistungen bewegen sich im Bereich der allgemeinen Fremdsprachenkompetenz (z.B. durch Einsatz eines C-Tests (vgl. z.B. Dallinger 2015: 131; Rumlich 2016: 267)) und nehmen nicht zwangsläufig das fachsprachliche Register (CALP) in den Blick, welches im bilingualen (Fach-)Unterricht entwickelt werden soll (vgl. Kap. 3). Genau genommen strebt der bilinguale Unterricht die Entwicklung einer Diskurskompetenz in zwei Sprachen an (vgl. KMK 2013b: 7), nämlich in der Schulsprache und der Fremdsprache. Studien, die Fragestellungen zur Entwicklung des fachsprachlichen Registers oder der doppelten Fachliteralität in den Fokus rücken, sind wenig zahlreich.

Vollmer (2009) analysierte den Einsatz von Diskursfunktionen zur Aufgabenlösung in deutsch- bzw. englischsprachigen Schülerprodukten aus deutschsprachigem und bilingualem Geografieunterricht (monolingual Lernende *N* = 90, bilingual Lernende *N* = 84). Insgesamt unterschied sich die fachliche Gesamtkompetenz der beiden Gruppen zwar nicht signifikant voneinander, beide Gruppen wiesen jedoch gleichermaßen Mängel im Hinblick auf die Qualität des Fachdiskurses auf (vgl. Vollmer 2009: 178 f.), weswegen der Autor auf die Relevanz von Spracharbeit im Fachunterricht hinweist (vgl. Vollmer 2009: 180). Vereinzelt konnten bei Aufgabenlösungen signifikante Unterschiede zugunsten der monolingual Lernenden festgestellt werden, was der Autor unter anderem auf eine geringere Flexibilität und Freiheit im Ausdruck aufgrund mangelnder Fremdsprachenkenntnisse zurückführt.

> Es kann vermutet werden, dass diese Art von beschreibender Auswertung von Graphiken in den deutschsprachigen Klassen mehr geübt wurde und/oder dass den monolingualen Schülern ein größeres Repertoire an Ausdrucksmöglichkeiten in ihrer Muttersprache für Beschreibungen dieses Typs zur Verfügung steht, besonders wenn es um die Herstellung von Beziehungen auf der verbalen Ebene geht (Vollmer 2009: 177).

Im Rahmen eines Dissertationsprojekts wurden Daten in einer Schülerlaborstudie erhoben und unter anderem die sachfachliche Diskursfähigkeit der Lernenden in der Fremdsprache im Anschluss an den fremdsprachlich gestalteten Laborbesuch in den Blick genommen (vgl. Vanderbeke/Wilden 2017: 5). Die Analyse der Videodaten offenbarte, dass die Diskurse der gymnasialen Oberstufenlernenden adäquates Fachvokabular enthielten. In Fällen von Vokabellücken gelang es den Lernenden, Hilfsmittel wie z.B. das Skript zu benutzen; vor allem machten sie aber auch von Kompensationsstrategien, wie z.B. die Verwendung von Gesten oder deiktischen Begriffen Gebrauch, welche einen Kommunikationszusammenbruch verhindern konnten (vgl. Vanderbeke/Wilden 2017: 15 f.). Ferner zeigte sich, dass die Diskursfunktionen von den

Schülerinnen und Schülern zwar genutzt werden, es für eine komplexe Realisierung jedoch gezielter Anleitung bedarf, da die Äußerungen ansonsten in knappen Sätzen und mit Verwendung alltagssprachlicher Formulierungen gehalten sind. „Zumindest wird auch im BSLab [bilinguales Schülerlaborprojekt] deutlich, dass die Förderung einer sachfachlich adäquaten Fremdsprache mitnichten unangeleitet eintritt, so dass die für den BSFU vorgeschlagene zeitweilige, kontextbezogene Fokussierung auf die Spracharbeit auch für BSLab vonnöten wäre" (Vanderbeke/Wilden 2017: 24). Die Forscherinnen hinterfragen daher, ob ein einmaliger fremdsprachig gestalteter Besuch im Schülerlabor von Lernenden, die ansonsten schulsprachlichen Fachunterricht erhalten, in dieser Form tatsächlich zur Förderung fremdsprachlicher Fachliteralität beitragen kann, da es zum Erreichen dieses Ziels einer größeren sprachlichen Unterstützung bedürfe (ibid.).

Dass fremdsprachliche, fachsprachliche Leistungen auch bei deutlich mehr Kontaktzeit mit der Fremdsprache hinter den Leistungen in der Schulsprache zurückstehen können, zeigt im internationalen Kontext die Studie von Gablasova (2014). Sie führte Interviews mit slovakischen Oberstufenschülern durch, deren Fähigkeit zur verbalen Wissensversprachlichung im Hinblick auf sprachliche Korrektheit, Sprachflüssigkeit und der Angemessenheit des Fachdiskurses und Fachvokabulars untersucht wurde. Die bilingualen Schülerinnen und Schüler ($N = 37$) wurden sowohl in der Unterrichtssprache Englisch (L2) als auch in ihrer Erstsprache (L1) interviewt, wohingegen die Kontrollgruppe ($N = 35$) lediglich in der Erstsprache Unterricht erhielt und Fragen beantwortete. Während beide Gruppen gleichgute sprachliche Leistungen in der L1 zeigten, war der Sprachrichtigkeitswert der bilingualen Sprecher in der L2 durchschnittlich 15 % niedriger (vgl. Gablasova 2014: 156). Im Hinblick auf die Sprachflüssigkeit zeigte sich, dass das Sprechtempo bei fremdsprachlicher Sprachproduktion niedriger war als bei muttersprachlicher. Bezüglich der Verwendung von Füllwörtern und Neuformulierungen zeigte sich kein Unterschied zwischen den beiden Gruppen, wurden sie in der jeweiligen Unterrichtssprache interviewt. Mussten die bilingualen Schülerinnen und Schüler jedoch Transferarbeit von der L2 in die L1 leisten, so zeigten sich signifikant mehr Merkmale unflüssiger Sprache in ihren Aussagen (vgl. Gablasova 2014: 157). Auch im Hinblick auf die Qualität der Aussagen konnte die Forscherin Unterschiede zwischen den Gruppen ausmachen. Während die muttersprachlichen Aussagen beider Gruppen formal mehrheitlich dem akademischen Format einer Definition entsprachen, gelang es den bilingual Lernenden signifikant seltener, Fachbegriffe formal korrekt in der L2 zu definieren (vgl. Gablasova 2014: 158). Die muttersprachlichen Definitionen der bilingual Lernenden enthielten darüber hinaus signifikant weniger angemessenes Fachvokabular, wodurch ihre schulsprachlichen Aussagen fachlich von geringerer Qualität waren als die der Vergleichsgruppe (vgl. Gablasova 2014: 161). Die Forscherin schlussfolgert aus ihren Ergebnissen, dass der Wissenstransfer zwischen Sprachsystemen nicht unproblematisch vonstattengeht, da Fachwissen immer auch an Sprache gebunden ist und sich diese Sprachkompetenz nicht von alleine einstellt. Folglich spielt die Entscheidung über die Erhebungssprachen in Leistungstest eine erhebliche Rolle, da die beschriebenen Probleme fälschlicherweise als Wissenslücken interpretiert werden und bilingual Lernende im Vergleich mit muttersprachlich Lernenden schlechter abschneiden könnten (vgl. Gablasova 2014: 162).

Kognitive Auswirkungen von Sprachwechseln weisen auch Saalbach et al. (2013) in ihrer Studie mit Sekundarstufen-Lernenden des bilingualen Unterrichts[71] nach, die mathematisches Wissen in einer anderen als der Instruktionssprache abrufen müssen (vgl. Saalbach et al. 2013: 38). Ähnlich wie Piesche et al. (2016) bemerken die Forscher negative Auswirkungen des Sprachwechsels (vgl. Piesche et al. 2016: 114), denn die Leistungen der Lernenden sind bei der Leistungsüberprüfung immer dann hinsichtlich Korrektheit und Verarbeitungsgeschwindigkeit negativ beeinflusst, wenn die Sprache der Testaufgaben von der im Unterricht abweicht (vgl. Saalbach et al. 2013: 42). „Taken together, these findings suggest that the encoding and retrieval of subject matter taught in school is related to the language of instruction" (Saalbach et al. 2013: 42). Folglich kann von Lernenden des bilingualen Unterrichts nicht zwangsläufig erwartet werden, dass es ihnen gelingt, Informationen in gleicher Qualität wiederzugeben, wenn sie dies in einer anderen als der Instruktionssprache tun müssen.

Effekte der bei der Leistungsüberprüfung eingesetzten Sprache analysieren Canz et al. (2021) in ihrer Studie mit Sechstklässlerinnen und -klässlern der Realschule ($N = 361$) bzw. Lernenden des 8. Gymnasialschuljahres ($N = 703$) in Baden-Württemberg (vgl. Canz et al. 2021: 3, 6). Die Forschergruppe stellt fest, dass die Lernenden des sechsten Schuljahres besser abschneiden, wenn ihre fachlichen Leistungen in der Schulsprache überprüft werden (vgl. Canz et al. 2021: 9). Bei den älteren Lernenden zeigen sich unterschiedliche Ergebnisse in Abhängigkeit der Aufgabenformate, da die Achtklässlerinnen und -klässler in deutschen Lückentests bessere Ergebnisse erzielen als in englischsprachigen,

71 39 Lernende des 9. und 11. Jahrgangs mit der Muttersprache Deutsch, die seit einem bzw. drei Jahren den deutsch-französischen bilingualen Unterricht und seit sechs bzw. acht Jahren Französischunterricht besuchen (vgl. Saalbach et al. 2013: 38).

während sich bei Multiple-Choice Tests keine signifikanten Unterschiede bezüglich des Spracheinsatzes feststellen lassen (ibid.). Die Forschergruppe sieht auf Basis der Ergebnisse ihre Annahmen bestätigt, dass sich der Einsatz der Schulsprache leistungsvorteilhaft auswirkt und sich diese Vorteile stärker bei (re-)produktiven Aufgabenformaten bemerkbar machen als bei Multiple-Choice-Aufgaben, die durch einen Wiedererkennungswert reproduzierendes Lösen ermöglichen. Ferner scheint der Effekt bei jüngeren Lernenden größer zu sein als bei Lernenden die schon länger am bilingualen Unterricht teilnehmen (ibid.). Folglich sollte die Wissensüberprüfung im bilingualen Unterricht schulsprachlich stattfinden. „Using the foreign language as test language would underestimate students' content-subject knowledge and competences" (Canz et al. 2021: 11).

Bezüglich der Studienerkenntnisse zu Leistungen von Lernenden des bilingualen Unterrichts aus älteren Jahrgängen fällt zusammenfassend auf, dass Studien zu fremdsprachlichem Kompetenzerwerb ein einheitlich positives Bild zeichnen. Ergebnisse zum Fachwissen hingegen sind widersprüchlicher, da sie bilingual Lernenden sowohl überlegene, gleichwertige als auch minderwertige Leistungen im Vergleich mit Lernenden des Regelunterrichts bescheinigen. Zudem sind sie insgesamt weniger zahlreich, da sie an den Kontext des jeweiligen Faches gebunden sind. Wie sich die Erkenntnislage hinsichtlich bilingualen Lernens im Primarbereich darstellt, wird im folgenden Abschnitt skizziert.

7.2 Erkenntnisse zum bilingualen Unterricht mit jüngeren Schülerinnen und Schülern

Die Praxis bilingualen Unterrichts in der Grundschule ist deutlich jünger als die des Sekundarstufenbereichs, weswegen auch der diesbezügliche empirische Erkenntnisstand begrenzter ist. Zudem sei vorab auf die Problematik hingewiesen, dass bilinguale Programme in der Grundschule häufig innovativ sind und im Rahmen von vereinzelten Schulversuchen durchgeführt werden. Dies hat zur Folge, dass die organisatorischen Umsetzungsformen von Grundschule zu Grundschule von großen Unterschieden geprägt sein können. Beispielsweise gibt es einige Grundschulen, die ihr bilinguales Konzept als immersives Lernen bezeichnen, welches von bilingualen Modulen und bilingualem Unterricht zwar abgrenzbar ist, sich aber innerhalb des Oberbegriffs in Umsetzung und vor allem Sprachkontaktzeit unterscheiden kann. Bisher hat sich keine Umsetzungsform (wie z.B. im Sekundarstufenzweig der bilinguale Zweig) durchgesetzt, sodass ein Vergleich zwischen Schulen und deren Konzepten der Umsetzung erschwert wird. Für die Forschung und die gewonnenen

Erkenntnisse bedeutet das, dass eine sehr eingeschränkte Übertragbarkeit und folglich Aussagekraft immer berücksichtigt werden muss. Im Folgenden werden also Sammelbegriffe, wie Immersion oder bilingualer Unterricht verwendet, die, wie in Kapitel 2 dargestellt, zwar definitorischen Kriterien, jedoch dennoch in der Praxis zahlreichen abweichenden Umsetzungsformen entsprechen.

7.2.1 Sprachliche Lernerträge

Quantitativ stammen in Deutschland die meisten Forschungserkenntnisse zum bilingualen Lernen in der Grundschule bisher aus immersiven Programmen (vgl. z.B. Massler 2013: 12), obwohl diese Programme in der Schullandschaft nur vereinzelt zu finden sind. Beispiele sind die Europa-Schulen in Berlin[72] oder das Altenholzer Immersionsprojekt, welches mittlerweile fünf norddeutsche Grundschulen umfasst und im Hinblick auf verschiedene Forschungsschwerpunkte evaluiert worden ist (vgl. Piske/Burmeister 2008: 131).[73] Im Rahmen einer längsschnittlichen Untersuchung zur Fremdsprachenkompetenz, bei der die Lernenden einmal jährlich dazu aufgefordert wurden, die Bildgeschichte *Frog where are you?* nachzuerzählen, konnte bei den Lernenden eine positive Entwicklung der fremdsprachlichen Kompetenzen nachgewiesen werden

---

72 Das Konzept der Europaschulen unterscheidet sich dergestalt von anderen bilingualen Programmen, dass Unterricht in der Schulsprache Deutsch und einer Partnersprache angeboten wird, die je nach Schülerschaft unterschiedlich ausfallen kann (neun Partnersprachen werden angeboten: Englisch, Französisch, Griechisch, Italienisch, Polnisch, Portugiesisch, Russisch, Spanisch und Türkisch). Die Schülerschaft der Klassen setzt sich jeweils zur Hälfte aus deutschsprachigen Muttersprachlern und zur anderen Hälfte aus Sprechern der Partnersprache zusammen, wodurch es zu einer doppelsprachigen Alphabetisierung kommt. Neben der Berücksichtigung des regulären Grundschulcurriculums liegt ein Fokus auf Spracharbeit, welche in Form von sprachgruppegetrenntem Sprachunterricht und immersivem Fachunterricht stattfindet. (Für eine detaillierte Darstellung des Konzepts (vgl. z.B. Baumert et al. 2012: 297 f.)).

73 Zu Beginn bestand das Altenholzer Immersionsprojekt aus einem Verbund einer Kindertagesstätte und der benachbarten Claus-Rixen-Grundschule. In der Kindertagesstätte wird seit 1996 in einer Gruppe eine zweisprachige Betreuung angeboten, welche seit 1998 an der Claus-Rixen-Grundschule in einer Immersionsklasse ihre Fortsetzung findet (vgl. Piske/Burmeister 2008: 132). Das Programm sieht vor, dass alle Fächer außer Deutsch in englischer Sprache unterrichtet werden, wobei sich sowohl Lernende in der Klasse befinden können, die zuvor die immersive Kindertagesstätte besucht haben, als auch Kinder, die ohne fremdsprachliches Vorwissen in die Schule kommen (ibid.).

(vgl. Piske/Burmeister 2008: 143 f.; Piske 2015: 105). Die Quantität verwendeter Verbformen nahm über die Jahre erheblich zu, wobei gleichzeitig die Fehler stark abnahmen. Ferner zeichnete sich die fremdsprachliche Sprachproduktion durch eine relativ freie Verwendung sprachlicher Ausdrücke und einen Anstieg der grammatikalischen Komplexität aus (ibid.). „Am Gebrauch der Verbformen lässt sich nämlich sehr gut erkennen, wie es bei den Altenholzer Immersionskindern zum Aufbau grammatischer Kenntnisse kommt, ohne dass sie expliziten Grammatikunterricht erhalten" (Piske 2006: 208).

In einer anderen Untersuchung, die Wortschatz, Leseflüssigkeit und Leseverständnis in der Fremdsprache in den Blick nahm, erzielten die immersiv Lernenden deutliche Leistungsvorsprünge vor den Schülerinnen und Schülern der konventionellen Vergleichsklassen, was die Forscher auf die hohe Kontaktzeit mit der Fremdsprache und den authentischen Spracheinsatz zurückführen (vgl. Zaunbauer et al. 2012: 328 f.). Darüber hinaus unterscheidet sich die Rolle der fremdsprachlichen Schriftsprache, welche in den Immersionsklassen ab dem zweiten Lernjahr selbstverständlich zum Einsatz kommt, deutlich von deren untergeordneten Rolle im regulären Fremdsprachenunterricht (ibid.). Die Forscher konnten einen intralingualen Transfer von Lesestrategien nachweisen, die sich positiv auf Leseverstehen und Leseflüssigkeit in beiden Sprachen auswirken; folglich kann der fremdsprachliche Schrifteinsatz im immersiven Unterricht eine förderliche Wirkung für erstsprachliches Lesen entfalten (vgl. Gebauer et al. 2013: 70). Insgesamt scheint die Sorge, dass die erstsprachliche Entwicklung unter der hohen Kontaktzeit mit der Fremdsprache leiden könnte, unbegründet zu sein, denn die immersiv unterrichteten Schülerinnen und Schüler erreichen in Untersuchungen vergleichbare muttersprachliche Kompetenzen wie herkömmlich Lernende (vgl. Piske 2006: 210). Eine längsschnittliche Vergleichsuntersuchung konventionell und immersiv Lernender hinsichtlich der Leseflüssigkeit in der L1 konnte zeigen, dass keine signifikanten Niveauunterschiede bei den Gruppen am Ende der vierten Jahrgangsstufe festzustellen waren (vgl. Gebauer et al. 2012: 192). Gleiches konnte ebenfalls für die L1 Rechtschreibleistung der Lernenden festgestellt werden, die offenbar nicht nachteilig beeinflusst wird, wenn in anderen Fächern außer Deutsch keine L1-Schreibübungen stattfinden (vgl. Gebauer et al. 2012: 193). Im Bereich des Leseverständnisses erzielten die immersiv lernenden Schülerinnen und Schüler sogar leicht bessere und zumindest keine nachteiligen Ergebnisse im Vergleich zur Vergleichsgruppe (vgl. Zaunbauer et al. 2005: 264; Zaunbauer/Möller 2006: 194 f.).

> Die Befunde verdeutlichen, dass der Besuch immersiven Unterrichts im Vergleich zu konventionellem Unterricht keine negativen Effekte auf die Entwicklung der L1-Leseflüssigkeit und -Rechtschreibleistung in den vier Grundschuljahren hat. Die Befürchtung, dass erstsprachliche Leistungen durch den vermehrten fremdsprachlichen Input Nachteile erleiden könnten, findet damit auch anhand von deutschen Befunden keine Unterstützung (Gebauer et al. 2012: 193).

Bei der Evaluation der immersiv arbeitenden Europa Schulen wurden unter anderem ebenfalls Lesekompetenzen und Textverständnis am Ende der Grundschulzeit in den Blick genommen (vgl. Baumert et al. 2012).[74] Die Forscher verglichen dabei die immersiv lernenden Schülerinnen und Schüler einerseits untereinander und andererseits mit Lernenden regulären Unterrichts im Hinblick auf ihre Sprachkompetenzen. Insgesamt zeigte sich beim englischen Textverständnis ein deutlicher Leistungsvorsprung der Immersionsklasse gegenüber Lernenden, die nur regulären Fremdsprachenunterricht erhalten (vgl. Baumert et al. 2012: 310).[75] Schülerinnen und Schüler der Immersionsklasse mit englischer Muttersprache zeigten überlegene Leistungen im Vergleich zu ihren deutschsprachigen Mitschülerinnen und -schüler, jedoch kamen auch diese im Bereich des Textverständnisses einem Niveau von *native speakers* nahe (vgl. Baumert et al. 2012: 305). Die Unterschiede innerhalb der Immersionsklasse im Englischen fielen daher geringer aus, als die Kompetenzunterschiede im Deutschen, wo die deutschen Muttersprachler ihren englischen Mitschülerinnen und -schüler deutlich überlegen waren. Im Vergleich mit der regulär lernenden Kontrollgruppe, demonstrierten aber alle immersiv Lernenden, also auch die Schülerinnen und Schüler mit englischer Muttersprache, eine höhere Lesekompetenz im Deutschen (vgl. Baumert et al. 2012: 309). Für dieses Ergebnis machen die Forscher einerseits das deutschsprachige Schulumfeld aber andererseits auch das immersive Programm verantwortlich (ibid.).

Im internationalen Kontext immersiven Lernens haben Forscher in Kanada die sprachliche Entwicklung englischsprachiger Kinder im französischen Immersionsprogramm längsschnittlich in den Blick genommen (vgl. Hermanto et al. 2012). Im Verlauf von Klasse 2 bis Klasse 5 entwickelten sich die Sprachkompetenzen sowohl in Englisch (L1) als auch Französisch (L2) deutlich

---

74 An dieser Stelle sollte erwähnt werden, dass die Grundschule in Berlin sechs Schuljahre umfasst und sich die Probanden zum Erhebungszeitpunkt folglich bereits im sechsten Lernjahr befanden.

75 Der reguläre Fremdsprachenunterricht setzt in Berlin im dritten Lernjahr ein, die Immersionsklassen haben hingegen bereits ab dem ersten Schuljahr Kontakt zur Partnersprache.

weiter, wobei der Lernzuwachs und das sprachliche Niveau (z.B. des Vokabulars) in der Schulsprache Französisch geringer ausfiel als für die Erstsprache (vgl. Hermanto et al. 2012: 140). „In contrast, metalinguistic skills were equally good for both languages and developed significantly across the two grades studied“ (Hermanto et al. 2012: 142). Die Forschergruppe sieht die starken metalinguistischen Fähigkeiten der Lernenden als Indiz dafür, dass Immersion ein erfolgreiches Konzept zum Erreichen von Bilingualismus sein kann, da die sprachlichen Kompetenzen vermutlich im Verlauf des weiteren immersiven Schulbesuchs mit denen der Erstsprache vergleichbar sein werden (vgl. Hermanto et al. 2012: 142 f.).

Im Kontext einer teilimmersiven Grundschule (vgl. Steinlen/Piske 2015) als auch in einer Grundschule mit einem weniger intensiven bilingualem Programm (vgl. Steinlen/Gerdes 2015) gingen Forscherteams der Frage nach, wie sich die fremdsprachlichen Leistungen im Hinblick auf den Migrationshintergrund der Lernenden darstellen. Verschiedentlich wurde in Deutschland belegt, dass sich Migrationshintergrund auf den Schulerfolg auswirkt und dass Schülerinnen und Schüler mit Migrationshintergrund schlechter in Leistungstests abschneiden als Lernende ohne Migrationshintergrund (vgl. z.B. DESI-Konsortium 2006: 27 f.; OECD Publishing 2019: 50). Diese Ergebnisse, die ebenfalls bei Lernenden im Englischunterricht nachgewiesen wurden (vgl. Elsner 2007), konnten jedoch nicht für die Schülerinnen und Schüler des bilingualen bzw. teilimmersiven Unterrichts bestätigt werden. Denn weder in einer teilimmersiven Grundschule in Thüringen noch in einer Grundschule mit einem weniger intensiven bilingualen Programm in Schleswig-Holstein konnten die Forscher signifikante Unterschiede in den fremdsprachlichen Bereichen Wort- und Grammatikverstehen und Leseflüssigkeit bei ihren Probanden feststellen (vgl. Steinlen/Gerdes 2015: 94; Steinlen/Piske 2015: 139). Die Forscher vermuten, dass sich besonders der hohe Grad an Anschaulichkeit und die bewusste Planung des bilingualen Unterrichts positiv für die gesamte Lerngruppe und somit unabhängig vom Migrationshintergrund auswirkt (vgl. Steinlen/Piske 2015: 139).

Auch bei Lernenden einer bilingualen Grundschule in Nordrhein-Westfalen konnten fremdsprachliche Leistungsvorteile für Lernende des bilingualen Unterrichts im vierten Schuljahr ($N = 27$) festgestellt werden (vgl. Botz/Frisch 2016). Die allgemeine Fremdsprachkompetenz wurde mit einem C-Test erhoben und mit denen von Lernenden verglichen, die regulären Fremdsprachenunterricht erhielten ($N = 28$). Insgesamt zeigte sich, dass die Lernenden des bilingualen Unterrichts besser abschnitten und der bilinguale Unterricht eine positive Wirkung im Hinblick auf die Fremdsprachenkompetenzen entfaltet (vgl. Botz/Frisch 2016: 247).

Die im BiLL-NaWi Projekt ebenfalls mit einem C-Test erhobenen Fremdsprachenleistungen fallen bei den bilingual Lernenden (N = 207) signifikant besser aus als bei den Lernenden der Vergleichsgruppe, die nur regulären Fremdsprachenunterricht besuchen (N = 125) (vgl. Frisch 2021: 39 f.). Die durchschnittliche Menge korrekt ausgefüllter Lücken der bilingualen Schülerinnen und Schüler in BiLL-NaWi (ca. 60 %) (Frisch 2021: 40) liegt damit auch höher als die durchschnittliche Leistung regulärer Fremdsprachenschülerinnen und -schüler (ca. 46 %), die Porsch/Wilden mit einem anderen C-Test in der Grundschule erhoben haben (vgl. Porsch/Wilden 2017: 294).

Im Schulversuch *Lernen in zwei Sprachen* in Bayern (vgl. Böttger/Müller 2020) wurden die Englischleistungen bilingual Lernender mit denen von Lernenden des Regelunterrichts verglichen. „In den Kompetenzbereichen Hörverstehen Englisch, Leseverstehen Englisch und Schreiben Englisch zeigen die untersuchten Schülerinnen und Schüler schon am Ende der Jahrgangsstufe 3 beeindruckende Leistungen, die denen nicht-bilingual unterrichteter Schülerinnen und Schülern im landesweiten Vergleich am Ende der Jahrgangsstufe 4 entsprechen bzw. diese sogar übersteigen (repräsentativer BIG-Test)" (Böttger/Müller 2020: 44). Neben den Fremdsprachenleistungen wurden im Schulversuch zur Evaluation von Deutschleistungen die VERA-Ergebnisse herangezogen und die Hamburger Schreibprobe (HSP) durchgeführt (vgl. Böttger/Müller 2020: 51 f.). Insgesamt erreichen die bilingual Lernenden in allen Teilbereichen von VERA einen leichten, nichtsignifikanten Leistungsvorsprung vor der Vergleichsgruppe und auch im Bereich Rechtschreibung erreichen alle bilingualen Klassen am Ende der Klasse 4 das geforderte Kompetenzniveau, weswegen die Forscher schlussfolgern, dass durch den bilingualen Unterricht keinerlei Nachteile hinsichtlich der Entwicklung der deutschen Sprachkompetenzen entstehen (vgl. Böttger/Müller 2020: 52 f.).

Weniger zufriedenstellende Ergebnisse hinsichtlich der Fremdsprachenleistungen wurden im Rahmen der Schulbegleitforschung der Flachslandgrundschule in Hamburg gewonnen, wo das Forscherteam die Verbindung der Konzepte des immersiven Lernens und offener Unterrichtsgestaltung untersuchte und unter anderem die fremdsprachlichen Hörverstehens- und Sprechleistungen der Lernenden evaluierte (vgl. Elsner/Keßler 2011). Insgesamt resümierten die Forscher, dass die Lernenden sowohl in Sprachrezeption als auch -produktion geringere fremdsprachliche Kompetenzen erreichten, als sie von bilingualen Lernformen erwartet hätten (vgl. Elsner/Keßler 2011: 176). Defizite zeigten sich besonders im Hinblick auf die Bewältigung kognitiv anspruchsvollerer Aufgaben und dekontextualisierter Sprachkontexte. „Insgesamt zeigen die Hörverstehensleistungen der Kinder, dass diese sich bislang lediglich auf der von Cummins (1984) definierten Ebene der *Basic Interpersonal Communicative Skills* bewegen und die Verstehensleistungen somit stark an unmittelbare Handlungen und Bilder etc. gebunden sind“ (Elsner/Keßler 2011: 174). Die Ausbildung des fachsprachlichen Sprachregisters, dessen Entwicklungsförderung im bilingualen Unterricht vermutet wird, können die Forscher folglich an diesem Punkt nicht ausmachen (ibid.). Anzumerken ist an dieser Stelle, dass die Hörverstehensaufgaben thematisch am Englischunterricht der Grundschule orientiert waren (z.B. *„at school“*, *„animals“*, *„hobbies“* etc.) (vgl. Elsner/Keßler 2011: 172). Aufgabenitems, die fachsprachliche Elemente des Sachfachs enthalten hätten, wurden folglich nicht eingesetzt. Basis für die zitierte Aussage ist also vielmehr das geringe Maß an Kontextgebundenheit der Hörverstehensitems, als das Maß an fachsprachlichen Strukturen und fachlichen Informationen.

Die Forscher vermuten den Grund für die niedrigen fremdsprachlichen Leistungen in den offenen Lernformen der Flachslandschule, da es dort nur schwer gelingt, ein ausreichendes Maß an fremdsprachlichem Input anzubieten. „Durch geringen *input* konnten die Lerner entsprechend nur bedingt ihr Hörverstehen in der Zielsprache Englisch trainieren und ausbauen. Ohne eine solide Basis im Hörverstehen ist auch der eigene produktive *output* in der Zielsprache nicht möglich“ (Elsner/Keßler 2011: 176).

In der zweiten Phase des Projekts entwickelte das Forscherteam Interventionsmaßnahmen, die unter anderem eine Intensivierung der Kontaktzeit und die Formulierung sprachlicher Ziele für die offenen Unterrichtsphasen vorsahen (vgl. Dausend et al. 2013: 74). Insgesamt konnte durch die Intervention eine deutliche Verbesserung der fremdsprachlichen Bereiche sowohl der bereits getesteten Probanden als auch der neuen Erstklässler im Vergleich mit denen des vorherigen Jahrgangs erzielt werden (ibid.). Die Forscher schlussfolgern daher, „[…], dass weniger die Öffnung von Unterricht als vielmehr die Kombination aus strukturierten Einheiten mit einem qualitativ wie quantitativ hochwertigen Kontakt zur Zielsprache förderlich sind, die im bilingualen und immersiven Lernen angeboten werden“ (Dausend et al. 2013: 77).

Die bisher genannten Studien befassen sich vorranging mit der Erhebung sprachlicher Kompetenzen des alltagssprachlichen Sprachregisters und nehmen nicht gezielt die Entwicklung des fachsprachlichen Diskurses in den Blick. Mit diesem Schwerpunkt befasst sich aber Bitmann (2021) in einer quasiexperimentellen Studie in vierten Klassen einer immersiv arbeitenden bilingualen Grundschule ($N = 85$), in der sie die Wirkung von Bewegungslernen auf langzeitliches Behalten von Fachbegriffen und -konzepten untersucht. Die immersiv unterrichteten Klassen, welche zur Hälfte aus deutschen und zur anderen aus englischen Muttersprachlern bestehen, erhalten zwei Unterrichtseinheiten[76], bei denen in der Experimentalgruppe sachfachlicher Wortschatz mit Hilfe von ikonisch-repräsentativen Bewegungen eingeführt wurde. In der Kontrollgruppe kommt hingegen schriftbildbasierte Wortschatzeinführung zum Einsatz (vgl. Bitmann 2016: 104 f.). Insgesamt weisen die Daten darauf hin, dass das ikonisch-repräsentative Wortschatzlernen eine positive Wirkung auf das langzeitliche Behalten des Fachwortschatzes entfaltet (vgl. Bitmann 2016: 109, 2021: 241). Ferner weisen die Lernenden Unterschiede im Antwortverhalten auf. Während die englischen Muttersprachler immer eine Antwort geben, machen die deutschen Schülerinnen und Schüler von der Möglichkeit Gebrauch, keine Antwort zu geben, was die Forscherin auf ein unterschiedliches Vertrauen der Lernenden in ihre sprachlichen Fähigkeiten zurückführt (vgl. Bitmann 2016: 104 f., 2021: 240 f.). Keine Antwort geben L1 deutschsprachige Kinder besonders häufig hinsichtlich eines beider Unterrichtsthemen (*space*) und nennen daher weniger Begriffe als die L1 englischsprachigen Kinder (vgl. Bitmann 2021: 240). Im definitorischen Faktenwissen zu den Begriffen geben Lernende der Gestengruppe (Experimentalgruppe) mehr überzeugende Informationen wieder als Lernende der Lesegruppe (Kontrollgruppe). „Demnach bestätigt sich die Annahme, dass ikonisch-repräsentative Gesten unterstützende Lerneffekte beim Abrufen von neuen Wörtern haben, [...]" (Bitmann 2021: 241). Bezüglich des definitorischen Faktenwissens zur anderen Unterrichtseinheit zeigen sich keine signifikanten Unterschiede zwischen den Gruppen (vgl. Bitmann 2021: 242). Neben dem Faktenwissen wurden auch fachspezifische Diskursfunktionen (Beschreiben/Definieren und Erklären) analysiert, bei deren Verwendung sich keine signifikanten gruppenspezifischen Unterschiede offenbaren (vgl. Bitmann 2021: 246). Auf Basis von Bitmanns Studie können zwar didaktisch methodische Empfehlungen zur Weiterentwicklung des bilingualen Unterrichts abgeleitet werden, die Studie vermag jedoch nicht Aussagen darüber zu treffen, ob die Entwicklung von Fachwortschatz und -konzepten bei den bilingualen Lernern altersgemäß ist.

Die vorgestellten Studien beleuchten die fremdsprachlichen (und teilweise schulsprachlichen) Leistungen der bilingualen Schülerinnen und Schüler meist isoliert, ohne dass Rückschlüsse auf die Bedeutung für das fachliche Lernen gezogen werden. Selbst wenn fremdsprachliche Leistungen geringer ausfallen

76 Die Unterrichtseinheiten befassen sich mit den Themen *space* und *healthy foods.*

als erwartet (vgl. z.B. Elsner/Keßler 2011: 176), wird darin kein Zusammenhang mit möglicherweise daraus resultierendem erschwertem oder geringerem Fachwissenserwerb gesehen. Bilingualer Unterricht strebt jedoch an, mindestens gleichwertige fachliche Leistungen zu entwickeln wie regulärer Fachunterricht. Ob dieses Ziel wirklich erreicht wird, liegt nur bei wenigen Studien im Untersuchungsfokus, über welche im Folgenden ein Überblick gegeben werden soll.

7.2.2 Fachliche Lernerträge

„Many parents, teachers and school administrators are also often worried that children's skills in and knowledge of certain subjects might suffer if they receive their instruction in these subjets in an L2" (Piske 2013: 37). Einige Untersuchungen nehmen daher die Entwicklung sachfachlicher Kompetenzen von Immersionsschülern in den Blick (vgl. z.B. Baumert et al. 2012; Piske 2006: 211; Piske/Burmeister 2008: 145; Zaunbauer/Möller 2006: 184). Eine Untersuchung von immersiv und konventionell lernenden Schülerinnen und Schülern in den Jahrgangsstufen 2 und 3 konnte zeigen, dass die Immersionsschüler nicht nur vergleichbare muttersprachliche Leistungen, sondern ebenfalls der Vergleichsgruppe entsprechende, jedoch keine überragenden Mathematikleistungen erzielen (vgl. Zaunbauer/Möller 2006: 194 f.). Dies deckt sich nicht mit Ergebnissen einer weiteren Untersuchung in Jahrgangsstufe 1, bei der die Lernenden der Immersionsklasse höhere Leistungen im Bereich Mathematik erzielen (vgl. Zaunbauer/Möller 2007: 147). Die Tatsache, dass die mathematischen Leistungen mit Hilfe eines deutschsprachigen Tests erhoben wurden, stellte für die Immersionsschüler, die die mathematischen Konzepte zuvor nur fremdsprachlich erworben hatten, offensichtlich keine größere Schwierigkeit dar (vgl. Zaunbauer/Möller 2006: 195). Aufgrund der geringen Stichprobengröße ($N = 81$) und der vermuteten Positiv-Selektion der am Immersionsunterricht teilnehmenden Lernenden schränken die Forscher die Generalisierbarkeit ihrer Ergebnisse jedoch ein (vgl. Zaunbauer/Möller 2006: 195 f.; 2007: 150).

Die bereits erwähnte Studie an der Europa Schule Berlin (s.o.) nahm neben Englisch- und Deutschkompetenzen ebenfalls Mathematikleistungen in den Blick. Im Unterschied zum Immersionsprogramm des Altenholzer Projekts, wird der Mathematikunterricht in Berlin auf Deutsch erteilt und auch die Testung erfolgte in deutscher Sprache (vgl. z.B. Baumert et al. 2012: 298). Die Forscher stellen fest, dass die Schülerinnen und Schüler der Immersionsklasse signifikant bessere Mathematikleistungen erzielen als die regulär unterrichtete Vergleichsgruppe. Diese deutlichen Ergebnisse müssen jedoch im Hinblick auf die festgestellte Eingangsselektivität interpretiert werden (vgl. Baumert et al. 2012: 306). Innerhalb der Immersionsklasse lässt sich ein Leistungsvorteil zugunsten der Lernenden feststellen, die Deutsch als Erstsprache sprechen und dadurch möglicherweise Vorteile im auf Deutsch unterrichteten Mathematikunterricht gegenüber den Schülerinnen und Schülern mit L1-Englisch haben. „Ob dies im Umkehrschluss auch für die Leistungen der deutschsprachigen Kinder in den in englischer Sprache unterrichteten anderen Sachfächern gilt, ist ungeklärt" (Baumert et al. 2012: 310). Somit lässt sich auf Basis dieser Studie kein Zusammenhang zwischen fremdsprachlichem Fachunterricht und einem daraus möglicherweise resultierenden vermindertem Fachwissen ziehen.

Auch wenn im Immersionskontext in fachlicher Hinsicht positive Ergebnisse erzielt werden, werden im Zusammenhang mit der weniger intensiven Umsetzungsform der bilingualen Module Bedenken geäußert, ob die Schülerinnen und Schüler fachlich das gleiche Niveau wie Lernende des Regelunterrichts erzielen. Im Rahmen der dreijährigen explorativ-interpretativen Langzeitstudie des internationalen ProCLIL Projekts[77], in welchem ein Forscherteam ein Meinungsbild der beteiligten Parteien aus Lehrern, Eltern und Lernenden erstellte, um mögliche Implikationen für die Implementierung bilingualen Unterrichts ziehen zu können, gerieten insbesondere bilinguale Module in den Untersuchungsfokus (vgl. Massler 2012: 36). In Deutschland beteiligten sich sechs Schulen mit ca. 475 Kindern und 12 Lehrern, die mehrheitlich bilinguale Module in unterschiedlichen Fächern anboten (vgl. Massler 2012: 37). Insgesamt ergab die Befragung, dass die Lehrkräfte über positive Einstellungen und Erfahrungen bezüglich des bilingualen Unterrichts verfügen (vgl. Massler 2012: 39). Sie äußern jedoch Bedenken bezüglich der fehlenden Intensität und Kontinuität bilingualer Module, wodurch sich die Fremdsprachenkompetenzen nur langsam entwickeln, diese aber unbedingt nötig sind, um die Fachinhalte zu erwerben (vgl. Massler 2012: 44). Einige Lehrer zeigen sich besorgt, dass vor allem schwächere Schülerinnen und Schüler durch den Fremdspracheneinsatz überfordert wären und fast die Hälfte der teilnehmenden Lehrkräfte gibt an, auf die Schulsprache Deutsch zu wechseln, sobald komplexere Unterrichtsinhalte thematisiert würden. Ferner würden Inhalte simplifiziert oder ein Thema auf seine essentiellen Inhalte zusammengefasst (vgl. Massler

77 Das ProCLIL-Projekt (2006–2009) war ein im Rahmen von Comenius über die EU finanziertes Projekt, an dem sich sechs Lehrerausbildungszentren in den vier verschiedenen Ländern Zypern, Spanien, Türkei und Deutschland beteiligten. Die unterschiedlichen Projektphasen sahen unter anderem Lehrerfortbildungen, die Ausarbeitung bilingualer Module und deren Implementierung im Schulalltag vor (vgl. Massler 2012: 36).

2012: 42). Die Befragung der Lernenden zeigt wiederum, dass die Schülerinnen und Schüler ein Bewusstsein für diese Probleme nicht unbedingt teilen, denn sie geben mehrheitlich an (ca. 80 %), alle Unterrichtsinhalte trotz des Fremdspracheneinsatzes verstanden zu haben (vgl. Massler 2012: 41). Erwähnenswert sind jedoch dennoch die Angaben von ca. 18 % (Befragung 2008) bzw. 16 % (Befragung 2009) der Lernenden, wenig zu verstehen und immerhin von 4 % bzw. 5 % der Lernenden dem Unterricht nicht folgen zu können (ibid.). „Moreover, it is important to remember that 14 % of the students 2008 and 21 % in 2009 did not really or not at all like doing subject matter topic in the English language“ (Massler 2012: 42). Die subjektiven Empfindungen von Lehrkräften und Lernenden zum möglicherweise verminderten Facherwerb im Rahmen bilingualer Module wurden im Rahmen dieser Studie (und auch in keiner anderen bisher bekannnten) jedoch nicht durch standardisierte Leistungstests be- oder widerlegt (vgl. Massler 2012: 44).

In Baden-Württemberg hat Bechler (2014) die Chancen und Grenzen bilingualer Module im Fächerverbund Mensch, Natur und Kultur (MeNuK) in der Grundschule im Rahmen ihrer Studie untersucht. Neben organisatorisch-systematischen Fragestellungen untersucht Bechler auch, welche Lernerträge sich durch bilinguale Module ergeben. Auf Basis von teilnehmender Beobachtung kontrastiert die Forscherin intuitiv regulären und bilingualen Unterricht und kommt zu dem Schluss, dass Aufgabenformen im regulären Unterricht zumindest stellenweise anspruchsvoller sind und die Lernenden mehr fordern (vgl. Bechler 2014: 179). Aufgrund der geringen Fremdsprachenkompetenzen sind komplexe sprachliche Äußerungen wie z.B. beim Berichten, Schlussfolgern, Definieren oder Erklären nicht zu erwarten. Wenn bilingualer Unterricht ein vergleichbares kognitives Anforderungsniveau wie regulärer Unterricht erreichen will, sollte laut der Forscherin in diesen Phasen die Schulsprache eingesetzt werden (vgl. Bechler 2014: 176). Die englischsprachigen Unterrichtsphasen in den beobachteten Stunden gestalten sich als „Schonräume“ (ibid.), in denen die Lernenden weniger gefordert werden, wodurch in diesen Sequenzen Verluste beim Inhaltslernen auftreten. Die Forscherin zieht aus ihrer Untersuchung die Konsequenz, dass eine Regelmäßigkeit des bilingualen Angebots von Nöten ist, damit sich eine ausreichende Fremdsprachenkompetenz bei den Lernenden einstellt (vgl. Bechler 2014: 243). Ferner plädiert die Forscherin für die zweisprachige Vermittlung von Fachbegriffen und -diskurs (vgl. Bechler 2014: 245) sowie expliziter Spracharbeit im Unterricht (vgl. Bechler 2014: 250), damit die Lernenden fremdsprachliche Handlungsfähigkeit erwerben.

Auf Basis der Beobachtungen der Forscherin lässt sich vermuten, dass zumindest der beobachtete bilinguale Unterricht kein vergleichbares

Anforderungsniveau wie regulärer Unterricht aufweist und damit geringere Lernerträge auf der inhaltlichen Ebene zu erwarten sind. Bilinguale Schülerinnen und Schüler dürften also im Vergleich mit regulär Lernenden schlechter abschneiden. Es muss an dieser Stelle jedoch angemerkt werden, dass die Forscherin zwar eine Vereinfachung von Sachinhalten bemerkt hat, Lernerträge primär auf Basis von teilnehmender Beobachtung jedoch schwer zu beurteilen sind und die Frage nach der Entwicklung des Fachwissens der Lernenden so nicht abschließend beantwortet werden kann.

Im Rahmen bilingualen Unterrichts in Nordrhein-Westfalen kann Frisch (2021) Bechlers Befürchtung bezüglich geringeren Facherwerbs (Bechler 2014: 238) widerlegen (vgl. Frisch 2021: 44). In der BiLL-NaWi-Studie erhebt Frisch (2021) naturwissenschaftliche Kompetenzen durch Einsatz des TIMSS-Tests von 207 Lernenden des bilingualen und 125 des regulären Unterrichts. Zunächst schneiden die bilingualen Schülerinnen und Schüler signifikant besser ab als die Lernenden der Vergleichsgruppe und auch etwas besser als die gesamtdeutsche TIMSS-Stichprobe (vgl. Frisch 2021: 39). Nach der Durchführung eines *Propensity Score Matching* verschwinden die Leistungsvorteile der bilingual Lernenden jedoch und die Leistungen sind vergleichbar (vgl. Frisch 2021: 40). Die Lernenden der Vergleichsgruppen erzielen hingegen deutlich schlechtere Ergebnisse als die Schülerinnen und Schüler der TIMSS-Stichprobe, was darauf hindeutet, dass sich Lernende der Parallelklassen bilingualer Zweige ungünstig unterscheiden (vgl. Frisch 2021: 42). Von den bilingualen Schülerinnen und Schülern wurden die Testaufgaben zudem noch in englischer Sprache bearbeitet, wobei ihre Ergebnisse deutlich unter denen im deutschsprachigen Test liegen ($d = 3.35$) (vgl. Frisch 2021: 42), was womöglich mit der hohen geforderten Lesekompetenz und dem geringen Grad an Kontextualisierung der Aufgaben zusammenhängt (vgl. Frisch 2021: 45). Zusammenfassend deuten die Ergebnisse aber darauf hin, dass Lernende des bilingualen Unterrichts vergleichbare naturwissenschaftliche Kompetenzen erreichen, wie Lernende des deutschsprachigen Unterrichts (vgl. Frisch 2021: 44).

Im Schulversuch *Lernen in zwei Sprachen* (vgl. Böttger/Müller 2020) wurden neben fremdsprachlichen Kompetenzen (s.o.) auch Leistungen in Mathematik erhoben. Im DEMAT in den Klassenstufen 2 und 4 schneiden die bilingual Lernenden besser ab als der Bundesdurchschnitt und die Mehrheit der Schülerinnen und Schüler des Projekts weisen ein höheres als das durch den Test gemessene Wissen auf, weswegen Deckeneffekte entstanden sind (vgl. Böttger/Müller 2020: 46; 49 f.). Auch im mathematischen Teil des VERA Tests erreichen die bilingual Lernenden signifikant bessere Ergebnisse als die Lernenden des Regelunterrichts (vgl. Böttger/Müller 2020: 48). Bilingualer Unterricht wirkt sich entsprechend der Ergebnisse des Modellprojekts demnach nicht negativ auf die mathematischen Leistungen aus, da die Lernenden mindestens gleichgute Leistungen erzielen wie die Vergleichsgruppen (vgl. Böttger/Müller 2020: 54).

Widersprechende Ergebnisse berichtet Virdia (2020), der naturwissenschaftliche Kenntnisse von insgesamt 988 Viertklässlern mit Hilfe des TIMSS-Tests in Italien evaluiert. Untersucht wurden Leistungen in CLIL-Programmen mit den Instruktionssprachen Englisch ($N = 394$) und Deutsch ($N = 318$) sowie im muttersprachlichen Unterricht der Kontrollgruppe ($N = 276$) (vgl. Virdia 2020: 6). In beiden bilingualen Gruppen zeigen die Lernenden durchschnittlich schlechtere naturwissenschaftliche Testleistungen (wenn auch bei kleinem Effekt, $b = -0.15$ (Englisch), $b = -0.18$ (Deutsch)) als die Lernenden der Kontrollgruppe (vgl. Virdia 2020: 11). Die schwächeren Leistungen manifestieren sich insbesondere im Bereich des naturwissenschaftlichen Faktenwissens, während sich keine Unterschiede zwischen den Gruppen hinsichtlich des Anwendens von Wissen und des Schlussfolgerns feststellen lassen (ibid.). Als mögliche Gründe für die schlechteren Leistungen führt der Forscher einerseits die Möglichkeit an, dass die bilingual Lernenden mutmaßlich langsamer lernen und mehr Zeit für den Erwerb der Wissensinhalte benötigen. Andererseits berücksichtigt die spezifische Didaktik des bilingualen Unterrichts möglicherweise eine Lerner-zentrierte Auffassung von Lernen, die eine Reduzierung der Unterrichtsinhalte nach sich zieht (ibid.). Ferner stellt die parallele Verarbeitung von Sprache und Inhalt speziell für die jungen Schülerinnen und Schüler vermeintlich eine zu große kognitive Belastung dar (ibid.). Der Forscher schlussfolgert darüber hinaus, dass bilinguale Programme Potenzial entwickeln können, Fremdsprachenkompetenzen zu verbessern, aber auch Leistungsunterschiede zwischen Lernenden mit hohem und niedrigem sozioökonomischen Status zu vergrößern. „Our paper is not the first to show a negative effect among students from low parental backgrounds, therefore showing a possible trade-off between language and content acquisition among the least advantaged students“ (Virdia 2020: 12).

Geringeres Fachwissen bei den bilingual Lernenden stellen auch Fernández-Sanjurjo et al. (2017) in ihrer quantitativen Studie in Spanien mit 709 Sechstklässlern fest (vgl. Fernández-Sanjurjo et al. 2017: 7 f),[78] von denen etwa die Hälfte bilinguale Programme besucht (vgl. Fernández-Sanjurjo et al. 2017: 5). Als mögliche Gründe diskutieren die Forscher, dass die Lernenden

78 Da die Grundschule in Spanien sechsjährig ist, werden diese Ergebnisse im Abschnitt für Grundschulforschung berichtet.

außerhalb des Unterrichts in dieser Region kaum Kontakt zur Fremdsprache haben (vgl. Fernández-Sanjurjo et al. 2017: 9). Ferner führt die monolingual fremdsprachige Unterrichtspraxis, welche die Schulsprache nicht mit einbezieht, dazu, dass die Eltern der bilingual Lernenden, die meist nicht über ausreichende Fremdsprachenkenntnisse verfügen, ihre Kinder nicht bei Schularbeiten unterstützen können (ibid.). Darüber hinaus ist die Ausbildung der Lehrkräfte möglicherweise nicht ausreichend, da die Lehramtsausbildung in Spanien keine Doppelqualifikation vorsieht und bilingualer Unterricht daher häufig von Fremdsprachenlehrkräften angeboten wird, die nicht gleichzeitig Fachlehrer sind (ibid.).

Zusammenfassend lässt sich feststellen, dass die Studien zur Entwicklung fachlicher Kompetenzen ein deutlich ambivalenteres Bild von Erfolgen des bilingualen Unterrichts zeichnen als Studien zur Entwicklung der fremdsprachlichen Fähigkeiten.

8 Zwischenfazit – Schlussfolgerungen aus dem Stand der Forschung

Im vorangegangenen Kapitel wurden Studien zu den Untersuchungsschwerpunkten Fremdsprachen- und Fachkompetenzentwicklung zur besseren Übersicht getrennt dargestellt. Diese separierte Darstellung entspricht allerdings weder der Unterrichtspraxis bilingualen Lernens noch der Forschung in diesem Bereich, da Sprache und Inhalt eng miteinander verwoben sind. Insbesondere die Erhebung von fachlichen Lernständen im bilingualen Unterricht stellt daher eine besondere Herausforderung dar. Neben der Frage danach, welche Aspekte der im Unterricht behandelten Inhalte beurteilt werden sollen, ergeben sich die Anforderungen besonders daraus, dass (fremd-)sprachliche und sachfachliche Kompetenzen integriert erhoben werden. Dadurch wird die Klärung von Fehlerursachen erschwert, da diese sowohl auf mangelnden (Fremd-)sprachenkenntnissen als auch auf Wissenslücken im Fachwissen beruhen können. „Das bedeutet, dass das Sprach- und das Sachwissen der Lernenden mit der Demonstration angemessenen Wissens oder entsprechenden Kompetenzen im jeweils anderen Bereich interferieren können" (Massler et al. 2013: 47).[79]

Schwierig ist die Interpretation von Forschungsergebnissen nicht nur aus diesem Grund, sondern auch, weil die Sprache des Unterrichts und die der Testinstrumente in vielen Studien voneinander abweichen. Die Lernenden sehen sich daher möglicherweise mit Problemen beim Wissenstransfer von einer Sprache in die andere konfrontiert. Diesbezügliche Forschungsergebnisse werden sehr unterschiedlich interpretiert. Während einige Forscherinnen und Forscher in Ausdrucksschwierigkeiten und damit verbundenen Paraphrasierungen und

79 Im Rahmen des 2010–2012 durchgeführten CLILA-Projekts (CLIL Learner Assessment) wurde daher ein Modell entwickelt, welches sowohl die sachfachlichen als auch die sprachlichen Lernziele des CLIL-Unterrichts erfasst und miteinander integriert (vgl. Stotz/Massler 2015: 160). Im Projekt wurde unter anderem die Entwicklung von transparenten Testaufgaben angestrebt, die durch Schwerpunktsetzung sowohl inhaltliche als auch sprachliche Aspekte in den Blick nehmen (vgl. Massler et al. 2014: 138). Die Forscher kamen zu dem Schluss, dass die mit Hilfe des mehrfach überarbeiteten Modells erstellten Aufgaben das breite Spektrum des bilingualen Unterrichts abdecken konnten. Eine langzeitliche Überprüfung ob und wie die Integration von Sprache und Inhalt mit Hilfe des Modells in der Praxis gelingt, steht jedoch noch aus (vgl. Massler et al. 2014: 138).

Wortfindungsprozessen Zeichen für semantische Tiefenverarbeitung erkennen (vgl. z.B. Heine 2010a: 210; Lamsfuß-Schenk 2015: 157), weisen andere darauf hin, dass die Transferleistung das Arbeitsgedächtnis überlastet (vgl. Piesche et al. 2016: 114), sich auf Kosten der Wissensqualität niederschlagen kann (vgl. z.B. Gablasova 2014: 153; Saalbach et al. 2013: 42), da die Sprachwahl bei der Leistungsüberprüfung nachweislich Einfluss auf die Leistungen der Lernenden hat (vgl. Canz et al. 2021: 9 ff.).

Insgesamt lässt sich zusammenfassen, dass Studien zur Entwicklung von Fremdsprachenkompetenzen im bilingualen Unterricht einheitlich ein positives Bild zeichnen. Studien zu fachlichen Lernerfolgen sind weniger zahlreich, auch da sie immer an den Kontext des jeweiligen Faches geknüpft sind und Ergebnisse hinsichtlich mathematischer Kompetenzen beispielsweise keine Rückschlüsse auf die Entwicklung in gesellschaftswissenschaftlichen Fächern zulassen. Die Zusammenfassung dieser Studien fällt zudem widersprüchlicher aus, da bilinguale Schülerinnen und Schüler (in der Grundschule) sowohl bessere (vgl. z.B. Baumert et al. 2012; Böttger/Müller 2020), gleichwertige (z.B. Frisch 2021) aber auch schwächere Leistungen (vgl. z.B. Fernández-Sanjurjo et al. 2017; Virdia 2020) im Vergleich mit Regelschülern erzielen.

Eine Erhebung in zwei Sprachen, wie z.B. in den Studien von Canz et al. (2021), Frisch (2021) oder Gablasova (2014) ist selten und Wissensinhalte werden vermehrt in nur einer Sprache erhoben. Dabei fällt die Sprachwahl vorrangig auf die der Schulsprache (vgl. Canz et al. 2021: 2), um z.B. Verständnisschwierigkeiten bei den Testaufgaben aufgrund sprachlicher Hürden zu reduzieren oder die Vergleichbarkeit mit den Regelschülern zu erleichtern. „Ein weiterer Grund für die Verwendung der Muttersprache war die Durchführung des Pretests, denn zumindest hier hätten die bilingual Lernenden auch auf Deutsch getestet werden müssen, da sie mögliche Vorerfahrungen zum Thema nur in deutscher Sprache hätten aufschreiben können. Einen deutschsprachigen Pretest dann mit einem englischsprachigen Posttest zu vergleichen, wäre nicht sinnvoll gewesen“ (Hartmannsgruber 2016: 242).[80] Die vom bilingualen Unterricht angestrebte doppelte Fachliteralität kann mit dieser Forschungspraxis folglich nur eingeschränkt überprüft werden. Aber nicht nur die Evaluation der doppelten Fachliteralität findet in den vorgestellten Studien kaum Berücksichtigung, sondern auch die Entwicklung fachsprachlicher Kompetenzen allgemein.

80 Zur Diskussion der verschiedenen Möglichkeiten der Sprachwahl bei der Überprüfung siehe auch (Gablasova 2014: 152 f.).

Studien zu Fremdsprachenkompetenzen fokussieren durch den Einsatz von Erhebungsinstrumenten aus dem Fremdsprachenkontext vorrangig allgemeinsprachliche Fremdsprachenkompetenzen (BICS) und können so zwar Aussagen zur Entwicklung von Hör- Lese- oder sprachproduktiven Kompetenzen zulassen, aber nicht hinsichtlich der Entwicklung fremdsprachlicher Fachsprache gedeutet werden. Gleiches gilt für die wenigen Studien, die die Entwicklung der Schulsprache mit standardisierten Testverfahren in den Blick nehmen, da auch dort z.B. bei der Überprüfung der Lese- und Rechtschreibleistungen nicht das fachsprachliche Sprachregister im Fokus liegt.

Sowohl die Evaluation schulsprachlicher als auch fremdsprachlicher fachsprachlicher Entwicklung im bilingualen Unterricht stellt folglich ein Forschungsdesiderat dar. Ferner ist daher unklar, wie sich die vielfältigen Umsetzungsformen bilingualen Lernens und der Spracheinsatz im Unterricht auf diese Sprachentwicklung auswirken. Die vorliegende Studie soll daher einen Beitrag leisten, diese Lücken zu füllen.

IV. Das BiSY-Projekt – Eine empirische Untersuchung

9 Forschungsdesign und Methodenwahl

Im Rahmen des BiSY-Projekts (Bilingualer Sachunterricht Young Learners) wurde 2013 damit begonnen, bilingualen Unterricht im Sachunterricht einer nordrhein-westfälischen Grundschule gezielt in den Blick zu nehmen. Das Erkenntnisinteresse der empirischen Untersuchung betrifft insbesondere die sprachliche und konzeptuelle Entwicklung der Viertklässler im bilingualen Sachunterricht. Dazu werden Unterrichtseinheiten, die sich im Spracheinsatz der Unterrichtssprache unterscheiden, hinsichtlich der Lernergebnisse miteinander in Beziehung gesetzt.

In diesem Kapitel wird zunächst das Erkenntnisinteresse in Form der Forschungsfragen genauer formuliert. Anschließend werden knapp die in der Pilotstudie gewonnenen Erkenntnisse berichtet, welche die Rahmenbedingungen und das Forschungsdesign der Studie beeinflusst haben. Abschließend werden die Erhebungsinstrumente und die Auswertungsverfahren detailliert dargestellt.

9.1 Forschungsfragen

Ziel des bilingualen Unterrichts ist die Förderung fremdsprachlicher Kompetenzen, während fachlich die gleichen inhaltlichen Leistungen wie im regulären Fachunterricht zu erbringen sind. Ferner soll in sprachlicher Hinsicht nicht nur die Fachliteralität in der Fremdsprache gefördert werden, sondern auch in der Schulsprache Deutsch sollen Lerner des bilingualen Unterrichts altersgemäße bildungssprachliche Kompetenzen vorweisen können (doppelte Fachliteralität) (vgl. Kap. 3). Auf Basis jahrzehntelanger Erfahrung sowie fach- und fremdsprachendidaktischer Forschung hat sich für den Sekundarstufenbereich besonders die Organisationsform des bilingualen Zweiges durchgesetzt. Dieser schließt beispielsweise zwei Jahre vermehrten Fremdsprachenunterricht mit ein, bevor der bilinguale Unterricht im Fachunterricht beginnt. So soll etwaigen Schwierigkeiten vorgebeugt werden, die Lernende aufgrund zu geringer Fremdsprachenkompetenzen beim Erwerb der Fachinhalte haben könnten (vgl. dazu auch Schwellenhypothese Kap. 5.3).

Im Unterschied zum Sekundarstufenbereich zeichnet sich das Angebot bilingualen Lernens in der Grundschule durch eine geringere Erfahrungs- und Forschungsbasis aus und ist zudem von einer großen organisatorischen Vielfalt geprägt. Die vielfältigen Organisationsformen unterscheiden sich sowohl durch die Anzahl und Wahl der Fächer, in denen bilingualer Unterricht angeboten wird, als auch durch die Sprachkontaktzeit im bilingualen Unterricht mit der Fremdsprache bzw. der Schulsprache Deutsch. Während die Zielformulierung bilingualen Unterrichts in den verschiedenen Programmen sehr ähnlich ist, zeichnet sich die Umsetzung folglich durch eine große Diversität aus.

In der bisherigen Forschung zum bilingualen Unterricht in der Grundschule findet die jeweilige Organisationsform und didaktische Konzeption bisher wenig Berücksichtigung. Besonders bezüglich der Wahl der Unterrichtssprache und der Kontaktzeit mit dieser wird in bisherigen Untersuchungen zum bilingualen Lernen in der Grundschule kaum bis nicht differenziert. Es ist daher nur wenig darüber bekannt, welche Auswirkungen die Wahl der Unterrichtssprache auf sprachliche und fachliche Lernergebnisse hat. Insbesondere im Hinblick auf junge Lerner im bilingualen Unterricht steht eine Überprüfung aus, ob sie auch ohne eine fremdsprachliche Vorlaufzeit (wie sie in der Sekundarstufe üblich ist) fachlich die gleichen Kompetenzen entwickeln können wie Lernende des Regelunterrichts (vgl. Kierepka 2012: 42). Ferner ist auf Basis der theoretischen Erörterungen und der Modellierung des mentalen Lexikons fragwürdig, ob bezüglich der Entwicklung bildungssprachlicher Kompetenzen in der Schulsprache ein Automatismus angenommen werden kann, oder ob diese Kompetenzen gezielter Förderung neben der fremdsprachlichen Arbeit im bilingualen Unterricht bedürfen (vgl. Kap. 5.3), zumal die bisherige Forschung eine Testung in beiden Sprachen kaum vorsieht (vgl. Kap. 7.2.2 u. 8).

Die theoretischen Erörterungen (vgl. Kap. 5 u. 6) und die Darstellung bisheriger Forschungserkenntnisse (vgl. Kap. 7) zum bilingualen Lernen lässt die Formulierung von Forschungsdesiderata zu, die in der folgenden übergeordneten Forschungsfrage und deren Unterfragen gebündelt sind und welche das Forschungsinteresse des BiSY-Projekts (Bilingualer Unterricht im Sachunterricht Young Learners) widerspiegelt:

Welche Zusammenhänge zwischen der Unterrichtssprache im bilingualen Unterricht und dem Begriffs- und Konzeptwissen der Schülerinnen und Schüler zeigen sich im Anschluss an zwei unterschiedlich gestaltete Unterrichtseinheiten im Sachunterricht der Grundschule?

Welche Gemeinsamkeiten und Unterschiede zeigen sich

a. in der allgemeinen Fremdsprachkompetenz (Englisch) zwischen bilingual unterrichteten Lernern und regulär unterrichteten Lernenden?
b. im schriftlich ermittelten Begriffs- und Konzeptwissen der Schülerinnen und Schüler im Anschluss an eine englischsprachige und eine bilinguale

(Englisch–Deutsch) Unterrichtseinheit und im Vergleich mit regulär unterrichteten Lernenden?

c. in der mündlichen schulsprachlichen Fachliteralität von bilingual unterrichteten Lernern im Anschluss an eine englischsprachige und eine bilinguale (Englisch–Deutsch) Unterrichtseinheit und im Vergleich mit regulär unterrichteten Lernenden?

Der Beantwortung dieser Forschungsfragen soll im Rahmen der im Folgenden skizzierten Untersuchung nachgegangen werden.

9.2 Rahmenbedingungen der Untersuchung

Die ersten Untersuchungen des BiSY-Projekts starteten 2013 im Rahmen einer Schulbegleitforschung als Kooperation zwischen der bilingualen Grundschule Uhlandstraße in Solingen und der Bergischen Universität Wuppertal. Zunächst wurde eine Pilotstudie (vgl. 9.4.1) in einer bilingualen Klasse des vierten Schuljahrs durchgeführt, um Forschungsdesign, Unterrichtsplanung und Forschungsinstrumente sowie die Datenauswertungsverfahren auf Tauglichkeit hinsichtlich des Erkenntnisinteresses zu prüfen. Die Auswertung dieser Pilotstudie resultierte in der Überarbeitung und Verbesserung des Forschungsdesigns- und der -instrumente, sodass 2016 mit der Erhebung der Hauptstudie im vierten Schuljahr des bilingualen Zweiges der nordrhein-westfälischen Grundschule begonnen wurde.

In der Forschungsliteratur zum bilingualen Unterricht in Deutschland werden Leistungsvorteile bilingualer Schülerinnen und Schüler wiederholt mit günstigeren Lernvoraussetzungen aufgrund von Selektionsprozessen in Verbindung gebracht (vgl. z.B. Breidbach/Viebrock 2012: 9; Burmeister 1994: 148; Dallinger 2015: 169; Haß 2006: 64; Rumlich 2016: 250; Zydatiß 2007a: 149, 2012a: 24). Sowohl Rumlich (2016) als auch Dallinger (2015) weisen bilingualen Lernern überlegene Englischleistungen im Vergleich mit den Vergleichsgruppen nach, noch bevor der bilinguale Unterricht angefangen hat. Entgegen der vielfachen Implikation bisheriger Forschung sind diese Leistungsvorteile jedoch nicht zwangsläufig den bilingualen Programmen, sondern vielmehr den besonders günstigen Lernvoraussetzungen in bilingualen Klassen zuzuordnen (vgl. Rumlich 2016: 250). Der Großteil untersuchter bilingualer Programme ist an bilingualen Zweigen an Gymnasien angesiedelt. Viele dieser Schulen machen u.a. gute Leistungen in der Grundschule zu einer Voraussetzung für die Teilnahme am bilingualen Zweig. Die Schülerinnen und Schüler, die am bilingualen Unterricht teilnehmen, sind somit bereits zu dessen Beginn zweimal positiv selektiert, wodurch sich günstige Leistungsvoraussetzungen für diese Gruppen ergeben (auch als *creaming effect* bilingualen Unterrichts bezeichnet (vgl. z.B. Rumlich 2013: 185)).

Lerner des bilingualen Unterrichts verfügen zu Beginn des bilingualen Programms über bessere verbale Grundfertigkeiten, einen höheren sozioökonomischen Status (vgl. Dallinger 2015: 100) sowie über ein größeres Fachinteresse und Fähigkeitsselbstkonzept (vgl. Rumlich 2015: 317). Auch in der KESS 7-Studie (Kompetenzen und Einstellungen von Schülerinnen und Schülern – Jahrgangsstufe 7) konnten den späteren Lernenden des bilingualen Zweiges am Ende des vierten Schuljahrs überdurchschnittliche Leistungen im englischen Hörverstehen nachgewiesen werden. „Dies belegt, dass sich die bilingualen Klassen tatsächlich vor allem aus besonders leistungsstarken Kindern zusammensetzen“ (Bos et al. 2009: 40).

Die besonderen Selektionsprozesse, die der Einschulung von Lernenden in bilinguale Programme der Sekundarstufe vorausgehen,[81] legen die Vermutung nahe, dass die Selektion besonders geeigneter Schülerinnen und Schüler (*creaming effect*) für den bilingualen Unterricht eine negative Selektion der Parallelklassenlernenden nach sich zieht und sich die Parallelklassen somit nicht als Vergleichsgruppen eignen (vgl. Rumlich 2015: 316, 2016: 196). Nun ist der Selektions-Mechanismus im Vorfeld bilingualer Programme der Sekundarschule nicht auf die Grundschule übertragbar, da beispielsweise keine Informationen über bisherige Schulleistungen und -motivation vorliegen und nicht für die Auswahl von Lernenden genutzt werden können. Dennoch gilt dem Prozess möglicher Selektion auch hier Beachtung zu schenken.

In der bilingualen Grundschule, in der die vorliegende Untersuchung stattfindet, entscheidet vorrangig der ausdrückliche Elternwunsch, ob ein Kind den bilingualen Zweig besucht. In einem Beratungsgespräch wird ferner sichergestellt, dass das Kind über gefestigte muttersprachliche Kenntnisse verfügt und idealerweise Leistungsbereitschaft und Motivation mitbringt, um den besonderen Anforderungen des bilingualen Unterrichts gewachsen zu sein (vgl. Kap. 9.2.1). Auch wenn in diesem Auswahlverfahren keine objektiven Leistungsinformationen herangezogen werden, können die genannten Aspekte dennoch als positive Selektion von Lernenden angesehen werden, denn das besondere Bildungsinteresse der Eltern und ihre Wertschätzung der englischen Sprache stellen lernförderliche Voraussetzungen dar (vgl. DESI-Konsortium

81 Zur genauen Beschreibung der spezifischen Selektionsprozesse siehe auch z.B. Rumlich 2016: 80, 91, 172.

2006: 28; OECD 2019: 50). Möglicherweise führt das beschriebene Auswahlverfahren auch in der Grundschule zu einer Häufung lernbegünstigter Schülerinnen und Schüler in der bilingualen Klasse, während die Parallelklassen von einer negativen Selektion betroffen sind, da sich die leistungsstarken Lernenden nicht gleichmäßig auf den Jahrgang verteilen. Diese Problematik wurde bei der Wahl der Stichprobe berücksichtigt, indem neben einer Parallelklasse noch die Klasse einer Regelschule[82] als Vergleichsgruppe herangezogen wird. Die Regelschule wurde ausgewählt, da sie bereits im Rahmen von anderen Projekten mit universitären Partnern kooperierte.

9.2.1 Die Grundschulen

Die vorliegende Untersuchung beinhaltet die Durchführung von Unterricht und Datenerhebungen in insgesamt drei Klassen an zwei unterschiedlichen Grundschulen.

Die untersuchte Klasse der Regelschule (Vergleichsgruppe 2) gehört zu einer Grundschule in Wuppertal. Die Schule wird von fast 300 Schülerinnen und Schülern besucht und bietet offene Ganztagsbetreuung an. Im Rahmen der VERA Lernstandserhebungen im Jahr 2016 wurde die Schule laut Aussagen der Lehrkräfte dem Standorttyp 5 zugeordnet. Der durchschnittliche Migrationshintergrund an Schulen dieses Standorttyps liegt bei 67 % (vgl. Qualitäts- und UnterstützungsAgentur – Landesinstitut für Schule Nordrhein-Westfalen (QUA-Lis NRW) 2017: 2). Die Einwohnerinnen und Einwohner des angrenzenden Wohngebiets verfügen tendenziell über ein stark unterdurchschnittliches Einkommen, 23 % von ihnen beziehen SGB-II Leistungen (ibid.). Weniger als ein Fünftel der Haushalte lebt in Ein- bis Zweifamilienhäusern und der Anteil an Personen mit Migrationshintergrund liegt in diesem Einzugsgebiet weit über dem Landesdurchschnitt (ibid.). Laut der Statistik der Stadt Wuppertal liegt der Ausländeranteil des Quartiers,[83] in dem die Schule liegt, im Jahr 2016 bei 10,9 %. Der Arbeitslosenanteil liegt bei 2,8 % und 8,3 % der ansässigen Bevölkerung bezieht SGB-II-Leistungen (vgl. Stadt Wuppertal 2017). Es zeigt sich somit, dass individuelle Werte von den definitorischen Kriterien der VERA Standorttypen abweichen können (vgl. Qualitäts- und UnterstützungsAgentur – Landesinstitut für Schule Nordrhein-Westfalen (QUA-Lis NRW) 2017: 1).

---

82 Grundschule ohne bilingualen Zweig.

83 Die kleinräumige Gliederung des Stadtgebiets beinhaltet die Aufteilung der 10 Stadtbezirke in 69 Quartiere (vgl. Stadt Wuppertal 2017).

Die Untersuchungsgruppe (UG) und die als Vergleichsgruppe dienende Parallelklasse (VG1) gehören zur Grundschule Uhlandstraße, einer städtischen Grundschule mit offenem Ganztag und bilingualem Zweig in Solingen. Die Schule wurde laut Aussage der Schulleitung dem VERA Standorttyp 3 (2016) zugeordnet, was einem durchschnittlichen Migrationshintergrund der Schülerschaft von 33 % entspricht (vgl. Qualitäts- und UnterstützungsAgentur – Landesinstitut für Schule Nordrhein-Westfalen (QUA-Lis NRW) 2017: 1). Bezogen auf den Landesdurchschnitt verfügen die Einwohnerinnen und Einwohner des Einzugsgebiets der Schule über ein tendenziell durchschnittliches Einkommen, durchschnittlich 9 % beziehen SGB-II-Leistungen und etwas weniger als die Hälfte lebt in Ein- bis Zweifamilienhäusern (ibid.). Der Anteil der Anwohnerinnen und Anwohner mit Migrationshintergrund entspricht dem Landesdurchschnitt (ibid.). Laut dem KECK-Atlas der Stadt Solingen lag der Anteil alleinerziehender Haushalte im Jahr 2011[84] im entsprechenden Stadtquartier bei 13 % (11 % in 2019), der Ausländeranteil in den Jahren 2010 und 2019 bei 4 % und die Arbeitslosenrate in 2011 und 2019 bei 2 % (vgl. Stadt Solingen 2020).[85]

Das Programm des bilingualen Zweiges sieht englischsprachigen Fachunterricht in einer Klasse pro Jahrgang, in den Fächern Musik, Kunst und Sachunterricht vor.[86] Prinzipiell können alle Schülerinnen und Schüler am bilingualen Programm teilnehmen, wenn sie explizit von den Eltern dafür angemeldet werden. Als besonders geeignet werden Kinder betrachtet, deren Erstsprache altersgemäß entwickelt ist und eventuell schon über Fremdsprachenlernerfahrungen verfügen. „Es wird auch darauf hingewiesen, dass der bilinguale Unterricht

---

84 Für das Jahr der Datenerhebung 2016 liegen keine Informationen vor.

85 Auf Basis dieser Auflistung lassen sich Unterschiede bezüglich des Einzugsgebiets der Schulen feststellen, die möglicherweise zu abweichenden Lernvoraussetzungen in den Gruppen der beiden Schulen führen. Aufgrund der geringen Stichprobengröße und aus Mangel weiterer individueller Hintergrundvariablen (z.B. kulturelles Kapital oder Bildungsgrad der Eltern), kann der Standorttyp nicht in statistischen Mehrebenenmodellen berücksichtigt werden. Der Aspekt der unterschiedlichen Lernvoraussetzungen muss aber bei der Dateninterpretation berücksichtigt werden und wird im Rahmen der Diskussion der Ergebnisse in Kapitel 11 wieder aufgegriffen.

86 Das bilinguale Programm der Grundschule Uhlandstraße wurde mittlerweile grundlegend überarbeitet und berücksichtigt aktuell z.B. alle Lernenden der Schule. Die hier beschriebenen Aussagen und Beschreibungen bilden also die Organisation des bilingualen Modells der Schule ab, wie es zum Zeitpunkt der Durchführung der Studie war und nicht, wie es gegenwärtig durchgeführt wird.

Anstrengungs- und Lernbereitschaft, Konzentrationsfähigkeit sowie ein gewisses Maß an Frustrationstoleranz erfordert“ (Beutgen et al. 2013: 10).

Der bilinguale Unterricht eröffnet die Möglichkeit ein wesentlich reichhaltigeres Sprachangebot zu bieten, als es der reguläre Fremdsprachenunterricht der Grundschule liefert. „Der Lernschwerpunkt im bilingualen Sachunterricht liegt allerdings, anders als im sprachlich orientierten Englischunterricht, auf den fachlichen Inhalten. Englisch ist in diesem Zusammenhang also die Arbeitssprache und nicht der Unterrichtsgegenstand“ (Beutgen et al. 2013: 8). Die Vorzüge des Sachunterrichts für den bilingualen Unterricht werden darin gesehen, dass Alltagsrelevanz durch ein hohes Maß an Alltagsvokabular entsteht und eine gute Verknüpfung der Inhalte mit bilingualem Unterricht der weiterführenden Schulen möglich ist (vgl. Beutgen et al. 2013: 6 f.). Im fremdsprachlichen Fachunterricht haben die Lernenden immer die Möglichkeit sich in deutscher Sprache am Unterricht zu beteiligen, sollen aber zunehmend ermuntert werden, sich der eingeführten englischsprachigen Mittel zu bedienen (ibid.). Im vierten Schuljahr sieht die Stundentafel neun Unterrichtsstunden vor, die überwiegend oder anteilig auf Englisch unterrichtet werden (vgl. Beutgen et al. 2013: 10). Auch wenn das Schulprogramm die Erarbeitung der Lernbereiche sowohl in der Fremd- als auch Schulsprache vorsieht (vgl. Wolff 2013b: 1), wird nicht genauer konkretisiert, welche Rolle den jeweiligen Sprachen und den Sprachwechseln zukommt. Die im weiteren Verlauf des Kapitels beschriebenen Unterrichtseinheiten wurden zwar in Kooperation mit den Lehrkräften der Uhlandstraße entwickelt, die Entscheidung über die Menge des Fremdspracheneinsatzes und der Sprachwechsel basieren aber vorrangig auf dem Forschungsinteresse und der darauf beruhenden Anlage dieser Studie.

Bevor die Standorte der beiden Schulen und deren Bedeutung für die Studie diskutiert werden, sollen zunächst im folgenden Abschnitt die Schülerinnen und Schüler näher beschrieben werden, die an der Studie teilgenommen haben.

9.2.2 Teilnehmerinnen und Teilnehmer der Untersuchung

An der Untersuchung des BiSY-Projekts nahmen insgesamt 70 Schülerinnen und Schüler teil, die sich auf drei Klassen bzw. Gruppen aufteilen. Unterschiedliche Umstände im Projektverlauf führten zum Ausschluss von vier Lernenden aus dem Datensatz, sodass insgesamt die Daten von 66 Lernenden in den Ergebnissen berücksichtigt wurden. Gründe für den Ausschluss waren zu hohe Fehlzeiten (über 50 % der Unterrichtszeit (1 Kind, VG1)), mangelnde Deutschkenntnisse aufgrund von kürzlichem Zuzug aus dem Ausland (1 Kind, VG1) sowie Bilingualität in Englisch und Deutsch, da dies möglicherweise zu nicht repräsentativen Leistungen im Englischtest führen und einen Leistungsvorteil für das Lernen im bilingualen Unterricht bedeuten könnte (jeweils 1 Kind in UG und VG2). Demnach lassen sich die drei Gruppen wie folgt beschreiben:

Die Untersuchungsgruppe besteht aus 23 Lernenden des bilingualen Zweiges der Grundschule Uhlandstraße im Alter von 9–10 Jahren (vgl. Tab. 9-1). Die 14 Jungen und 9 Mädchen sind zum Zeitpunkt der Untersuchung durchschnittlich 9,6 Jahre alt. Drei Kinder geben an, neben Deutsch eine weitere Sprache im Elternhaus zu sprechen,[87] zwei weitere Kinder sprechen zuhause ausschließlich eine andere Sprache.[88] Die durchschnittliche Punktzahl im Kognitiven Fähigkeitstest liegt in der Untersuchungsgruppe bei 53,05 (T-Wert, $N = 22$).[89]

Bei der Vergleichsgruppe 1 handelt es sich um eine zufällig ausgewählte Parallelklasse der Untersuchungsgruppe, welche regulären Unterricht erhält und aus 19 Schülerinnen und Schülern besteht. Die 12 Jungen und 7 Mädchen sind zum Zeitpunkt der Untersuchung 8–10 Jahre alt und der Altersdurchschnitt liegt bei 9,2 Jahren. Sechs Kinder sprechen zuhause nach eigenen Angaben eine andere Sprache neben Deutsch.[90] Durchschnittlich erreichen die Lernenden der Vergleichsgruppe 1 48,05 Punkte (T-Wert, $N = 19$) im Kognitiven Fähigkeitstest.

Vergleichsgruppe 2 besteht aus 24 Lernenden, die eine Regelschule besuchen, die keinen bilingualen Unterricht anbietet. Die Sprachenvielfalt des Elternhauses der 13 Jungen und 11 Mädchen ist größer als bei den anderen beiden Gruppen. 14 Kinder sprechen nach eigenen Angaben neben Deutsch eine weitere Sprache im Elternhaus,[91] ein Kind kommuniziert zuhause ausschließlich in einer anderen Sprache.[92] Die Lernenden sind 8–10 Jahre alt, das Durchschnittsalter liegt bei 9,1 Jahren und durchschnittlich erreichen die Kinder 44,7 Punkte (T-Wert, $N = 20$) im Kognitiven Fähigkeitstest.

87 Polnisch, Tschechisch, Thai.

88 Französisch, Persisch.

89 Die Ergebnisse des Kognitiven Fähigkeitstest sind in Kap. 10.1 ausführlich dargestellt. T-Werte ergeben sich durch die Übertragung der Testergebnisse (Rohwerte) mit Hilfe von Normtabellen, die einen Bezug zur Normstichprobe dieser Altersgruppe ermöglichen (vgl. Kap. 10.1).

90 Ungarisch, Polnisch, Türkisch, Italienisch, Tunesisch, Spanisch.

91 Türkisch, Kurdisch, Russisch, Kroatisch, Polnisch, Indisch, Arabisch.

92 Polnisch.

Tabelle 9-1: Übersicht Schülervariablen Gruppen im Vergleich

	Untersuchungsgruppe	**Vergleichsgruppe 1 (Parallelklasse)**	**Vergleichsgruppe 2 (Regelklasse)**
Schülerzahl	23 (24)[93]	19 (21)	24 (25)
Jungen	14 (15)	12 (13)	13 (14)
Mädchen	9	7 (8)	11
Durchschnittsalter in Jahren	9,6	9,2	9,1
Anzahl Kinder mit mehrsprachigem Sprachhintergrund	5 (6)	6	14 (15)
KFT-Gesamtleistung T-Wert (Durchschnitt)	53,05	48,05	44,7

In allen Gruppen liegt ein unausgeglichenes Verhältnis von Jungen und Mädchen vor, da in allen Gruppen mehr Jungen als Mädchen sind, wobei der Unterschied in VG2 am geringsten ist. Bezüglich der durchschnittlichen kognitiven Fähigkeiten der Gruppen liegen alle Gruppen im Durchschnittsbereich der Normskala des Jahrgangs (vgl. Wyschkon 2019),[94] wobei Vergleichsgruppe 2 im unteren und Vergleichsgruppe 1 sowie die Untersuchungsgruppe im mittleren Drittel dieses Durchschnittsbereichs liegen. Die Untersuchungsgruppe liegt als einzige knapp über dem Mittelwert, der einem T-Wert von 50 Punkten entspricht (ibid.). Der Vergleich der durchschnittlichen kognitiven Leistungen zeigt, dass der Leistungsunterschied zwischen Vergleichsgruppe 2 und der Untersuchungsgruppe signifikant ist.[95] Es ist daher anzunehmen, dass die Untersuchungsgruppe mindestens gegenüber Vergleichsgruppe 2 über vorteilige kognitive Leistungsvoraussetzungen verfügt.

---

93 Werte in Klammern beziehen sich auf die Stichprobenangaben vor Fallausschluss hier mit angegeben, da sie am Unterricht teilgenommen haben.

94 Der Durchschnittsbereich der Normskala liegt bei 40–59 Punkten. T-Werte unterhalb von 40 (Mittelwert minus 1 Standardabweichung: 50 – 10 = 40) gelten als unterdurchschnittlich. Als überdurchschnittlich sind T-Werte ab 60 (Mittelwert plus 1 Standardabweichung 50 + 10 = 60) zu werten (ibid.).

95 Diese Anmerkung dient der vollständigen Darstellung der Stichprobe. Die detaillierte Auswertung der Variable der kognitiven Fähigkeiten folgt in Kapitel 10.1.

Insbesondere im Hinblick auf den sprachlichen Hintergrund der Lernenden unterscheiden sich Untersuchungsgruppe und Vergleichsgruppe 1 von Vergleichsgruppe 2, in der 58,3 % der Kinder zuhause (auch) in einer oder mehreren nicht-deutschen Sprache(n) kommunizieren, während das in den anderen Gruppen nur auf 21,7 % (UG) bzw. 31,6 % (VG1) der Kinder zutrifft. Es liegen allerdings keine weiterführenden Informationen darüber vor, inwiefern diese Kinder als vorrangig deutschsprachig oder als mehrsprachig anzusehen sind. Hinsichtlich der Lernausgangslage ist aber weniger der Migrationshintergrund bzw. die Mehrsprachigkeit der Lernenden zu berücksichtigen, als vielmehr der sozioökonomische Status, der den Schulerfolg erwiesenermaßen signifikant beeinflusst (vgl. z.B. DESI-Konsortium 2006: 27 f.; OECD 2019: 50).

9.3 Forschungsdesign

Zur Beantwortung der genannten Forschungsfragen wurde in der BiSY-Studie ein *mixed-method design* gewählt, bei dem quantitative und qualitative Daten- und Auswertungsverfahren miteinander kombiniert werden (vgl. Cohen et al. 2009: 96). Die komparative Anlage der Studie sieht zwei Unterrichtseinheiten im Sachunterricht einer vierten Klasse des bilingualen Zweiges (Untersuchungsgruppe) vor, die sich in der Wahl der Unterrichtssprache unterscheiden. Die Leistungen der Lernenden können so im Hinblick auf die Unterrichtssprache miteinander in Beziehung gesetzt werden. Ferner dienen die Parallelklasse (Vergleichsgruppe 1) als auch eine vierte Klasse einer Grundschule ohne bilingualen Zweig (Vergleichsgruppe 2) als Vergleichsgruppen, bei denen die beiden Unterrichtseinheiten regulär in der Schulsprache Deutsch im Sachunterricht unterrichtet werden. Zunächst wird das Vorgehen in der Untersuchungsgruppe genauer beschrieben.

9.3.1 Spracheinsatz in drei Gruppen

Für die bilinguale Klasse des vierten Schuljahres einer Grundschule mit bilingualem Zweig wird eine Unterrichtsreihe zum sachunterrichtlichen Thema Elektrizität erstellt, die aus zwei Unterrichtseinheiten zu den Unterthemen elektrische Stromkreise und Stromherstellung besteht. Die Unterrichtsreihe beginnt mit der Unterrichtseinheit zum Thema elektrische Stromkreise (vgl. Abb. 9-1, U.1), welche ausschließlich monolingual englischsprachigen Unterricht vorsieht. Die sprachliche Gestaltung dieses Unterrichts entspricht somit bilingualem Unterricht, in dem Unterrichtsinhalte vollauf in der Fremdsprache erarbeitet werden und die Sprachkontaktzeit mit der Fremdsprache maximal erhöht wird (vgl. Typ A (vgl. Diehr 2012: 26 f.) Kap. 3.3).

Die zweite Unterrichtseinheit der Reihe zum Thema Stromherstellung unterscheidet sich hinsichtlich des Spracheinsatzes von der ersten. Denn in dieser Einheit (vgl. Abb. 9-1 , U2) dienen sowohl die Fremdsprache Englisch als auch die Schulsprache Deutsch zur Erarbeitung der Fachinhalte. Zeitlich gesehen kann der Einsatz des Englischen im Unterricht zwar überwiegen, aber die deutsche Sprache kommt zur zweisprachigen Erarbeitung der Fachinhalte gezielt im Unterricht zum Einsatz, um den Erwerb von Fachbegriffen und -diskurs in beiden Sprachen anzuregen (vgl. Typ C ibid.).

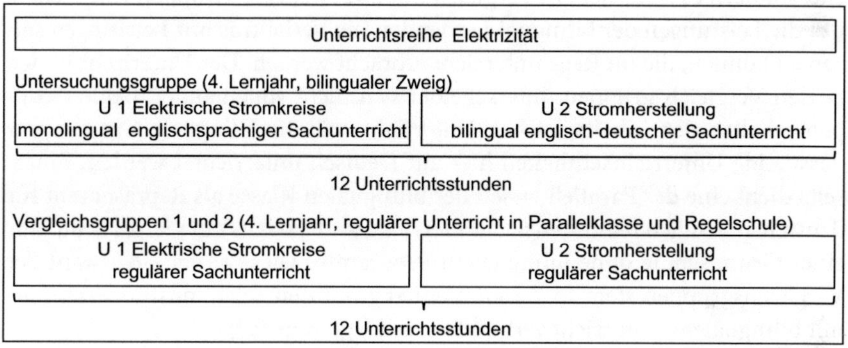

Abbildung 9-1: Untersuchungsdesign Hauptstudie

Die beiden Unterrichtseinheiten sind trotz des Zusammenhangs zum Oberthema Elektrizität inhaltlich derart voneinander losgelöst, dass beispielsweise die Inhalte aus Unterrichtseinheit 1 zum Thema elektrische Stromkreise nicht als Vorwissen für die zweite Unterrichtseinheit zum Thema Stromherstellung dienen. Ein eventueller Wissenszuwachs zu den Themenbereichen soll dadurch vorrangig auf den Unterricht selbst zurückzuführen sein. Trotzdem lässt sich eine Dopplung einiger Begriffe durch die thematische Verwandtschaft der Unterrichtseinheiten nicht ganz verhindern (s.u.). Aus diesem Grund, wurde die monolingual fremdsprachige Unterrichtsreihe zuerst durchgeführt, damit die Einführung dieser Konzepte und Begriffe zunächst nur auf Englisch stattfindet und die mögliche sprachliche Verfügbarkeit bzw. das Fehlen im deutschen Diskurs mit dem Unterricht in Verbindung gebracht werden kann.[96]

96 Sollte ein Schüler beispielsweise im Anschluss an die englischsprachige Unterrichtseinheit den deutschen Begriff für Kabel nicht kennen, im Anschluss an die zweite

Die sprachlich derart gestalteten Unterrichtseinheiten werden im Hinblick auf die Forschungsfragen mit verschiedenen Instrumenten evaluiert, die im nächsten Abschnitt dargestellt werden (vgl. Kap. 9.4). Die Datenerhebung zu Unterrichtseinheit 1 ist abgeschlossen, bevor Unterrichtseinheit 2 beginnt, damit die Ergebnisse in Verbindung mit dem Unterricht stehen und anschließend einen Vergleich ermöglichen.

Das Untersuchungsdesign berücksichtigt allerdings nicht nur einen Vergleich innerhalb der bilingualen Gruppe hinsichtlich der Wahl der Unterrichtssprache, sondern es ist ferner ein Vergleich mit zwei weiteren Gruppen vorgesehen, um die Leistungen der bilingual Lernenden ins Verhältnis mit Leistungen setzen zu können, die im Regelunterricht erbracht werden. Der Unterricht in den beiden Vergleichsgruppen unterscheidet sich nicht voneinander. Beide Gruppen erhalten den inhaltsgleichen Unterricht, wie die bilinguale Gruppe, nur dass beide Unterrichtseinheiten hier auf Deutsch unterrichtet werden. Einerseits dient eine der Parallelklassen der bilingualen Klasse als Repräsentant für deutschsprachigen regulären Sachunterricht, andererseits ein viertes Schuljahr einer Grundschule ohne bilingualem Programm. Diese gezielte Auswahl der Vergleichsgruppen steht in Zusammenhang mit den Selektionsprozessen, die mit bilingualem Unterricht verbunden sind (vgl. Kap. 9.2).

9.3.2 Das didaktische Konzept zweier Unterrichtseinheiten zum Thema Elektrizität

Die Unterrichtsreihe zum Oberthema Elektrizität besteht aus zwei Unterrichtseinheiten zu den Unterthemen elektrische Stromkreise und Stromherstellung. Für beide Unterrichtseinheiten sind jeweils 6 Unterrichtsstunden vorgesehen, wobei es in den individuellen Gruppen zu Abweichungen kommen kann. Thematisch und inhaltlich orientieren sich die Unterrichtseinheiten am Lehrplan für Sachunterricht des Landes Nordrhein-Westfalen (2012). In Unterrichtseinheit 1 zum Thema elektrische Stromkreise fertigen die Schülerinnen und Schüler „Modelle zum Stromkreislauf an, beschreiben, erklären und beachten Sicherheitsregeln im Umgang mit Elektrizität (z.B. Geräte, Steckdose)" (Ministerium für Schule und Weiterbildung (MSW) Nordrhein-Westfalen 2012: 44) und bilden so ihre Kompetenzen im Bereich „Natur und Leben" im Schwerpunkt „Magnetismus und Elektrizität" (ibid.) weiter aus. Im Rahmen der zweiten Unterrichtsreihe werden Kompetenzen des Bereichs „Technik und

Einheit aber schon, kann davon ausgegangen werden, dass er den deutschen Begriff in der zweiten Unterrichtseinheit erworben hat.

Arbeitswelt" („Ressourcen und Energie") gefördert, indem die Schülerinnen und Schüler „Beispiele für unterschiedliche Formen der Energieumwandlung" (Ministerium für Schule und Weiterbildung (MSW) Nordrhein-Westfalen 2012: 45) kennenlernen und dokumentieren. Ferner recherchieren und diskutieren sie die Bedeutung und Nutzung von Ressourcen und erörtern den sparsamen Umgang mit ihnen (ibid.).

9.3.2.1 Verlauf der Unterrichtseinheiten

Die Unterrichtsreihen wurden in Zusammenarbeit mit Lehrkräften der bilingualen Grundschule erstellt und in Form von Unterrichtsverlaufsplänen wurde ein genauer Ablauf der Reihe erarbeitet. Alle beteiligten Lehrkräfte erhielten somit die gleichen Verlaufspläne, Arbeitsmaterialien und -blätter. Neben den nicht zu vermeidenden individuellen Unterschieden, die sich z.B. durch Lehrerpersönlichkeit, Gruppenzusammensetzung und Klassenklima ergeben, wird der Unterricht in allen Gruppen in gleicher Weise durchgeführt, außer dass der Unterricht in den Vergleichsgruppen auf Deutsch stattfindet, während er in der bilingualen Gruppe monolingual englisch- bzw. zweisprachig auf Deutsch und Englisch durchgeführt wird.

Tabelle 9-2 bietet eine Übersicht über die einzelnen Lerneinheiten, die in deren Rahmen thematisierten Inhalte und Konzepte sowie die eingeführten englischen Begriffe und Redemittel.

Didaktisch und methodisch orientiert sich der Unterricht an Prinzipien des (sachunterrichtlichen und bilingualen) Grundschulunterrichts (vgl. Kap. 3), wobei gezielten Unterstützungsmaßnahmen bei der Durchführung des bilingualen Unterrichts eine besondere Rolle zukommt, die aber gleichfalls auch dem deutschsprachigen Sachunterricht im Hinblick auf die Gestaltung sprachsensiblen Unterrichts, zur Förderung bildungssprachlicher Fähigkeiten (vgl. Kap. 3.2), zu Gute kommen. So kommen beispielsweise *English-Guard* Poster[97] mit englischen Begriffen und Redemitteln nur im bilingualen Unterricht zum Einsatz. Dennoch werden Phrasen z.B. zum Beschreiben eines Stromkreises auch im deutschsprachigen Unterricht explizit eingeführt und angewendet. Visuelle Medien kommen vermehrt zum Einsatz, dienen der

97 Die Figur des *English Guard* ist den SuS aus dem Fremdsprachenunterricht vertraut (Figur einer englischen Wache), die sprachliche Hilfsmittel auf Postern oder mit Hilfe der *Interactive Wall* bereitstellt. In Gruppenarbeitsphasen übernimmt ein Lernender die Rolle des *English Guards*, indem er/sie darauf achtet, dass die anderen so viel Englisch wie möglich verwenden.

Veranschaulichung und bewahren die fachliche Komplexität ohne unüberwindbare (Fremd)sprachenhürden aufzubauen (vgl. Thürmann 2005: 80).

Das Experimentieren ermöglicht im monolingual fremdsprachigen, aber auch im deutschsprachigen Unterricht, Sprache handlungsbegleitend zu kontextualisieren und das Verständnis zu erleichtern (vgl. Leisen 2013: 152). Der stetige Wechsel zwischen enaktiver, ikonischer und symbolischer Darstellungsebene bietet zahlreiche Verstehensanreize und Umwälzungsmöglichkeiten (ibid.), während parallel Begriffs- und Methodenwissen erweitert werden. Insbesondere in Unterrichtseinheit 1 (elektrische Stromkreise) gelingt die Integration aller Repräsentationsebenen, wenn die Arbeit am gegenständlichen Material die Beschreibung eines Stromkreises kontextualisiert, bevor anschließend Zeichnungen interpretiert und symbolische Darstellungen angefertigt werden. Im Unterschied zu Unterrichtseinheit 1 bietet das Thema Stromherstellung der Unterrichtseinheit 2 kaum Anhaltspunkte zum eigenständigen Handeln am Material, weswegen dies in dieser Einheit nicht vorkommt. Dafür kommen in dieser Einheit vermehrt audio-visuelle und bildliche Materialien zum Einsatz, um das Verbalisieren von Beschreibungen zu unterstützen. In beiden Unterrichtseinheiten steht die Inhaltsorientierung bei der Einführung sprachlicher Mittel stets im Vordergrund (vgl. Thürmann 2010: 143).

Tabelle 9-2: Übersicht über die Lerneinheiten, zentrale Konzepte und Schüleraktivitäten sowie englischsprachige sprachliche Mittel der zwei Unterrichtseinheiten

Unterrichts-einheit	**Lerneinheit**[i]	**Zentrale Konzepte und Inhalte**	**Zentrale Kompetenzen und Schüleraktivitäten**	**Englische Begriffe und Sprachliche Mittel**
Elektrische Stromkreise	Elektrizität in unserem Alltag/ *Electricity is all around us*	– Energieumwandlung – Energieformen – Nutzung elektrischer Energie	SuS beschreiben die Bedeutung von Elektrizität im Alltag. Dazu nennen sie Alltagsgeräte und benennen die Energieform (Wärme, Licht, Bewegung, Ton), in welche elektrische Energie umgewandelt wird.	*socket, plug, battery* *I know that…* *I need electricity for my…* *The… needs electricity.* *I use a/an … at home.*
	Wir erproben einen einfachen Stromkreis/ *The electrical circuit*	– Der einfache Stromkreis – Gegenstände eines einfachen Stromkreises (Batterie, Kabel/Draht, Glühbirne, Glühbirnenhalter) – Bau eines einfachen Stromkreises	SuS erproben die Konstruktion eines einfachen Stromkreises und fertigen Modelle zum Stromkreislauf an.	*light bulb, bulb holder, battery, cable, wire, electrical circuit* *I connect the wire with the ….* *The light bulb lights.* *The light bulb doesn't light.* *The electrical circuit is complete.* *The electrical circuit is incomplete/broken.*

(*wird auf nächster Seite fortgeführt*)

Tabelle 9-2: Fortsetzung

Unterrichts-einheit	Lerneinheit	Zentrale Konzepte und Inhalte	Zentrale Kompetenzen und Schüleraktivitäten	Englische Begriffe und Sprachliche Mittel
	Welche Gegenstände leiten Strom? Wir experimentieren/ *Close the electrical circuit – Experimenting with conductors and isolators*	– Leiter – Nicht-Leiter/Isolatoren – Bau eines Stromkreises mit drei Kabeln, wobei versucht wird, die Lücke durch Einsetzen verschiedener Gegenstände zu schließen	SuS stellen Hypothesen auf, welche Gegenstände den Strom leiten und welche nicht. Sie entdecken Eigenschaften verschiedener Gegenstände im Experiment und überprüfen ihre Hypothesen.	*conductor, non-conductor, isolator,* *I think the bulb will light. / I think the bulb won't light.* *I predict the _____ will (not) make the light bulb light.* *I guess that works / I guess that doesn't work.* *I think/guess/predict ____ is a conductor / is a non-conductor/ insulator.* *I was right! / I was wrong! ____makes the bulb light. / _____ doesn't make the bulb light.* *I found out that ____ is a conductor / is a non-conductor / insulator.*
	Der Nutzen von Leitern und Nichtleitern in unserem Alltag: Ist Wasser ein Leiter? / *The use of conductors and non-conductors in our daily life: is water a conductor?*	– leitende und nicht-leitende Materialien im Alltag – Sicherheitsregeln für den Umgang mit Elektrizität	SuS untersuchen und beschreiben die Bedeutung von Leitern und Nicht-Leitern in unserem Alltag und formulieren darauf basierende Regeln für den Umgang mit Strom.	*electric shock, electrical equipment* *I don't play with electrical equipment* *I carry out experiments with a 4,5V battery only!* *I always keep liquids away from electricity!* *I will never reach for electrical equipment that fell into water and is still plugged in.*

	Wir bauen einen Stromkreis mit einem Schalter / *We insert a switch into the electrical circuit*	– Schalter – Bau eines Stromkreises mit einem Schalter (bestehend aus einer Büroklammer) mit Hilfe einer Bauanleitung.	SuS entnehmen einer Bauanleitung relevante Informationen und befolgen die Arbeitsschritte. SuS erklären die Grundfunktion eines Schalters.	*switch, paper clip, pin, cork, switch on, switch off* *The switch is open/closed.*
	Wir bauen eine Reihen- und Parallelschaltung / *Series connection and parallel connection*	– Reihenschaltung – Parallelschaltung – Erprobung verschiedener Bauweisen mit zwei Glühbirnen und Halterung	SuS erproben den Bau von Stromkreisen mit zwei Glühbirnen. SuS untersuchen und beschreiben die Unterschiede zwischen den Bauweisen. SuS erklären Unterschiede zwischen Reihen- und Parallelschaltung.	*series circuit, parallel circuit,* *This is one electrical circuit.* *These are two electrical circuits.* *The electrical circuit is complete.* *The electrical circuit is incomplete/ broken.*
Stromher-stellung	Wie wird Strom hergestellt?/ *Where does our electricity come from?*	– erneuerbare und nicht-erneuerbare Energieformen und ihre Unterschiede – Umweltverschmutzung – Co2-Ausstoß – Treibhauseffekt	SuS sammeln ihnen bekannte Energieformen und beschreiben Unterschiede.	*nuclear power, coal power, wind power, sun power, water power, renewable energy, non-renewable energy, pollution*

(*wird auf nächster Seite fortgeführt*)

Tabelle 9-2: Fortsetzung

Unterrichts-einheit	**Lerneinheit**	**Zentrale Konzepte und Inhalte**	**Zentrale Kompetenzen und Schüleraktivitäten**	**Englische Begriffe und Sprachliche Mittel**
	Wir entdecken erneuerbare und nicht-erneuerbare Energien/ *Exploring renewable and non-renewable energy*	– Stromherstellung mit erneuerbaren und nicht-erneuerbaren Energieformen – Elemente eines Kraftwerks (Verbrennung, Turbine, Generator, Transformator) – Vor- und Nachteile der Herstellungsformen	SuS nutzen digitale Medien zum eigenständigen Recherchieren von Informationen zu verschiedenen Energieformen und Stromproduktionsarten. Sie dokumentieren ihre Ergebnisse und stellen diese dar. SuS unterscheiden erneuerbare und nicht-erneuerbare Energieformen, erklären Unterschiede	*nuclear power plant, coal power plant, wind turbine, sun power plant, water power plant, turbine, generator, transformer, advantage, disadvantage, … is renewable./ … is non-renewable.*
			SuS nennen Vor- und Nachteile der verschiedenen Stromherstellungsformen. SuS beschreiben Grundfunktionen in einem Kraftwerk.	

	Wie gelangt der Strom vom Kraftwerk in unsere Häuser?/ *How does electrical energy travel until it reaches our homes?*	– Hochspannungsleitung – Stromweiterleitung – Transformator	SuS beschreiben die verschiedenen Elemente (Transformator-Hochspannungsleitung-Transformator) der Stromweiterleitung und ordnen diese Bildern zu.	*power station, power lines, underground cable, pylon,* *A power station makes electric current.* *Current is made stronger by the transformer.* *Current flows along power lines held up by pylons.* *A transformer near town makes current weaker and divides it.* *Poles carry current to the factory.* *Underground cables carry current to the town.*
	Wir werden Energiesparer/ *Being a super energy saver*	– Energieverbrauch und wie man diesen reduziert	SuS ermitteln Energiesparmaßnahmen und formulieren Regeln und Tipps.	*I can save energy by…* *… switching off lights when I don't use them.* *… using energy-saving light bulbs.* *… closing the refrigerator door quickly.* *… switching off the tap water while brushing my teeth.*

i Mit Lerneinheiten ist hier weniger die zeitliche Struktur einzelner Unterrichtsstunden gemeint als vielmehr thematische Zusammenhänge, deren Bearbeitung auch mehr oder weniger als eine Unterrichtsstunde in Anspruch nehmen kann.

Die Lehrkraft veranschaulicht ihre (englischsprachigen) Erläuterungen mit Materialien und bedient sich dabei wiederkehrender Phrasen, um *comprehensible input* (vgl. Kap. 3.3) zu gewährleisten und rezeptive Fähigkeiten zu fördern. Die zusätzliche Bereitstellung der wiederkehrenden Phrasen und Begriffe in Form von *English-Guard* Postern und Handouts unterstützt ferner die Erweiterung der produktiven Fähigkeiten der bilingual Lernenden, die die sprachlichen Mittel im Verlauf der Unterrichtseinheiten immer wieder anwenden und erweitern,[98] damit sich diese festigen.[99] Durch die wiederkehrenden sprachlichen Mittel ist es der Lehrkraft außerdem leichter möglich, die Ausdrucksabsicht der Lernenden zu erkennen und sie dabei zu unterstützen oder diese, wenn nötig, in der Fremdsprache zu paraphrasieren (*bridging* (vgl. Thürmann 2005: 81)).

Neben dem sprachlichen roten Faden schaffen eine im Klassenraum sichtbare Reihenverlaufstransparenz sowie die Thematisierung des Stundenverlaufs zu Beginn jeder Stunde Transparenz bezüglich des inhaltlichen Verlaufs der Unterrichtseinheiten. Den Lernenden ist es so jederzeit möglich sich daran zu orientieren und das Erinnern vorangegangener Stunden und Inhalte wird erleichtert.

9.3.2.2 Sprachwechsel in Unterrichtseinheit 2

Während der Unterricht in den Vergleichsgruppen 1 und 2 durchgängig in deutscher Sprache stattfindet, unterscheidet sich die sprachliche Gestaltung von Unterrichtseinheit 1 und 2 in der bilingualen Gruppe essentiell. Wie beschrieben (s.o.) folgt Unterrichtseinheit 1 (elektrische Stromkreise) der überwiegenden Praxis bilingualen Unterrichts, indem sie monolingual fremdsprachig stattfindet (vgl. Kap. 3.3). Unterrichtseinheit 2 (Stromherstellung) unterscheidet sich von Unterrichtseinheit 1 dergestalt, als sowohl Englisch als auch Deutsch im Unterricht zum Einsatz kommen und Sprachwechsel gezielt als lernfördernde Maßnahme eingesetzt werden. Da dieses Vorgehen als Besonderheit dieser Studie angesehen werden kann, sollen die spezifischen Herausforderungen, die sich bei der Planung und Durchführung der Sprachwechsel ergeben, im Folgenden kurz diskutiert werden.

Auch wenn Frischs (2016) Funktionsbeschreibung systematischer Sprachwechsel zum Zeitpunkt der Unterrichtsplanung noch nicht zur Verfügung standen,

98 In Tabelle 9-2 sind die sprachlichen Mittel aus Platzgründen jeweils nur einmal aufgeführt, auch wenn sie in den anderen Lerneinheiten immer wieder aufgegriffen, verwendet und erweitert wurden.

99 Zur Bedeutung wiederkehrender sprachlicher Mittel zur Anbahnung produktiver Fähigkeiten in der Grundschule (vgl. z.B. Böttger 2014; Dudek 2006; Kronisch 2008; Waas 2006).

lassen sich die Sprachwechsel in Unterrichtseinheit 2 größtenteils diesen Funktionen zuordnen. Vordergründiges Ziel des Einsatzes von Sprachwechseln in dieser Studie ist die Gestaltung eines Unterrichts, der die Ausbildung doppelter Fachliteralität anstrebt, wobei der deutschen Sprache ein spezifischer Beitrag zum Lernfortschritt zugemessen wird und sie daher als gleichberechtigter Partner der Fremdsprache im Unterricht zum Einsatz kommen soll (Diehrs Kategorisierungstyp C (vgl. Diehr 2012: 26 f.), vgl. Kap. 3.3). Die kommunikative Funktion von Sprachwechseln, die den zweisprachigen Erwerb von fachsprachlichen Begriffen und Ausdrücken intendiert sowie der inhaltlichen Verständnissicherung dient (vgl. Frisch 2016: 92), ist in dieser Studie als übergeordnete Funktion der ganzen Unterrichtseinheit anzusehen. Die Sprachwechsel dienen nicht zur reinen Vokabelarbeit, sondern sie zielen auf Diskursfähigkeit in beiden Sprachen ab, weswegen es nicht zu kurzen Übersetzungen im Unterricht, sondern vielmehr zu längeren Unterrichtsphasen in der jeweiligen Unterrichtssprache kommt.

Bei der konkreten Unterrichtsplanung in beiden Sprachen offenbaren sich unmittelbar einige Hürden, die vorrangig in Zusammenhang mit den eingeschränkten Fremdsprachenkompetenzen der noch jungen Lernenden stehen und bei der Planung berücksichtig werden müssen. Beispielswiese ist es schwierig, eine thematische Einführung in deutscher und die anschließende Erarbeitungsphase in englischer Sprache zu planen, da den Lernenden die eigenständige Erarbeitung in Ermangelung fremdsprachlichen Materials kaum möglich ist und dieses im Rahmen der deutschsprachigen Einführung nicht erarbeitet wird. Ein beliebiger Wechsel von der einen Sprache in die andere Sprache zwischen Unterrichtsphasen ist daher nicht ohne weiteres möglich. Zur Lösung dieses Dilemmas bieten sich zwei verschiedene Vorgehensweisen an. Einerseits eine sehr enge Verzahnung der beiden Sprachen, bei der die Sprachwechsel sehr zahlreich und der Einsatz der Unterrichtssprachen zeitlich gesehen sehr kurzweilig ist, aber die Gefahr besteht, dass die gleiche Information z.B. durch Übersetzung gleich zweimal vermittelt wird (vgl. Butzkamm 2005: 95). Andererseits eine genau gegenteilige sehr viel gröbere Verzahnung, bei der sich sehr viel längere Unterrichtsphasen in der jeweiligen Sprache finden, wobei bisweilen ganze Unterrichtsstunden in der einen oder anderen Sprache stattfinden. In beiden Fällen steht fest, dass die Lernenden ausreichend fremdsprachlichen Input benötigen, um fremdsprachliche Äußerungen produzieren und Inhalte in der Fremdsprache erarbeiten zu können. Andersherum zeigt die Praxis, dass Lernende fremdsprachlich eingeführte Themen in deutscher Sprache weiter bearbeiten können, wenn ihnen die relevanten thematischen sprachlichen Mittel zur Verfügung gestellt werden, die sie mit Hilfe ihrer ausgeprägten schulsprachlichen Kompetenz erarbeiten und anwenden können. Genau wie im schulsprachlichen sprachsensiblen Fachunterricht werden im tatsächlich bilingualen Unterricht die thematischen, bildungssprachlichen Diskursformen auch in der Schulsprache explizit im Unterricht bereitgestellt und erarbeitet.

Ferner zeigen sich bei der praktischen Umsetzung altersbedingte Einschränkungen. Je eigenständiger die Lernenden arbeiten, desto eingeschränkter sind sie in dieser Altersgruppe bei der Bearbeitung in der Fremdsprache. In Unterrichteinheit 2 ist beispielsweise eine Phase enthalten, in der die Lernenden in Gruppen selbstständig im Computerraum Informationen zum Thema recherchieren und sammeln. Sollten die Lernenden dies in der Fremdsprache tun, wäre diese Form der eigenständigen Arbeit nicht möglich. Vielmehr müssten dann kurze fremdsprachliche Texte vorbereitet, evtl. vereinfacht und sprachlich vorentlastet werden. Dies würde wiederum die Vielfalt der Arbeitsergebnisse deutlich schmälern und die Gelegenheit zur Kompetenzentwicklung im eigenständigen Filtern, Strukturieren, Umwandeln und Aufbereiten von themenrelevanten Informationen (vgl. Medienkompetenzrahmen NRW 2020: 15) ungenutzt lassen, da dann nur von der Lehrkraft ausgesuchtes und vorbereitetes Material eingesetzt werden könnte. Entsprechend der kognitiven und pädagogischen Funktion kommt zur Überwindung solcher inhaltlichen und methodischen Herausforderungen (vgl. Frisch 2016: 92) in der vorliegenden Unterrichtseinheit daher die deutsche Unterrichtssprache in diesen Phasen zum Einsatz. In einem weiteren Schritt sind die Lernenden beispielsweise aber dazu aufgefordert, ihre Arbeitsergebnisse auch in englischer Sprache darzustellen, da sie dazu sprachliche Mittel aus der Einführungsphase nutzen können, und auch die Lehrkraft greift diese fremdsprachlichen Ausdrücke in der Reflexion wieder auf. So werden im Rahmen der Unterrichtseinheit immer wieder englische und deutsche fachsprachliche Redewendungen erarbeitet, verwendet und miteinander verbunden, ohne dass die Lernenden beispielsweise den gleichen Arbeitsauftrag zweimal (jeweils in einer Sprache) ausführen oder sich die fremdsprachlichen Unterrichtsphasen lediglich auf lehrerzentrierte Phasen beschränken.

9.4 Erhebungsinstrumente und Auswertungsverfahren

Im Rahmen der Datenerhebung kommen in der BiSY-Studie unterschiedliche Instrumente zum Einsatz, die im weiteren Verlauf genauer beschrieben werden und hier nur kurze Erwähnung finden.

Zur Einschätzung der Vergleichbarkeit der kognitiven Leistungsfähigkeit der Schülerinnen und Schüler am Projekt, wird in allen Gruppen der Kognitive Fähigkeitstest durchgeführt (vgl. Kap. 9.4.2). Die allgemeine Fremdsprachenkompetenz der Lernenden wird mit Hilfe eines C-Tests erhoben, der zu zwei

Testzeitpunkten durchgeführt wird, einmal zu Beginn des Projekts und eine Wiederholung findet ein halbes Jahr später statt (vgl. Kap. 9.4.3 und Abb. 9-2). Ferner geben vereinzelte englische Frageimpulse im Rahmen eines Interviews einen Einblick in die mündliche fremdsprachliche Leistung ausgewählter SuS des bilingualen Unterrichts. Vorrangig dient das Interview mit ausgewählten Lernenden aller drei Gruppen, jeweils im Anschluss an die beiden Unterrichtseinheiten (vgl. Abb. 9-2) jedoch dazu, Aussagen über die mündliche Fachliteralität in der Schulsprache Deutsch treffen zu können und mögliche Auswirkungen der Wahl der Unterrichtssprache in der bilingualen Gruppe auf die fachsprachliche Entwicklung in der Schulsprache Deutsch festzustellen (vgl. Kap. 9.4.5). Zur Evaluation des Erwerbs der fachlichen Inhalte der beiden Unterrichtseinheiten dient jeweils ein schriftlicher Wissenstest, der (als Vor- und Nachtest) vor und nach der jeweiligen Unterrichtseinheit eingesetzt wird (vgl. Abb. 9-2). Auch dabei werden sowohl die drei Gruppen als auch die Ergebnisse der beiden Unterrichtseinheiten miteinander in Beziehung gesetzt. Die Lernenden des bilingualen Unterrichts erhalten den Test sowohl in englischer als auch deutscher Sprache, damit ferner eine Aussage über den Effekt der im Test verwendeten Sprache getroffen werden kann. Die Lernenden des Regelunterrichts schreiben den Test nur auf Deutsch (vgl. Kap. 9.4.4).

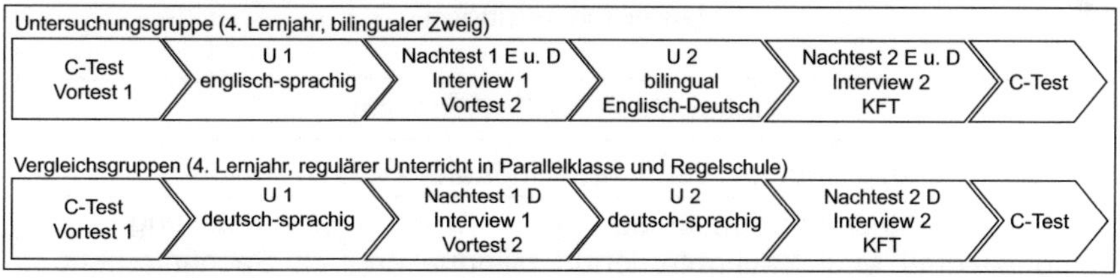

Abbildung 9-2: Untersuchungsinstrumente und Erhebungsreihenfolge, Hauptstudie

9.4.1 Die Pilotstudie

Der anfängliche Projektverlauf sieht eine Erprobung des vorläufigen Untersuchungsdesigns sowie der Forschungsinstrumente in einem vierten Schuljahr der bilingualen Grundschule vor. Als Vergleichsgruppe dient dabei nur eine Parallelklasse. Die deutlichsten Unterschiede im Vergleich zur späteren Hauptstudie liegen im Untersuchungsdesign und der Konzeption der Wissenstests.

Das Untersuchungsdesign der Pilotstudie umfasst neben der Unterrichtsreihe zum Thema Elektrizität auch noch eine gesellschaftswissenschaftliche Unterrichtsreihe zum Thema Mittelalter, welche in unterrichtssprachlicher

Hinsicht vergleichbar aufgebaut ist. Auch diese umfasst für die bilinguale Klasse eine monolingual englischsprachige Unterrichtseinheit (zum Thema Ritter und Burgen) sowie eine bilinguale Unterrichtseinheit (zum Thema Mittelalterliche Stadt), während die Unterrichtseinheiten in der Parallelklasse regulär in deutscher Sprache unterrichtet wurden.

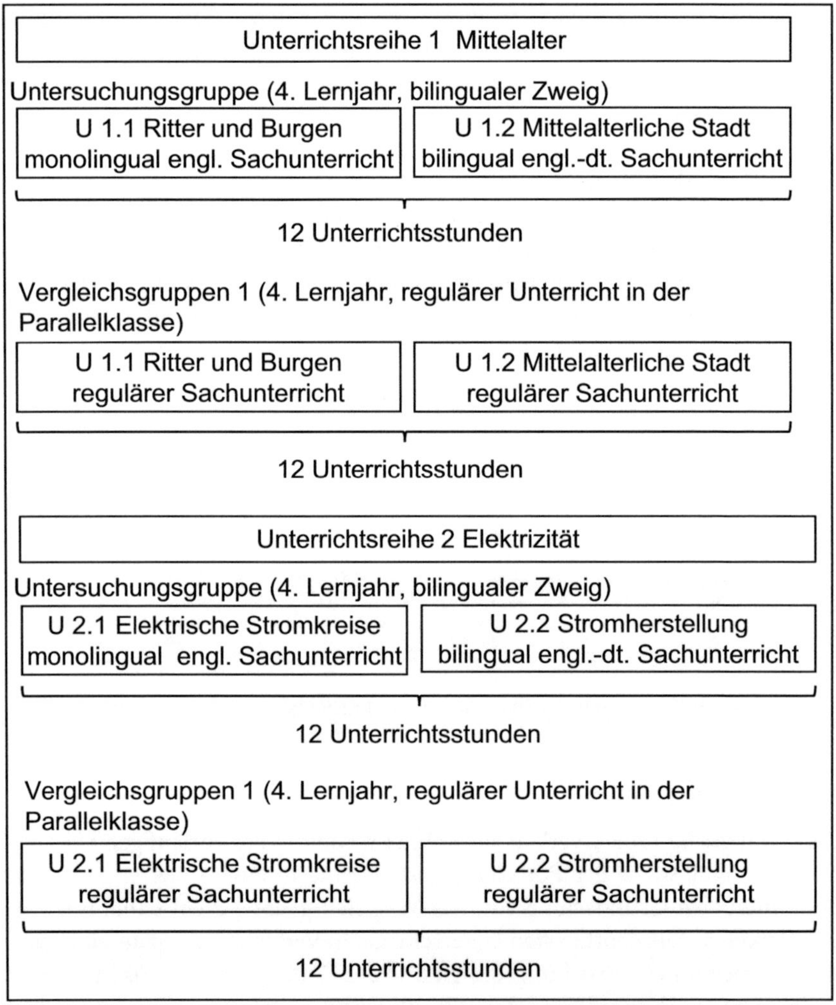

Abbildung 9-3: Untersuchungsdesign Pilotstudie (vgl. Botz/Diehr 2016: 252; Botz/Frisch 2016: 245).

Bei der Bearbeitung und Auswertung der Daten wurde deutlich, dass deren Menge und der damit verbundene Auswertungsaufwand gravierend sind. Einerseits war es von der Designanlage her gewünscht, zwei unterschiedliche Themenbereiche des Sachunterrichts (Gesellschaftswissenschaft und Naturwissenschaft) abzudecken, um durch diese Vielfalt Ergebnisse besser auf das Unterrichtsdesign und weniger auf Variablen wie z.B. das Schülerinteresse zurückführen zu können. Andererseits bedingten die beiden Bereiche unterschiedliche Herausforderungen und somit ungleiche Unterrichts- und Lernprozesse, die einen Vergleich schwierig machen.[100] Aufgrund der großen Datenmenge sowie der genannten Schwierigkeiten beim Vergleich der beiden Themenbereiche, führt die Durchführung der Pilotstudie zu der Entscheidung, die Unterrichtsreihe zum Thema Mittelalter in der Hauptstudie wegzulassen.

Neben der Vergleichsgruppe in Form der Parallelklasse soll in der Hauptstudie noch eine weitere Gruppe hinzugenommen werden, die durch eine vierte Klasse einer regulären Grundschule ohne bilingualen Zweig repräsentiert wird (vgl. Kap. 9.3).

Bezüglich der Forschungsfragen, der Untersuchungsinstrumente und den Testzeitpunkten gibt es viele Überschneidungen zwischen Pilot- und Hauptstudie. Beispielsweise haben sich die Interview-Leitfäden zum Thema Elektrizität sowie deren Auswertungsverfahren bewährt und werden kaum verändert.[101] Auch die zeitliche und inhaltliche Gestaltung der Unterrichtsreihe sowie die Festlegung der Testzeitpunkte der jeweiligen Instrumente vor bzw. nach den Unterrichtseinheiten kann durch die Pilotstudie bestätigt werden. Insbesondere die Auswertung des in der Pilotstudie eingesetzten Wissenstests offenbart jedoch methodologische Schwächen, die zu einer umfassenden Überarbeitung dieses Instruments führen.

---

100 Beispielsweise rückt der Inhaltsbereich „Zeit und Kultur“ im Lehrplan Sachunterricht vor allem die recherchierende und erklärende Arbeit mit zeitgeschichtlichen Informationsquellen (und somit eine eher sprachlich orientierte Arbeit) in den Fokus (vgl. Ministerium für Schule und Weiterbildung (MSW) Nordrhein-Westfalen 2012: 42). Der Inhaltsbereich „Natur und Leben“ hingegen soll vor allem durch handelnde Tätigkeiten erlebt, erkundet und beobachtet werden (ibid. 40).

101 Lediglich das Auswertungsverfahren ist in der Hauptstudie etwas umfangreicher geworden, beispielsweise wurden bildungssprachliche Merkmale in der Pilotstudie nicht explizit in den Blick genommen.

Vor- und Nachtest der Pilotstudie stellen zwei unterschiedliche Tests dar, weswegen ein Vergleich der Testergebnisse und ein Nachvollziehen möglicher Wissenszuwächse schwer möglich ist. Ferner orientiert sich der Wissenstest der Pilotstudie eng an den Unterrichtsinhalten und enthält zahlreiche offene Aufgabenitems, bei deren Erstellung das spätere Auswertungsverfahren zu wenig berücksichtigt wurde. Eine einheitliche und Kriterien basierte Auswertung war auf dieser Basis nicht möglich.

Darüber hinaus sind die Wissenstests zweisprachig angelegt. Jedes Aufgabenitem liegt folglich sowohl in deutscher als auch englischer Sprache vor. Die Lernenden der bilingualen Klasse konnten frei wählen, in welcher Sprache sie die Aufgaben bearbeiten. Während dieses Vorgehen unter pädagogischen Gesichtspunkten eventuell sinnvoll ist, wenn es um die rein inhaltliche Bewertung der Aufgaben geht (weil z.B. das Aufgabenverständnis gesichert werden kann), stellt sich dieses Vorgehen in wissenschaftlicher Hinsicht als problematisch heraus. Gerade der Spracheinsatz in der zuvor unterrichteten Unterrichtseinheit liegt in dieser Studie im Untersuchungsfokus. Ein möglicher Effekt des Spracheinsatzes ist bei einer zweisprachigen Überprüfung aber nicht länger zu differenzieren. Beispielsweise wurde nicht offensichtlich, wenn Begriffe nur in einer Sprache erworben wurden, da bei der Bearbeitung der Aufgaben die freie Sprachwahl erlaubt war. Folglich kann mit einem zweisprachigen Test keine Aussage darüber getroffen werden, bei welcher unterrichtlichen sprachlichen Gestaltung oder bei welcher im Test verwendeten Sprache die Lernenden erfolgreicher die Testaufgaben bewältigen.

Eine Auswertung der mit dem Wissenstest der Pilotstudie gewonnenen Daten wurde aus den genannten Gründen nicht weiter verfolgt und für die Hauptstudie wurde auf Basis dieser Erkenntnisse ein neues Instrument für jede Unterrichtseinheit entwickelt, welches darüber hinaus in beiden Sprachen isoliert zum Einsatz kommt (vgl. Kap. 9.4.4.1).

Die Auswertung der Interviews mit drei SuS der bilingualen Klasse in der Pilotstudie zeigt die Tendenz, dass sich der zweisprachige Unterricht vorteilig auf die mündliche Fachliteralität in der Schulsprache Deutsch auswirkt (vgl. Botz/Diehr 2016: 256; Botz/Frisch 2016: 249). Die Lernenden verwenden 26 % mehr Fachtermini im Anschluss an die bilingualen Unterrichtseinheiten als im Anschluss an die englischsprachigen Unterrichtseinheiten (vgl. Botz/Diehr 2016: 254). Die absolute Anzahl an Verstößen gegen die Sprachrichtigkeit auf Wortebene ist im Anschluss an die englischsprachigen Unterrichtseinheiten höher als im Anschluss an die bilingualen; insbesondere *Code-Switching* kommt in diesen Interviews häufiger vor (vgl. Botz/Diehr 2016: 255). Ferner weist die Sprache der Lernenden im Anschluss an die bilinguale Unterrichtseinheit einen höheren Grad an Sprachflüssigkeit in der Schulsprache auf, was möglicherweise ein Hinweis auf schneller aktivierbares Sprach- und Inhaltswissen sein kann (ibid.). Diese Ergebnisse sind in der Pilotstudie sowohl in den Interviews im Zusammenhang mit der Unterrichtsreihe zum Mittelalter als auch zu Elektrizität zu beobachten. Einschränkend muss jedoch angemerkt werden, dass die absoluten Zahlen der ausgewerteten Kriterien nicht ins Verhältnis zur verbalisierten Wortmenge der Lernenden gesetzt wurden. Dieser Berechnungsschritt soll in der Hauptstudie berücksichtig werden.

9.4.2 Kognitiver Fähigkeitstest

Von allen individuellen Eigenschaften Lernender wird der allgemeinen Intelligenz der größte Einfluss auf den schulischen Erfolg beigemessen (vgl. Brühwiler et al. 2016: 298; Helmke/Weinert 1997: 106). Während bei jungen Lernern kognitive Fähigkeiten als vorrangiger Leistungsprädiktor herangezogen werden können, nimmt der Zusammenhang von Intelligenz und Leistung jedoch mit zunehmendem Alter ab und (fachliches) Wissen wirkt sich entscheidender auf schulische Leistungen aus (vgl. Helmke/Weinert 1997: 108 f.), sodass Intelligenzdefizite sogar bis zu einem gewissen Grad durch entsprechende Wissensvoraussetzungen kompensierbar sind (vgl. Brühwiler et al. 2016: 299). Insbesondere in Anbetracht des jungen Alters der Lernenden der vorliegenden Studie ist ein Zusammenhang zwischen den kognitiven Fähigkeiten und der Performanz in den Leistungstests anzunehmen. Zur Feststellung der kognitiven Leistungsfähigkeit der Lernenden wird mit allen teilnehmenden Schülerinnen und Schülern der Kognitive Fähigkeitstest (KFT) für das vierte Schuljahr durchgeführt. Die Leistungen im KFT sollen Aufschluss darüber geben, ob sich die Gruppen bezüglich der kognitiven Fähigkeiten voneinander unterscheiden, um etwaige Leistungsunterschiede in den unterschiedlichen Leistungstests im Hinblick auf diese Informationen interpretieren zu können.

Der KFT setzt sich aus drei unterschiedlichen Bereichen zusammen. „Er vermittelt Informationen über sprachliches, quantitatives und nonverbal-figurales Denken inkl. Aspekte des räumlichen Denkens sowie das kognitive Gesamtleistungsniveau eines Schülers“ (Heller/Perleth 2000: 8). Der KFT basiert auf dem *Cognitive Abilities* Test von Thorndike/Hagen und wurde aus dem Englischen übersetzt und auf deutsche Verhältnisse übertragen (vgl. Heller/Perleth 2000: 12). Dieser differentielle Intelligenztest liegt in einer Kurz- und einer

Langform vor, die beide aus einem verbalen, einem quantitativen und einem nonverbalen Teil bestehen.

In der vorliegenden Untersuchung wird aus zeitökonomischen Gründen die Kurzversion des KFT gewählt, der ca. 90 Minuten in Anspruch nimmt und dessen drei Testteile aus jeweils zwei Subtests mit 15–23 Aufgaben bestehen. Für alle Subtests liegen konkrete Bearbeitungszeiten vor, „[…], so daß der KFT als kombinierter Power-Speed-Test (eher Power- als Speed-Test) zu betrachten ist“ (Heller/Perleth 2000: 8).

Mit Hilfe einer Auswertungsschablone werden die Schülerantworten kontrolliert und Punktzahlen für die einzelnen Subtests generiert und als Rohwerte in einen Antwortbogen eingetragen. Mittels Normentabellen werden die Rohwerte in T-Standardwerte (T-Werte) transformiert, um die Leistung eines einzelnen Lernenden ins Verhältnis zu der von Gleichaltrigen setzen zu können (vgl. Heller/Perleth 2000: 107; Wyschkon 2019). Der Durchschnittsbereich der T-Werte der entsprechenden Altersgruppe liegt bei 40–59 Punkten, wobei der Mittelwert einem T-Wert von 50 Punkten entspricht und die Standardabweichung 10 T-Wert Punkte beträgt (vgl. Wyschkon 2019). T-Werte unterhalb von 40 gelten als unter- und T-Werte ab 60 als überdurchschnittlich (ibid.).

9.4.3 C-Test

Bilingualer Unterricht verfolgt neben fachlichen auch fremdsprachliche Ziele, weswegen die Evaluation fremdsprachlicher Kompetenzen auch für die vorliegende Studie von Bedeutung ist. Daher wurde mit allen Probanden ein C-Test durchgeführt, der ein anerkanntes Verfahren zur Messung der allgemeinen Sprachkompetenz (*general language proficiency*) darstellt und sich zeitökonomisch durchführen lässt (vgl. Grotjahn 2019: 585). Bei dieser Variante des *Cloze-Test*s müssen die Probanden fehlende Bestandteile in einem Text ergänzen. Im Gegensatz zum *Cloze-Test* werden im C-Test jedoch nur Wortteile in inhaltlich unabhängigen kurzen Texten und nicht ganze Wörter im Text getilgt (vgl. Porsch/Wilden 2017: 289). Üblicherweise wird bei der Erstellung von C-Tests entsprechend der klassischen Zweierregel die zweite Hälfte jedes zweiten Worts, beginnend ab dem zweiten Satz eines Textes, gelöscht, wodurch sich bei einem Text von durchschnittlich 80–100 Wörtern ca. 20–25 Lücken ergeben (vgl. Grotjahn 2019: 588; Porsch/Wilden 2017: 290). Ein vollständiger C-Test umfasst vier bis sechs, diesem Erstellungsmuster folgende, inhaltlich unabhängige Texte, „[…] die kein spezielles thematisches Wissen verlangen, kein Spezialvokabular oder ungewöhnliche grammatische Strukturen enthalten, möglichst authentisch [sind], eine Sinneinheit bilden sowie zielgruppenadäquat [sind]“ (Grotjahn 2019: 595).

In der vorliegenden Untersuchung kommt ein C-Test, bestehend aus vier Texten, zum Einsatz, der von Porsch/Wilden (2017) zur Erhebung fremdsprachlicher Kompetenzen von Viertklässlern entwickelt wurde und dessen Reliabilität und Validität im Rahmen der empirischen Evaluation nachgewiesen werden konnte (vgl. Porsch/Wilden 2017: 295). Laut dem Lehrplan, sollen Viertklässler im Bereich Leseverstehen kurze, (authentische) Texte mit bekanntem Wortschatz verstehen und ihnen relevante Informationen entnehmen (vgl. Ministerium für Schule und Weiterbildung (MSW) Nordrhein-Westfalen 2008b: 16). Um für die Lernenden verständliche und gleichzeitig auch authentische Texte zu gewinnen, lehnen sich die Textinhalte und -typen des C-Tests an gängige Schulbücher und Unterrichtsmaterialien, aber auch authentische Bilderbücher an, die im Fremdsprachenunterricht der Grundschule zum Einsatz kommen; darüber hinaus werden Wortfelder gewählt, die sich den fünf Inhaltsbereichen des nordrhein-westfälischen Lehrplans für Englisch in der Grundschule zuordnen lassen, damit die Texte vertrautes Vokabular enthalten (vgl. Porsch/Wilden 2017: 293).

Im Rahmen der Pilotphase ihres Projekts stellten die Forscherinnen fest, dass die übliche Vorgehensweise zur Erstellung von C-Tests, bei der die Hälfte jedes zweiten Wortes getilgt wird, zu große Schwierigkeiten für Lernende dieses Kompetenzlevels darstellt (vgl. Porsch/Wilden 2017: 294). „As an alternative, beginning with the second sentence, we deleted parts of every third word, with some exceptions, in order to facilitate understanding“ (ibid.) Dadurch ergeben sich für die vier Texte jeweils 20 Lücken (80 Lücken), die bei einem Zeitlimit von fünf Minuten pro Text gelöst werden. In der Untersuchung kommen zwei Versionen des Tests (A und B) zum Einsatz, die sich in der Anordnung der einzelnen Texte unterscheiden, sodass nebeneinander sitzende Schülerinnen und Schüler die Texte in anderer Reihenfolge bearbeiten.

Zur Auswertung des C-Tests wird ein Verfahren gewählt, das zwischen einem Richtig-/Falsch-Wert (R/F-Wert) und einem Worterkennungswert (WE-Wert) unterscheidet. Bei der Auswertung des Worterkennungswerts werden alle Lösungen akzeptiert, die semantisch korrekt sind, während zur Bestimmung des R/F-Werts nur die Lösungen gewertet werden, die semantisch, grammatikalisch und orthografisch korrekt sind (vgl. Grotjahn 2019: 597).

Das Schriftbild spielt im Fremdsprachenunterricht der Grundschule eine untergeordnete Rolle und die Lernenden sind es entsprechend dem Lehrplan nur gewöhnt, nach Vorlage in englischer Sprache zu schreiben (vgl. Ministerium für Schule und Weiterbildung (MSW) Nordrhein-Westfalen 2008b: 16). Es ist daher damit zu rechnen, dass Schülerinnen und Schüler dieses Kompetenzniveaus Lösungen produzieren, die orthografisch nicht korrekt sind. „Wertet man diese als ‚inkorrekt', kann dies zu einer Unterschätzung der allgemeinen Sprachkompetenz dieser Person führen" (Grotjahn 2019: 597). Die Erfassung orthographisch und semantisch als auch lediglich semantisch korrekter Lösungen berücksichtigt das fremdsprachliche Kompetenzniveau von Viertklässlern und wird daher für diese Schülergruppe als geeignet erachtet. Für das beschrieben Vorgehen wird eine dichotome Codierung gewählt, bei der der Punktwert 1 sowohl als Worterkennungswert als auch als Richtig/Falsch Wert vergeben wird. Bei der finalen Auswertung subsummiert der WE-Wert beide Codierungen.[102] Unausgefüllte oder gänzlich inkorrekt ausgefüllte Lücken erhalten den Punktwert 0, sodass eine maximale Gesamtpunktzahl von 80 Punkten erreicht werden kann.

In der vorliegenden Studie kommt derselbe C-Test zu zwei Testzeitpunkten zum Einsatz, um neben der punktuellen Leistung der Gruppen (Forschungsfrage a) auch eine Entwicklung der Fremdsprachenkompetenzen abbilden zu können. Der erste Testzeitpunkt liegt zu Beginn der BiSY-Studie, nach einem halben Jahr wird der Test wiederholt (vgl. Abb. 9-2, Kap. 9.4). Der C-Test stellt somit neben dem KFT das einzige Instrument dar, welches nicht in unmittelbarem Zusammenhang mit dem Lernprozess innerhalb der Unterrichtsreihe des BiSY-Projekts steht. Die Studie umfasst nur wenige Wochen. Da die Entwicklung fremdsprachlicher Kompetenzen ein langwieriger Prozess ist, wäre eine Veränderung innerhalb dieses kurzen Zeitraums kaum denkbar. Ferner soll der C-Test nicht dazu dienen, die Förderung der Fremdsprachenkompetenzen im Rahmen der Studie abzubilden, sondern vielmehr allgemein die Entwicklung fremdsprachlicher Leistungen im bilingualen Unterricht mit der im regulären Fremdsprachenunterricht in Beziehung zu setzen.

---

102 Zielsprachig korrekte Lösungen (R/F Wert) sind semantisch korrekt und fließen demnach auch in den WE Wert ein. Subtrahiert man den R/F Wert vom finalen WE Wert erhält man die Anzahl Lösungen, die lediglich semantisch korrekt ausgefüllt wurden.

9.4.4 Wissenstest

Im bilingualen Sachunterricht werden dieselben fachlichen Ziele verfolgt, wie im schulsprachlichen Sachunterricht. „Während im nicht-bilingualen Unterricht die Alltagskonzepte über die Erstsprache bzw. die Umgebungssprache aktiviert werden, wird im bilingualen Unterricht diese Phase im Lernprozess dadurch erschwert, dass eine Fremdsprache verwendet wird, in der auch der alltagssprachliche Wortschatz begrenzt ist" (Diehr/Frisch 2018: 251). Erste Studienergebnisse weisen darauf hin, dass Lernende des bilingualen Sachunterrichts gleichwertige bis bessere naturwissenschaftliche Kompetenzen entwickeln als Lernende des Regelunterrichts (vgl. Diehr/Frisch 2018: 254 f.). Allerdings ist die Menge der Forschungsergebnisse bezüglich des Erreichens inhaltlicher Ziele im bilingualen Sachunterricht sehr begrenzt, „[...] sodass der Ertrag für das Sachfach nicht ausreichend transparent ist" (Kierepka 2012: 40) (vgl. Kap. 7.2). Insbesondere Auswirkungen eines unterschiedlichen Spracheinsatzes im bilingualen Unterricht auf das inhaltliche Lernen wurden in der Forschung bisher nicht in den Blick genommen. Mit Hilfe eines schriftlichen Wissenstests soll daher ermittelt werden, wie sich das Begriffs- und Konzeptwissen zu den Unterrichtsinhalten bei den bilingual und regulär Lernenden entwickelt und ob ein unterschiedlicher Spracheinsatz im bilingualen Unterricht Auswirkungen auf die fachlichen Leistungen der bilingualen Lerner hat (Forschungsfrage b).

9.4.4.1 Testkonzeption

Zur Überprüfung des Wissens der Lernenden bezüglich der Unterrichtsreihe Elektrizität wurden Leistungstests zu den beiden Themenbereichen elektrische Stromkreise und Stromherstellung erstellt. „Der Begriff ‚Wissen' deckt gemäß seiner Verwendung in der Wissenspsychologie ein breites Spektrum von Leistungsanforderungen ab. Er erstreckt sich von der Wiedergabe von Fakten bis zur Lösung komplexer Probleme" (Schecker et al. 2014: 12). Bei der Konzeption der Wissenstests wurde diesem vielschichtigen Wissensbegriff in Form unterschiedlicher Anforderungsbereiche sowie durch eine Kombination aus geschlossenen und halb-offenen Aufgaben Rechnung getragen. Das genaue Vorgehen zur Testkonzeption wird im Folgenden erläutert.

Die Darstellung der Erhebungsinstrumente der TIMSS-Studie und des Projekts *Science-P* zur Erfassung naturwissenschaftlicher Kompetenz hat gezeigt, dass sich eine Orientierung am Vorgehen der Aufgabenerstellung und -typen von TIMSS für die vorliegende Studie anbietet (vgl. Kap. 5.1.2 u. 5.1.3). Die Konzeption von TIMSS berücksichtigt einen Anschluss an die nationalen bildungspolitischen Vorgaben der Teilnehmerstaaten (vgl. z.B. Steffensky et al. 2016: 37 f.), wodurch sich ein Bezug der Testung zu hiesigen Unterrichtsthemen und zur -praxis ergibt. Zwar gibt es für das Fach Sachunterricht keine Bildungsstandards, die nationale Vorgaben in Deutschland definieren, aber der Perspektivrahmen Sachunterricht (vgl. GDSU 2013) bietet einen Orientierungsrahmen bei der Weiterentwicklung von den Lehrplänen der Bundesländer und dieser wurde u.a. für die Analyse bei TIMSS hinzugezogen. Beispielsweise stellt die Differenzierung von inhalts- und verfahrensbezogenen Kompetenzen bei TIMSS eine Anknüpfung an den Perspektivrahmen Sachunterricht dar, welcher zwischen anwendungsfähigem Wissen (deklarativen Kompetenzen) und Denk-, Arbeits- und Handlungsweisen (prozedurale Komponente) unterscheidet (vgl. GDSU 2013: 12). Diese Differenzierung findet sich auch in den Lehrplänen der Bundesländer wieder (vgl. Steffensky et al. 2016: 141), wobei die Kompetenzformulierung des Lehrplans in Nordrhein-Westfalen eine Verknüpfung der beiden Bereiche aufweist (ibid.).[103] Ferner werden bei TIMSS neben Inhaltsbereichen auch die stufenweisen Anforderungsbereiche Reproduzieren, Anwenden und Problemlösen unterschieden (vgl. z.B. Wendt et al. 2016: 145).

103 Beispielsweise enthält die Kompetenzbeschreibung des Bereichs „Natur und Leben“ mit dem Schwerpunkt „Magnetismus und Elektrizität“ einerseits die prozessorientierten Fertigkeit, Stromkreise anzufertigen, während gleichzeitig die inhaltsbezogene Fähigkeit, diese (fachlich) zu erklären und zu beschreiben, mit eingeschlossen ist: „Die Schülerinnen und Schüler fertigen Modelle zum Stromkreislauf an, beschreiben, erklären und beachten Sicherheitsregeln im Umgang mit Elektrizität (z. B. Geräte, Steckdose)“ (Ministerium für Schule und Weiterbildung (MSW) Nordrhein-Westfalen 2012: 44).

Tabelle 9-3: TIMSS 2015: Kognitive Aktivitäten in den einzelnen Anforderungsbereichen (Wendt et al. 2016: 145)

Reproduzieren	**Anwenden**	**Problemlösen**
- Erinnern/Wiedererkennen - Beschreiben - Angemessene Beispiele finden	- Vergleichen, Unterschiede feststellen und Klassifizieren - Zusammenhänge herstellen - Anwenden von Modellen - Informationen interpretieren - Erklären	- Analysieren von Problemen - Synthetisieren - Fragen formulieren, Hypothesen aufstellen und Vorhersagen treffen - Experimente planen - Evaluieren - Schlussfolgerungen ziehen - Generalisieren
„Beim *Reproduzieren* geht es im Kern darum, Fakten zu naturwissenschaftlichen Sachverhalten abzurufen, zu beschreiben und angemessene Beispiele zu nennen."	„Beim *Anwenden* liegt der Schwerpunkt darauf, erlernte naturwissenschaftliche Konzepte auf bekannte Situationen zu übertragen und Zusammenhänge herzustellen, um Lösungen zu finden und Erklärungen zu generieren."	„Beim *Problemlösen* kommt es darauf an, auch unbekannte naturwissenschaftliche Probleme zu analysieren. Dieser kognitive Anforderungsbereich umfasst bereits anspruchsvolle naturwissenschaftliche Aktivitäten wie das Planen von Experimenten, das Ziehen von Schlussfolgerungen oder das Evaluieren und Begründen."

Die Anforderungsbereiche von TIMSS lassen sich mit den Anforderungsbereichen Reproduzieren, Zusammenhänge herstellen und Verallgemeinern und Reflektieren der Handreichung zu Kompetenzorientierung in der Grundschule (vgl. Ministerium für Schule und Weiterbildung (MSW) Nordrhein-Westfalen 2008a: 16) vergleichen. Folglich lässt sich ein unmittelbarer Zusammenhang zwischen der Testkonzeption von TIMSS und der Unterrichtspraxis und -evaluation in NRW herstellen.

Tabelle 9-4: Anforderungsbereiche der Handreichung zur Kompetenzorientierung (*Ministerium für Schule und Weiterbildung* (MSW) Nordrhein-Westfalen 2008a: *16*).

Anforderungsbereiche	**Bildungsstandards**
AB I: Reproduzieren	Grundwissen anwenden, bekannte Informationen wiedergeben, Routinen ausführen
AB II: Zusammenhänge herstellen	Erworbenes Wissen und bekannte Methoden miteinander verknüpfen, Zusammenhänge erkennen und nutzen
AB III: Verallgemeinern und Reflektieren	Eigene Lösungsstrategien entwickeln, Interpretationen und Beurteilungen einbringen

TIMSS erhebt allgemeine naturwissenschaftliche Kompetenzen. Die Aufgaben des Tests decken daher Inhalte aus den Teilbereichen Biologie, Physik/Chemie und Geographie ab (vgl. z.B. Wendt et al. 2016: 144). Die beiden Wissenstests der vorliegenden Studie sollen jedoch konkret Aufschluss über den Lernzuwachs der Lernenden bezüglich der zwei unterrichteten Unterrichtseinheiten geben und nicht die allgemeine naturwissenschaftliche Kompetenz erheben.[104] Ein Einsatz der TIMSS Aufgabenitems in der vorliegenden Studie bietet sich demnach nur an, wenn sich diese auf die Inhalte der Unterrichtseinheiten beziehen, was nur vereinzelt bei Aspekten aus dem Teilbereich Physik/Chemie der Fall ist.[105] Der Großteil der Aufgabenitems der Wissenstest wurde somit selbst erstellt, wobei teilweise die TIMSS Aufgabentypen als Vorlage dienten und die Anforderungsbereiche berücksichtigt wurden.

Auf Basis der bei TIMSS den Anforderungsbereichen zugeordneten kognitiven Aktivitäten wurden beobachtbare Operatoren festgelegt, die sich auch im Lehrplan Sachunterricht wiederfinden lassen. Als weitere Grundlage für die Formulierung der Operatoren dienen die Concept-Maps der Forscherin (vgl. Anhang, Abb. 15-1 u. 15-2), welche die Testkonstrukte definieren. Die

104 Bei der TIMSS-Testung wurde außerdem ein Kompetenzmodell generiert, welches fünf hierarchische Stufen naturwissenschaftlicher Kompetenz umfasst und inhaltliche und kognitive Kompetenzen unterschiedlichen Niveaus zuordnet. Eine Zuordnung der Aufgabenitems der vorliegenden Tests ist nicht möglich, da nur ein isolierter inhaltlicher Aspekt in den Blick genommen wird.

105 Insgesamt konnten im Wissenstest 1 zwei und im Wissenstest 2 fünf Aufgabenformate von der TIMSS übernommen werden. Da die Abdruckrechte für diese Aufgaben nicht vorliegen, können die für diese Studie entwickelten Tests nicht abgedruckt werden.

Operatoren decken somit das zu überprüfende Konzept ab. In einem weiteren Schritt wurden Aufgaben entwickelt, welche die Fähigkeit der Lernenden bezüglich des jeweiligen Operators sichtbar machen. Die Aufgabeninstruktionen sind altersgerecht und verständlich formuliert und sind überwiegend geschlossen oder halboffen,[106] um eine eindeutige, an Kriterien orientierte Auswertung zu ermöglichen. Insgesamt bestehen die beiden Wissenstests zur Evaluation der beiden Unterrichtseinheiten aus jeweils 12 Aufgabenitems, die nach beschriebenem Vorgehen entwickelt oder von TIMSS übernommen wurden. Jeweils fünf Aufgabenitems sind den Anforderungsbereichen Reproduzieren (41,5 %) und Anwenden (41,5 %) und zwei (17 %) dem Anforderungsbereich Problemlösen zugeordnet.[107]

Bei der sprachlichen Gestaltung der Wissenstest wurde die spezifische Problematik der Leistungsbewertung im bilingualen Unterricht berücksichtigt, denn insbesondere bei Leistungsüberprüfungen in der Fremdsprache ist schwer zu differenzieren, ob etwaige Mängel auf Sprach- oder Fachkompetenzlücken zurückzuführen sind (vgl. Gablasova 2014: 152; Massler et al. 2013: 47). „Das bedeutet, dass das Sprach- und das Sachwissen der Lernenden mit der Demonstration angemessenen Wissens oder entsprechenden Kompetenzen im jeweils anderen Bereich interferieren können" (Massler et al. 2013: 47) und Lernende bilingualer Gruppen, die in der Fremdsprache geprüft werden, wegen eventueller Ausdrucksschwierigkeiten gegenüber Lernenden des Regelunterrichts benachteiligt sein können (vgl. Gablasova 2014: 160). Eine Überprüfung in der Schulsprache Deutsch beinhaltet wiederum die Problematik, dass das Wissen von einer in die andere Sprache transferiert werden muss (geht man von einem fremdsprachig geführten Fachunterricht aus). Forscher berichten, dass Lernende teilweise Schwierigkeiten hatten das Faktenwissen über die Schulsprache zu aktivieren, insbesondere in Ermangelung fachspezifischer Begrifflichkeiten, die nur in der Fremdsprache erworben wurden (vgl. Airey 2010: 44; Gablasova 2014: 161; Saalbach et al. 2013: 42).

Auf Basis der genannten Überlegungen und der Erfahrungen aus der Pilotstudie werden die Wissenstests den bilingual Lernenden im Anschluss an die Unterrichtseinheiten (Nachtests 1 und 2) in beiden Sprachen zu zwei

---

106 Anzahl Aufgaben im Test Elektrische Stromkreise: geschlossen: 7, halb-offen: 3, Kombination geschlossen und halb-offen: 2, Anzahl Aufgaben Test Stromherstellung: geschlossen: 7, halb-offen: 4 Kombination geschlossen und halb-offen: 1

107 Somit ist die Verteilung der Aufgabenitems auf die drei Anforderungsbereiche ähnlich wie bei TIMSS: Reproduzieren 40 %, Anwenden 39 % und Problemlösen 21 % (vgl. Wendt et al. 2016: 149).

Zeitpunkten vorgelegt. Die Lernenden der bilingualen Gruppe bearbeiten zuerst den englischsprachigen Test und ein paar Tage später den deutschsprachigen. Sie werden nicht darüber informiert, dass sie den identischen Test zweimal in unterschiedlichen Sprachen bearbeiten und es wird darauf geachtet, dass ein Wochenende und mindestens vier Tage zwischen den beiden Testzeitpunkten liegen. Die Schülerinnen und Schüler der Vergleichsgruppen bearbeiten die Wissenstests nur in deutscher Sprache. Damit die Leistungen im Wissenstest mit der stattgefundenen Unterrichtseinheit in Verbindung gebracht bzw. als Ergebnis eines Lernprozesses interpretiert werden können (vgl. Leisen 2015: 242), wird der deutschsprachige Test außerdem in allen Gruppen als Vortest vor Beginn der Unterrichtseinheiten eingesetzt.

9.4.4.2 Testauswertung

Die Testauswertung erfolgt in mehreren Schritten, die unterschiedliche Aussagen über die Leistungen der Schülerinnen und Schüler ermöglichen. Die Auswertung der Aufgabenitems ist sprachgebunden[108] und erfolgt anhand von Codier-Leitfäden, welche die Lösungen für die geschlossenen Aufgaben und die gültigen Antwortmöglichkeiten und -bestandteile in Form von Checklists für die halb-offenen Aufgaben enthält.[109] Die Elemente der Checklists werden deduktiv aus den naturwissenschaftlichen Konzepten abgeleitet (vgl. Hammann/Jördens 2014: 172) (vgl. Concept-Maps, Anhang, Abb. 15-1 u. 15-2) und bei Bedarf induktiv ergänzt. Die Tests zu den beiden Unterrichtsthemen weisen zwar die gleiche Anzahl an Aufgabenitems für die drei Anforderungsbereiche auf, jedoch finden sich aufgrund inhaltlicher Entscheidungen nicht gänzlich die gleichen Aufgabenstrukturen, wodurch es zu unterschiedlichen Gesamtpunktzahlen in den beiden Tests kommt.[110] Da die Punktwerte jedoch in Prozentwerte übertragen werden, sind die Testergebnisse dennoch vergleichbar.

---

108 D.h. z.B. dass im deutschsprachigen Test nur Antworten, die in deutscher Sprache verfasst sind, Teil der Auswertung. Englischsprachige Antworten werden als „keine Angabe“ codiert.

109 Die Codierleitfäden sind in der Druckversion nicht enthalten, da sie ohne die Tests selbst unverständlich sind.

110 Beispielsweise wird durch die erfolgreiche Bearbeitung einer *Multiple-Choice* Aufgabe eine höhere Punktzahl erreicht (da auch das richtige Nicht-Ankreuzen falscher Antwortmöglichkeiten bepunktet wird) als eine andere geschlossene Aufgabe, in der ein Begriff genannt werden muss.

Bei der statistischen Auswertung der Daten werden einerseits einfaktorielle Varianzanalysen zum Vergleich der Mittelwerte der drei Gruppen durchgeführt. Andererseits soll die Berechnung von T-Tests mit gepaarten Stichproben die Ergebnisse und Entwicklungen innerhalb der Gruppen abbilden, um etwaige Ergebnisunterschiede in Abhängigkeit der Unterrichtseinheiten erkennen zu können. Darüber hinaus wird mit Hilfe von Regressionsmodellen der Einfluss von Vorwissen und kognitiven Fähigkeiten auf die Testleistungen bestimmt, um einen festgestellten Effekt dieser Variablen im Rahmen von Kovarianzanalysen zu kontrollieren.

9.4.5 Interview

Die Entwicklung bildungssprachlicher Kompetenzen umfasst fachspezifische Sprachhandlungen genauso wie fächerübergreifende sprachliche Kompetenzen. Jeglicher Fachunterricht verfolgt auch sprachliche Ziele, was für den bilingualen Unterricht eine doppelte Zieldimension bedeutet, nämlich die schulsprachliche und die fremdsprachliche Weiterentwicklung (doppelte Fachliteralität) (vgl. Kap. 3). Die Praxis bilingualen Unterrichts in Deutschland zeichnet sich durch vorrangig fremdsprachig geführten Fachunterricht und somit durch eine Fokussierung der Fremdsprachenkompetenzen aus. Auf Basis der bisherigen theoretischen Erörterungen ist in Frage zu stellen, ob Lernende in einem vorwiegend fremdsprachigen Unterricht automatisch Diskurskompetenzen in Fremd- und Schulsprache entwickeln (vgl. Kap. 5.3). Die Interviews der BiSY-Studie sollen daher Aufschluss geben, wie sich die Wahl der Unterrichtssprache im bilingualen Unterricht auf die mündliche schulsprachliche Fachliteralität bzw. auf die Fähigkeit der Schülerinnen und Schüler auswirkt, Fachkonzepte zu versprachlichen.

„Die Annahme eines Mechanismus der internen kognitiven Umstrukturierung und die Postulierung mentaler Modelle […] erlaubt, die Erfassung von konzeptueller Entwicklung durch Einzelinterviews […]" (Kleickmann et al. 2010: 269) und die gleichzeitige Auswertung der sprachlichen Kompetenzen, mit denen die Fachkonzepte verbalisiert werden (vgl. Daase et al. 2014: 104). Da Fachliteralität nicht nur Kenntnis der Fachbegriffe umfasst, sondern ebenso Wissen über deren kontextuelle Verwendung als auch fachsprachliche Muster und Diskursformen mit einschließt (vgl. z.B. Diehr 2012: 27; Gablasova 2014: 161), würde beispielsweise ein Testformat zur alleinigen Überprüfung des Fachwortschatzes zu kurz greifen.

> Das Fachwissen lässt sich nicht auf die Verfügbarkeit der Fachterminologie reduzieren, […]. Fachtermini beruhen auf Konzepten, Abstraktionen, theoretischen Annahmen

> und systemisch vernetzten Begriffen wissenschaftlicher Disziplinen. Fachliches Können verlangt darüber hinaus sowohl die diskursiv-kognitive Verarbeitung fachlicher Inputressourcen als auch text- bzw. diskursgebundene fachkommunikative Outputleistungen. [...] Fachlichkeit und diskursive Sprachlichkeit sind nicht voneinander zu trennen (Zydatiß 2012b: 71).

Im Rahmen des leitfadengestützten Interviews werden Schülerinnen und Schüler durch offene bzw. halboffene Frageimpulse dazu veranlasst, im Unterricht erarbeitete Konzepte zu beschreiben, zu erklären und in Zusammenhang zu bringen. Während sich die Erstellung des Interviewleitfadens an den Inhalten und Konzepten des Unterrichts orientiert, fokussiert die Analyse der gewonnenen Sprachdaten die sprachliche Komponente der Schüleräußerungen. Die Interviews werden auf Deutsch durchgeführt, wodurch die interviewten Schülerinnen und Schüler, ungeachtet der vorherigen Unterrichtssprache, dazu angehalten sind, sich über Fachkonzepte in deutscher Sprache zu äußern. Die bilingual Lernenden erhalten zusätzlich, neben den deutschsprachigen, drei englischsprachige Fragen, um auch Eindrücke von ihren produktiven mündlichen Fähigkeiten in der Fremdsprache zu sammeln. „Die Qualität, mit der Lernende sowohl in englischer als auch in deutscher Sprache themenspezifische Aufgaben lösen, könnte Aufschluss darüber geben, inwieweit und unter welchen Bedingungen sich ein Kompetenztransfer von einer Sprache zur anderen einstellt – oder auch nicht“ (Diehr 2012: 31).

Zur Analyse dient ein Kategoriensystem, zu dessen Gewinnung deduktives und induktives Vorgehen kombiniert wurden und in dessen Mittelpunkt unterschiedliche Sprachdimensionen wie Sprachflüssigkeit, Wortschatz und Grammatik bzw. die Verwendung des bildungssprachlichen Registers stehen. Im Folgenden werden das Vorgehen sowie die einzelnen Analysekategorien genauer beschrieben.

9.4.5.1 Leitfadenerstellung und Durchführung der Interviews

Die Einzelinterviews werden jeweils im Anschluss (2–4 Tage nach der letzten Unterrichtsstunde) an die beiden Unterrichtseinheiten elektrische Stromkreise und Stromherstellung durchgeführt (vgl. Messzeitpunkte 5 und 9, Abb. 9-2, Kap. 9.4) und umfassen einen zeitlichen Rahmen von ca. 10 Minuten, von dem es geringe individuelle Abweichungen geben kann. Die *face-to-face* Interviews werden mit ausgewählten Schülerinnen und Schülern unterschiedlicher Leistungsstärke durchgeführt, deren Einschätzung auf dem Urteil der Klassenlehrerinnen beruht. Die Leistungseinschätzung der Lehrkräfte deckt sich weitestgehend mit den Leistungen im Kognitiven Fähigkeitstest. Ferner liegen die Durchschnittsleistungen im KFT der Kinder der drei Gruppen dicht beieinander, sodass eine Vergleichbarkeit auf Basis der kognitiven Leistungsvoraussetzung als gewährleistet angesehen werden kann.[111] Aus der bilingualen Klasse nehmen neun Kinder, jeweils drei leistungsstarke, drei leistungsschwache und drei mittleren Leistungsniveaus, an den Interviews teil. Aus den beiden Vergleichsklassen werden jeweils sechs Schülerinnen und Schüler interviewt, immer zwei entsprechend der drei Leistungsniveaus. Insgesamt werden somit 40 Interviews durchgeführt und ausgewertet.[112] Für die Interviews dürfen die teilnehmenden Schülerinnen und Schüler aus dem laufenden Unterricht genommen werden und können so im Rahmen der normalen Schulzeit in Vorräumen der Klassenräume oder freien Klassenzimmern interviewt werden.

Da die Interviews Aufschluss über die mündlichen Fachdiskurskompetenzen der Schülerinnen und Schüler liefern sollen, orientieren sich die Interviewleitfäden (vgl. Anhang, Abb. 15-3 u. 15-4), ebenso wie die Unterrichtsplanung, an den erstellten Concept-Maps (vgl. Anhang, Abb. 15-1 u. 15-2), welche die im Rahmen der Unterrichtseinheit thematisierten Konzepte kontextualisieren. Der Leitfaden folgt somit eher den inhaltlichen, konzeptuellen Zusammenhängen als der Chronologie der Unterrichtsstunden, auch wenn beides häufig übereinstimmt. Der semistrukturierte Interviewleitfaden ermöglicht einerseits, strukturiert die Inhalte der Unterrichtseinheiten aufzugreifen. Andererseits ist gleichzeitig eine spontane Reaktion auf die spezifische Interview-Situation möglich, indem beispielsweise die Reihenfolge der Fragen an die Schüleräußerungen angepasst wird (vgl. Daase et al. 2014: 111). In allen Interviews sind Gegenstände des Unterrichts zur Unterstützung und Benennung von Gegenständen präsent,[113] um Anknüpfungspunkte an den Unterricht zu schaffen. Die Interviewfragen sind, bis auf wenige Ausnahmen, offen bzw. halboffen formuliert, sodass die Schülerinnen und Schüler Antworten in ihrem eigenen Bezugssystem frei formulieren können, was zur Tiefe der Daten beiträgt (vgl. Daase et al. 2014: 104), da die Spontanäußerungen Aufschluss über den Automatisierungsgrad fachdiskursiver Kompetenzen geben können. Abgesehen von

111 T-Werte KFT: UG: 48,86 ($N = 8$), VG1: 48,33 ($N = 6$), VG2: 49,2 ($N = 5$ (ein Lernender dieser Gruppe konnte an der KFT-Testung nicht teilnehmen)).

112 Ein Schüler der bilingualen Klasse nahm im Verlauf der Studie an einer Kur teil, weswegen er aus der Probandengruppe herausfiel und somit im Endeffekt nur 40 von geplanten 42 Interviewdaten ausgewertet werden können.

113 Thema Stromkreise: Gegenstände zum Bauen eines Stromkreises, z.B. Kabel, Batterie, Birne usw. Thema Stromherstellung: Bild aus dem Unterricht mit Kraftwerk und Landschaft.

den zusätzlichen englischsprachigen Fragen, die nur die bilingual Lernenden gestellt bekommen, kommt in den Interviews aller Gruppen der selbe Leitfaden zum Einsatz. Für die Analyse anhand der Kriterien, die im nächsten Abschnitt erläutert sind, dient für alle Lernenden der deutschsprachige Interviewteil. Die englischen Frageimpulse, die die Lernenden der Untersuchungsgruppe erhielten, dienen nur dazu, Aussagen zu deren mündlichen Fähigkeit, Inhalte auf Englisch zu formulieren, treffen zu können.

9.4.5.2 Beschreibung des Untersuchungskonstrukts

Mit Hilfe der Interviewdaten sollen Aussagen über die produktiven (bildungs-)sprachlichen Kompetenzen der Lernenden getroffen werden. Um entsprechende Frageimpulse als auch Analysekriterien zu bestimmen, bedarf es zunächst einer Merkmalsbeschreibung des Untersuchungsgegenstands, der jedoch nicht immer klar definierbar ist.

> Während es sich beim Merkmal um tatsächliche (wahre) Verhaltensweisen oder Eigenschaften handelt, stellt das Konstrukt eine theoretische Modellierung des Merkmals dar. Letztere ist notwendig, wenn das eigentliche Merkmal nicht direkt beobachtbar ist. So lassen sich konkrete Merkmale wie Größe oder Gewicht direkt erfassen, komplexere Merkmale wie Intelligenz oder Sprachkompetenz sind der direkten Beobachtung dagegen nicht zugänglich (Webersik 2015: 166).

Im Falle eines nicht unmittelbar beobachtbaren Untersuchungsgegenstands, wie z.B. bildungssprachlicher Kompetenz, wäre somit eine theoretische Beschreibung des Konstrukts notwendig, um Merkmale herauszukristallisieren, mit deren Hilfe sich Sprachkompetenz beschreiben lässt. Während im englischsprachigen Raum zahlreiche empirische Untersuchungen vorliegen, um entsprechende bildungssprachliche Merkmale zu generieren, liegen für die deutsche Sprache bisher keine vergleichbaren Erkenntnisse vor. „Bei der Aufarbeitung des Forschungsstandes hinsichtlich Konzeptualisierung und Merkmalsbeschreibung gesprochener Schulsprache zeigt sich, dass bislang weder eine umfassende theoretische Modellierung noch eine empirisch ausreichend fundierte Beschreibung der charakteristischen Merkmale dieses Registers vorliegen" (Webersik 2015: 323). Somit kann zur Merkmalsbeschreibung von Bildungssprache nur in eingeschränktem Maße auf eine empirische Basis zurückgegriffen werden (vgl. Gogolin et al. 2007: 58), sondern es muss eine eigene Merkmalsbeschreibung aus dem Konsens der bisherigen, vorgestellten Studienansätze generiert werden.

Einerseits werden die Beherrschung von Kerngrammatik sowie Lexik der Standardsprache als Basis für bildungssprachliche Kommunikation angenommen (vgl. Webersik 2015: 167), andererseits ergeben sich für die deutsche Bildungssprache Analogien aus der Fremdsprachenforschung, wie z.B. vermehrter Gebrauch des Passivs oder der Nominalphrasen (vgl. Gogolin et al. 2007: 58). Neben der unzureichenden empirischen Fundierung des Konstrukts ist ferner problematisch, dass die bisherigen Merkmalsbeschreibungen von Bildungssprache aus der formalen Schriftsprache abgeleitet werden (vgl. z.B. Feilke 2012: 6; Gogolin 2006: 82; Schmölzer-Eibinger 2013: 26) und die Begriffe Schrift- und Standardsprache häufig sogar synonym verwendet werden. Besonders im schulischen Kontext etablieren sich bildungssprachliche Kompetenzen durch den überwiegend mündlich ablaufenden Unterricht aber häufig in gesprochener Sprache. Durch eine Orientierung am schriftsprachlichen Standard wird folglich eine Übereinstimmung von gesprochenem und geschriebenem Standarddeutsch impliziert, wie sie praktisch aber nur eingeschränkt vorhanden ist (vgl. Kap. 3).

> Dennoch ist unmittelbar einsichtig, dass sich die gesprochene (Standard-) Sprache selbst gebildeter Sprecher [und Sprecherinnen, LB] von der Standardsprache schriftlich fixierter Texte unterscheidet, was vor allem auf die Zeitlichkeit mündlicher Produktion zurückzuführen ist. Diese Medienabhängigkeit muss bei der Analyse und Beurteilung gesprochener Schulsprache entsprechend berücksichtigt werden (Webersik 2015: 85).

Eine eigene Grammatik für gesprochene Sprache, die zu diesem Zweck herangezogen werden könnte, liegt jedoch nicht vor.[114] Dennoch sollen Eigenheiten gesprochener Sprache, wie beispielsweise Abbrüche, Korrekturen und Präzisierungen bei der Analyse der vorliegenden mündlichen Sprachdaten immer mitgedacht werden. Die Auswertung der Fachsprache erfolgt mithilfe von vier Kategorien, die nachfolgend erläutert werden.

9.4.5.2.1 Kategorie Bildungssprachlicher Modus

Auch wenn es für die deutsche Sprache nur in Ansätzen empirisch belegte Merkmalsbeschreibung von Bildungssprache gibt, existieren nennenswerte Forschungsvorhaben, die sich dieses Desiderats angenommen haben.

Gogolin et al. (2007) unternahmen im Rahmen eines Schulversuchs zum bilingualen Unterricht den Versuch, Merkmale des bildungssprachlichen Registers zu ermitteln. Für die Erfassung mündlicher Kompetenzen wurden Sprachaufzeichnungen ausgewertet, die mit Hilfe des Instruments

114 Tatsächlich scheint die Festlegung eigener Normen dem dynamischen und variablen Wesen der gesprochenen Sprache auch zu widersprechen und daher wenig sinnvoll (vgl. ibid.).

„Sachabbildung“[115] erhoben, anschließend transkribiert und qualitativ sowie quantitativ ausgewertet wurden (vgl. Gogolin et al. 2007: 48).[116] Die so gewonnenen Sprachdaten wurden im Hinblick auf das Vorkommen folgender bildungssprachlicher Elemente ausgewertet, die durch Analogiebildung aus dem englischen Sprachraum gewonnen wurden: Passiv, unpersönliche Ausdrücke, Konjunktiv, Konstruktionen mit „lassen“, Substantivierungen, Komposita und Attribute (vgl. Gogolin et al. 2007: 59). Um die Phänomene empirisch nachzuweisen, wurde außerdem eine Faktorenanalyse durchgeführt, mit der vier Komponenten differenziert werden konnten, wovon sich drei näher beschreiben lassen (ibid.):

1) Umgangssprachlicher Modus: häufige Verwendung sprechsprachlicher Floskeln und umgangssprachlicher Wendungen.
2) Akademischer Modus: Substantivierung, Komposita, unpersönliche Ausdrücke
3) Elaborierter Modus: Verwendung von Passiv und Konjunktiv.

Das Vorgehen der Forscher scheint schwer auf die vorliegende Studie übertragbar, da das Kodierverfahren nur sehr oberflächlich beschrieben wird (vgl. Gogolin et al. 2007: 9 f.) und somit nicht erkennbar ist, wie eine Zuordnung zu den jeweiligen Modi vorgenommen wurde. Ferner ist die Stichprobe mit $N = 87$ zu klein, um statistisch belastbare Ergebnisse vorzuweisen.

Webersik (2015) intendiert mit ihrer Arbeit ein empirisch fundiertes Verfahren zu entwickeln, um Fördereffekte im Bereich Deutsch als Zweitsprache (DaZ) festzustellen, wozu sie die produktive, medial mündliche schulsprachliche Kompetenz von DaZ-lernenden Grundschülern erhebt. Auf Basis der detaillierten Beschreibung des Konstrukts „gesprochene Sprache“ und der bisherigen Forschung zum DaZ-Erwerb arbeitet sie einerseits Stolpersteine des DaZ-Erwerbs und andererseits Indikatoren schulsprachlicher Kompetenz heraus; die so gewonnenen 83 Variablen setzt sie zur Kodierung der Sprachdaten ein (vgl. Webersik 2015: 212–216). In einem aufwändigen Evaluationsverfahren unterzieht Webersik ihr Vorgehen einer Güteprüfung und generiert

115 Bildimpulse wurden genutzt, damit sich die Schülerinnen und Schüler mündlich zu den Sachverhalten äußern.

116 Verglichen wurden 4 Gruppen: Gruppe 1: einsprachig Deutsch, Gruppe 2: einsprachig in der Partnersprache (d.h. bei Schulbeginn kaum/keine Deutschkenntnisse), Gruppe 3: zweisprachig mit anderer Familiensprache, Gruppe 4: zweisprachig Deutsch-Partnersprache (mit Partnersprache ist die im bilingualen Unterricht verwendete Fremdsprache gemeint).

so Teilbereiche schulsprachlicher Kompetenz, für die sich Defizite in vier Bereichen messen lassen:

1. Elaborierte Sprachverwendung,
2. Lexikalisch-semantische Unsicherheiten,
3. Formalsprachliche Abweichungen (Grammatik),
4. Fehlerschwerpunkte der Nominalflexion (vgl. Webersik 2015: 341).

Insgesamt sind sowohl Erhebungs- als auch Auswertungsverfahren der genannten Studie sehr aufwändig und nur mit Hilfe personeller Unterstützung durchführbar. Ferner liegt der Fokus des Verfahrens auf der Evaluation der Wirksamkeit von Sprachfördermaßnahmen der spezifischen DaZ-Schülergruppe, wozu das defizitorientierte Vorgehen eine detaillierte Analyse grammatischer Fehlerkategorien beinhaltet. Darüber hinaus vernachlässigt die Forscherin aus forschungsmethodologischen Gründen die Aufnahme bestimmter Indikatoren bildungssprachlicher Kompetenz wie z.B. Nominalisierungen oder den Gebrauch von Fachbegriffen (vgl. Webersik 2015: 208 f.). Diese liegen aber im Kontext der vorliegenden Studie im Erkenntnisinteresse, wohingegen die Analyse grammatischer Fehlerkategorien in diesem Kontext weniger relevant ist (s.u.).

Sowohl Gogolin et al. (2007) als auch Webersik (2015) haben in ihren Studien Merkmale bildungssprachlicher Kompetenz generiert, die sich als Anhaltspunkte zur Beschreibung dieses Konstrukts eignen. Auch wenn das Vorgehen in den genannten Studien aus Gründen wie z.B. Forschungsumfang, Versuchsgruppe oder Auswahl der Kodier-Kategorien nicht auf die vorliegende Studie übertragbar ist, dienen beide Studien als Grundlage für die Entwicklung der Merkmalsbeschreibung der Kategorien in der vorliegenden Studie.

Will man Elemente bildungssprachlicher Kompetenz in Sprachdaten von Schülerinnen und Schüler nachweisen, sieht man sich mit der Herausforderung konfrontiert, dass die Aufgabenimpulse Anlass bieten müssen, entsprechende Sprache zu produzieren. Beispielsweise stellt nicht jeder Impuls einen Beweggrund dar, bestimmte bildungssprachentypische grammatische Formen wie z.B. das Passiv oder den Konjunktiv zu verwenden. Frageimpulse sollten demnach so geartet sein, dass sie die Möglichkeit zur Verwendung verschiedener sprachlicher Formen bieten. Darüber hinaus muss bedacht werden, dass bisherige Merkmalsbestimmungen auf der Schriftsprache basieren und

> [...] viele der Arbeiten zu Erwerb und Diagnose zweitsprachlicher bzw. schulsprachlicher Kompetenzen nur unzureichend die Medienabhängigkeit berücksichtigen. So gibt die derzeitige Forschungslage keine klare Antwort darauf, ob die für Schulsprache charakteristischen Merkmale (z.B. Genitivattribute, Nominalisierungen,

Komposita etc.) in gleichem Maße für die gesprochene wie für die geschriebene Realisierung durch Primarschüler bedeutsam sind (Webersik 2015: 207).

In der vorliegenden Studie wurden daher einerseits bildungssprachliche Kriterien festgelegt, die einen Konsens aus der bisherigen Forschung darstellen; andererseits dienen Modellantworten (vgl. Anhang) auf bestimmte Frageimpulse zur Feststellung, ob die Kriterien in möglichen Antworten überhaupt vorkommen können.

Die Generierung der Modellantworten beruht auf den Inhalten des durchgeführten Unterrichts, einer Dokumentenanalyse der verwendeten Unterrichtsmaterialien und -texte sowie weiteren Schulmaterials zum Thema. An dieser Stelle sei darauf hingewiesen, dass die Modellantworten nicht als Mustervorlage zu verstehen sind, sondern lediglich die Antizipation sprachlicher Strukturen ermöglichen, die durch den vorherigen Unterricht und altersentsprechendem Material sowie durch den Frageimpuls selbst angeregt werden könnten. Es ist beispielsweise nicht zu erwarten, dass sich die Mehrheit der Schülerinnen und Schüler beispielsweise des Passivs bedient, nur weil der Frageimpuls den nötigen Freiraum dafür bietet, denn viele Texte oder Anleitungen z.B. in Schulbüchern dieser Jahrgangsstufe sind im Imperativ oder Präsens (Aktiv) gehalten (vgl. Preisfeld 2016: 107), weswegen der *Input* an Passiv-Konstruktionen vermutlich gering ist.

Durch das beschriebene Vorgehen ergeben sich folgende bildungssprachliche Merkmale, auf deren Vorkommen hin die Sprachdaten der Schülerinnen und Schüler analysiert werden:

Tabelle 9-5: Übersicht der Indikatoren der Kategorie bildungssprachlicher Modus

Indikatoren der Kategorie Bildungssprachlicher Modus	**Anmerkung**	**Beispiel**[117]
unpersönliche Ausdrücke	Ausnahme Passiv-Konstruktionen. Nur vollständige Sätze aus Hilfs- und Vollverb.	*Man muss die Kabel mit der Batterie verbinden.*
Passiv	nur vollständige Sätze aus Personalform von „werden" und Partizip	Dann *wird* der Strom *aufgeteilt.*
Konnektoren	Konnektoren werden nur kodiert, wenn sie im Kontext kohärenzstiftend sind; unvollendete Satzanfänge oder Wiederholungen werden demnach nicht berücksichtigt.	*weil, danach, dann, dennoch, deshalb, wenn… dann, zuerst, etc.*
Substantivierungen	Substantivierte Verben	Das *Fließen* des Stroms
fachsprachliche Nomen	Nomen, die im Rahmen der Unterrichtsreihen eingeführt wurden oder in fachsprachlichen Kontexten Verwendung finden.	*Leiter, Schaltkreis, Turbine, Energie*
Komposita	nur separate Erfassung, falls diese nicht gleichzeitig auch fachsprachliche Nomen sind, ansonsten werden sie als Unterkategorie der fachsprachlichen Nomen kodiert.	*Glühbirne, Wasserkraft, Kraftwerk, Sonnenenergie*
fachsprachliche Verben	Verben, die im Rahmen der Unterrichtsreihen eingeführt wurden oder Teil fachsprachlicher Wendungen sind.	*fließen, antreiben, erzeugen, leiten*

117 Zur Verdeutlichung sind die kodierten Elemente der Kategorien fortan in den Beispielen immer in kursiv gehalten.

Tabelle 9-5: Fortsetzung

Indikatoren der Kategorie Bildungssprachlicher Modus	**Anmerkung**	**Beispiel**
fachsprachliche Adjektive	Adjektive, die im Rahmen der Unterrichtsreihen eingeführt wurden oder den Sachverhalt fachsprachlich beschreiben. Ferner auch Partizipien, die als attributive Adjektive zum Einsatz kommen, wie z.B. verbunden sein.	*erneuerbar, radioaktiv, umweltschädlich*
Sonstige	Induktiv gewonnene Kategorien, z.B. Konjunktiv-Konstruktionen.	Wenn hier jetzt noch ein Kabel *wäre, würde* das leiten.

Problematisch bei der Feststellung bildungssprachlicher Merkmale ist, dass die Übergänge vom allgemeinen zum bildungssprachlichen Sprachgebrauch fließend verlaufen und sich die Register nicht trennscharf voneinander differenzieren lassen (vgl. z.B. Ahrenholz 2010: 17). Beispielsweise werden Konnektoren immer wieder als bildungssprachliches Merkmal angeführt, obwohl sie genauso im alltagssprachlichen Gebrauch vorkommen und daher nicht als spezifisch bildungssprachlich erachtet werden können (vgl. Ahrenholz/Maak 2012: 138). Da Konnektoren aber ein wichtiges Mittel der Kohärenzbildung darstellen und somit zur inhaltlichen und sprachlichen Qualität von Erklärungen und Beschreibungen beitragen, wie sie in der vorliegenden Studie von den Lernenden gefordert sind, werden sie auch erhoben. Dennoch darf die Häufigkeit, mit der sie auftreten, nicht das Ergebnis verzerren. Verwendet ein Kind beispielsweise sehr viele Konnektoren, weil es Sätze immer weiter mit „und dann… und dann…" verbindet, käme es in Summe auf eine hohe Anzahl bildungssprachlicher Indikatoren. Letztlich hat es jedoch das gleiche Merkmal sehr häufig verwendet und deswegen nicht etwa zwangsläufig auffällig eloquente, gut formulierte Aussagen produziert. Aus diesem Grund wurde entschieden, Konnektoren zwar zu berücksichtigen, in der späteren Ergebnisberechnung jedoch jeweils nur individuell unterschiedliche Konnektoren anzurechnen (*Type* vgl. Kap. 10.4).

Kritik lässt sich auch bezüglich der Erhebung von Fachbegriffen äußern. „So ist die Zuordnung eines Begriffs zu den Kategorien *Alltagsbegriff* vs. *Fachbegriff* objektiv kaum möglich, da es keine entsprechenden Referenzwerke gibt"

(Webersik 2015: 209 [Hervorhebung durch die Autorin]). Im Falle der vorliegenden Untersuchung sind die Fachbegriffe jedoch klar durch die Einführung des fachlichen Wortschatzes im Unterricht definiert und somit gelten auch Begriffe und sprachliche Wendungen, wie z.B. Glühbirne, Kabel oder Strom fließt, wie sie auch im Alltag vorkommen können, als fachsprachliche Begriffe, da sie als solche im Unterricht thematisiert wurden und ferner nicht davon ausgegangen werden kann, dass Lernende je nach individuellem familiären Hintergrund überhaupt über dieses Begriffswissen verfügen.

Die benannten Merkmale werden derart kodiert, dass jedes Vorkommen des jeweiligen Indikators einzeln kodiert und somit summarisch erfasst wird. Es handelt sich bei diesem Vorgehen also folglich nicht um die Durchführung einer klassischen Fehleranalyse, bei der die Wahl eines passenden Vergleichsmaßstabs wie z.B. die *Gemeinsame Grammatik der Norm* als Standard dient und alle Abweichungen registriert werden (vgl. z.B.Webersik 2015: 217). Letzteres erscheint sinnvoll, will man ein Förderkonzept erstellen oder evaluieren, wozu man konkrete Informationen über Defizite in der Lernersprache benötigt. Im Falle der vorliegenden Studie werden aber lediglich ausgewählte Merkmale bildungssprachlicher mündlicher Leistung (bildungssprachlicher Modus) in Abhängigkeit von der zuvor durchgeführten Unterrichtsreihe erhoben und verglichen und nicht bildungssprachliche Kompetenz gemessen (vgl. auch Forschungsfrage b), S. 153) Dazu reicht es aus, ein Vorkommen bildungssprachlicher Merkmale zu erheben. Auf eine detaillierte Analyse der verwendeten grammatischen Strukturen im Zusammenhang mit einer Fehleranalyse wird daher verzichtet. Darüber hinaus ermöglicht dieses Vorgehen eine Berücksichtigung der Eigenschaften der gesprochenen Sprache, da Abweichungen und Fehler, die typisch für den Kontext gesprochener Sprache (insbesondere von Kindern) sind, wie beispielsweise Wiederholungen oder Expansion (vgl. Webersik 2015: 218) oder auch alltagssprachliche Verkürzungen, wie z.B. „beim", „das ist'n", „so'n", nicht als Verstoß gegen den bildungssprachlichen Modus kodiert werden.

Als Basis für das beschriebene Kodierverfahren zur Auswertung der verwendeten bildungssprachlichen Merkmale dient das komplette Interviewkorpus. Der Interviewleitfaden wurde so konzipiert, dass er ähnlich aufgebaut ist und vergleichbare Frageimpulse enthält. So werden in beiden Interviews Anlässe geschaffen, ähnliche Diskursformen zu verwenden (z.B. Benennen, Beschreiben und Erklären) und sich beispielsweise bei einer Ablaufbeschreibung sprachlicher Formen, wie z.B. des Passivs zu bedienen. Darüber hinaus ist in beiden Fällen Material aus dem Unterricht präsent (s.o.), weswegen die gleichen Bedingungen vorliegen und ein ähnliches Maß an deiktischen Begriffen vorkommen kann.

9.4.5.2.2 Kategorie Nominaler und verbaler Wortschatz

Ein Aspekt der Beherrschung eines Fachinhalts ist die korrekte Verwendung von Fachbegriffen, die erst eine akkurate und eindeutige Kommunikation des Sachinhalts ermöglichen. „Technical, subject-specific words carry greater informational load than more general words and can thus affect how much information is 'compressed' into an answer" (Gablasova 2014: 154). Gablasova (2014) weist ferner darauf hin, dass die Verwendung von fachspezifischem Vokabular Hinweis auf die Detailliertheit und Tiefe des Sachwissens gibt.

Fachdiskurs zeichnet sich durch eine Dominanz nominalen Wortschatzes aus (vgl. Gogolin et al. 2007: 50), weswegen die Vermutung naheliegt, dass es sich bei Fachbegriffen folglich überwiegend um Nomen handelt. Auch die im Rahmen der Unterrichtsreihe eingeführten Fachbegriffe sind hauptsächlich Nomen, weswegen der nominale Wortschatz der Lernenden erfasst wird. Dieser wird einerseits ganzheitlich erfasst, andererseits werden aber auch fach- und alltagssprachliche Begriffe differenziert. Diese Differenzierung ergibt sich hauptsächlich durch die im Unterricht eingeführten Fachbegriffe; so werden beispielsweise Begriffe wie Batterie und Strom als Fachbegriffe gewertet, obwohl sie den Schülerinnen und Schüler möglicherweise bereits aus der Alltagssprache bekannt sind, da diese aber im Unterrichtskontext als Fachbegriff eingeführt und verwendet wurden.[118] Die Orientierung am Unterrichtsinhalt zur Bestimmung der Fachbegriffe führt auch dazu, dass der Fachwortschatz der beiden Unterrichtsreihen elektrische Stromkreise und Stromherstellung weitestgehend getrennt betrachtet werden kann. Fachbegriffe, die Teil der Unterrichtseinheit elektrische Stromkreise sind, werden bei der Auswertung des Interviews zum Thema Stromherstellung also nur auch als Fachbegriff gewertet, wenn sie in dieser Unterrichtseinheit auch explizit eingeführt bzw. verwendet wurden (Begriffe wie z.B. Batterie oder Stromkreis werden folglich nur im Interview zum Thema elektrische Stromkreise als Fachwörter kodiert). Durch diese Differenzierung kann die Überschneidung gering gehalten werden.[119]

---

118 Dies gilt insbesondere für Lernende mit nicht-deutscher Erstsprache, da bei ihnen noch weniger davon ausgegangen werden kann, dass sie die Begriffe im sie umgebenden Alltag zufällig erworben haben.

119 Fachbegriffe, die in beiden Unterrichtseinheiten vorkommen sind: Strom, Energie, Kabel, fließen, leiten

Zwar handelt es sich bei vielen der im Unterricht eingeführten Fachbegriffe um Nomen, aber ebenso werden auch Verben eingeführt, um Prozesse fachgemäß beschreiben zu können. Somit findet auch eine Erhebung des verbalen Wortschatzes statt, wobei ebenfalls zwischen fach- und alltagssprachlichen Begriffen differenziert wird.

9.4.5.2.3 Kategorie Sprachliche Korrektheit

Sprachliche Kommunikation funktioniert, weil die Sprecher einer Sprache denselben sprachlichen Code verwenden und somit ein Grundgerüst aus grammatikalischen und lexikalischen Bedeutungsregeln und Normen befolgen. Ein Abweichen von den Normen und Regeln des sprachlichen Codes kann den Informationsgehalt der Aussagen verzerren oder eine Verständigung sogar gänzlich unmöglich machen (vgl. Gablasova 2014: 153). Sprachliche Genauigkeit und Korrektheit ist folglich ein wichtiges Kriterium bei der Versprachlichung von Sachinhalten und wird in der vorliegenden Analyse auch in den Blick genommen.

Da in der vorliegenden Studie lediglich die sprachliche Performanz zu zwei unterschiedlichen Erhebungszeitpunkten miteinander verglichen wird, wird auf eine Fehleranalyse und -kategorisierung grammatikalischer Regelverstöße verzichtet und nur die Menge fehlerhafter Sätze gegenübergestellt. Als fehlerhaft wird ein Satz in diesem Kontext kodiert, wenn er syntaktische und/oder morphologische Regelverstöße aufweist. Ferner werden unvollständige Sätze und fehlerhafte Funktionswörter in dieser Kategorie kodiert.[120]

Sprachliche Korrektheit betrifft jedoch nicht nur das Befolgen grammatischer Regeln, sondern manifestiert sich ebenso auf lexikalischer Ebene. Wie bereits ausgeführt, ist der Wortschatz für eine adäquate und fachlich angemessene Versprachlichung von fachlichen Inhalten elementar. Darum wird ein besonderes Augenmerk auf die Kategorie lexikalischer Regelverstöße (im Sinne der falschen Wortwahl) gelegt, in der die folgenden Indikatoren kodiert werden, die deduktiv als auch induktiv bei der Datendurchsicht gewonnen werden.[121]

---

120 Unvollständige Satzanfänge und Neuformulierungen, wie sie für gesprochene Sprache typisch sind, werden hier jedoch nicht als Fehler kategorisiert, sondern lediglich unter der Kategorie Sprachflüssigkeit aufgeführt (s.u.).

121 Da in dieser Kategorie besonders die inhaltliche Ebene im Fokus liegt, werden hier nur Inhaltswörter berücksichtigt, wohingegen Funktionswörter wie z.B. fehlerhafte Präpositionen oder Konjunktionen auf der Satzebene berücksichtigt werden. Präpositionen werden in dieser Kategorie lediglich im Rahmen von Kollokation erfasst, sollten sie Teil feststehender Ausdrücke sein.

Tabelle 9-6: Übersicht der Indikatoren der Kategorie Beeinträchtigung der sprachlichen Korrektheit – Wortebene

Indikatoren der Kategorie Beeinträchtigung der sprachlichen Korrektheit – Wortebene	**Beschreibung**	**Beispiel**
fehlender Begriff	Ein Gegenstand kann nicht benannt werden bzw. Fehlen eines erfragten Begriffs.	
Code-Switching	Wechsel zwischen zwei Sprachen (hier Deutsch und Englisch) im Kontext einer Äußerung bzw. Konversation (vgl. García/Sylvan 2011: 389; Glück/Rödel 2016: 659; VanPatten/Benati 2015: 188 f.), der einzelne Wörter aber auch Wortgruppen oder ganze Sätze bzw. Äußerungen umfassen kann (Müller 2015: 15).[122]	„Also wir nehmen ein *wire* am Anfang.“; „das ist der *bulb holder* also…“ „*Battery, light bulb…*“
Umschreibung	Verwendung unpräziser Wörter, die als Platzhalter dienen oder umschreibender Ersatz des Gemeinten durch mehrere beschreibende bzw. charakterisierende Wörter (vgl. Glück/Rödel 2016: 504). (Wiederholungsfehler werden in dieser Kategorie nicht mitgezählt, wenn eindeutig derselbe Begriff umschrieben wird.)	Ding; „Wo man die Lampe festmachen kann“; „… auch ein metallisches Ding“; „das ist so ganz hoch und dann sind da immer so Kabel“;
Wortschöpfung	Wortschöpfung z.B. durch Wortbildung (vgl. Glück/Rödel 2016: 459), hier aus Ermangelung des richtigen Begriffs, um damit den eigentlichen Gegenstand zu benennen. (Wiederholungsfehler werden in dieser Kategorie nicht mitgezählt.)	Festmacher; Verbinder

122 Da es hier um Beeinträchtigungen der deutschen sprachlichen Korrektheit geht, werden hier nur die Code-Switchings gewertet, die im deutschsprachigen Teil des Interviews vorkommen. Die wenigen englischsprachigen Frageimpulse, die die Untersuchungsgruppe erhielt, wurden nicht einbezogen.

Tabelle 9-6: Fortsetzung

Indikatoren der Kategorie Beeinträchtigung der sprachlichen Korrektheit – Wortebene	**Beschreibung**	**Beispiel**
Kollokation	Fehler, die durch lexikalische Fehlverwendung entstehen. Lexeme die inhaltlich oder kontextuell nicht kookurrieren und so beispielsweise falsche Sachrelationen darstellen oder unidiomatische Verbindungen darstellen (vgl. Glück/Rödel 2016: 343). (Wiederholungsfehler werden in dieser Kategorie nicht mitgezählt.)	„… dass der *Stromkreis* nicht mehr fließen kann.“; „… und dann *geht* das [der Strom] durch *Leisten* ins Haus.“;

9.4.5.2.4 Kategorie Sprachflüssigkeit

Ein weiterer Aspekt zur Differenzierung der Sprachdimensionen umfasst den der Sprachflüssigkeit (vgl. El-Khechen et al. 2012: 50), denn der Sprachfluss von Aussagen gibt Hinweise darauf, wie leicht dem Sprecher das Abrufen der benötigten sprachlichen und inhaltlichen Informationen fällt. Sprechen ist ein hochkomplexer Vorgang, der nach Levelt (vgl. 1989: 9 ff.) simultan ablaufende konzeptionelle, sprachliche, artikulatorische sowie überprüfende Prozesse beinhaltet. Je schneller diese einzelnen Prozesse und deren Wissenselemente aktivierbar sind und ineinandergreifen, desto flüssiger kann mündliche Sprache formuliert werden. Begonnene Satzanfänge, Umformulierungen oder Pausen können demnach als Hinweis darauf gedeutet werden, dass es irgendwo im Zusammenwirken der Prozesse zu Verzögerungen bzw. Korrekturen kommt, weil die Bedeutungsübermittlung der ursprünglich intendierten Aussage nicht einwandfrei gelingt (vgl. Levelt 1989: 14). Anders ausgedrückt: Sprache, die arm an Umformulierungen, Neustarts und Füllwörtern ist, deutet auf ein gut funktionierendes „Sprech-System“ hin; sie kann mehr Informationen transportieren und somit als Indikator einer guten fachbezogenen Diskurskompetenz gelten (vgl. Gablasova 2014: 153).

Die vorliegende Untersuchung nimmt daher defizitorientiert Indikatoren in den Blick, die den Sprachfluss beeinträchtigen. Dabei werden auch Indikatoren in dieser Kategorie kodiert, die zwar ein typisches Merkmal gesprochener

Sprache darstellen, wie z.B. häufige Abbrüche und Neuansätze (vgl. z.B. Webersik 2015: 73), die aber wichtig sind, um etwaige Unterschiede zwischen den beiden Erhebungszeitpunkten feststellen zu können. Füllwörter und -silben, wie sie in gesprochener Sprache häufig an Satzanfängen zum Einsatz kommen, werden hingegen nur kodiert, wenn sie im Verlauf eines Satzes vorkommen.

Die Auswahl der kodierten Merkmale ergibt sich einerseits aus veröffentlichen Studien, die Sprachflüssigkeit in den Blick genommen haben (vgl. z.B. Gablasova 2014), andererseits wurden induktiv Indikatoren gewonnen, die bei der Datendurchsicht als Einschränkung des Sprachflusses wahrgenommen wurden (z.B. Selbstkorrektur).

Tabelle 9-7: Übersicht der Indikatoren der Kategorie Beeinträchtigung der Sprachflüssigkeit

Indikatoren der Kategorie Beeinträchtigung Sprachflüssigkeit	**Beschreibung**	**Beispiel**
Fehlstart	Satzanfänge, die abgebrochen werden. Sie unterscheiden sich von der Selbstkorrektur dadurch, dass eine inhaltliche Veränderung (z.B. durch lexikalische oder syntaktische Anpassungen) vorgenommen wird.	„*Und da wird*, dadurch kommt der Strom ins Haus…“; „*Erstmal über ganz*, das sieht man manchmal auf der Autobahn…“
Selbstkorrektur	Grammatikalische oder auch phonetische Korrekturen, wie z.B. andere Flexion des Verbs. Die ursprüngliche Formulierung wird dabei inhaltlich nicht verändert.	„… und Kohle-kraft nein -energie…“.; „… wenn de… wenn die…“; „… über große Überleitungen, Oberleitungen“;
Wiederholung	Erneute Verwendung bereits verwendeter Wörter oder Satzelemente.	„Sonne wird gebündelt und dann… *und dann*…“
Sprechpause/ Verzögerung	Pausen, in denen nicht weitergesprochen wird (min. 3 Sek.), aber auch Verzögerungen bei denen ein Wort z.B. lang gedehnt ausgesprochen wird.	
Füller	Sprechpausen die mit Lauten gefüllt werden. Am Anfang eines Satzes werden Füller nicht kodiert.	Ähm, mmmhh,

9.4.5.2.5 Englische Sprachproduktion bilingual Lernender im Interview

Prinzipiell unterscheiden sich die Interview-Leitfäden der Untersuchungs- und Vergleichsgruppe nicht voneinander. Für die Interviews mit den bilingual Lernenden wurden jedoch einige wenige der Frageimpulse auch in englischer Sprache gestellt, um einen Einblick in die mündliche Sprechfertigkeit der Lernenden geben zu können. Es sei darauf hingewiesen, dass es sich dabei zu beiden Testzeitpunkten um jeweils lediglich 3–4 Frageimpulse handelt, die vorrangig das Benennen von Gegenständen und eine Beschreibung intendieren (vgl. Anhang, Abb. 15-3 u. 15-4, Anhang, siehe Zusatzabschnitt auf Englisch). Ferner sind die Schülerinnen und Schüler es sowohl aus dem Fremdsprachen- als auch dem bilingualen Unterricht nicht gewöhnt, die Fremdsprache ohne jegliche Form von unterstützenden Materialien derart frei zu produzieren. Insgesamt ist daher damit zu rechnen, dass die Menge an englischen Sprachäußerungen eher gering ausfallen wird, weswegen darauf verzichtet wird, ein fremdsprachliches Testverfahren zur Auswertung heranzuziehen. Die gewonnenen Indikatoren dieser Kategorie wurden rein induktiv und auf Basis der Schüleräußerungen gewonnen.

Tabelle 9-8: Übersicht der Indikatoren der Kategorie Gebrauch der mündlichen englischen Sprache

Indikatoren der Kategorie Gebrauch der mündl. englischen Sprache	**Beschreibung**	**Beispiel**
Nominaler Wortschatz	fach- als auch alltagssprachliche geäußerten Nomen	*battery, solar power, cable*
Verbaler Wortschatz	fach- als auch alltagssprachliche geäußerten Verben	konj. Formen von *to be, to flow*
vollständige Sätze	Syntaktisch korrekte Sätze, z.B. bestehend aus Subjekt, Verb und Objekt	*„The wire is connected“, „This is the light bulb“; „And here the energy can flow to the light bulb holder“.*
Subjekt-Verb-Konstruktionen	Syntaktisch unvollständige Satzkonstruktionen, nur bestehend aus Subjekt und Verb	*„The wire is…“; „You can…“*
Subjekt-Objekt-Konstruktionen	Syntaktisch unvollständige Satzkonstruktionen, nur bestehend aus Subjekt und Objekt	*„Other cable with this“; „The wire with the battery“*
Adjektiv	Verwendete Adjektive und Zahlwörter	*other, new, two, one*
Präposition	Verwendete Präpositionen	*to, with*
Adverb	Verwendete Adverbien	*here, next, then, there*
Konjunktion	Verwendete Konjunktionen	*and, when*
Demonstrativ-Pronomen	Verwendete Demonstrativ-Pronomen	*this*
Artikel	Verwendete bestimmte und unbestimmte Artikel	*the, a*

9.4.5.3 Auswertung der Interviews

Aufgrund der Flüchtigkeit gesprochener Sprache werden die Interviews aufgezeichnet, anschließend transkribiert, um im dritten Schritt mit Hilfe der Kodierung die Daten zu analysieren (vgl. Duden 2016: 1202). „Denn nur, wenn gesprochene Sprache verschriftlicht wird, ist sie für eine detaillierte Analyse zugänglich. Das Paradoxon in dieser Bedingung besteht darin, dass auch die besonderen Eigenschaften der gesprochenen Sprache nur in einer verschrifteten Form untersucht werden können“ (Webersik 2015: 192).

9.4.5.3.1 Transkription

Hauptziel der Transkription ist zwar die Verschriftlichung der mündlichen Aussagen, aber vor allem auch, die typischen Phänomene der Mündlichkeit ebenso festzuhalten (vgl. Mempel/Mehlhorn 2014: 147). Dabei ist vor allem das Erkenntnisinteresse entscheidend dafür, welche Transkriptionskonventionen befolgt oder wie fein bzw. grob der Korpus transkribiert wird.

In der vorliegenden Studie sollen morpho-syntaktische als auch lexikalisch-semantische Phänomene analysiert werden (s.o.). Daraus folgt, dass zur Verschriftung die literarische Umschrift gewählt wird, da zwar Besonderheiten gesprochener Sprache wie z.B. Elisionen, Assimilationen oder Wortabbrüche berücksichtigt werden können, aber auf eine detaillierte phonetische Transkription (phonetische Umschrift) verzichtet werden kann. Das Gesprochene soll somit in unbereinigter Form, inklusive aller Satzabbrüche, Versprecher oder Wiederholungen und mit Angabe der zeitlichen Eigenschaften wie z.B. Sprechpausen notiert werden. Auf eine genaue Verschriftung von phonetischen oder stimmlichen Eigenschaften sowie non-verbalen Kommunikationsmitteln wird hingegen verzichtet. Darüber hinaus eignet sich eine Textnotation, da keine synchronen Aussagen, wie z.B. bei Gruppendiskussionen, erfasst werden müssen (Partiturnotation) und eine sequentielle Darstellung des Gesagten ausreicht (vgl. Mempel/Mehlhorn 2014: 151 f.).

Es wird die vereinfachte Version des literarischen Transkriptionssystems des Instituts für Deutsche Sprache als Grundlage der Transkription verwendet (vgl. Duden 2016: 1204). Abgesehen von einleitenden und abschließenden Sätzen, die zu Zwecken der Anonymisierung ausgelassen werden, wird das gesamte Korpus mit Hilfe des Transkriptionsprogramms f5 transkribiert. Dabei werden sowohl Schüleraussagen als auch die Fragen und Kommentare der Interviewerin verschriftlicht. Denn zwar folgen die Fragen der Interviewerin dem vorgegebenen Leitfaden, dennoch können spontane und individuelle Reaktionen auf die Aussagen des Lernenden zu Abweichungen führen und somit ist ein Festhalten dieser Reaktionen sinnvoll.

9.4.5.3.2 Kodierung

Als Basis für die Auswertung des Korpus, dient das bereits beschriebene, deduktiv entwickelte, induktiv ergänzte, Kategoriensystem mit den jeweiligen Merkmalen (Indikatoren), die kodiert werden. Um eine möglichst zweifelsfreie Zuordnung von Textteilen zu den Kategorien (Kodierung) zu gewährleisten, wurden die Konstrukte definiert und mit Ankerbeispielen versehen (s.o.) (vgl. Bortz/Döring 2006: 330). Um Aufschluss über die Merkmalsausprägung der einzelnen Kategorien zu geben, werden die Häufigkeiten der einzelnen Merkmale im Rahmen einer quantitativen Inhaltsanalyse erfasst (vgl. Bortz/Döring 2006: 149). Einerseits geben Häufigkeitsanalysen Auskunft über das Vorkommen bestimmter Merkmale innerhalb einer der drei untersuchten Gruppen, andererseits ermöglicht eine Kontingenzanalyse das Auftreten der Merkmale in Abhängigkeit der Gruppe bzw. des zuvor durchgeführten Unterrichts, in Beziehung zu setzen (vgl. Bortz/Döring 2006: 151). Dieses Vorgehen ermöglicht einen Vergleich sowohl der beiden Testzeitpunkte innerhalb einer Gruppe als auch zwischen den drei untersuchten Gruppen bezüglich der Häufigkeiten der beschriebenen Merkmale. „Der ‚pragmatische Kontext' der die inhaltliche Bedeutung eines Textes prägt, kommt [jedoch, LB] bei einer Analyse zu kurz, die Wörter oder Satzteile aus dem Kontext löst und auszählt" (Bortz/Döring 2006: 150). Daher soll eine qualitative Betrachtung der quantitativ gewonnenen Daten weiteren Aufschluss über die individuelle Besetzung der Kategorien liefern. Die quantitative Analyse ermöglicht, die Aufmerksamkeit auf wesentliche Datenausschnitte zu fokussieren (Datenreduktion), um durch eine anschließende qualitative Betrachtung differenziertere theoretische Ausführungen zu ermöglichen (Datenexpansion) (vgl. Demirkaya 2014: 216 f.).

Im Rahmen der qualitativen Datenauswertungen werden Unterschiede und Gemeinsamkeiten in den Kategorien zwischen den Kindern innerhalb einer Gruppe als auch zwischen den Gruppen in den Blick genommen. Beispielsweise kann so festgestellt werden, ob bestimmte Fachbegriffe gar nicht oder nur von bestimmten Kindern oder einer bestimmten Gruppe erworben wurden. Ferner lassen sich durch die qualitative Analyse auch Zusammenhänge zwischen den Kategorien feststellen. Zum Beispiel kann so bewertet werden, ob Begriffe die vom *Code-Switching* betroffen sind, tatsächlich nur in englischer Sprache erworben wurden, oder ob sich ein Kind dieses Begriffs manchmal auf Englisch und manchmal auf Deutsch bedient. Um dieses Vorgehen zu ermöglichen, werden alle kodierten Elemente einer Kategorie in Tabellen eingetragen, sodass Vergleiche innerhalb aber auch zwischen den Kategorien (z.B. zwischen der Kategorie Beeinträchtigung der sprachlichen Korrektheit – Wortebene und der Kategorie Bildungssprachlicher Modus – Fachwortschatz) erleichtert werden.

10 Darstellung der Ergebnisse

Im vorherigen Kapitel wurden das methodische Vorgehen sowie die Wahl und Erstellung der Forschungsinstrumente geschildert und begründet. In diesem Kapitel sollen die auf diesem Wege gewonnenen Ergebnisse dargestellt und beschrieben werden. Alle Ergebnisse beziehen sich auf die modifizierte Stichprobe (vgl. Kap. 9.2.2) mit 66 Schülerinnen und Schülern. Die Teilnehmerzahlen können in der Darstellung der Ergebnisse der einzelnen Instrumente jedoch abweichen, da es im natürlichen Schulumfeld immer wieder vereinzelt zu Fehlzeiten kommt und daher nicht mit allen Instrumenten zu allen Testzeitpunkten Daten der gesamten Stichprobe erhoben werden konnten. Um die Stichprobe nicht noch weiter zu reduzieren, wurde bei den Auswertungsverfahren mit paarweisem und nicht mit listenweisem Fallausschluss gearbeitet.[123] Die Reihenfolge der Darstellung orientiert sich an der Struktur von Kapitel 9. Die Diskussion der hier beschriebenen Ergebnisse folgt in Kapitel 11.

10.1 Ergebnisse des Kognitiven Fähigkeitstests

Zur Auswertung des Kognitiven Fähigkeitstests wurden die Rohwerte der Schülerinnen und Schüler (1 Punkt pro richtig gelöstes Item) in T-Werte übertragen,[124] welche es ermöglichen die individuelle Leistung ins Verhältnis zu Gleichaltrigen zu setzen. Im Folgenden sind nur die T-Werte angeben.

---

123 Während beim listenweisen Fallausschluss Probandinnen und Probanden, für die ein fehlender Wert vorliegt, von der gesamten Analyse ausgeschlossen werden, werden diese Probanden beim paarweisen Fallausschluss nur von Analysen ausgeschlossen, für die der entsprechende Wert fehlt (vgl. z.B. Field 2009: 177). Fehlen beispielsweise Werte von einer Lernenden, weil sie beim Vortest zu Unterrichtseinheit 1 gefehlt hat, wird sie von Analysen, die Vor- und Nachtest in Beziehung setzen, ausgeschlossen, nicht aber in der Auswertung des zweiten Wissenstests, wenn sie zu beiden Testzeitpunkten anwesend war.

124 Die T-Werte stellen die Werte der Normstichprobe dar. Die Rohwerte werden mit Hilfe von dem Test-Manual beiliegenden Normtabellen in T-Werte übertragen, um die Leistungen der Lernenden mit den Durchschnittswerten der Altersgruppe zu vergleichen. Zwischen 40–59 Punkten findet sich der Durchschnittsbereich der Normskala. T-Werte unterhalb von 40 (Mittelwert minus 1 Standardabweichung: 50 – 10 = 40) gelten als unterdurchschnittlich. Als überdurchschnittlich sind T-Werte ab 60 (Mittelwert plus 1 Standardabweichung 50 + 10 = 60) zu werten (vgl. Wyschkon 2019). Der Einheitlichkeit und Vergleichbarkeit halber wird im Folgenden mit den T-Werten weitergerechnet, alle Angaben beziehen sich folglich auf diese.

Tabelle 10-1: Deskriptive Statistik der KFT-Leistung (T-Werte) der Untersuchungs- und Vergleichsgruppen

	N	Fehlend	*M*[1]	*SE*[2]	*SD*[3]	95 % KI		Min.[4]	Max.[5]	Perzentile				
						untere	obere			12,5 %	25 %	50 %	75 %	87,5 %
gesamt	61	5	48.75	1.38	10.81	45.98	51.52	21	68	36	41	48	58.5	62.25
UG	22	1	53.05	1.73	8.1	49.45	56.64	39	66	42.75	44.75	53.50	59.25	63.13
VG1	19	0	48.05	2.51	10.94	42.78	53.32	33	68	34	39	47	58	63
VG2	20	4	44.7	2.69	12	39.08	50.32	21	68	31.25	36.5	44	53	62.75

[1] Mittelwert [2]Standardfehler (engl. *standard error*) [3]Standardabweichung (engl. *standard deviation*) [4]Minimum [5]Maximum

Die Darstellung der deskriptiven Statistik der Schülerinnen und Schüler aller Gruppen (vgl. Tab. 10-1) zeigt, dass Lernende mit dem besten Ergebnis einen T-Wert von 68 erzielen, während das schwächste Ergebnis ein T-Wert von 21 ist. In der Untersuchungsgruppe liegen alle Werte im Bereich zwischen 39 und 66, wobei diese Gruppe durchschnittlich die leistungsstärksten Ergebnisse erreicht ($M = 53.05$, $SD = 8.1$).[125] In Vergleichsgruppe 1 liegen die Werte zwischen 33 und 68 und durchschnittlich liegen die Leistungen der Lernenden dieser Gruppe zwischen denen der anderen beiden Gruppen ($M = 48.05$, $SD = 10.94$). In Vergleichsgruppe 2 verteilen sich die Werte zwischen dem schwächsten und dem stärksten Ergebnis (zwischen den Werten 21 und 68). Die hohe Standardabweichung ($SD = 12$) deutet auf eine beträchtliche Streuung der Werte um den Mittelwert hin, wobei 50 % der Werte zwischen 36,5 und 53 liegen. Die Leistungsheterogenität ist in dieser Gruppe am stärksten ausgeprägt und durchschnittlich schneiden die Lernenden dieser Gruppe am schwächsten ab ($M = 44.7$).

Die grafische Darstellung der Ergebnisse des KFT mit Boxplots (vgl. Abb. 10-1) veranschaulicht die bisherigen Beschreibungen, denn die unterschiedliche Größe der Boxplots bildet die unterschiedliche Streuung der erreichten Ergebnisse im KFT in den drei Gruppen ab.[126] Während der Median[127] der Untersuchungsgruppe

125 Entsprechend vielfach verwendeter statistischer Konvention werden zur Verbesserung der Lesbarkeit in den Tabellen und im Fließtext der Kapitelabschnitte 10.1, 10.2. und 10.3 Dezimalpunkte statt Dezimalkommas verwendet.

126 In den folgenden Abbildungen dieses Kapitels sind die Ergebnisse der bilingual Lernenden der Untersuchungsgruppe immer in Rot und die beiden Vergleichsgruppen in grüner Farbgebung dargestellt.

127 Der Median ist der mittlere Wert der Daten. Sein Wert teilt den Datensatz in zwei Hälften, folglich liegt die Hälfte der Werte unter und die andere Hälfte über dem Median. Bei den Werten 1, 2, 3, 4, 5 wäre der Median z.B. 3.

bei 53.5 liegt, liegt er in Vergleichsgruppe 1 bei 47 und in Vergleichsgruppe 2 bei 44. Ferner wird durch die kürzeren Antennen und der kürzeren Box der Untersuchungsgruppe ersichtlich, dass die Streuung der Datenwerte in der Untersuchungsgruppe geringer ist, als in den beiden anderen Gruppen. Die auf Basis der hohen Standardabweichung angenommene Streuung der Werte und die große Wertespannbreite in Vergleichsgruppe 2 spiegeln sich in verhältnismäßig langen Antennen wieder. Die Ergebnisse des Kolmogorov-Smirnov-Tests (K-S Test) suggerieren, dass die Verteilung der Werte der KFT-Gesamtleistung bei keiner der Gruppen signifikant von einer Normalverteilung abweicht, $D_{UG}(22) = 0.14$, $p = .20$; $D_{VG1}(19) = 0.12$, $p = .20$; $D_{VG2}(20) = 0{,}11$, $p = .20$.

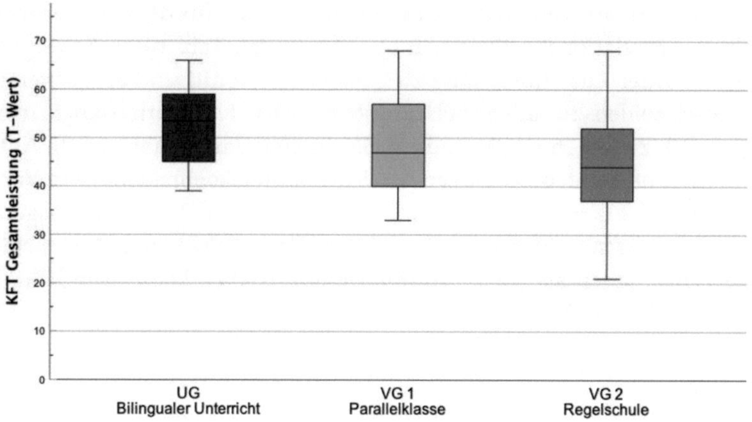

Abbildung 10-1: Boxplot KFT Gesamtleistung (T-Werte), Gruppen im Vergleich

Die Durchführung einer einfaktoriellen Varianzanalyse (ANOVA) zum Vergleich der Mittelwerte zeigt, dass die Unterschiede der durchschnittlichen Testleistung im KFT zwischen den Gruppen bei kleiner Effektstärke insgesamt signifikant sind, $F(2, 8) = 3.44$, $p < .039$, $\omega^2 = .07$.[128] Die Durchführung von Games-Howell *post hoc* Tests[129] offenbart, dass signifikante Unterschiede

128 Für die Bestimmung der Effektstärke wird hier bei der ANOVA das Effektmaß ω^2 verwendet, für welches die Werte .01, .06 und .14 als Schwellenwerte für einen kleinen, mittleren bzw. großen Effekt angenommen werden (vgl. z.B. Field 2009: 390).

129 Die ANOVA ist ein sogenannter Omnibus-Test, welcher feststellt, ob es einen generellen Unterschied zwischen den Gruppen gibt oder nicht. Dieser Haupteffekt zeigt jedoch lediglich an, dass mindestens zwischen zwei der Gruppen Unterschiede

zwischen den durchschnittlichen KFT-Leistungen der Untersuchungsgruppe und der Vergleichsgruppe 2 ($p < .035$)[130] vorliegen, wobei der Effekt, Cohen's $d = 0.82$,[131] als groß zu bezeichnen ist. Die Unterschiede zwischen Untersuchungsgruppe und Vergleichsgruppe 1 und zwischen den Vergleichsgruppen 1 und 2 sind hingegen nicht signifikant, $p = .24$ bzw. $p = .64$. Auf Basis dieser Ergebnisse kann angenommen werden, dass insbesondere in der Untersuchungsgruppe und der Vergleichsgruppe 2 signifikant unterschiedliche kognitive Fähigkeiten vorliegen, was bei der Interpretation weiterer Ergebnisse in Betracht gezogen werden muss.

Gemäß der theoretischen Ausführungen (vgl. Kap. 9.4.2) kann ein Zusammenhang zwischen kognitiven Fähigkeiten und den Testleitungen angenommen werden; um dies empirisch zu eruieren, wurden für die entsprechenden Variablen Korrelationskoeffizienten berechnet (vgl. Tab. 10-2). Es zeigt sich ein signifikanter Zusammenhang zwischen den kognitiven Fähigkeiten und dem Abschneiden in allen Leistungstests. Die Korrelationskoeffizienten bewegen sich zwischen $r = .31$ und $r = .68$; sie sind damit substantiell. Auffällig sind die Unterschiede zwischen den Korrelationskoeffizienten von Vortest 1 ($r = .46$) und 2 ($r = .31$) bzw. Nachtest 1 ($r = .54$) und 2 ($r = .41$). Insgesamt scheint der Zusammenhang der kognitiven Fähigkeiten und Wissenstest 2 geringer auszufallen als der Zusammengang zwischen kognitiven Fähigkeiten und Wissenstest 1.

---

bestehen, aber nicht, zwischen welchen dieser Gruppen die Unterschiede vorliegen. Wenn zudem keine spezifischen Hypothesen überprüft werden, werden für die genaue Bestimmung der Unterschiede *post hoc* Tests durchgeführt.

130 *Post hoc* Tests werden üblicherweise ohne weitere Prüfgrößen und lediglich durch Angabe des Signifikanzniveaus berichtet, für welches der übliche Schwellenwert $p < .05$ als Kriterium für statistische Signifikanz gilt.

131 Die Effektgröße Cohen's d drückt die Größe des Effekts in Standardabweichungen aus, ein Wert $d = 0.50$ bedeutet beispielsweise, dass der Unterschied zwischen zwei Gruppen einer halben Standardabweichung entspricht (vgl. Ellis 2010: 10 f.). Üblicherweise werden die Werte $d = 0.20$, $d = 0.50$ und $d = 0.80$ als Schwellenwerte für einen kleinen, mittleren und großen Effekt angenommen (vgl. Ellis 2010: 41).

Tabelle 10-2: Korrelationskoeffizienten kognitive Fähigkeiten

	Kognitive Fähigkeiten	**Leistung C-Test 1**	**Leistung C-Test 2**	**Leistung Vortest 1**	**Leistung Nachtest 1**	**Leistung Vortest 2**	**Leistung Nachtest 2**
Kognitive Fähigkeiten	1	.60***	.68***	.46***	.54***[132]	.31*	.41**

$p < .008$, $^{**}p < .001$, $^{***}p < .000$

10.2 Ergebnisse des C-Tests

Im Folgenden sind die Ergebnisse des C-Tests dargestellt, der zu zwei Testzeitpunkten mit einem zeitlichen Abstand von einem halben Jahr durchgeführt wurde. Bei der Auswertung der 80 Lücken wurde zwischen zielsprachig korrekten (Richtig/Falsch-Wert (R/F-Wert)) sowie semantisch korrekten (Worterkennungswert (WE-Wert)) Lösungen differenziert. Die Summe der WE-Werte fällt deswegen immer höher aus, da zusätzlich zu den im Rahmen des R/F-Werts gezählten Lösungen auch orthografisch inkorrekte Lösungen gewertet werden.[133]

In 10-3 ist die deskriptive Statistik für den C-Test aller Gruppen zu beiden Testzeitpunkten dargestellt. Auffällig sind die großen Spannbreiten der Datenwerte in allen Gruppen. Insbesondere aber in Vergleichsgruppe 1, in der Lernende insgesamt gesehen sowohl die schwächsten als auch besten Einzelergebnisse erzielen und sich die WE-Punktwerte[134] zwischen 1 und 56 (C-Test 1) bzw. 0 und 63 (C-Test 2) ansiedeln. Auch die hohe Standardabweichung (SD = 16.28 (C-Test 1); SD = 18.87 (C-Test 2)) deutet auf eine beträchtliche Streuung um den Mittelwert und eine hohe Leistungsheterogenität hin.

---

132 Da für die Werteverteilung der Leistungen der Untersuchungsgruppe im Nachtest 1 keine Normalverteilung angenommen werden kann (vgl. Kap. 10.3.1), wurde für diese Variable außerdem Spearman's Korrelationskoeffizient (nicht-parametrische Statistik) berechnet. Auch hier zeigt sich, dass die kognitiven Fähigkeiten signifikant mit den Leistungen im Nachtest 1 korrelieren, $r_s = .57$, p (einseitig) < .000.

133 Zur genauen Erklärung des Codierverfahrens siehe Kap. 9.4.3.

134 Da der WE Wert die Leistungen Lernender dieser Altersgruppe besser abbildet (vgl. Kap. 9.4.3), wird im Folgenden ausschließlich Bezug auf den WE Wert genommen.

Tabelle 10-3: Deskriptive Statistik der C-Test Leistung (WE Werte) der Untersuchungs- und Vergleichsgruppen zu Testzeitpunkten 1 und 2[135]

		N	Fehlend	*M*	*SE*	*SD*	Min.	Max.	*Range*
C-Test 1	gesamt	65	1	21.97	1.61	13	1	56	55
	UG	23	0	28.35	2.33	11.19	3	47	44
	VG1	19	0	22.26	3.73	16.28	1	56	55
	VG2	23	1	15.35	1.62	7.79	3	34	31
C-Test 2	gesamt	65	1	32.03	1.74	14.04	0	63	63
	UG	23	0	36.87	2.41	11.54	5	57	52
	VG1	18	1	28.17	4.44	18.87	0	63	63
	VG2	24	0	30.29	2.23	10.94	4	50	46

Die Ergebnisse des K-S Tests legen den Schluss nahe, dass die Verteilung der C-Test Leistung der beiden Vergleichsgruppen zu beiden Testzeitpunkten und die der Untersuchungsgruppe zu Testzeitpunkt 1 nicht signifikant von der Normalverteilung abweicht ($D_{UG\text{-}CT1}(23) = 0.15$, $p = .20$; $D_{VG1\text{-}CT1}(18) = 0.14$, $p = .20$; $D_{VG1\text{-}CT2}(18) = 0.12$, $p = .20$; $D_{VG2\text{-}CT1}(23) = 0.08$, $p = .20$; $D_{VG2\text{-}CT2}(23) = 0.14$, $p = .20$), weswegen fortan eine Normalverteilung angenommen wird. Der K-S Test zur Verteilung der C-Test Leistung der Untersuchungsgruppe zum zweiten Testzeitpunkt erzielt hingegen ein signifikantes Ergebnis ($D_{UG\text{-}CT2}(23) = 0.19$, $p < .029$), weswegen eine Abweichung von normalverteilten Werten vermutet wird. Zur Überprüfung wurde dieses Ergebnis mit Hilfe des Shapiro-Wilk Tests überprüft, welcher jedoch kein signifikantes Ergebnis erzielt, $W_{UG\text{-}CT2}(23) = 0.93$, $p = .09$. Es wird auf dieser Basis geschlussfolgert, dass die Abweichungen von der Normalverteilung allenfalls gering ausfallen, weswegen fortan für die weiteren statistischen Analysen auch für diese Werte eine annähernde Normalverteilung angenommen wird.

Zum Vergleich der Mittelwerte wird eine einfaktorielle Varianzanalyse (ANOVA) durchgeführt. Levene's Test zur Überprüfung der Homogenität der Varianzen liefert Anhaltspunkte für ungleiche Varianzen zwischen den Gruppen, $F_{CT1}(2, 62) = 7.48$, $p < .001$, was ein robustes Verfahren zur Prüfung auf Gleichheit der Mittelwerte notwendig macht. Es wird daher Welch's *F* berichtet, $F_{CT1}(2, 36.02) = 10.5$, $p < .000$, $\omega^2 = .15$, welches signifikante Unterschiede der durchschnittlichen Testleistung im C-Test zum ersten Testzeitpunkt zwischen den

135 Aus Gründen der besseren Lesbarkeit wurde hier auf die Angabe der Perzentile verzichtet.

Gruppen vermuten lässt. Die hohe Effektstärke deutet darauf hin, dass der Effekt des Treatments auf die Leistungen im C-Test stark ist. Games-Howell *post hoc* Tests zum Vergleich der Mittelwerte suggerieren, dass signifikante Unterschiede zwischen den durchschnittlichen C-Test Leistungen der Untersuchungsgruppe und der Vergleichsgruppe 2 ($p < .000$) mit großem Effekt (Cohen's $d = 1.35$) vorliegen, nicht aber zwischen Untersuchungsgruppe und Vergleichsgruppe 1 ($p = .36$) oder zwischen den Vergleichsgruppen 1 und 2 ($p = .23$).

Im Gegensatz zum Testzeitpunkt 1 sind die Unterschiede der Mittelwerte der C-Test Leistung der drei Gruppen zu Testzeitpunkt 2 nicht mehr signifikant.[136] Möglicherweise ist dieses Ergebnis auf einen erhöhten Leistungszuwachs in Vergleichsgruppe 2 zwischen den zwei Testzeitpunkten zurückzuführen, sodass der Leistungsvorsprung der Untersuchungsgruppe zu Vergleichsgruppe 2 zum zweiten Testzeitpunkt nicht länger statistische Signifikanz erreicht.

Die direkte Verbindung der erreichten Durchschnittswerte (WE Wert) (vgl. Abb. 10-2) zu beiden Testzeitpunkten lässt grafisch Geraden entstehen. Ihre Ausrichtungen zeigen, dass sich die Leistungen im C-Test durchschnittlich in allen drei Gruppen im Laufe eines halben Jahres verbessern. Die unterschiedliche Steigung der Geraden lässt aber erkennen, dass die Gruppen durchschnittlich einen unterschiedlichen Anstieg der Leistung verzeichnen. Entsprechend der flachsten Steigung, fällt der Leistungszuwachs mit durchschnittlich sechs Punkten in Vergleichsgruppe 1 am geringsten aus. Die steilste Steigung weist die Gerade von Vergleichsgruppe 2 auf, welche mit durchschnittlich 15 Punkten den größten Anstieg der Leistung verzeichnet. Die Gerade der Untersuchungsgruppe bildet eine Differenz von neun Punkten zwischen den zwei Testzeitpunkten ab und liegt insgesamt über den Geraden der anderen Gruppen, was zeigt, dass die Lernenden der Untersuchungsgruppe zu beiden Testzeitpunkten die besten Leistungen im C-Test zeigen (auch wenn diese zu Testzeitpunkt 2 nicht statistisch signifikant unterschiedlich sind).

---

136 ANOVA: $F_{CT2}(2, 62) = 2.32, p > .10$; Levene's Test: $F_{CT2}(2, 62) = 4.96, p < .01$; Welch-Test: $F_{CT2}(2, 36,21) = 2.55, p = .09$.

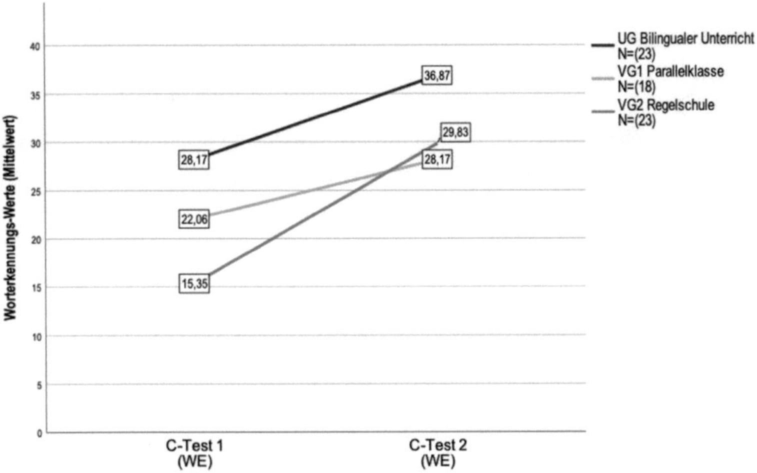

Abbildung 10-2 : Leistungsunterschiede C-Test zu Testzeitpunkten 1 und 2 (Mittelwerte WE Wert)

Zur Analyse des Zuwachses fremdsprachlicher Kompetenzen, wurde eine neue Variable aus der Differenz der WE-Werte von Testzeitpunkt 1 und 2 generiert. Der KS-Test ist für alle drei Gruppen nicht signifikant ($D_{UG\text{-}ZuwachsCT}(23) = 0.12, p = .20$; $D_{VG1\text{-}ZuwachsCT}(18) = 0.11, p = .20$; $D_{VG2\text{-}ZuwachsCT}(23) = 0.14$, $p = .20$), was eine Normalverteilung der Daten der Differenzvariable nahelegt. Die ANOVA suggeriert, dass die Unterschiede zwischen den durchschnittlichen Größen der Lernzuwächse der Gruppen signifikant mit kleinem Effekt sind, $F_{ZuwachsCT}(2, 61) = 6.95$, $p < .002$, $\omega^2 = .16$. Entsprechend der Ergebnisse der Games-Howell *post hoc* Tests erreicht Vergleichsgruppe 2 signifikant mehr Leistungszuwachs als die Untersuchungsgruppe ($p < .027$) und als die Vergleichsgruppe 1 ($p < .002$), wobei die Effekte mit Cohen's $d = 0.78$, bzw. Cohen's $d = 1.02$ mittel bis groß ausfallen. Zwischen der Untersuchungsgruppe und ihrer Parallelklasse (VG1) finden sich hingegen keine signifikanten Unterschiede im durchschnittlichen Leistungszuwachs im C-Test ($p = .51$).

10.3 Ergebnisse der Wissenstests

Die Wissenstests 1 (WT1) und 2 (WT2) wurden jeweils vor und nach den Unterrichtseinheiten 1 (elektrische Stromkreise) und 2 (Stromherstellung) eingesetzt und entsprechend der Codier-Anleitung ausgewertet. Den erhöhten

Komplexitätsgraden der Anforderungsbereiche Anwenden und Problemlösen gegenüber dem Reproduzieren wurde durch die Multiplikation der Punktwerte mit dem Faktor 2 (Anwenden) bzw. 3 (Problemlösen) Rechnung getragen. Für die derart ausgewerteten Tests lässt sich insgesamt für die als Vortests (V) eingesetzten Wissenstests 1 und 2 ein Schwierigkeitsindex von P_{V1} = 42.5 bzw. P_{V2} = 44.4 und für die gleichen, als Nachtest (N) eingesetzten Wissenstests 1 und 2 direkt nach Durchführung der Unterrichtseinheiten von P_{N1} = 70 bzw. P_{N2} = 73.4 ermitteln.[137] Die allgemeine Schwierigkeit der beiden Instrumente ist somit als zufriedenstellend einzustufen. Bei der genaueren Betrachtung der Schwierigkeit einzelner Items fällt insbesondere in beiden Nachtests auf, dass bei der Mehrheit der Items über 80 % der möglichen Punktzahl erreicht wurde ($P > 80$). Auch wenn eine solch hohe Lösungshäufigkeit in der Testtheorie überwiegend als zu hoch angesehen wird (vgl. z.B. Bortz/Döring 2006: 219), ist die Lage im vorliegenden Fall anders zu bewerten. Es handelt sich bei den Wissenstests um summative Leistungstests und es war Ziel der Unterrichtseinheiten, den Lernenden die Inhalte zu vermitteln und folglich hohe Lösungshäufigkeiten (bzw. höhere als im Vortest) im Test zu erzielen. Insgesamt verfügen beide Tests jedoch auch über schwierige Items, die eine statistische Diskriminierung am oberen Ende ermöglichen.

Zur Evaluation der Testqualität wurden ferner Trennschärfekoeffizienten für die Items berechnet, da die Schwierigkeitsindexe alleine nicht aussagekräftig sind (z.B. bei Eisbrecher-Items, die eine wichtige testtheoretische Funktion erfüllen, ist ein sehr hoher Schwierigkeitsindex sogar erwünscht, auch wenn sie nicht viel zur statistischen Diskriminierung beitragen). Anschließend wurden Items mit unzureichender Trennschärfe ($r_{it} < .3$) und gleichzeitig zu hoher oder niedriger Schwierigkeit ($P < 20$, $P > 80$) einer qualitativen Betrachtung unterzogen. Diese richtete sich vorrangig auf die inhaltliche Betrachtung oder auf Auffälligkeiten innerhalb einer Gruppe.[138] Wenn sichergestellt werden konnte, dass die inhaltliche Komponente des Items anderweitig im Test abgedeckt wurde,

---

137 Der Schwierigkeitsindex stellt den durchschnittlich erreichten Punktwert (von 100/in Prozent) dar.

138 Beispielsweise wurde in einer der drei Gruppen im Unterricht thematisiert, dass Blei Elektrizität leitet und demnach die Mine eines Bleistifts unter Umständen leiten könnte. Zahlreiche Kinder dieser Gruppe haben den Bleistift als Leiter angegeben, obwohl dies nicht den Ergebnissen der im Unterricht durchgeführten Experimente (und somit der vorgegebenen Lösung) entspricht. Das Item wurde aus der Wertung herausgenommen.

wurden die problematischen Items aus der Wertung herausgenommen.[139] War das Item jedoch essentiell, um die ganzheitliche inhaltliche Abdeckung der Unterrichtskonzepte zu gewährleisten, verblieb das Item in der Wertung.

Im Folgenden werden die Ergebnisse zunächst als Vergleich zwischen den drei Gruppen dargestellt. Anschließend werden die Ergebnisse innerhalb der Gruppen beschrieben.

10.3.1 Deskriptive und grundlegende Inferenzstatistik – Inter-Gruppenvergleich

Im Folgenden werden die Ergebnisse von Wissenstest 1 zum Thema elektrische Stromkreise und Wissentest 2 zum Thema Stromherstellung dargestellt. Dabei wird für jeden Test ein Vergleich zwischen der Untersuchungsgruppe und den beiden Vergleichsgruppen bezüglich der Leistungen der jeweiligen Tests vor den Unterrichtseinheiten und den Tests im Anschluss an die Unterrichtseinheiten hergestellt.

10.3.1.1 Wissenstest 1 (elektrische Stromkreise) – Deskriptive und grundlegende Inferenzstatistik

In Tabelle 10-4 finden sich die Angaben der deskriptiven Statistik zu Vor- und Nachtest des Wissenstests 1. Bei der Betrachtung der Werte des Vortests kann man sehen, dass alle Lernenden in Vergleichsgruppe 1 über nennenswertes Vorwissen zum Thema verfügen, da die Streuung der Datenwerte dieser Gruppe deutlich geringer ausfällt (alle Werte befinden sich zwischen 17 und 43 Punkten, *Range* = 26) als in der Untersuchungsgruppe (alle Werte befinden sich zwischen 3 und 44 Punkten, *Range* = 41) und Vergleichsgruppe 2 (alle Werte befinden sich zwischen 0 und 40 Punkten, *Range* = 40). Dies bestätigt sich ferner beim Blick auf die Mittelwerte, Konfidenz-Intervalle und Perzentile (vgl. Tab. 10-4), die zeigen, dass das Vorwissen der Lernenden in Vergleichsgruppe 1 zum Thema elektrische Stromkreise am umfangreichsten ist, da sie durchschnittlich die meisten Punkte erreichen ($M = 30.72$, $SD = 7.62$). Die durchschnittliche Punktmenge in der Untersuchungsgruppe liegt mit einem Mittelwert von $M = 25.35$ ($SD = 11.23$) darunter. Über das geringste Vorwissen verfügen die Lernenden in Vergleichsgruppe 2 ($M = 20.3$, $SD = 9.77$). Bei der Interpretation der Mittelwerte gilt es allerdings zu

139 In Wissenstest 1 wurden drei Items und in Wissenstest 2 vier Items aus der Wertung genommen. Für Wissenstest 1 ergibt sich demnach eine erreichbare Gesamtpunktzahl von 59 und für Wissenstest 2 von 64 Punkten.

berücksichtigen, dass sie von Ausreißer-Werten (z.B. extrem hohe oder niedrige Testergebnisse) beeinflusst sind und nicht zwangsläufig die Mehrheit der Gruppe abbilden, was sich in einer recht hohen Standardabweichung (vor allem in Vergleichsgruppe 2 und Untersuchungsgruppe) widerspiegelt.

Tabelle 10-4 : Deskriptive Statistik Wissenstest 1, Vor- und Nachtest, Gruppen im Vergleich

		N	Feh-lend	*M*	*SE*	*SD*	95 % KI		Min.	Max.	Perzentile					%*M*[140]
							untere	obere			12,5 %	25 %	50 %	75 %	87,5 %	
Vortest 1	UG	23	0	25.35	2.34	11.23	20.49	30.20	3	44	9	17	25	34	41	42.96
	VG1	18	1	30.72	1.8	7.62	26.93	34.51	17	43	18.38	25	32.5	36,25	37	52.07
	VG2	23	1	20.30	2.04	9.77	16.08	24.53	0	40	10	15	18	29	31	34.41
Nachtest 1	UG	23	0	42.13	1.26	6.04	39.52	44.74	30	49	33	38	43	47	49	71.41
	VG1	18	1	41	2.05	8.68	36.68	45.32	24	53	24.75	37.25	44	47.25	49.63	69.49
	VG2	23	1	40.78	1.48	7.11	37.71	43.86	28	53	31	35	43	46	50	69.12

Die getroffenen Aussagen werden durch die Darstellung mit Boxplots (vgl. Abb. 10-3) insofern veranschaulicht, als dass man die große Datenwertverteilungsspanne in Untersuchungsgruppe und Vergleichsgruppe 2 erkennen kann. Der Median (50 % Perzentil) liegt in allen Gruppen verhältnismäßig nah am Mittelwert und zeigt, dass Vergleichsgruppe 2 auffällig weniger Vorwissen mitbringt, als die anderen beiden Gruppen.

140 Der prozentuale Mittelwert beziffert die erreichten Punkte im Verhältnis zur möglichen Gesamtpunktzahl des Tests. Da in Wissenstest 1 und 2 verschiedene Gesamtpunktzahlen erreicht werden können, werden im Kapitelabschnitt 10.3.2 die Prozentwerte benötigt, um Vergleiche zwischen den beiden Tests bzw. Unterrichtseinheiten ziehen zu können. Hier sind sie nur der Vollständigkeit halber mit angegeben und können vorerst vernachlässigt werden.

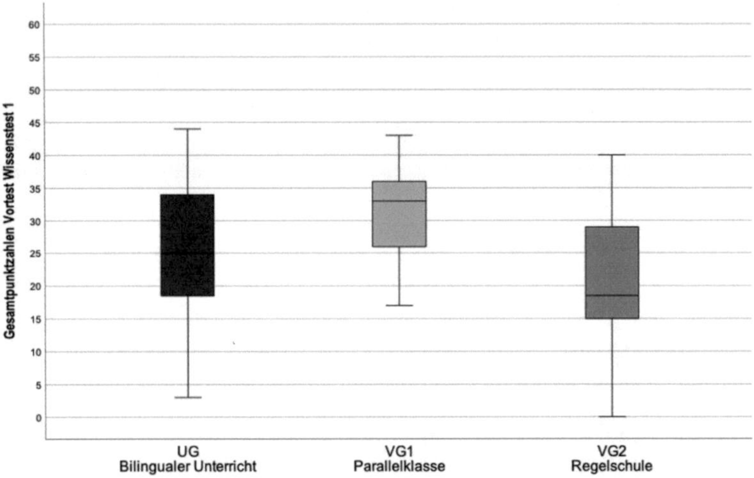

Abbildung 10-3: Boxplot Ergebnisse Vortest Wissenstest 1, Gruppen im Vergleich

Die Überprüfung der Abweichung der Werteverteilungen von einer Normalverteilung mit dem K-S Test stützt die Annahme, dass eine annähernde Normalverteilung der Werte vorliegt, da der Test keine signifikanten Ergebnisse erzielt (UG: $D_{UG}(23) = 0.10$, $p = .20$; VG1: $D_{VG1}(17) = 0.21$, $p = .054$; VG2: $D_{VG2}(22) = 0.12$, $p = .20$).

Die Durchführung einer einfaktoriellen Varianzanalyse (ANOVA), $F_{V1}(2, 61) = 5.72$, $p < .005$, $\omega^2 = .13$, zeigt, dass signifikante Unterschiede zwischen den Mittelwerten mit mittlerem Effekt festgestellt werden können. Die Ergebnisse der Games-Howell *post hoc* Tests deuten darauf hin, dass jedoch nur die Unterschiede der Mittelwerte von Vergleichsgruppen 1 und 2 signifikant ($p < .001$) mit großem Effekt (Cohen's $d = 1.17$) sind. Zwischen der Untersuchungsgruppe und den anderen beiden Gruppen liegen keine statistisch signifikanten Unterschiede der Mittelwerte vor ($p = .18$ (VG1) bzw. $p = .31$ (VG2)).

Bei der Betrachtung des Minimums im Nachtest zeigt sich, dass selbst die schwächsten Schülerinnen und Schüler über ein Drittel der möglichen Punkte erreichen (maximal zu erreichende Punkte: 59) (vgl. Tab. 10-4). Insgesamt liegen die Mittelwerte der Gruppen dicht beieinander, wobei die Untersuchungsgruppe durchschnittlich am stärksten abschneidet, während Vergleichsgruppe 1 und Vergleichsgruppe 2, durchschnittlich ähnlich leistungsstark, etwas schwächer abschneiden. Die insgesamt leistungsstärksten Schülerinnen und Schüler im Nachtest gehören allerdings zu den Vergleichsgruppen 1 und 2 (vgl. Maximum, 53 von 59 Punkten).

Wie beschrieben, ist die Streuung in Vergleichsgruppe 1 im Vortest verhältnismäßig gering, während sie im Nachtest im Vergleich zu den anderen beiden Gruppen am größten ausfällt. Die Differenz zwischen Median (*Mdn* = 44, 50 % Perzentil) und Mittelwert (*M* = 41) zeigt, dass der Mittelwert von leistungsschwachen Ausreißern beeinflusst ist, wie die grafische Darstellung der Boxplots (vgl. Abb. 10-4) mit Ausreißern ebenfalls bestätigt.

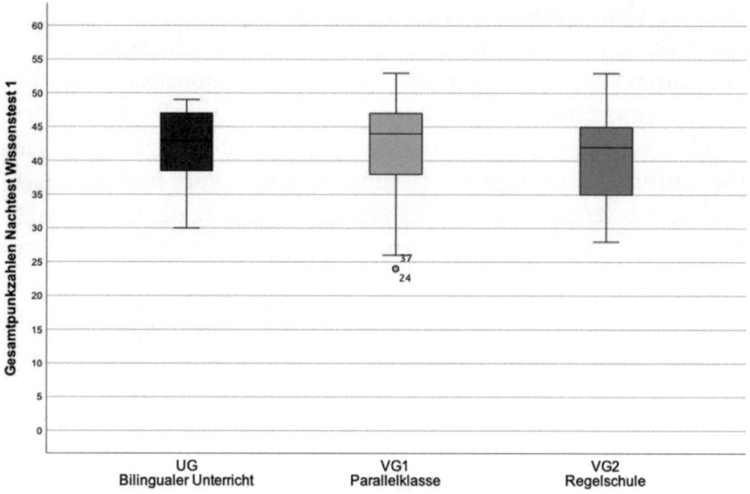

Abbildung 10-4: Boxplot Ergebnisse Nachtest Wissenstest 1, Gruppen im Vergleich

Auf Basis dieser Beobachtung könnte man annehmen, dass die Unterrichtseinheit in Vergleichsgruppe 1 Leistungsunterschiede zwischen den Schülerinnen und Schülern weniger beeinflusst bzw. sogar leicht vergrößert hat als in den anderen beiden Gruppen. Anders ausgedrückt haben Kinder ohne Vorwissen in der Untersuchungsgruppe und Vergleichsgruppe 2 durch die Unterrichtseinheit dazugelernt und dadurch aufgeholt. In Vergleichsgruppe 1 war das Vorwissen auch bei den Schwächsten schon weit ausgebildet; verhältnismäßig haben sich diese Schülerinnen und Schüler weniger verbessert als in den anderen beiden Gruppen.

Der Test auf Normalverteilung der Datenwerte zeigt, dass weder in Vergleichsgruppe 1, $D_{VG1}(17) = 0.17$, $p = .20$, noch in Vergleichsgruppe 2, $D_{VG2}(22) = 0.15$, $p = .19$ signifikante Abweichungen von der Normalverteilung vorliegen, in der

Untersuchungsgruppe hingegen schon, $D_{UG}(23) = 0.23$, $p < .004$, was den Einsatz nicht-parametrischer Testverfahren notwendig macht.

Wie angesichts der geringen deskriptiven Differenzen zwischen den Mittelwerten zu vermuten ist, liefern die Ergebnisse einer einfaktoriellen Varianzanalyse (ANOVA), $F_{N1}(2, 61) = 0.23$, $p = .8$, keine signifikanten Unterschiede zwischen den durchschnittlichen Leistungen der Gruppen im Nachtest 1. Da die Ergebnisse der Untersuchungsgruppe laut K-S Test im Wissenstest 1 nicht normalverteilt sind, wurde dieses Ergebnis außerdem mit dem nicht-parametrischen Kruskal-Wallis Test abgeglichen, welcher die nicht-signifikanten Unterschiede bestätigt, $H_{N1}(2) = 0.47$, $p = .79$.

In Abbildung 10-5 wurden die durchschnittlichen Leistungen in Vor- und Nachtest durch Geraden verbunden, welche den Leistungszuwachs zwischen den beiden Testzeitpunkten abbilden. Die nahezu parallelen Geraden von Untersuchungsgruppe und Vergleichsgruppe 2 deuten darauf hin, dass die durchschnittliche Leistungsverbesserung zwischen Vor- und Nachtest 1 in diesen Gruppen vergleichbar ist. Die geringere Steigung der Geraden der Vergleichsgruppe 1 lässt hingegen einen etwas geringeren Leistungszuwachs in dieser Gruppe vermuten.

Zum Vergleich des durchschnittlichen Zuwachses[141] in den Gruppen wurde eine ANOVA durchgeführt, $F_{ZuwachsWT1}(2, 59) = 5.27$, $p < .008$, $\omega^2 = .12$, welche auf einen signifikanten Unterschied zwischen den Gruppen mit mittlerer Effektgröße hindeutet. Entsprechend der Ergebnisse der Games-Howell *post hoc* Tests lässt sich dieses Ergebnis auf signifikante Unterschiede in den Leistungszuwächsen zwischen Vergleichsgruppe 1 und 2 zurückführen, $p < .001$. Der Effekt ist mit Cohen's $d = 1.24$ als groß zu bezeichnen. Weder zwischen Untersuchungsgruppe und Vergleichsgruppe 1 ($p = .08$) noch zwischen Untersuchungsgruppe und Vergleichsgruppe 2 ($p = .57$) zeigen sich signifikanten Unterschiede bei den Mittelwerten des Leistungszuwachses.

141 Dazu wurde eine Differenzvariable $\delta_{(ZuwachsWT1)}$ berechnet, welche sich durch die Subtraktion der Leistungsergebnisse von Vor- und Nachtest ergibt. Die Verteilung der Werte zeigt für keine der drei Gruppen signifikante Abweichungen von der Normalverteilung: $D_{UG}(19) = 0.132$, $p = .20$; $D_{VG1}(19) = 0.189$, $p = .13$; $D_{VG2}(19) = 0.17$, $p = .1$.

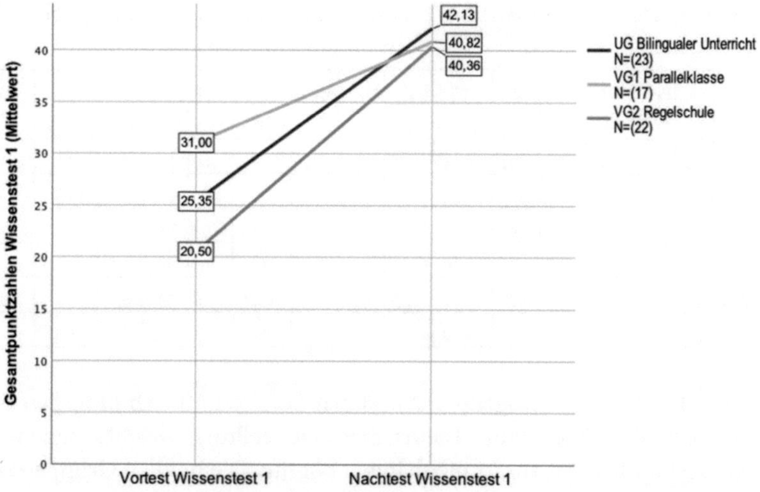

Abbildung 10-5: Leistungszuwachs zwischen Vor- und Nachtest Wissenstest 1 – Gruppen im Vergleich (Mittelwerte)

10.3.1.2 Wissenstest 2 (Stromherstellung) – Deskriptive und grundlegende Inferenzstatistik

Im Vortest des Wissenstests 2 zeigt sich, dass in allen Gruppen ein gewisses Vorwissen vorhanden ist (vgl. Minimum, Tab. 10-5). Insbesondere aber Lernende der Untersuchungs- und Vergleichsgruppe 1 verfügen über nennenswertes Vorwissen, da sie durchschnittlich ca. die Hälfte der möglichen Punkte erreichen (64 mögliche Punkte).

Tabelle 10-5: Deskriptive Statistik Wissenstest 2, Vor- und Nachtest, Gruppen im Vergleich

		N	Fehlend	*M*	*SE*	*SD*	95 % KI		Min.	Max.	Perzentile					%*M*[142]
							untere	obere			12,5 %	25 %	50 %	75 %	87,5 %	
Vortest 2	UG	23	0	34	1.86	8.92	30.14	37.86	15	50	19	30	35	40	43	53.13
	VG1	18	1	31.06	2.12	9	26.58	35.53	12	45	19.5	26	30.5	37.25	43.88	48.52
	VG2	24	0	21.13	1.83	8.96	17.34	24.91	5	43	12.13	14.75	20	24	31	33.01
Nachtest 2	UG	19	4	47.58	1.99	8.66	43.40	51.75	30	59	35	40	48	55	57.5	74.34
	VG1	17	2	48.82	1.28	5.27	46.11	51.53	40	56	40.25	44.5	51	53	54	76.29
	VG2	23	1	44	2.17	10.42	39.49	48.51	25	60	28	35	46	52	57	68.75

Lernende der Vergleichsgruppe 2 besitzen durchschnittlich hingegen deutlich weniger Vorwissen zum Thema Stromherstellung, welches zudem mit Ratewahrscheinlichkeit zusammenhängen könnte. Die in allen Gruppen recht hohe Standardabweichung deutet darauf hin, dass die individuellen Wissensunterschiede in allen Gruppen recht ausgeprägt sind.

Die substantielle Streuung wird ferner durch die Länge der Antennen der Boxplots und den Ausreißern in allen Gruppen veranschaulicht (vgl. Abb. 10-6).

142 Der prozentuale Mittelwert beziffert die erreichten Punkte im Verhältnis zur möglichen Gesamtpunktzahl des Tests. Da in Wissenstest 1 und 2 verschiedene Gesamtpunktzahlen erreicht werden können, werden im Kapitelabschnitt 10.3.2 die Prozentwerte benötigt, um Vergleiche zwischen den beiden Tests bzw. Unterrichtseinheiten ziehen zu können. Hier sind sie nur der Vollständigkeit halber mit angegeben und können vorerst vernachlässigt werden.

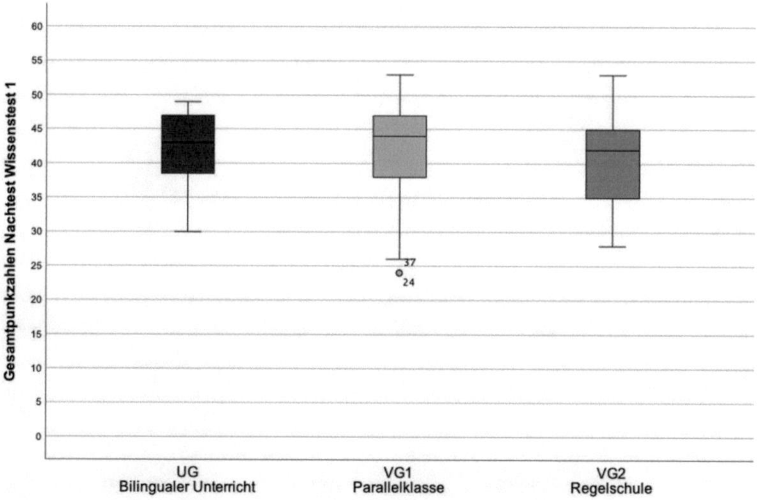

Abbildung 10-6: Boxplot Ergebnisse Vortest Wissenstest 2, Gruppen im Vergleich

Dem K-S Test zur Folge weicht die Verteilung der Datenwerte in keiner der Gruppen signifikant von einer Normalverteilung ab, $D_{UG}(19) = 0.19$, $p = .12$ $D_{VG1}(17) = 0.13$, $p = .20$, $D_{VG2}(23) = 0.15$, $p = .17$.

Die Durchführung einer einfaktoriellen Varianzanalyse (ANOVA), $F_{V1}(2, 62) = 13.2$, $p < .000$, $\omega^2 = .27$ zeigt, dass die Unterschiede der durchschnittlichen Vortestleistung signifikant, mit großer Effektstärke sind. Entsprechend der Ergebnisse der Games-Howell *post hoc* Tests lässt sich schlussfolgern, dass das Vorwissen in Vergleichsgruppe 2 im Vergleich mit den anderen beiden Gruppen ($p < .000$ (UG) bzw. $p < .003$ (VG1)) signifikant geringer ist; in beiden Fällen ist dieser Effekt sehr groß (Cohen's $d = 1.44$ (UG), Cohen's $d = 1.1$ (VG1)). Das durchschnittliche Vorwissen in der Untersuchungsgruppe und ihrer Parallelklasse (Vergleichsgruppe 1) unterscheidet sich hingegen nicht signifikant ($p = .56$).

Bei der Betrachtung der Ergebnisse des Nachtests zum Thema Stromherstellung, zeigen sich geringere Unterschiede zwischen den Gruppen als im Vortest. Durchschnittlich erreichen die Lernenden der Vergleichsgruppe 1 die höchsten Punktwerte ($M_{VG1} = 48.82$, $SD = 5.27$). Knapp darunter liegen die durchschnittlichen Leistungsergebnisse der Schülerinnen und Schüler der Untersuchungsgruppe ($M_{UG} = 47.58$, $SD = 8.66$). Die durchschnittlich schwächsten Testergebnisse finden sich in Vergleichsgruppe 2 ($M_{VG2} = 44$, $SD = 10.42$).

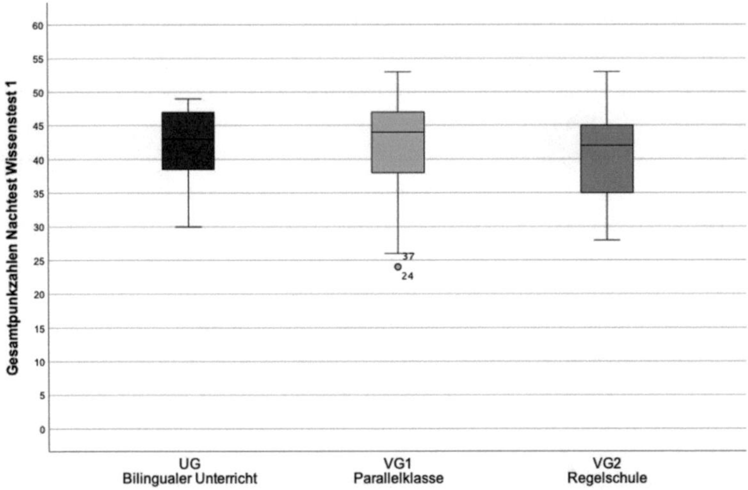

Abbildung 10-7: Boxplot Ergebnisse Nachtest Wissenstest 2, Gruppen im Vergleich

In dieser Gruppe sind die individuellen Leistungsunterschiede zwischen den Lernenden zudem am größten, wie die relativ hohe Standardabweichung und große Wertespannweite ($Range_{VG2}$ = 35) aber auch die Größe des Boxplots und Länge der Antennen zeigen, da die insgesamt leistungsschwächsten aber auch leistungsstärksten Lernenden Teil dieser Gruppe sind (vgl. Abb. 10-7). Der im Vergleich mit den anderen Gruppen kleine Boxplot mit kurzen Antennen von Vergleichsgruppe 1 veranschaulicht zudem die deutlich geringere Streuung in dieser Gruppe. Bei der Überprüfung der Datenwerte auf eine Normalverteilung zeigen sich in keiner Gruppe signifikante Abweichungen, $D_{UG}(19) = 0.14$, $p > .20$, $D_{VG1}(17) = 0.19, p > .11$, $D_{VG2}(23) = 0.152, p > .18$. Laut dem Ergebnis der einfaktoriellen Varianzanalyse (ANOVA), $F_{N2}(2, 56) = 1.74$, $p > .19$, sind die Unterschiede zwischen den Mittelwerten der drei Gruppen im Nachtest nicht signifikant.

Die Verbindung der durchschnittlichen Punktwerte, die in Vor- und Nachtest 2 erreicht wurden, lassen grafisch Geraden entstehen (vgl. Abb. 10-8), deren Ausrichtung auf einen Leistungszuwachs zwischen den zwei Testzeitpunkten in allen Gruppen hindeutet. Die steilste Steigung der Geraden von Vergleichsgruppe 2 liefert Anhaltspunkte, dass Lernende dieser Gruppe durchschnittlich den größten Leistungszuwachs aufweisen, auch wenn sie im Vergleich mit den anderen Gruppen die niedrigsten absoluten Punktwerte erzielen.

Entsprechend der geringsten Steigung der Geraden scheint die Untersuchungsgruppe den geringsten Leistungszuwachs zwischen den beiden Testzeitpunkten aufzuweisen.

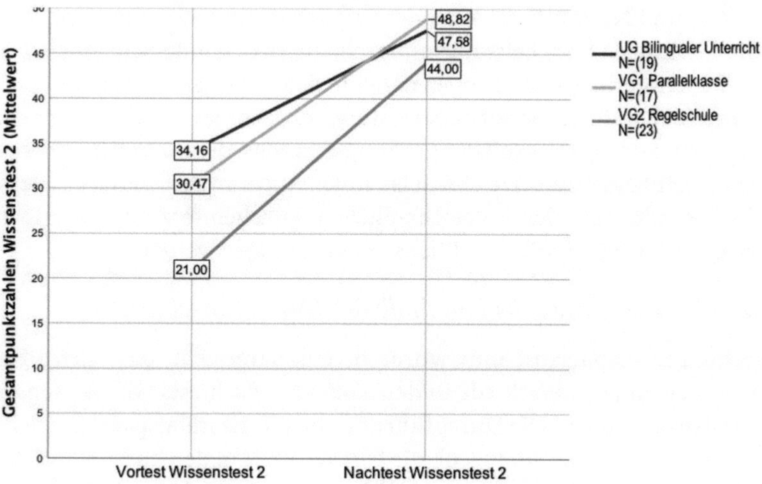

Abbildung 10-8: Leistungszuwachs zwischen Vor- und Nachtest Wissenstest 2 – Gruppen im Vergleich (Mittelwerte)

Das Ergebnis der einfaktoriellen Varianzanalyse (ANOVA), $F_{ZuwachsWT2}(2, 56) = 4.49$, $p < .016$, $\omega^2 = .11$, suggeriert, dass der durchschnittliche Leistungszuwachs in den Gruppen signifikant voneinander abweicht, wobei die Gruppenzugehörigkeit einen mittleren Effekt auf den Leistungszuwachs ausübt.[143] Das Ergebnis der Games-Howell *post hoc* Tests spricht dafür, dass sich zwischen der Untersuchungsgruppe und Vergleichsgruppe 2 ein signifikanter Unterschied ($p < .016$) mit großem Effekt (Cohen's $d = 0.88$) zeigt. Der Leistungszuwachs in Untersuchungsgruppe und Vergleichsgruppe 1 ($p = .25$) sowie in den Vergleichsgruppen 1 und 2 ($p = .35$) ist hingegen nicht signifikant unterschiedlich.

143 Auch hier wurde eine Variable $\delta_{(ZuwachsWT2)}$ aus der Differenz der Leistungen in Vor- und Nachtest berechnet, um den Lernzuwachs abzubilden. In keiner Gruppe zeigt die Verteilung Werte signifikante Abweichungen der einer Normalverteilung: $D_{UG}(19) = 0.1$, $p = .20$; $D_{VG1}(16) = 0.18$, $p = .17$; $D_{VG2}(22) = 0.12$, $p = .20$

10.3.2 Deskriptive und grundlegende Inferenzstatistik – Intra-Gruppenvergleich

Im vorherigen Kapitelabschnitt wurden die Gruppen bezüglich ihrer Leistungen in Vor- und Nachtests miteinander verglichen. Im folgenden Kapitel sollen nun die Leistungen bzw. Leistungsunterschiede zu den unterschiedlichen Testzeitpunkten innerhalb der Gruppen näher in den Blick genommen werden. Der Fokus liegt dabei einerseits auf dem Leistungszuwachs im Rahmen einer Unterrichtseinheit, andererseits soll der Leistungszuwachs, der im Verlauf der beiden Unterrichtseinheiten zu verzeichnen ist, miteinander in Beziehung gesetzt werden. Insbesondere auf den unterschiedlichen Spracheinsatz im Unterricht der Untersuchungsgruppe sollen so Rückschlüsse gezogen werden.

10.3.2.1 Leistungszuwachs innerhalb der Unterrichtseinheiten

Im vorherigen Kapitelabschnitt wurde bereits dargestellt, dass sich in allen Gruppen Leistungsunterschiede in den Vor- und Nachtests von Wissenstest 1 und 2 feststellen lassen. Die Durchführung von t-Tests mit gepaarten Stichproben ermöglicht die Feststellung, ob die Unterschiede in den durchschnittlichen Leistungen in Vor- und Nachtests von Wissenstest 1 und 2 innerhalb der Gruppen statistisch signifikant sind.

So zeigt sich, dass die Mittelwerte der Leistungen der Lernenden der Untersuchungsgruppe im Vortest 1 ($M_{UG\text{-}V1} = 25.35$, $SD = 11.23$) signifikant von denen des Nachtests 1 ($M_{UG\text{-}N1} = 42.13$, $SD = 6.04$) abweichen, $t_{UG\text{-}WT1}(22) = -6.78, p < .000$, $r = .82$.[144] Da für die Daten der Untersuchungsgruppe des Nachtests keine Normalverteilung angenommen werden kann (s.o.), wurde zusätzlich der nichtparametrische Wilcoxon *signed-rank* Test durchgeführt, der ebenfalls darauf hindeutet, dass die Leistungen im Nachtest signifikant höher als im Vortest sind, $T_{UG\text{-}WT1} = 4.5, p < .000, r = .85$. Auch für die durchschnittlichen Leistungen der Lernenden der Vergleichsgruppe 1 gilt, dass sie signifikant schwächer im Vor- ($M_{VG1\text{-}V1} = 30.72$, $SD = 7.62$) als im Nachtest ($M_{VG1\text{-}N1} = 41$, $SD = 8.68$) sind, $t_{VG1\text{-}WT1}(16) = -5.09, p < .000, r = .79$. Gleiches gilt für die die Durchschnittsleistungen der Vergleichsgruppe 2, die ebenfalls signifikante Unterschiede, $t_{VG2\text{-}WT1}(21) = -11.28, p < .000, r = .93$, zwischen Vor- ($M_{VG2\text{-}V1} = 20.3$ $SD = 9.77$) und Nachtest ($M_{VG2\text{-}N1} = 40.78$, $SD = 7.11$) von Wissenstest 1 aufweisen.

Für den Vergleich der durchschnittlichen Leistungen von Vor- und Nachtest des Wissenstests 2 zeigt sich in allen Gruppen ein ähnliches Bild, da die

144 Zur Berechnung der Effektstärke wird beim t-Test Pearson's Korrelationskoeffizient verwendet, für den die Schwellenwerte $r = .10$ (kleiner Effekt), $r = .30$ (mittlerer Effekt) und $r = .50$ (großer Effekt) angenommen werden (vgl. Field 2009: 57).

Durchschnittsleistungen zu den zwei Testzeitpunkten in allen Gruppen signifikant bei großem Effekt voneinander abweichen (UG: $t_{UG\text{-}WT2}(19) = -6.23, p < .000$, $r = .83$; VG1, $t_{VG1\text{-}WT2}(16) = -8.54$, $p < .000$, $r = .91$; VG2, $t_{VG2\text{-}WT2}(22) = -9.23$, $p < .000$, $r = .89$[145]) und die Lernenden im Durchschnitt deutlich bessere Leistungen im Nach- als im Vortest erzielen.

Zusammenfassend lässt sich also sagen, dass die Durchführung der Unterrichtseinheiten 1 und 2 in allen Gruppen einen großen und signifikanten Effekt bezüglich der Leistungsentwicklung gehabt hat.

10.3.2.2 Leistungen und Leistungszuwachs in den Unterrichtseinheiten 1 und 2 im Vergleich

Nachdem festgestellt wurde, dass alle Gruppen signifikant bessere Leistungen im Anschluss an die Unterrichtseinheiten erzielen, soll in einem nächsten Schritt überprüft werden, ob sich die Leistungen in Wissenstest 1 und 2 innerhalb der Gruppen voneinander unterscheiden und ob dieser Unterschied statistisch signifikant ist. Da in den beiden Wissenstest 1 und 2 unterschiedliche Gesamtpunktwerte erreicht werden können, werden bei Vergleichen der Leistungen in den beiden unterschiedlichen Wissenstests (also beispielsweise der Vergleich der Leistungen in Nachtest 1 und 2) Prozentwerte verwendet, die das Verhältnis der erreichten Punkte zur Gesamtpunktzahl abbilden (vgl. Tab. 10-4, S. 239 und Tab. 10-5, S. 244, Werte in Spalte %*M*).[146] So können die Leistungen, die in Verbindung mit den beiden Unterrichtseinheiten stehen, miteinander in Beziehung gesetzt werden.

Beim Vergleich des durchschnittlichen Vorwissens zu den beiden Unterrichtsthemen, zeigt sich, dass Lernende der Untersuchungsgruppe signifikant mehr Vorwissen zum Thema Stromherstellung[147] als zum Thema elektrische Stromkreise,[148] $t_{UG\text{-}V1V2}(22) = -2.65$, $p < .015$, $r = .60$ aufweisen. In den beiden

145 Mittelwerte (vgl. auch Tab. 10-5, S. 244): UG Vortest ($M_{UG\text{-}V2} = 34$, $SD = 8.92$) Nachtest ($M_{UG\text{-}N2} = 47.58$, $SD = 8.66$); VG1 Vortest ($M_{VG1\text{-}V2} = 31.06$, $SD = 9$) Nachtest ($M_{VG1\text{-}N2} = 48.82$, $SD = 5.27$); VG2 Vortest ($M_{VG2\text{-}V2} = 21.13$, $SD = 8.96$) Nachtest ($M_{VG2\text{-}N2} = 44$, $SD = 10.42$).

146 Zur besseren Lesbarkeit sind die prozentualen Mittelwerte im Folgenden in Fußnoten mit angegeben. Diese können leicht von denen aus Tab. 10-4, S. 239 und Tab. 10-5, S. 244 abweichen, da bei t-Tests mit gepaarten Stichproben nur Werte von SuS berücksichtigt werden, die zu beiden Testzeitpunkten anwesend waren. In Tab. 10-4 und Tab. 10-5 wurden hingegen die Werte von allen SuS berücksichtigt, die an den jeweiligen Einzelterminen teilgenommen haben.

147 $\%M_{UG\text{-}V2} = 53.13\ \%$, $N = 23$.

148 $\%M_{UG\text{-}V1} = 42.96\ \%$, $N = 23$.

Vergleichsgruppen 1 und 2 lassen sich im Gegensatz zur Untersuchungsgruppe keine signifikanten Unterschiede im durchschnittlichen Vorwissen zu den beiden Unterrichtsthemen feststellen ($t_{VG1\text{-}V1V2}(17) = 0.87, p = .4; t_{VG2\text{-}V1V2}(22) = 0.27, p = .79$).[149] Statistisch gesehen haben Lernende innerhalb dieser beiden Gruppen durchschnittlich ähnlich viel Vorwissen zu beiden Themen.

Beim Intra-Gruppenvergleich der Testleistungen im Anschluss an die Unterrichtseinheiten zeigt sich bei der Betrachtung der deskriptiven Statistik für Lernende der Untersuchungsgruppe und der Vergleichsgruppe 1, dass sie durchschnittlich prozentual etwas besser im Nachtest zum Thema Stromherstellung als zum Thema elektrische Stromkreise abschneiden.[150] Die t-Tests mit gepaarten Stichproben zum Vergleich der Mittelwerte zeigen aber, dass die Leistungen im Nachtest von Wissenstest 1 und 2 in allen Gruppen durchschnittlich vergleichbar sind, da der Unterschied der Testleistungen in keiner der drei Gruppen signifikant ist (UG: $t_{UG\text{-}N1N2}(18) = -1.39, p = .18$; VG1: $t_{VG1\text{-}N1N2}(15) = -1.88, p = .08$; VG2: $t_{VG2\text{-}N1N2}(22) = 0.15, p = .88$).[151] Lernende der Untersuchungsgruppe haben folglich, unabhängig von der Unterrichtssprache, im bilingualen Unterricht durchschnittlich vergleichbare Leistungen in beiden Nachtests erreicht.

Der durchschnittliche Leistungszuwachs, der durch die Subtraktion von Vor- und Nachtests 1 und 2 berechnet wurde (s.o.), ist in Abbildung 10-9 für beide Unterrichtseinheiten dargestellt.[152] Die direkte Verbindung der beiden Durchschnittswerte des Leistungszuwachses der Unterrichtseinheiten 1 und 2 lässt grafisch für jede Gruppe eine Gerade entstehen, deren Ausrichtung erkennen lässt, im Rahmen welcher Unterrichtseinheit durchschnittlich mehr Leistungszuwachs erreicht wurde.

---

149 VG1: Vortest 1 (Elektrische Stromkreise): $\%M_{VG1\text{-}V1} = 52.07$ %, $N = 18$, Vortest 2 (Stromherstellung): $\%M_{VG1\text{-}V2} = 48.52$ %, $N = 18$; VG2: Vortest 1 (Elektrische Stromkreise): $\%M_{VG2\text{-}V1} = 34.41$ %, $N = 23$, Vortest 2 (Stromherstellung): $\%M_{VG2\text{-}V2} = 33.49$ %, $N = 23$.

150 UG: Nachtest 1 (Elektrische Stromkreise): $\%M_{UG\text{-}N1} = 70.12$, $N = 19$, Nachtest 2 (Stromherstellung): $\%M_{UG\text{-}N2} = 74.34$, $N = 19$; VG1: Nachtest 1 (Elektrische Stromkreise): $\%M_{VG1\text{-}N1} = 69.28$, $N = 16$, Nachtest 2 (Stromherstellung): $\%M_{VG1\text{-}N2} = 76.66$, $N = 16$.

151 VG2: Nachtest 1 (Elektrische Stromkreise): $\%M_{VG2\text{-}N1} = 69.12$ %, $N = 23$, Nachtest 2 (Stromherstellung): $\%M_{VG2\text{-}N2} = 68.75$, $N = 23$.

152 Die Abbildung bildet die Mittelwerte der im vorherigen Kapitel erläuterten Differenzvariablen ab (hier im Verhältnis zur möglichen Gesamtpunktzahl der jeweiligen Tests, also prozentuale Werte).

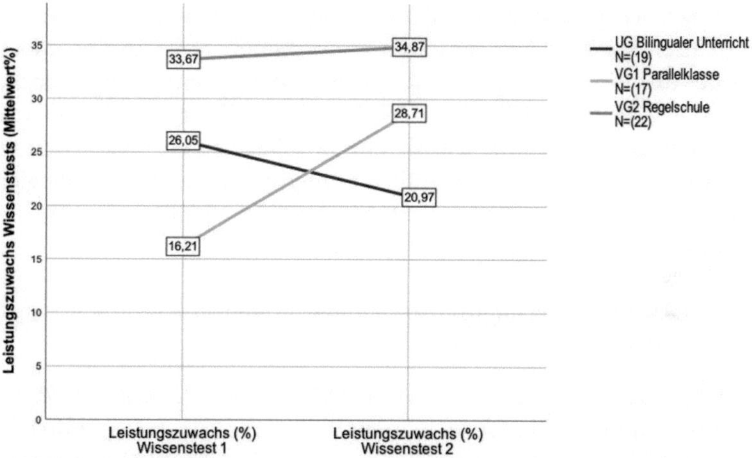

Abbildung 10-9: Durchschnittlicher Leistungszuwachs Unterrichtseinheit 1 und 2 im Vergleich (Mittelwerte in Prozent)

Insgesamt scheinen Lernende der Vergleichsgruppe 2 mehr Leistungszuwachs im Rahmen beider Unterrichtseinheiten zu verzeichnen, als die Lernenden der Untersuchungs- und der Vergleichsgruppe 1.[153] Die geringe Steigung der Geraden von Vergleichsgruppe 2 zeigt, dass die Lernenden dieser Gruppe ähnlich viel Leistungszuwachs im Verlauf von Unterrichtseinheit 1 ($\%M_{VG2\text{-}ZuwachsWT1} = 33.67$, $SD = 14$) wie von Unterrichtseinheit 2 ($\%M_{VG2\text{-}ZuwachsWT2} = 34.87$, $SD = 18.38$) aufweisen. Der Anstieg der Geraden von Vergleichsgruppe 1 hingegen deutet darauf hin, dass der Unterschied zwischen Vor- und Nachtest 2 von Wissenstest 2 ($\%M_{VG1\text{-}ZuwachsWT2} = 28.71$, $SD = 14.3$) größer ist als der Unterschied von Vor- und Nachtest von Wissenstest 1 ($\%M_{VG1\text{-}ZuwachsWt1} = 16.21$, $SD = 13.81$), die Lernenden also einen größeren Leistungszuwachs im Rahmen von Unterrichtseinheit 2 verzeichnen. Gegenteilig dazu stellt sich die Linie von der Untersuchungsgruppe dar, die mehr Leistungszuwachs im Verlauf von Unterrichtseinheit 1 ($\%M_{UG\text{-}ZuwachsWT1} = 26.05$, $SD = 17.5$) als von Unterrichtseinheit 2 ($\%M_{UG\text{-}ZuwachsWT2} = 20.97$, $SD = 14.6$) aufweisen.

153 Die Aussagen zum Leistungszuwachs sind nicht zu verwechseln mit Aussagen zu den Leistungen in den Tests an sich. Obwohl Lernende der Vergleichsgruppe 2 insgesamt den größten Leistungszuwachs aufweisen, schneiden sie im Vergleich mit den SuS der anderen Gruppen in allen Tests schwächer ab (s.o).

Der beschriebene Unterschied des Leistungszuwachses zwischen den beiden Unterrichtseinheiten ist laut der t-Tests mit verbundener Stichprobe jedoch bei keiner der drei Gruppen signifikant. Weder in der Untersuchungsgruppe, $t_{UG-WT1WT2}(18) = 0.96$, $p = .35$, noch in Vergleichsgruppe 2, $t_{VG2-WT1WT2}(21) = -0.31$, $p = .76$, ist die durchschnittliche Differenz zwischen den Vor- und Nachtests zu einer der Unterrichtseinheiten signifikant unterschiedlich. Auch in Vergleichsgruppe 1, $t_{VG1-WT1WT2}(15) = -2.06$, $p = .057$, verfehlt der Vergleich der Mittelwerte knapp das Niveau statistischer Signifikanz.

10.3.2.3 Leistungen im englischsprachigen Wissenstest – Untersuchungsgruppe

In der Untersuchungsgruppe wurden zu beiden Unterrichtseinheiten Wissenstests 1 und 2 (nur Nachtests) auch in englischer Sprache durchgeführt.[154] Die englischsprachigen Tests wurden jeweils vor den deutschsprachigen eingesetzt und in zwei Schritten ausgewertet (vgl. Kap. 9.4.4.2). Zunächst wurden nur englischsprachige Antworten für gültig befunden (Englisch vgl. Tab. 10-6).

Tabelle 10-6: Nachtests Wissenstest 1 und 2 Untersuchungsgruppe – Englisch und Deutsch, Ergebnisse mit Wertung korrekter englischer Antworten und Wertung inhaltlich korrekter Antworten

		N	Fehlend	*M*	*SE*	*SD*	95 % KI		Min.	Max.	Perzentile					%*M*
							untere	obere			12,5 %	25 %	50 %	75 %	87,5 %	
Wissenstest 1	Deutsch	23	0	42.13	1.26	6.04	39.52	44.74	30	49	33	38	43	47	49	71.41
	Englisch	23	0	33.13	1.53	7.33	29.96	36.30	21	49	24	28	33	38	41	56.15
	Englisch Inhalt	23	0	39.13	1.34	6.43	43.40	41.91	26	52	31	36	39	45	46	66.32
Wissenstest 2	Deutsch	18[155]	5	48	2.05	8.71	43.67	52.33	30	59	34.5	42.25	48.5	55.25	57.88	75
	Englisch	18	5	41	1.91	8.11	36.97	45.03	25	55	30.38	34.75	42.5	47.5	49.63	64.06
	Englisch Inhalt	18	5	45.33	1.91	8.12	41.30	49.31	27	59	33.88	40	46	51.25	54.36	70.83

154 Die englischsprachigen Tests wurden nur in der Untersuchungsgruppe eingesetzt. Alle in diesem Kapitelabschnitt berichteten Ergebnisse beziehen sich daher ausschließlich auf diese Gruppe bilingualer Lernender.

155 Die deskriptiven Werte für die Leistungen im deutschsprachigen Nachtest von Wissenstest 2 können hier leicht von denen in Tab. 10-5, S. 244 abweichen, da hier die Fallzahl an die des englischsprachigen Tests angepasst wurde.

Im zweiten Schritt hingegen berücksichtigt die Auswertung die inhaltliche Ebene der Antworten, unabhängig davon, ob diese in deutscher oder englischer Sprache verfasst sind (Englisch Inhalt). Tabelle 10-6 enthält die deskriptive Statistik zu diesen beiden Auswertungsschritten sowie ferner zum Vergleich die Angaben zur Leistung im deutschsprachigen Test (Deutsch), die bereits im vorherigen Kapitelabschnitt berichtet wurden (vgl. Tab. 10-4, S. 239 und Tab. 10-5, S. 244). Die Ergebnisse von t-Tests mit gepaarten Stichproben zum Vergleich der Mittelwerte suggerieren, dass die Lernenden der Untersuchungsgruppe im Nachtest 1 (Stromkreise) signifikant besser abschneiden, wenn auch deutschsprachige Aussagen in die Bewertung einfließen ($M_{N1ED} = 39.13$, $SD = 6.43$) und nicht nur englischsprachige Antworten Gültigkeit besitzen ($M_{N1E} = 33.13$, $SD = 7.33$), $t_{N1E/ED}(22) = -6.1$, $p < .000$, $r = .79$. Gleiches gilt für Nachtest 2 (Stromerzeugung), in welchem die Lernenden ebenfalls durchschnittlich signifikant schwächer abschneiden, wenn nur englische Äußerungen bewertet werden ($M_{N2E} = 41.4$, $SD = 7.83$) und nicht ebenfalls deutschsprachige Aussagen in der Wertung berücksichtigt werden ($M_{N2ED} = 45.85$, $SD = 7.92$), $t_{N2E/ED}(19) = -6.71$, $p < .000$, $r = .84$. Bei beiden Tests schlägt sich die Entscheidung darüber, ob deutschsprachige Antworten bei der Testauswertung ein- oder ausgeschlossen werden, mit großem Effekt auf das durchschnittliche Ergebnis nieder.

Auffällig ist, dass die Lernenden auch bei der zweisprachigen Auswertung in beiden Tests durchschnittlich weniger Punkte erzielen, als wenn der Test gänzlich in deutscher Sprache bearbeitet wird (WT1: $M_{N1} = 42.13$, $SD = 6.04$; WT2: $M_{N2} = 48$, $SD = 8.71$). Statistisch gesehen ist dieser Leistungsunterschied, zwischen zweisprachiger Auswertung und deutschsprachigem Test, in Nachtest 1 signifikant, $t_{N1D/ED}(22) = -3.82$, $p < .001$, $r = .63$, in Nachtest 2 hingegen nicht $t_{N2D/ED}(17) = -1.95$, $p = .068$. Vergleicht man für Wissenstest 2 jedoch die durchschnittlichen Leistungen bei rein englischsprachiger Auswertung mit den Leistungen im deutschsprachigen Test, zeigen sich auch hier signifikante Leistungsunterschiede zugunsten des deutschsprachigen Tests, $t_{N2D/E}(17) = -4.08$, $p < .001$, $r = .7$.[156] Insgesamt schneiden die Lernenden durchschnittlich also signifikant besser ab, wenn sie die Leistungstests in deutscher Sprache bearbeiten, wobei die Erhebungssprache einen großen Effekt auf die erbrachten Leistungen hat.[157]

156 Der Vollständigkeit halber hier auch noch der Vergleich von englisch- und deutschsprachigem Wissenstest 1, ebenfalls signifikant: $t_{N1D/E}(22) = -7.32$, $p < .000$, $r = .84$.

157 Auch wenn die Lernenden durchschnittlich im deutschsprachigen Test besser abschneiden als im englischsprachigen, gibt es Lernende, die im englischsprachigen Test besser oder vergleichbar abschneiden: In Wissenstest 1 schneidet ein Kind

Vergleicht man die durchschnittlichen Leistungen in den englischsprachigen Wissenstests 1 und 2 miteinander,[158] offenbaren sich signifikante Leistungsunterschiede. Bei großem Effekt erzielen die Lernenden im Anschluss an die bilinguale Unterrichtseinheit im englischsprachigen Test signifikant bessere Leistungen als im Anschluss an die monolingual englischsprachige Unterrichtseinheit, $t_{N1E/N2E}(19) = -3.36, p < .003\ r = .61$.

Werden bei der Testauswertung auch deutschsprachige Antworten der Lernenden berücksichtigt und lediglich der Inhalt der Äußerungen bewertet, verliert sich dieser signifikante Effekt, $t_{N1ED/N2ED}(19) = -1.78, p = .091$ und es lassen sich wie bei den deutschsprachigen Tests (s.o.) statistisch keine Unterschiede in den Testleistungen nach den beiden Unterrichtseinheiten feststellen.

Bei der qualitativen Betrachtung einzelner Aufgaben zum Begriffswissen fällt auf, dass die Lernenden im Test zu elektrischen Stromkreisen im Anschluss an die englischsprachige Unterrichtseinheit beispielsweise Begriffe im englischsprachigen Test korrekt verwenden, die ihnen im deutschsprachigen Test fehlen. Dabei kommt es vor, dass sie die Aufgabe in der deutschen Version nicht bearbeiten[159] oder den englischen Begriff verwenden. Ferner werden in der deutschsprachigen Testversionen häufiger Beispiele einer Kategorie genannt, während im englischsprachigen Test der korrekte Oberbegriff verwendet wird.[160] Darüber hinaus kommt es häufiger zur Verwendung englischer Begriffe innerhalb deutscher Sätze, wie z.B. „Die beiden *wire* müssen an

---

sowohl inhaltlich auf Englisch als auch im englischsprachigen Test besser ab als auf Deutsch. Ein weiteres Kind erzielt gleichgute Leistungen auf Englisch wie auf Deutsch. In Wissenstest 1 erzielen demnach 2 von 23 Kindern (8.7 %) gleich gute oder bessere Leistungen auf Englisch. In Wissenstest 2 schneiden drei Kinder bei der inhaltlichen Auswertung besser auf Englisch ab. Zwei von ihnen zeigen diesen Leistungsvorsprung auch bei der rein englischsprachigen Auswertung. Vier weitere Kinder erreichen bei der inhaltlichen Auswertung auf Englisch die gleichen Ergebnisse wie auf Deutsch und eins von ihnen auch im englischsprachigen Test. Insgesamt erzielen demnach 3 von 19 (15.79 %) im englischsprachigen Wissenstest 2 bessere oder gleich gute Leistungen wie auf Deutsch.

158 Hierzu werden die prozentualen Mittelwerte (vgl. Tab. 10-6, *%M*) verwendet, die im Verhältnis zur erreichbaren Gesamtpunktzahl stehen.

159 Drei Kinder können die Zeichnung eines Parallelkreises im englischen Test korrekt beschriften, bearbeiten diese Aufgabe jedoch auf Deutsch nicht.

160 Zum Beispiel bezeichnen acht SuS im englischsprachigen Test Gegenstände die leiten korrekt als *conductor*, während sie im deutschen Test nicht den Oberbegriff „Leiter“ angeben, sondern Objektbeispiele leitender Gegenstände, wie z.B. Metall, Büroklammer, Draht etc. nennen.

dem *bulb holder* sein", oder es werden Gegenstände umschrieben, „Da wo man draufdrückt ist oben und dann kommt Strom" (gemeint ist ein Schalter). Zwei Kinder begründen im englischen Test, warum eine Lampe in einem Schaltkreis in einer Zeichnung nicht leuchten kann mit der Aussage „*The electrical circuit is open*", drücken sich im Deutschen aber ungenauer aus und verwenden die Beschreibung der Zeichnung als Hilfe: „Weil eine Stange berührt nicht die andere", „Wo es eingekreist ist, ist keine Verbindung". Ein weiterer Schüler umschreibt eine Serienschaltung als Schaltkreis „wie bei einer Lichterkette" verwendet im englischsprachigen Test aber den korrekten Begriff. Betrachtet man den Test zum Thema Stromherstellung im Anschluss an die bilinguale Unterrichtseinheit, finden sich keine solchen Beispiele für dein Einfluss der englischen Sprache im deutschsprachigen Test.

10.3.3 Weitergehende statistische Analyse der strukturellen Zusammenhänge

Der nun folgende Teil widmet sich der Untersuchung, ob bzw. inwiefern die Performanz in den Wissenstests mit den anderen Leistungsvariablen in Zusammenhang steht. Insbesondere der Faktor der kognitiven Fähigkeiten hat speziell bei Grundschülern einen besonderen Einfluss auf die fachlichen und fachübergreifenden Leistungen, da Lernende in diesem Alter über weniger Vorwissen verfügen als ältere Lernende und sich kognitive Leistungsvoraussetzungen daher stärker auswirken (vgl. Kap. 9.4.2). Bezüglich der kognitiven Leistungsvoraussetzungen haben sich zumindest zwischen der Untersuchungsgruppe und Vergleichsgruppe 2 signifikante Unterschiede gezeigt (vgl. Kap. 10.1). Zudem korrelieren die kognitiven Fähigkeiten mit den anderen Leistungsergebnissen, sodass ein unterschiedliches Abschneiden in den Leistungstests möglicherweise mit divergierenden kognitiven Fähigkeiten zusammenhängen könnte.

Neben kognitiven Fähigkeiten ist gleichzeitig die Relevanz von spezifischem Vorwissen für schulische Leistungen unbestritten (vgl. Brühwiler et al. 2016: 299; Helmke et al. 2008: 148; Helmke/Weinert 1997: 108 f.), weswegen dieser Leistungsprädiktor auch hier in Betracht gezogen werden soll. Im Folgenden wird der Einfluss der Leistungsprädiktoren der kognitiven Fähigkeiten und des Vorwissens auf die Performanz in den beiden Wissenstests jeweils im Rahmen einer Regressionsanalyse genauer untersucht. Identifizierte signifikante Prädiktoren werden anschließend bei der Durchführung einer Kovarianzanalyse kontrolliert, um festzustellen, ob sich dadurch Leistungsunterschiede zwischen den Gruppen in den Wissenstests ergeben.

Auf Basis der theoretischen Ausführungen in Kapitel 9.4.2 wird ein besonders großer Einfluss der kognitiven Fähigkeiten auf die Leistungen in den Wissenstests angenommen, weswegen diese als einzige Prädiktorvariable in das erste Regressionsmodell aufgenommen werden. Es zeigt sich, dass die kognitiven Fähigkeiten die Leistungen in Nachtest 1 (vgl. Tabelle 10-7) und in Nachtest 2 (vgl. Tab. 10-8) signifikant beeinflussen (beide $p < .000$). Zieht man in Modell 2 neben den kognitiven Fähigkeiten auch das jeweilige thematische Vorwissen hinzu, bleibt der Einfluss der kognitiven Fähigkeiten sowohl auf die Leistungen in Nachtest 1 ($p < .000$) als auch auf die Leistungen in Nachtest 2 ($p < .01$) signifikant, aber das Regressionsgewicht sinkt deskriptiv von $\beta = .53$. auf $\beta = .51$ (Nachtest 1) bzw. von $\beta = .41$ auf $\beta = .34$ (Nachtest 2) (vgl. Tab. 10-7 und Tab. 10-8), was auf eine Verbindung zwischen den Prädiktorvariablen hindeuten könnte. Weder auf die Leistungen in Nachtest 1 ($p = .65$) noch auf die Leistungen in Nachtest 2 ($p = .09$) scheint das jeweilige thematische Vorwissen hingegen signifikanten Einfluss zu haben bzw. es gibt vermutlich einen hohen Anteil gemeinsamer Varianz der kognitiven Fähigkeiten und des Vorwissens, was auch von den Korrelationsanalysen suggeriert wird (vgl. Kap. 10.1).

Tabelle 10-7: Multiple Regressions Analyse mit den Leistungen im Nachtest 1 (Wissenstest 1) als abhängige Variable

Prädiktoren		*B*	*SE B*	*β*	*t*	*p*
Modell 1						
	Konstante	41.11	6.32		6.50	.000
	Kognitive Fähigkeiten	0.59	0.13	.53	4.72	.000
Modell 2						
	Konstante	40.77	6.41		6.36	.000
	Kognitive Fähigkeiten	0.56	0.14	.51	3.93	.000
	Vorwissen Wissenstest 1	0.42	0.09	.06	0.45	.65
$R^2 = .285$ für Modell 1, $\Delta R^2 = .003$ für Modell 2 ($p = .65$)						

Tabelle 10-8: Multiple Regressions Analyse mit den Leistungen im Nachtest 2 (Wissenstest 2) als abhängige Variable

Prädiktoren		***B***	***SE B***	***β***	***t***	***p***
Modell 1						
	Konstante	49.60	7.75		6.66	.000
	Kognitive Fähigkeiten	0.49	0.15	.41	3.30	.002
Modell 2						
	Konstante	45.53	7.69		5.92	.000
	Kognitive Fähigkeiten	0.41	0.16	.34	2.64	.01
	Vorwissen Wissenstest 2	0.19	0.11	.22	1.72	.09
$R^2 = .17$ für Modell 1, $\Delta R^2 = .045$ für Modell 2 ($p = .09$)						

Einschränkend sei darauf hingewiesen, dass diese Analysen als explorativ anzusehen sind, da die Regressionsergebnisse aufgrund der kleinen Stichprobe und des (statistisch unerwünschten) Zusammenhangs zwischen den Prädiktorvariablen (z.B. ist der Wert des *Variance Inflation Factor*s (VIF) größer als 1 (vgl. Field 2009: 242)) verzerrt sein können.

Ferner lassen sich entsprechend der R^2 nur ca. 29 % ($R^2_{N1} = .287$) der Varianz in den Leistungen in Nachtest 1 bzw. 22 % ($R^2_{N2} = .215$) der Varianz in Nachtest 2 durch die Modelle erklären, was auf einen nennenswerten Einfluss weiterer Faktoren hindeutet, die im Rahmen dieser Studie nicht erhoben wurden und zu denen daher keine Aussagen getroffen werden können.[161] Dennoch liefern die Analysen den Hinweis, dass der Einfluss des Vorwissens auf die Performanz in den Wissenstests – statistisch gesehen, in den vorliegenden Modellen – unwesentlich ist. Daher kann das Vorwissen im Rahmen weitergehender Kovarianzanalysen vernachlässigt werden und es ist ausreichend, lediglich die kognitiven Fähigkeiten als Kovariate zu berücksichtigen.

Die Kovarianzanalyse (ANCOVA) ermöglicht, ebenso wie die einfaktorielle Varianzanalyse, den Vergleich mehrerer Mittelwerte, kann dabei aber außerdem gleichzeitig den Effekt einer Variable (Kovariate) ausgleichen und feststellen, ob signifikante Unterschiede zwischen den Gruppen vorliegen, wenn der Einfluss von z.B. kognitiven Fähigkeiten kontrolliert wird.

Die Kovarianzanalyse ergibt, dass weder für Nachtest 1 noch Nachtest 2 signifikante Leistungsunterschiede zwischen den Gruppen messbar sind, auch

161 Denkbare weitere Einflussfaktoren stellen z.B. individuelle Variablen wie Interesse oder das Fähigkeitsselbstkonzept dar.

wenn der Effekt der kognitiven Fähigkeiten kontrolliert wird. Der Effekt, den die kognitiven Fähigkeiten auf die Testleistung ausüben, ist zwar mittel bis groß und sowohl in Nachtest 1, $F_{NT1\text{-}KFT}(1, 56) = 24.38, p < .000, r = .55$, als auch in Nachtest 2, $F_{NT2\text{-}KFT}(1, 51) = 9.95\ p < .003, r = 4$, signifikant. Die Gruppenzugehörigkeit (Untersuchungsgruppe oder Vergleichsgruppen) der Lernenden hat aber sowohl in Nachtest 1, $F_{NT1\text{-}Treatment}(2, 56) = 1.45, p = .24$, als auch in Nachtest 2, $F_{NT2\text{-}Treatment}(2, 51) = 0.5, p = .61$, keinen signifikanten Einfluss auf die Testleitungen. Die komplexere Kovarianzanalyse kann also die in Kapitel 10.3.1.1 und 10.3.1.2 berichteten Ergebnisse bestätigen, nämlich dass in beiden Nachtests keine signifikanten Leistungsunterschiede zwischen den drei Gruppen bestehen.

10.4 Auswertungsergebnisse des Interviews

Im Folgenden werden die Analyseergebnisse aus insgesamt 40 Interviews mit 20 Probanden beschrieben, die zu zwei Messzeitpunkten interviewt wurden: einmal nach der Unterrichtseinheit zu elektrischen Stromkreisen und einmal nach der Unterrichtseinheit zur Stromherstellung. Mit dem Instrument des Interviews sollen, wie in Kapitel 9.4.5 erläutert, potenzielle Zusammenhänge zwischen der deutschsprachigen mündlichen Fachliteralität der Schülerinnen und Schüler und der zuvor durchgeführten Unterrichtseinheit untersucht werden. Die Kodierung und Analyse der damit generierten Sprachdaten erfolgt nach den Indikatoren und Kategorien, wie sie in Kap. 9.4.5 erläutert wurden.

Für die Darstellung – und die in Kapitel 11 erfolgende Interpretation – der Analyseergebnisse ist es wichtig, noch einmal auf die Zusammensetzung der Probandengruppe hinzuweisen: 20 ausgewählte Kinder wurden zu zwei Zeitpunkten auf Deutsch interviewt. Dem ersten Interview ging die Unterrichtseinheit zu elektrischen Stromkreisen voraus, in der die Lernenden der zentralen Untersuchungsgruppe (UG), monolingual auf Englisch unterrichtet wurden, während die beiden Vergleichsgruppen (VG) zu demselben Inhalt deutschsprachig unterrichtet wurden. An beiden Interviews nahmen 8 Lernende der Untersuchungsgruppe und jeweils 6 Schülerinnen und Schüler aus den Vergleichsgruppen teil (es handelt sich also durchweg um die gleichen ausgewählten Schülerinnen und Schüler).

Dem zweiten Interview ging die Unterrichtseinheit zum Thema Stromherstellung voraus, die für die 8 Schülerinnen und Schüler der Untersuchungsgruppe genuin bilingual, nämlich in den Sprachen Englisch und Deutsch unterrichtet wurde. Für die 12 Lernenden der beiden Vergleichsgruppen änderte sich nichts, denn sie wurden auch zum Thema Stromherstellung einsprachig auf Deutsch unterrichtet.

Die Ergebnisse sind gruppenweise in Form der ermittelten Mittelwerte der insgesamt 20 interviewten Schülerinnen und Schüler dargestellt, welche prozentual in Abhängigkeit zum Durchschnitt der Anzahl der von allen Kindern der jeweiligen Gruppe gesprochenen Wörter veranschaulicht sind.[162]

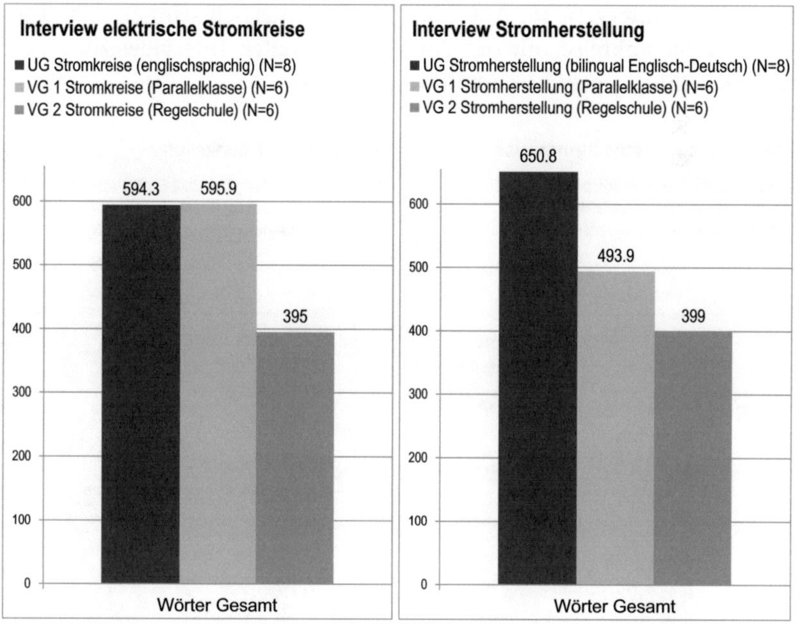

Abbildung 10-10 : Durchschnittliche Gesamtwortzahl (Mittelwerte)

Im Hinblick auf die Mittelwerte der absoluten Wortmenge (vgl. Abb. 10-10) lässt sich festhalten, dass nur die Lernenden der Regelschule (VG2 Regelschule) durchschnittlich eine konstante Anzahl an Wörtern in beiden Interviews produzieren. Sowohl die Schülerinnen und Schüler der bilingualen Klasse (UG) als auch der Parallelklasse (VG1) produzieren unterschiedliche Wortmengen zu den beiden Interviewzeitpunkten, wobei die bilingualen Lerner im Interview zum zweiten Zeitpunkt durchschnittlich ca. 56 Wörter mehr produzieren und sich die durchschnittliche Wortmenge der Lernenden der Vergleichsgruppe 1 hingegen um ca. 100 Wörter verringert.

162 Zur Bestimmung der Wortmenge wurden alle von den SuS produzierten, semantisch bedeutsamen Wörter gezählt. Füllsilben, wie z.B. ähm, mhm, puh wurden somit in der Menge nicht berücksichtigt.

10.4.1 Bildungssprachlicher Modus

Jedes Vorkommen der festgelegten Indikatoren für den bildungssprachlichen Modus wurde kodiert. Merkmale der Alltagssprache und umgangssprachliche Wendungen wurden nicht kodiert, sodass nur die Anzahl bildungssprachlicher Merkmale im Interview im Anschluss an die Unterrichtseinheit zum Thema elektrische Stromkreise mit der Anzahl im zweiten Interview zum Thema Stromherstellung gegenübergestellt werden kann.

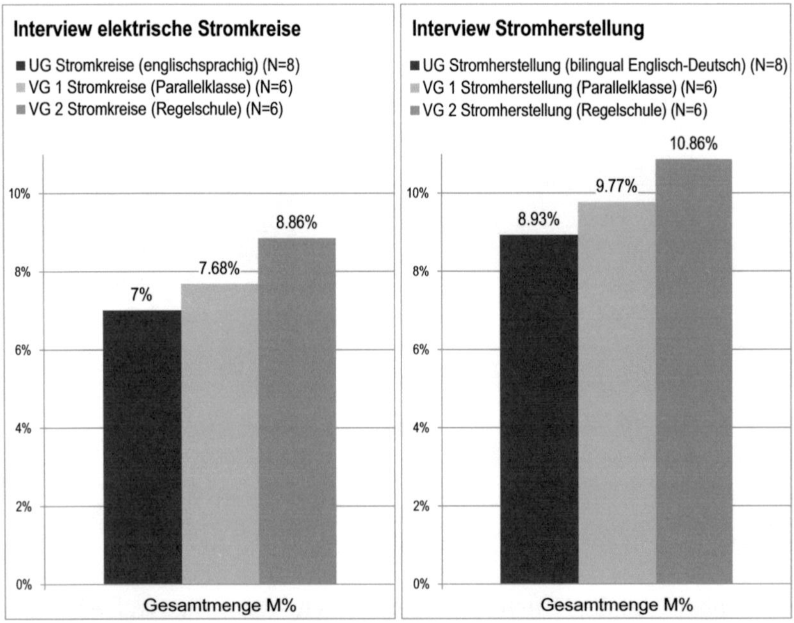

Abbildung 10-11: Durchschnittliche Gesamtmenge Indikatoren des bildungssprachlichen Modus (Mittelwerte prozentual)

Die Gesamtmenge der in der Lernersprache festgestellten Indikatoren des bildungssprachlichen Modus ist in einem Säulendiagramm dargestellt (vgl. Abb. 10-11). Die Höhe der Säulen deutet darauf hin, dass die Sprache aller Lernenden im Interview im Anschluss an die zweite Unterrichtseinheit zum Thema Stromherstellung, welche für die Lernenden der Untersuchungsgruppe bilingual erfolgte, mehr Merkmale des bildungssprachlichen Modus enthält als im Interview nach Unterrichtseinheit 1 zum Thema elektrische Stromkreise (englischsprachig für die Untersuchungsgruppe).

Der Unterschied der Anzahl bildungssprachlicher Merkmale in den beiden Interviews fällt dabei in der Untersuchungsgruppe mit 1,9 % kaum geringer aus als mit 2,1 % in Vergleichsgruppe 1 bzw. mit 2 % in Vergleichsgruppe 2. Insgesamt lassen sich durchschnittlich in beiden Interviews weniger Indikatoren des bildungssprachlichen Modus in der Sprache der Lernenden der Untersuchungsgruppe als in der der Vergleichsgruppen feststellen.

Die Säulendiagramme in den Abbildung 10-12 schlüsseln die Gesamtmenge der Indikatoren des bildungssprachlichen Modus in die einzelnen Kategorien auf. Der Vergleich der einzelnen Kategorien zu den zwei Interviewzeitpunkten offenbart, dass die bilingual Lernenden im Interview zum Thema elektrische Stromkreise mehr unpersönliche Ausdrücke konstruieren, dafür aber im Interview zum Thema Stromherstellung mehr Passiv-Strukturen verwenden, sodass die Menge grammatischer Strukturen des bildungssprachlichen Modus in der Summe konstant bleibt. Ähnliches gilt ebenfalls für Vergleichsgruppe 1, die ebenfalls im Interview zum Thema elektrische Stromkreise mehr unpersönliche Ausdrücke verwendet, wohingegen im Interview zum Thema Stromherstellung die Passiv-Konstruktionen überwiegen. Lediglich Vergleichsgruppe 2 produziert im Interview zum Thema Stromherstellung sowohl mehr unpersönliche Ausdrücke als auch Passiv-Strukturen und weist somit insgesamt 1,7 % mehr grammatische Strukturen der Bildungssprache zum zweiten Interviewzeitpunkt auf als zum ersten.

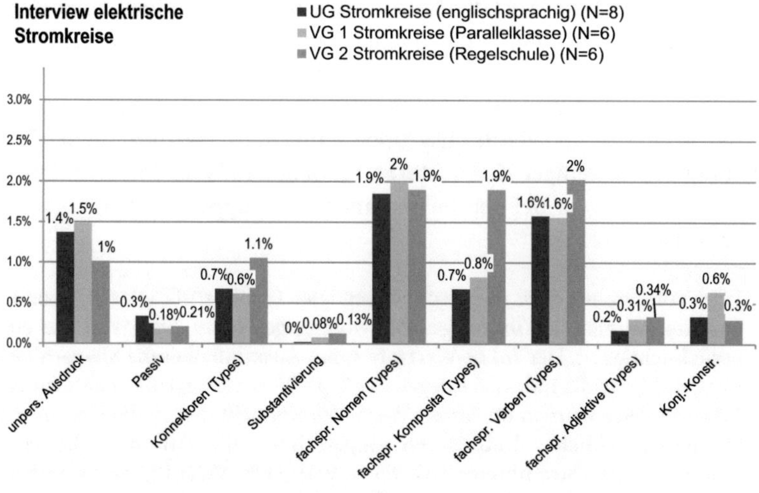

Abbildung 10-12: Indikatoren des bildungssprachlichen Modus, Interview elektrische Stromkreise (Mittelwerte prozentual)

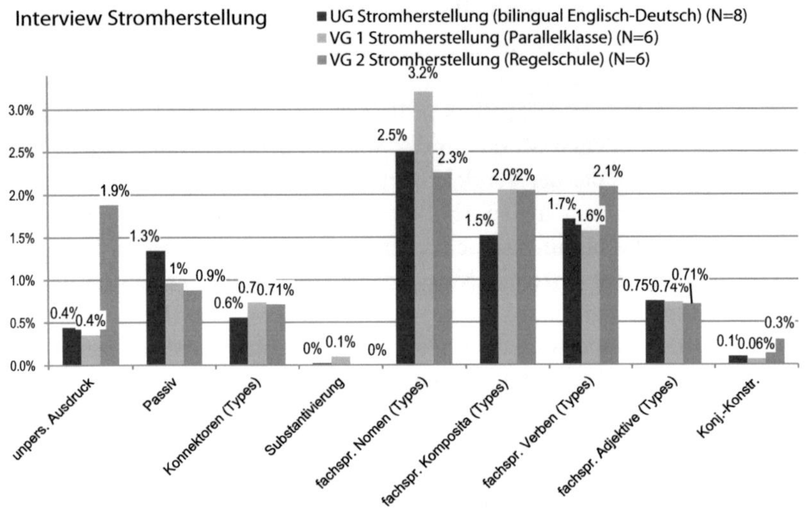

Abbildung 10-13: Indikatoren des bildungssprachlichen Modus, Interview Stromherstellung (Mittelwerte prozentual)

Bei der Auswertung der Konnektoren sowie fachsprachlicher Nomen, Verben und Adjektive wurden jeweils zwei Werte generiert; während der *Token*-Wert die Anzahl aller vorgekommenen Begriffe der jeweiligen Wortart beziffert, zeigt der *Type*-Wert die Anzahl tatsächlich unterschiedlicher Begriffe an (Glück/Rödel 2016: 730).[163] In den folgenden Abbildungen wurde immer der *Type*-Wert angeben, da dieser als aussagekräftiger erachtet wird.

Die Höhe der Säulen in den Abbildungen 10-12 und 10-13 veranschaulicht, dass die Lernenden der Vergleichsgruppe 2 im Interview zum Thema Stromherstellung etwas weniger Konnektoren verwenden als im Interview zu elektrischen Stromkreisen. Bei den beiden anderen Gruppen lässt sich kaum ein Unterschied ausmachen.[164]

163 Jedes Vorkommen eines mehrfach verwendeten Fachbegriffs, wie z.B. Stromkreis, wird im Rahmen der *Tokens* gezählt, wohingegen er im *Type*-Wert nur einmal berücksichtigt ist. Der *Token*-Wert gibt somit Auskunft über die Menge aller verwendeten Begriffe, indessen spiegelt der *Type*-Wert die Begriffsvielfalt wider.

164 Versuchsweise wurden die *Token*-Werte der Konnektoren in die Gesamtmenge bildungssprachlicher Indikatoren eingerechnet, die daraufhin höher ausfällt: Elektrische Stromkreise: UG: 9,5 %, VG1: 11 %, VG2: 12,2 %; Stromherstellung: UG: 10,8 %, VG1: 11,2 %, VG2: 13,1 %. Nach wie vor produzieren Lernende aller Gruppen insgesamt mehr Indikatoren des bildungssprachlichen Modus, auch wenn der Unterschied zwischen den beiden Interviews geringer ausfällt.

Substantivierungen, wie z.B. „Erhitzung" (VG1S1), „zum Leuchten bringen" (UGS9, VG2S5) oder „zum Drehen bringen" (VG1S5) werden von allen Lernenden kaum verwendet, prozentual aber am häufigsten von Lernenden der Vergleichsgruppe 2 (genau genommen von einem Lernenden dieser Gruppe, der im Interview zum Thema elektrische Stromkreise drei Substantivierungen verwendet).

Da im weiteren Verlauf des Kapitels noch genauer auf nominalen und verbalen Wortschatz eingegangen wird, soll an dieser Stelle nur festgehalten werden, dass Lernende aller Gruppen in beiden Interviews mehr fachsprachliche Nomen und Verben als Adjektive verwenden, was jedoch mit der anteiligen Menge im Unterricht eingeführter Fachbegriffe übereinstimmt.

Entsprechend der Säulenhöhe in den Diagrammen (vgl. Abb. 10-12, S. 261 und 10-13, S. 262) lässt sich erkennen, dass Lernende der Untersuchungsgruppe und der Vergleichsgruppe 1 Konjunktiv-Konstruktionen[165] etwas häufiger im Interview zum Thema elektrische Stromkreise produzieren, während die Menge in Vergleichsgruppe 2 konstant bleibt.

Dem Säulendiagramm in Abbildung 10-14 liegt eine Zusammenfassung der fachsprachlichen Nomen, Komposita, Verben und Adjektive zur Kategorie Fachwortschatz zu Grunde. Die Höhe der Säulen zu beiden Interviewzeitpunkten lässt erkennen, dass alle Lernenden durchschnittlich mehr Fachwortschatz im Interview zum Thema Stromherstellung als im Interview zum Thema elektrische Stromkreise produzieren. In Vergleichsgruppe 1 ist der Unterschied mit 2,87 % am größten und in Vergleichsgruppe 2 mit 0,94 % am geringsten. Lernende der Untersuchungsgruppe verbalisieren im Anschluss an die bilinguale Unterrichtseinheit 2,2 % mehr Fachwortschatz als im Anschluss an die englischsprachige Unterrichtseinheit.

Vergleicht man diese Differenzen mit den Differenzen in der Gesamtmenge bildungssprachlicher Indikatoren (vgl. Abb. 10-11, S. 260) miteinander, wird für Lernende der Untersuchungs- und der Vergleichsgruppe 1 offensichtlich, dass der Unterschied in der Gesamtmenge der Indikatoren des bildungssprachlichen

165 Im Rahmen der Datenauswertung sollten auftretende bildungssprachliche Merkmale, die zuvor nicht im Kategoriensystem berücksichtigt worden waren, induktiv durch den Indikator Sonstige abgedeckt werden (vgl. Kap. 9.4.4.1). Bei der Kodierung der Daten zeigte sich jedoch, dass die Schülerinnen und Schüler nur einige Konjunktiv-Konstruktionen produzieren und ihre Sprache ansonsten keine weiteren Indikatoren aufweist, die der Bildungssprache zugeschrieben werden. Die Kategorie Sonstige wurde daher in die Bezeichnung Konjunktiv-Konstruktion umbenannt.

Modus in ihrer Sprache vorrangig auf den Fachwortschatz zurückzuführen ist.[166]

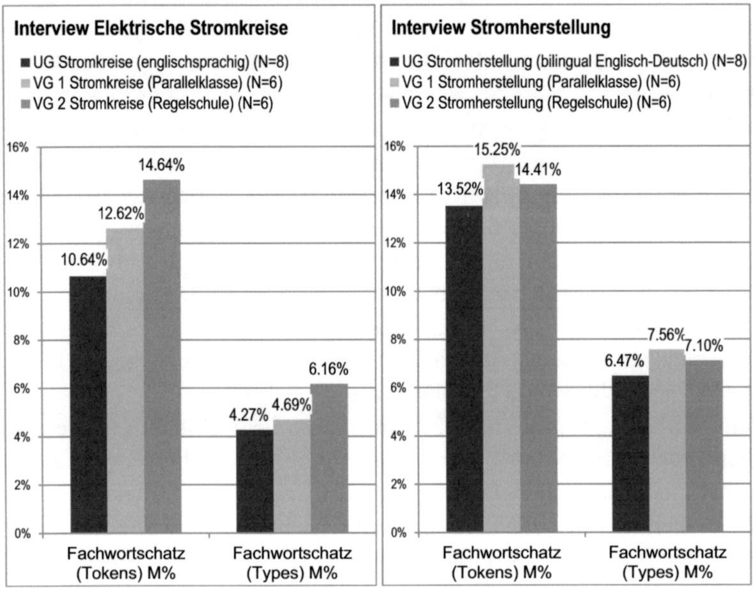

Abbildung 10-14: Fachwortschatz (Mittelwerte prozentual)

Lediglich in Vergleichsgruppe 2 werden im Interview zum Thema Stromherstellung mehr grammatische Strukturen des bildungssprachlichen Modus verwendet, sodass sich die Wertedifferenz sowohl durch vermehrten Fachwortschatz als auch durch die häufigere Verwendung unpersönlicher Ausdrücke und Passiv-Strukturen ergibt.

Obwohl alle Lernenden mehr Fachwortschatz zum Themenbereich Stromherstellung produzieren, fällt die Menge des Fachwortschatzes bei den bilingualen Schülerinnen und Schülern (UG) in den Interviews zu beiden Themenbereichen durchschnittlich geringer als die der Vergleichsgruppen aus. Dies gilt sowohl für die Gesamtmenge aller produzierter Fachwörter (*Tokens*) als auch für die Menge individueller Fachbegriffe (*Types*), auch wenn sich die Gruppen in diesem Bereich einander angleichen.

166 Unterschiede in der Gesamtmenge zwischen Interview Elektrische Stromkreise und Stromherstellung: UG +1,9 %, VG1 +2,1 %, VG2 +2 %

10.4.2 Nominaler und verbaler Wortschatz

Neben dem Fachvokabular sind in den Kategorien nominaler und verbaler Wortschatz alle verwendeten Verben und Nomen (also auch alltagssprachliche) berücksichtigt. Wie beim Fachwortschatz wurden auch bei der Erhebung des nominalen und verbalen Wortschatzes *Token*- und *Type*-Werte generiert. In den Säulendiagrammen in Abbildung 10-15 ist die Gesamtmenge des nominalen Wortschatzes dargestellt. Der Vergleich der Säulenhöhe und Werte zwischen den Gruppen zeigt, dass im Interview zum Thema elektrische Stromkreise die Menge des nominalen Wortschatzes in allen Gruppen ähnlich groß ausfällt. Lediglich der von Lernenden der Vergleichsgruppe 2 verwendete nominale Wortschatz ist gegenüber dem der anderen beiden Gruppen etwas ausgeprägter, was sowohl für die *Token*-Werte (VG2: 11,89 % im Vergleich zu 11,24 % in UG und VG1) als auch *Type*-Werte (VG2: 5,78 % im Vergleich zu 4,54 % (UG) bzw. 4,61 % (VG1)) gilt.

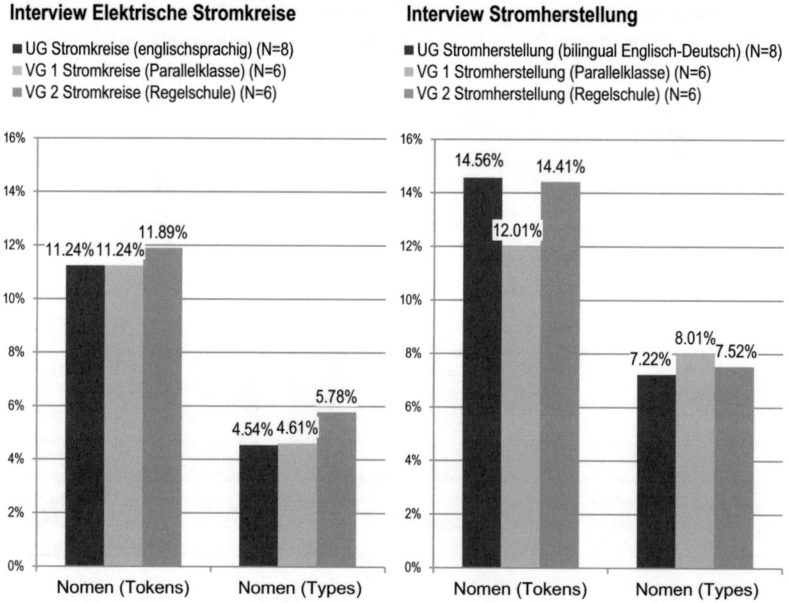

Abbildung 10-15: Gesamtmenge nominaler Wortschatz (Mittelwerte prozentual)

Die Säulendiagramme in Abbildung 10-16 bilden die Separierung von alltagssprachlichen Nomen (alltagsspr. Nomen) und fachsprachlichen Nomen (fachspr. Nomen) ab,[167] an der sich das Verhältnis von alltagssprachlichen Nomen und fachsprachlichen Nomen ablesen lässt. Setzt man die Menge fachsprachlicher Nomen ins Verhältnis zur Gesamtmenge aller Nomen (vgl. Abb. 10-15), zeigt sich für die *Token*-Werte, dass die überwiegende Menge produzierter Nomen fachsprachliche Begriffe sind, da z.B. in der Sprache der Lernenden der Untersuchungsgruppe die Menge aller Fachbegriffe (*Tokens*) im Interview zu elektrischen Stromkreisen 69,82 % aller Nomen (*Tokens*) und im Interview zum Thema Stromherstellung im Anschluss an den bilingualen Unterricht 67,59 % ausmachen. Betrachtet man allerdings die *Type*-Werte fällt das Verhältnis gleichmäßiger aus, da die fachsprachlichen Nomen in beiden Interviews 56 % der Gesamtmenge aller von den Lernenden der Untersuchungsgruppe produzierten Nomen ausmachen. Bei den Vergleichsgruppen zeichnet sich ein ähnliches Bild.

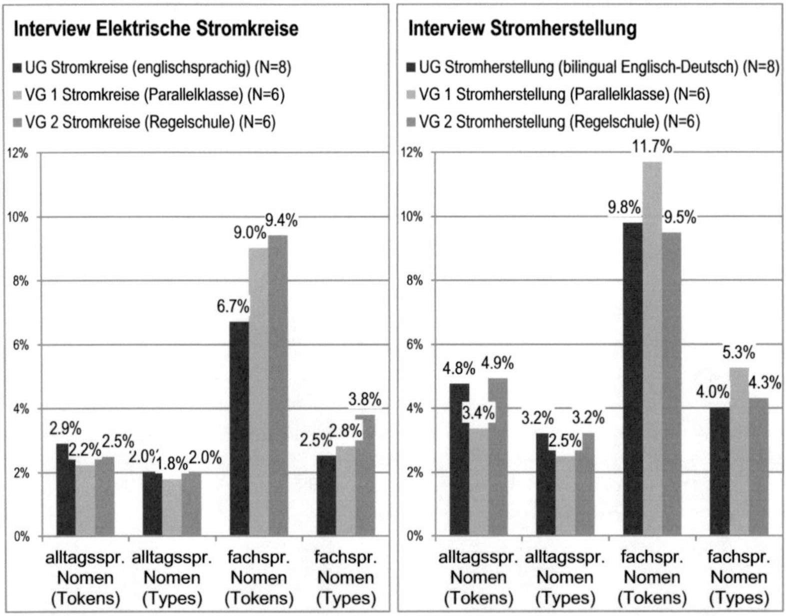

Abbildung 10-16: Alltagssprachlicher und fachsprachlicher nominaler Wortschatz (Mittelwerte prozentual)

---

167 In dieser Kategorie wurde nicht zwischen Nomen und Komposita differenziert. Fachsprachliche Nomen inkludieren hier also die Komposita, die in der Kategorie Bildungssprachlicher Modus separat dargestellt sind.

Die größeren Säulen im rechten Diagramm (vgl. Abb. 10-16) suggerieren, dass im Interview zum Thema Stromherstellung Lernende aller Gruppen mehr fachsprachliche Substantive (*Types*) als im Interview zum Thema elektrische Stromkreise produzieren. Verglichen mit den Vergleichsgruppen fällt die von Lernenden der Untersuchungsgruppe verbalisierte Menge fachsprachlichen nominalen Wortschatzes in beiden Interviews geringer aus.

In der Wortart Verben zeigt sich bei der Betrachtung der Säulendiagramme zur Veranschaulichung der Gesamtmenge (vgl. Abb. 10-17) ein etwas anderes Bild als beim nominalen Wortschatz. Wie die vergleichbare Höhe der Säulen und Werte impliziert, bleiben die Mengen produzierter Verben (*Token*) vor allem aber auch die Mengen unterschiedlicher Verben (*Type*) in allen Gruppen verhältnismäßig konstant.

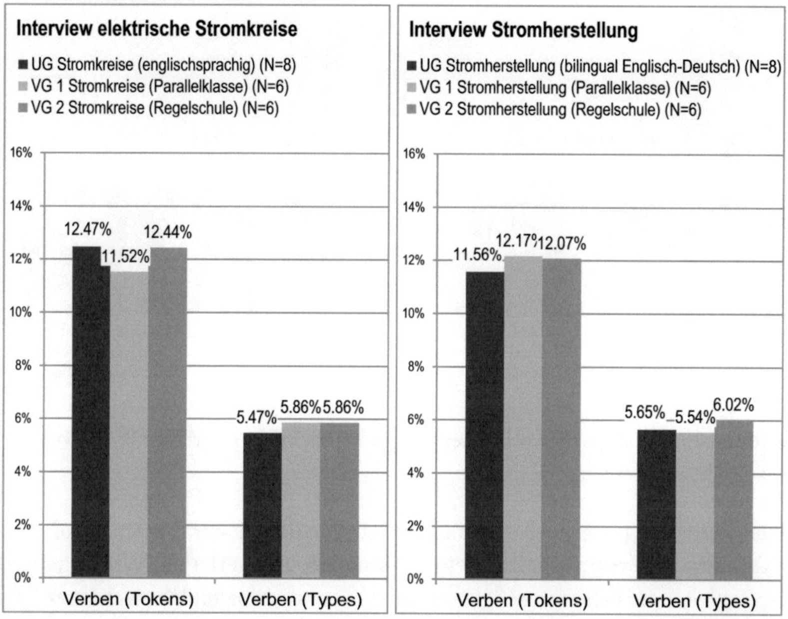

Abbildung 10-17: Gesamtmenge verbaler Wortschatz (Mittelwerte prozentual)

Auch das Verhältnis von alltagssprachlichen (alltagsspr. Verben)[168] zu fachsprachlichen Verben (fachspr. Verben) (vgl. Abb. 10-18) gestaltet sich anders als

168 Als alltagssprachliche Verben sind hier alle Verben definiert, die nicht im Unterricht eingeführte oder verwendete fachsprachliche Verben sind.

beim nominalen Wortschatz. Denn in der Wortart Verben machen die fachsprachlichen Begriffe weniger als die Hälfte der von Lernenden der Untersuchungs- und Vergleichsgruppe 1 produzierten Verben (*Type*) aus. Lernende der Vergleichsgruppe 2 verbalisieren etwa gleich viele alltagssprachliche wie fachsprachliche Verben (*Type*).

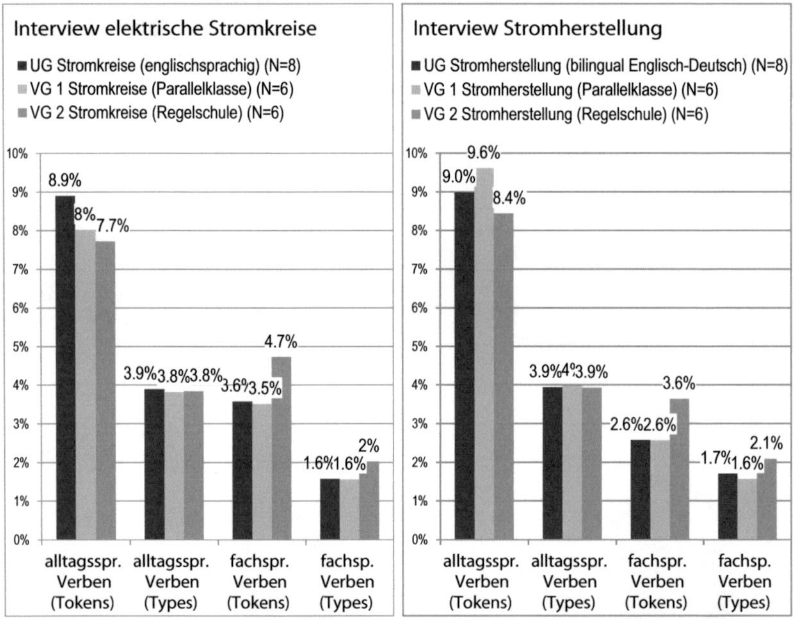

Abbildung 10-18: Alltagssprachlicher und fachsprachlicher Verbaler Wortschatz (Mittelwerte prozentual)

Die Säulendiagramme in Abbildung 10-19 dienen der Veranschaulichung des Verhältnisses von verbalisiertem nominalem und verbalem Wortschatz. Bei dem Vergleich der Gesamtmengen nominalen und verbalen Wortschatzes[169] fällt auf, dass jede Gruppe jeweils ähnlich viele Nomen wie Verben im Interview zum Thema elektrische Stromkreise produziert, mit einer leichten Tendenz von überwiegender Verwendung von Verben. Im Interview zum Thema Stromherstellung hingegen übersteigt in allen Gruppen die Anzahl der Nomen die der Verben, wie es in sachfachlichen Kontexten üblich ist (vgl. Gogolin et al. 2007: 50).

169 Die Gesamtmengen umfassen alltags- und fachsprachliche Nomen bzw. Verben. Hier wurde auf die Darstellung der *Token*-Werte verzichtet.

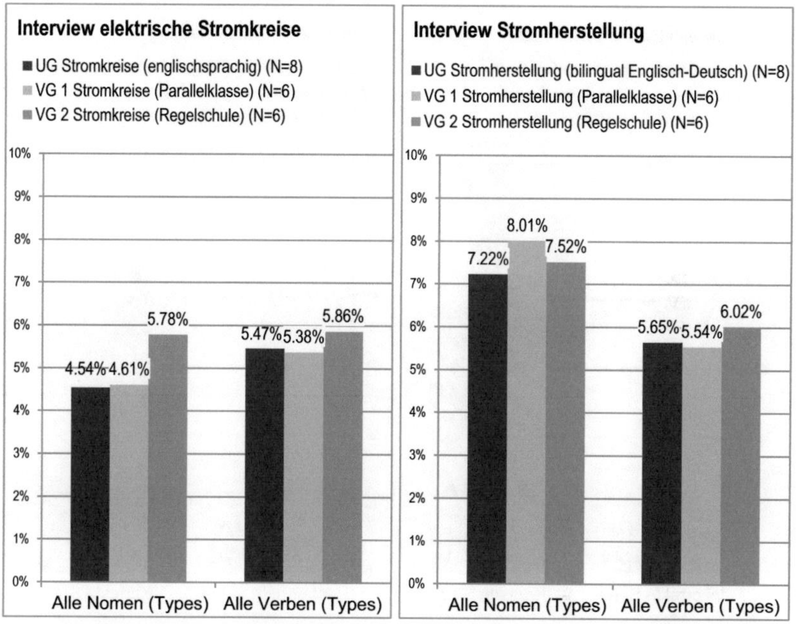

Abbildung 10-19: Nominaler und verbaler Wortschatz (Types) im Vergleich (Mittelwerte prozentual)

10.4.3 Sprachliche Korrektheit – Satzebene

Die sprachliche Korrektheit wurde sowohl auf Satz- als auch auf lexikalischer Ebene in den Blick genommen. Bei der Kodierung auf Satzebene wurden richtige Hauptsätze und Haupt- mit Nebensätzen berücksichtigt sowie grammatikalisch inkorrekte Sätze gezählt. Bei der Kodierung falscher Sätze wurde zwischen syntaktischen, morpho-syntaktischen Fehlern sowie unvollständigen Sätzen differenziert. Da sich aber zeigt, dass die Menge fehlerhafter Sätze relativ gering ist, wird auf eine differenzierte Darstellung der Fehlerkategorien verzichtet und lediglich die Gesamtmenge fehlerhafter Sätze den korrekten Sätzen gegenübergestellt (vgl. Abb. 10-20). Anders als in den bisherigen Diagrammen stehen die Werte in den Säulendiagrammen in Abbildung 10-20 nicht im prozentualen Verhältnis zur in den Interviews verbalisierten durchschnittlichen Gesamtwortmenge, sondern sind absolute Werte.

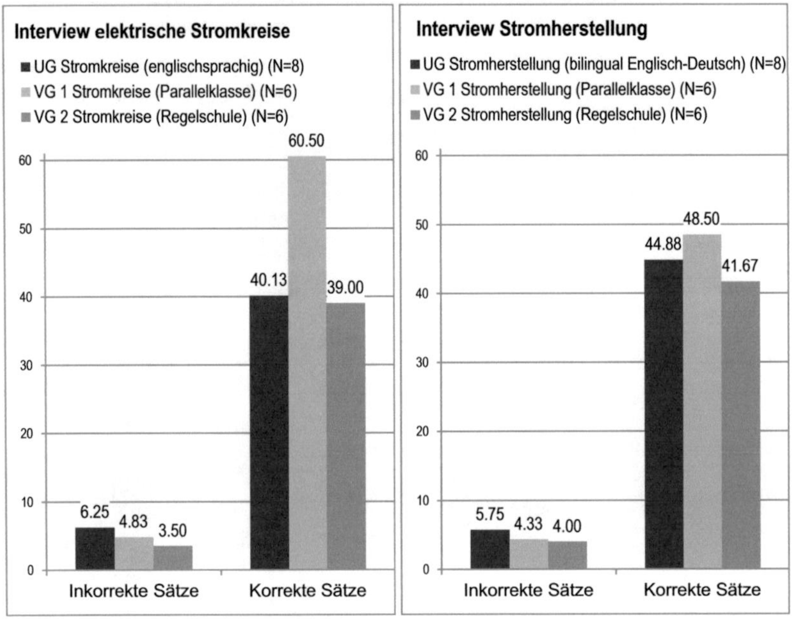

Abbildung 10-20: Sprachliche Korrektheit – Satzebene (Mittelwerte)

Entsprechend der Höhe der Säulen lässt sich erkennen, dass Lernende der Untersuchungs- und Vergleichsgruppe 2 etwas mehr korrekte Sätze im Interview zum Thema Stromherstellung produzieren, während es sich bei Lernenden der Vergleichsgruppe 2 genau andersherum verhält.

Alle Lernenden produzieren syntaktisch oder morpho-syntaktisch inkorrekte oder unvollständige Sätze in beiden Interviews. Lernende der Untersuchungsgruppe produzieren ferner in beiden Interviews durchschnittlich etwas mehr inkorrekte Sätze als Lernende der Vergleichsgruppen. Prozentual im Verhältnis zur Gesamtmenge aller produzierten Sätze[170] machen diese im Interview im Anschluss an die englischsprachige Unterrichtseinheit 13 % und im Anschluss an die bilinguale Unterrichtseinheit 11,4 % aus. Im Vergleich dazu produzieren Lernende der Vergleichsgruppen 1 und 2 im Interview zu elektrischen Stromkreisen 7,9 % bzw. 8,9 % und im Interview zur Stromherstellung

170 Die Gesamtmenge aller produzierten Sätze ergibt sich durch die Addition von inkorrekten und korrekten Sätzen.

8,2 % bzw. 8,76 % inkorrekte Sätze. Für die Untersuchungsgruppe bedeutet dies, dass die Lernenden im Anschluss an monolingual englischsprachigen Unterricht etwas mehr Verstöße gegen die sprachliche Korrektheit auf Satzebene begehen als im Anschluss an die bilinguale Unterrichtseinheit. Insgesamt ist der von diesen Lernenden produzierte Anteil inkorrekter Sätze im Verhältnis zur Gesamtsatzmenge aller Sätze etwas größer als bei den Lernenden der Vergleichsgruppen.

10.4.4 Sprachliche Korrektheit – Wortebene

Zur Evaluierung der sprachlichen Korrektheit auf Wortebene wurden lexikalische Fehlerkategorien kodiert, die im vorherigen Kapitel beschrieben wurden und deren prozentuale Häufigkeiten in den Säulendiagrammen in Abbildung 10-21 dargestellt sind. Wie der Vergleich der Säulendiagramme erkennen lässt, lassen sich deutlich mehr lexikalische Regelverstöße in der deutschen Sprache der Schülerinnen und Schüler der Untersuchungsgruppe im Interview im Anschluss an die englischsprachige Unterrichtseinheit im Interview zum Thema elektrische Stromkreise feststellen.

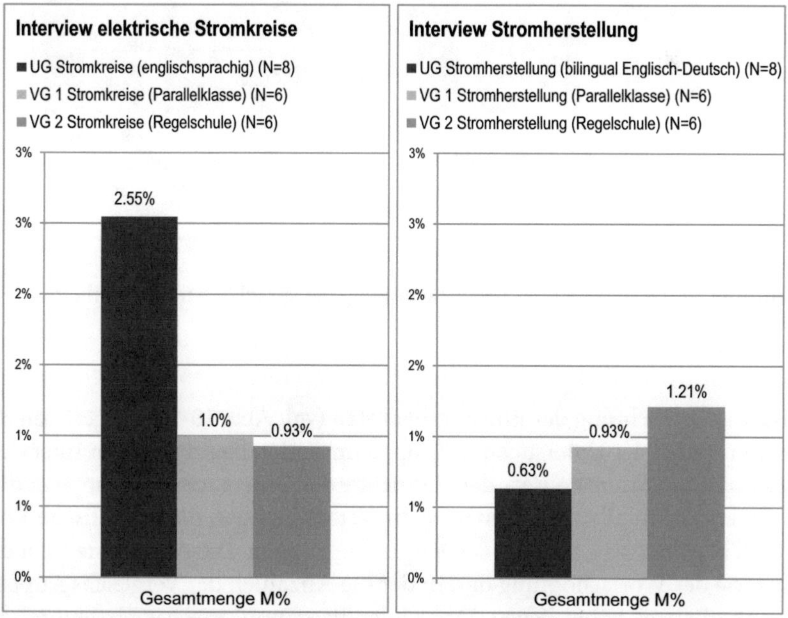

Abbildung 10-21: Gesamtmenge Indikatoren Beeinträchtigung der sprachlichen Korrektheit – Wortebene (Mittelwerte prozentual)

Im Interview nach der bilingualen Unterrichtseinheit produzieren die Schülerinnen und Schüler der Untersuchungsgruppe knapp 2 % weniger beeinträchtigende Indikatoren der sprachlichen Korrektheit als nach der englischsprachigen Unterrichtseinheit und die Höhe der Säule der Untersuchungsgruppe liegt sogar leicht unter der der Vergleichsgruppen, deren durchschnittliche lexikalische Fehlermenge in beiden Interviews verhältnismäßig konstant bleibt.

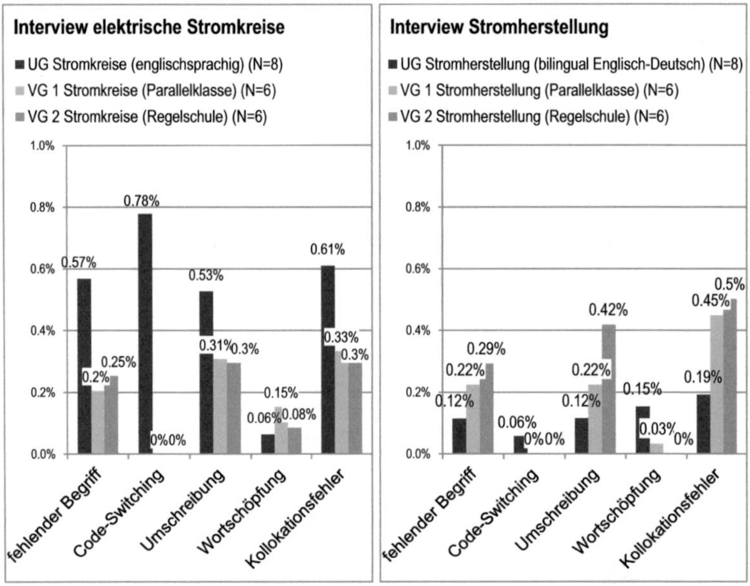

Abbildung 10-22: Indikatoren Beeinträchtigung der sprachlichen Korrektheit – Wortebene (Mittelwerte prozentual)

Bei der Betrachtung der Einzelindikatoren (vgl. Abb. 10-22) suggerieren die höheren Säulen der Untersuchungsgruppe im Säulendiagramm zum Interview zu elektrischen Stromkreisen, dass Lernende der Untersuchungsgruppe in diesem Interview in allen Kategorien mehr Verstöße gegen die lexikalische Korrektheit begehen als Lernende der Vergleichsgruppen. Die Ausnahme stellt die Kategorie der Wortschöpfung dar, in der die Anzahlen der Vergleichsgruppen prozentual etwas höher liegen. Das Säulendiagramm, welches prozentual die Indikatoren der sprachlichen Korrektheit im Interview zum Thema Stromherstellung darstellt, zeigt hingegen ein anderes Bild, denn dort liegen die Säulen und Werte der Untersuchungsgruppe in allen Kategorien unter denen der Vergleichsgruppen, außer in der Kategorie Wortschöpfung und Code-Switching. Im Folgenden werden die Ergebnisse der einzelnen Indikatoren der Beeinträchtigung der sprachlichen Korrektheit einzeln dargestellt.

10.4.4.1 Fehlender Begriff

Während die Lernenden der Vergleichsgruppen durchschnittlich relativ konstant gleichviele Fragen nach Begriffen in beiden Interviews nicht beantworten können,[171] müssen die Lernenden der Untersuchungsgruppe im Interview nach der englischsprachigen Unterrichtseinheit häufiger angeben (0,57 %), dass sie einen Begriff nicht kennen, oder vergessen haben („Der andere war mit ‚S', mehr fällt mir jetzt nicht mehr ein" [gefragt nach Serien- bzw. Reihenschaltung] (UGS3).; „Weiß ich nicht" [gefragt nach Leiter] (UGS14)) als die Vergleichsgruppen (VG1: 0,2 %, VG2: 0,25 %) als im Interview im Anschluss an die bilinguale Unterrichtseinheit (0,12 %). Im Anschluss an die bilinguale Unterrichtseinheit fehlen den Lernenden der Untersuchungsgruppe sogar weniger Begriffe als den Kindern der Vergleichsgruppe.

Die inhaltliche Analyse fördert weitere Erkenntnisse zutage, denn im Hinblick auf die fehlenden Begriffe zeigen die Gruppen Gemeinsamkeiten und Unterschiede. Beispielsweise scheinen die Begriffe Reihen- und Parallelschaltung für Lernende aller Gruppen Schwierigkeiten darzustellen,[172] wohingegen die Gegenstände Glühbirnenhalter und Leiter ausschließlich von vier bzw. fünf Kindern der Untersuchungsgruppe nicht benannt werden können, wiederum aber von allen Lernenden der Vergleichsgruppen. Insbesondere Begriffe wie z.B. Parallelschaltung, Leiter, Nicht-Leiter, Glühbirnenhalter oder Reihenschaltung können als Begriffe angesehen werden, bei denen es unwahrscheinlich ist, dass die Lernenden sie in der Alltagssprache erwerben, wohingegen dies bei anderen Begriffen der Unterrichtseinheit wie z.B. bei Batterie, Kabel oder Glühbirne eher möglich erscheint. Die Vokabellücken im Deutschen im Anschluss an die englischsprachige Unterrichtseinheit deuten darauf hin, dass es sich um Begriffe handelt, die nicht durch die Alltagssprache kompensierbar sind.

---

171 Interview zum Thema Elektrische Stromkreise: VG1: 0,2 %, VG2: 0,25 % im Vergleich zum Interview zum Thema Stromherstellung: VG1: 0,22 % VG2: 0,29 %.

172 Prozentual betreffen die Begriffe Reihen- und Parallelschaltung folgende Mengen aller „Fehlenden Begriffe" UG: 44,4 %, VG1: 87,5 %, VG2: 66,7 %.

10.4.4.2 *Code-Switching*

Der Wechsel zwischen zwei Sprachen im Verlauf des Interviews ist ein auf die Untersuchungsgruppe beschränktes Phänomen, denn in den Vergleichsgruppen kommen keinerlei *Code-Switchings* vor. Vergleicht man die Anzahl der *Code-Switchings* im Interview im Anschluss an die englischsprachige Unterrichtseinheit mit der Anzahl im Interview nach der bilingualen Unterrichtseinheit, fällt auf, dass mehr Sprachwechsel im Anschluss an die englischsprachige Unterrichtseinheit stattfinden (0,78 % vs. 0,06 %), denn da stellen *Code-Switchings* die größte Beeinträchtigung der sprachlichen Korrektheit auf Wortebene in der Untersuchungsgruppe dar.

Beim Wechsel zwischen zwei Sprachen innerhalb einer Unterhaltung, wird üblicherweise danach differenziert, an welcher Stelle der Sprachwechsel im Satz bzw. der Unterhaltung stattfindet. Das inter-sententiale *Code-Switching* bezeichnet Sprachwechsel, die an der Satzgrenze passieren, wohingegen der Wechsel innerhalb eines Satzes als intra-sentential bezeichnet wird (Müller 2015: 15). Wie die qualitative Analyse der Daten zeigt, kommen beide Formen des *Code-Switchings* in der Untersuchungsgruppe vor.

Drei der acht bilingual lernenden Schülerinnen und Schüler wechseln die Sprache keinmal. Somit sind die insgesamt 40 *Code-Switchings* in der Sprache von fünf Lernenden der Untersuchungsgruppe zu finden. 37 (92,5 %) der *Code-Switchings* werden nach der englischsprachigen Unterrichtseinheit vollzogen. Vier von acht Kindern benennen Gegenstände beim entsprechenden Frageimpuls im Interview spontan auf Englisch. Ein Kind vergewissert sich zunächst, in welcher Sprache die Begriffe benannt werden sollen und bleibt daraufhin im Deutschen (UGS12).[173] Ein anderes Kind beginnt auf Deutsch, kann dann aber nicht fortfahren. „Das ist eine Batterie, das weiß ich noch auf Deutsch, weil, *light bulb, bulb holder* ähm (überlegend) ja das war's" (UGS21). Bei 65 % aller *Code-Switchings* handelt es sich um intra-sententiale *Code-Switchings*, bei denen ein L2 Wort in einen L1 Satz eingebettet wird: „Wir nehmen ein *wire* am Anfang" (UGS7). Bei den restlichen 35 % der Fälle wechseln die Lernenden die Sprache abschnittsweise, also inter-sentential, in Form von Einwort-Äußerungen:

Interviewende: […], weißt du denn noch, wie man Gegenstände nennt, die Strom fließen lassen?
Kind: mh, *conductor* (Ausschnitt Interview mit UGS11).

173 Untersuchungsgruppe Schüler*in 12.

Zu inter-sententialen *Code-Switchings* kommt es nur dadurch, dass Lernende auf deutsche Fragen mit englischen Äußerungen antworten. Bei diesen Äußerungen handelt es sich nie um vollständige englische Sätze oder Satzstücke, sondern nur um Einwort-Äußerungen. Wenn die Lernenden innerhalb eines Antwort-Abschnitts die Sprache wechseln, dann nur intra-sentential, indem sie einen einzelnen, englischen Begriff verwenden, z.B.: „[...], dann hat man an der einen Seite, an einem *wire* halt den *bulb holder*, dann tut man da die Birne, also die *bulb* rein, dann verbindet man ein *wire* mit dem Anderen" (UGS7).

26 der 40 *Code-Switchings* betreffen unterschiedliche Begriffe. Ein inhaltlicher Abgleich mit dem Wortschatz der Schülerinnen und Schüler zeigt, dass sich 50 % der betroffenen Begriffe nicht im deutschen Vokabular finden. Die anderen 50 % hingegen werden im Verlauf des Interviews auch auf Deutsch verwendet. Ein Kind nimmt beispielsweise 9 intra-sententiale *Code-Switchings* durch die wiederholte Integration drei englischer Begriffe in einen deutschen Satz vor, obwohl es diese Begriffe 16 mal in anderen Sätzen auch regulär auf Deutsch verwendet. Die englischen Begriffe, die im Verlauf eines deutschen Satzes vorkommen, sind bis auf eine Ausnahme[174] hinsichtlich der Artikelverwendung der deutschen Morpho-Syntax angepasst, z.B.: „Eigentlich haben wir die Kabel mit der Batterie verbunden und mit dem *bulb holder* verbunden" (UGS21); „Das ist die *battery*, das ist der *bulb holder*", „[...] dann (kurze Pause) kam hier nochmal ein (kurze Pause) *wire*, also ein Kabel, dann haben wir da wieder einen *bulb holder* und dann haben wir ein *wire*" (UGS7).

10.4.4.3 Umschreibung

Beim Indikator Umschreibung zeigt sich ein ähnliches Bild wie bei den meisten anderen beeinträchtigenden Indikatoren der lexikalischen Korrektheit. Im Interview zum Thema elektrische Stromkreise umschreiben die Lernenden der Untersuchungsgruppe Begriffe etwas häufiger (0,53 %) als die Lernenden der Vergleichsgruppen (VG1: 0,31 %, VG2: 0,3 %). Während Lernende der Vergleichsgruppe 1 weniger häufig Begriffe im Interview zum Thema Stromherstellung umschreiben (-0,09 %), nimmt die Anzahl der Umschreibungen in der Sprache der Lernenden von Vergleichsgruppe 2 leicht zu (+0,12 %). Der deutlichste Unterschied zeigt sich aber bei der Untersuchungsgruppe, deren Lernende prozentual 0,41 % weniger Umschreibungen im Interview im Anschluss an die bilinguale Unterrichtseinheit (Stromherstellung) und damit auch weniger als die Vergleichsgruppen verwenden.

---

174 „Das ist die *bulb*, der kommt da rein" (UGS5).

Inhaltlich zeigen sich keine auffälligen Unterschiede zwischen den Gruppen. Lernende aller Gruppen verwenden allgemeine Begriffe zur Substitution anderer, z.B. „elektrische Sachen" (VG1S12), „die Dinger, ja, also die kleinen Teilchen" (VG2S5), „gedrehtes Ding" (UGS9). Ebenso kommen deiktische Begriffe zum Einsatz „also hier die beiden Metall" (VG2S5), „hier unten ist sowas" (UGS12), als auch Beschreibungen des Gegenstands „Rad, mit Schaufel dran" (VG1S19), „die einzelnen Teile die Strom verbrauchen" (VG2S6), „das zum An- und Ausmachen" (UGS7). Immer wieder verwenden Lernende auch Artikel als Stellvertreter für die Begriffe, ohne das Subjekt im vorherigen Satz benannt zu haben z.B. „dann stoppt das da" (UGS11). Diese wurden in dieser Kategorie aber nicht mitkodiert, da es sich dabei nicht um Umschreibungen handelt.

10.4.4.4 Wortschöpfung

Im Vergleich mit den anderen Indikatoren stellen Wortschöpfungen insgesamt die kleinste Ursache für eine lexikalische Beeinträchtigung der sprachlichen Korrektheit dar. Beim Interview zum Thema elektrische Stromkreise (englischsprachige Unterrichtseinheit für die UG) produzieren die Lernenden der Untersuchungsgruppe etwas weniger Wortschöpfungen (0,06 %) als die Lernenden der Vergleichsgruppen (VG1: 0,15 %, VG2: 0,08 %). Im Interview im Anschluss an die (für die Lernenden der UG bilinguale) Unterrichteinheit zum Thema Stromherstellung hingegen produzieren die Kinder der Untersuchungsgruppe etwas mehr Wortschöpfungen (0,15 %), als die Lernenden der Vergleichsgruppen, die kaum (VG1 0,03 %) bzw. keine (VG2 0 %) Wortschöpfungen verwenden.

Bei der näheren Betrachtung der Wortschöpfungen lässt sich feststellen, dass sie in allen Gruppen einerseits durch falsche Pluralbildung, wie z.B. „Kabels" (VG1S12, VG1S19), „Käbel" (VG1S5, UGS14, UGS7) oder „Drahte" (UGS14), andererseits durch beschreibende Komposita, wie „Stromteilchen" (VG2S16), „Kreisstromkreis" (VG1S1), „Metallsachen" (VG1S4), „Minuspolsachen" (VG1S5), „Umweltfolgendingsda", „Stromprozent" (UGS14), entstehen. Wortbildungen durch Ableitungen wie z.B. „Festmacher" (UGS9), „Umformer", „unerneuerbar" (UGS3), oder „Überleitung" (UGS14) kommen nur viermal und ausschließlich in der Untersuchungsgruppe vor. Bis auf ein Adjektiv handelt es sich bei den Wortschöpfungen immer um Nomen.

10.4.4.5 Kollokationsfehler

Beeinträchtigungen der sprachlichen Korrektheit durch die Verwendung von Lexemen, die üblicherweise nicht miteinander vorkommen, lassen sich am häufigsten in der Sprache der Lernenden der Untersuchungsgruppe im Interview zum Thema elektrische Stromkreise nachweisen (0,61 %). Kollokationsfehler kommen in der Sprache der Kinder der Vergleichsgruppen verglichen dazu seltener vor (VG1 0,33 %, VG2 0,3 %). Im Interview zum Thema Stromherstellung machen die Lernenden der Vergleichsgruppen mehr Kollokationsfehler (VG1 0,45 % VG2 0,5 %) als im anderen Interview, während die Fehleranzahl bei den Lernenden der Untersuchungsgruppe mit 0,19 % darunter liegt.

Inhaltlich weisen die Kollokationsfehler eine breite Vielfalt auf. Lernende der Untersuchungsgruppe verwenden auffällig häufig die Verben gehen oder laufen anstelle von fließen in Kombination mit dem Substantiv Strom, so betrifft dies 27,5 % aller Kollokationsfehler der Untersuchungsgruppe, z.B. „der Strom geht durch die Kabelteile" (UGS7), „ein ganz feiner Draht, darüber läuft ja immer noch der Strom" (UGS3). Diese Ausdrücke, die 27,5 % ausmachen, teilen sich in 19,8 % nach der englischsprachigen und 7,7 % nach der bilingualen Unterrichtseinheit auf. In den Vergleichsgruppen treten solche unidiomatischen Wortverbindungen zwar auch auf, aber im Vergleich seltener (VG1: 19,34 %, VG2: 5,26 %).[175] Ferner verwenden Kinder aller Gruppen das Verb machen als undiomatisches Substitut für Fachwörter wie z.B. produzieren, verbinden, regeln oder herstellen: „der macht den Strom runter" (VG1S16), „man kann es auch aus Wasser machen" (VG2S14), „dass dann äh, dass, ähm, Strom gemacht wird" (VG2S5), „dann haben wir das bei dem Plus gemacht" (VGS4) „das Machen der Solarzellen ist sehr teuer" (UGS14).

Neben unidiomatischen Ausdrücken liegt die Ursache für Kollokationsfehler bei allen Lernenden außerdem in der Herstellung von falschen Sachrelationen zwischen Objekten begründet: „und dadurch fängt das Glas halt an zu glühen" (UGS3), „an der Glühbirne halt festgebunden sind" (VG1S4), „dann können die Glühbirnchen ja nicht von da nach da springen" (VG2S16). In allen Beispielen liegt das Problem vor, dass Begriffe in sachlich inkorrekten Kontexten verwendet wurden, so glüht nicht das Glas selbst, sondern der Draht in der Glühbirne. Kabel werden nicht an der Glühbirne sondern an deren Halterung befestigt und es sind Elektronen, die nicht über eine Lücke im Stromkreis springen können. Sowohl in der Untersuchungsgruppe als auch in Vergleichsgruppe 2 sind etwa die Hälfte aller Kollokationsfehler unidiomatische Ausdrücke und die andere

175 Weitere unidiomatische Ausdrücke in Verbindung mit Strom sind (Infinitiv): *rauskommen, getrieben werden, durchlaufen, durchkönnen, weiterkönnen, festgehalten werden, abgesaugt werden, durchgezogen werden, aufgefangen werden.*

Hälfte stellen inkorrekte Sachrelationen dar.[176] In Vergleichsgruppe 1 ist das Verhältnis dieser beiden Fehlertypen weniger ausgewogen, denn die Mehrheit der von Lernenden dieser Gruppe produzierten Kollokationsfehler sind unidiomatische Ausdrücke (67,74 %).

10.4.5 Sprachflüssigkeit

Wie der Vergleich der Höhe der Säulen in den Diagrammen (vgl. Abb. 10-23) suggeriert, weist die Sprache der Lernenden der Untersuchungsgruppe im Anschluss an den englischsprachigen Unterricht mehr Indikatoren unflüssiger Sprache auf (6,54 %) als im Interview nach der zweisprachigen Unterrichtseinheit zum Thema Stromherstellung (4,71 %). Auch im Vergleich mit den Vergleichsgruppen zeigt sich dieses Bild, denn im Interview zum Thema elektrische Stromkreise weist die Sprache der Kinder der Untersuchungsgruppe mehr Beeinträchtigungen der Sprachflüssigkeit auf als die der Kinder der Vergleichsgruppen. Im Interview im Anschluss an die bilinguale Unterrichtsreihe hingegen, produzieren die Kinder der Untersuchungsgruppe flüssigere Sprache (4,71 %) als die Schülerinnen und Schüler der Vergleichsgruppen, denn die Vergleichsgruppen weisen eine größere Menge an beeinträchtigenden Indikatoren der Sprachflüssigkeit auf (VG1 6,37 %, VG2 5,6 %). Während die Sprache der Lernenden der Untersuchungsgruppe also im Interview zum Thema Stromherstellung weniger Indikatoren unflüssiger Sprache aufweist, als im Interview zum Thema elektrische Stromkreise, verhält es sich bei den Vergleichsgruppen umgekehrt.

176 UG: 39 Kollokationsfehler insgesamt, 51,28 % davon inkorrekte Sachrelationen, 48,72 % unidiomatische Ausdrücke. VG2: 19 Kollokationsfehler insgesamt 52,63 % davon inkorrekte Sachrelationen, 47,37 % unidiomatische Ausdrücke.

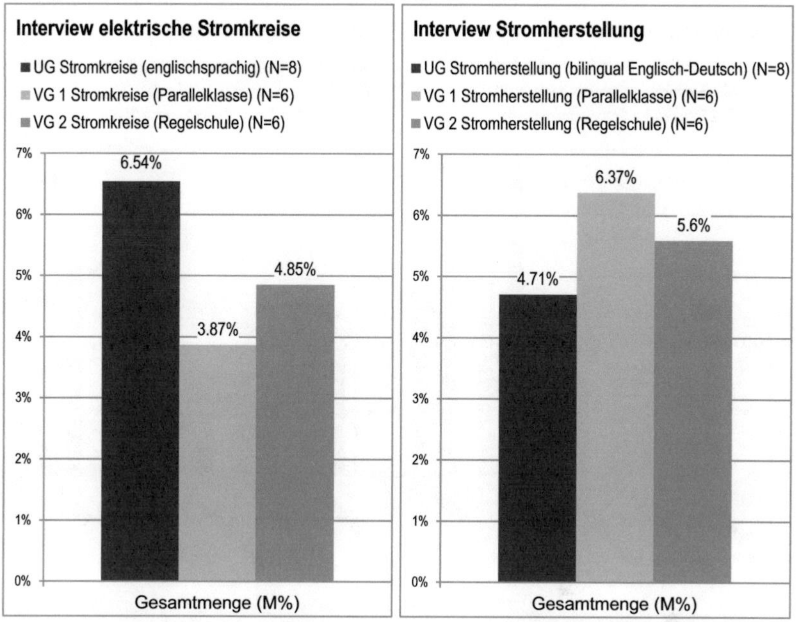

Abbildung 10-23: Gesamtmenge Indikatoren Beeinträchtigung der Sprachflüssigkeit (Mittelwerte prozentual)

Bei der Betrachtung der einzelnen beeinträchtigenden Indikatoren der Sprachflüssigkeit (vgl. Abb. 10-24) fällt auf, dass vor allem Sprechpausen und Füllsilben, wie z.B. „ähm" und „mh" ursächlich für die Verzögerung des Sprechflusses sind. Entsprechend der Säulen im Diagramm (vgl. Abb. 10-24) lässt sich erkennen, dass die Lernenden der Untersuchungsgruppe von allen beeinträchtigenden Indikatoren der Sprachflüssigkeit entweder gleichbleibende Mengen in beiden Interviews produzieren (Selbstkorrektur, Sprechpausen) oder die Mengen im Interview zum Thema Stromherstellung geringer sind (Fehlstart, Wiederholung, Sprechpause). Äußerungen, wie z.B. „Das war auch, also es gibt welche mit Getriebe […]" (UGS14) (Fehlstart) oder „und wenn man eine Lampe rausschraubt, aber, wenn, wenn man eine Lampe rausschraubt und die andere leuchtet dann immer noch […]" (UGS14) (Wiederholung) kommen somit 0,11 % bzw. 0,32 % seltener im Interview zu Stromherstellung vor, während sich die Sprache der Lernenden der Vergleichsgruppen gegenteilig darstellt und im Interview zu Stromherstellung eine größere Menger fast aller Indikatoren aufweist.

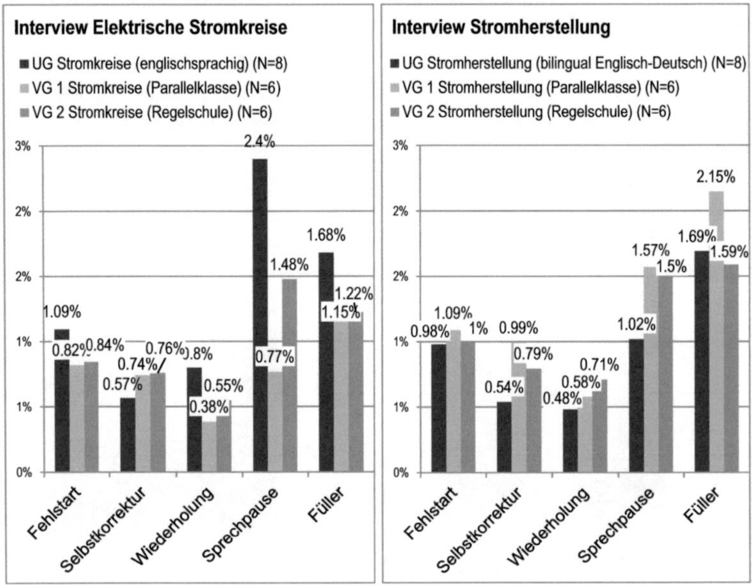

Abbildung 10-24: Indikatoren Beeinträchtigung der Sprachflüssigkeit (Mittelwerte prozentual)

Am prägnantesten ist dieser Unterschied bei den Sprechpausen, von denen die Lernenden der Untersuchungsgruppe 1,38 % weniger im Interview zum Thema Stromherstellung machen als im Interview zum Thema elektrische Stromkreise, welches nach der englischsprachigen Unterrichtseinheit stattfand. Die Lernenden der Vergleichsgruppe 1 hingegen, machen etwas mehr Pausen beim Beantworten der Fragen zum Thema Stromherstellung (+0,8 %) und verwenden etwas mehr Füllsilben (+1 %), die Kinder der Vergleichsgruppe 2 machen gleichbleibend viele Sprechpausen, verwenden aber etwas mehr Füller im Interview zum Thema Stromherstellung (+0,37 %).

10.4.6 Englische Sprachproduktion der bilingual Lernenden im Interview

In den beiden Interviews der Untersuchungsgruppe erhielten die Kinder jeweils drei Frageimpulse in englischer Sprache. Inhaltlich griffen diese drei Fragen dieselben Inhalte wie im deutschen Interview auf. Die im Folgenden dargestellten Ergebnisse beziehen sich nur auf diesen Abschnitt des Interviews;

englischsprachige Begriffe, die im restlichen Teil des Interviews z.B. durch *Code-Switching* vorkamen, sind hier demnach nicht berücksichtigt.

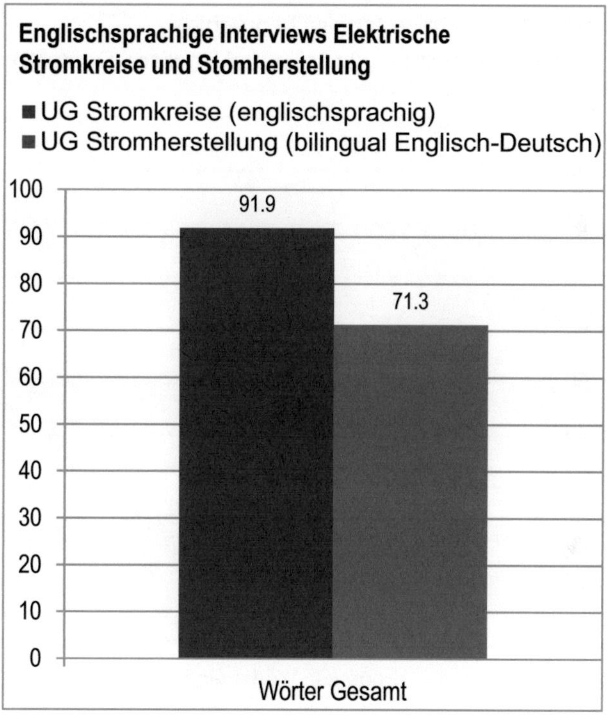

Abbildung 10-25: Gesamtwortmenge englischsprachiges Interview im Vergleich im Interview nach Unterrichtseinheiten zu Elektrischen Stromkreisen und Stromherstellung (Mittelwerte, $N = 8$)

Die absolut gesprochene Wortmenge (vgl. Abb. 10-25) im englischsprachigen Teil des Interviews im Anschluss an die monolingual englischsprachige Unterrichtseinheit (Elektr. Stromkreise) weicht von der Menge im Interview im Anschluss an die bilinguale Unterrichtseinheit (Stromherstellung) ab. Graphisch im Säulendiagramm dargestellt ist einerseits die absolute Wortmenge, die alle von den Lernenden gesprochenen Wörter in diesem Interviewabschnitt angibt. In dieser Menge sind somit auch deutsche Wörter enthalten.

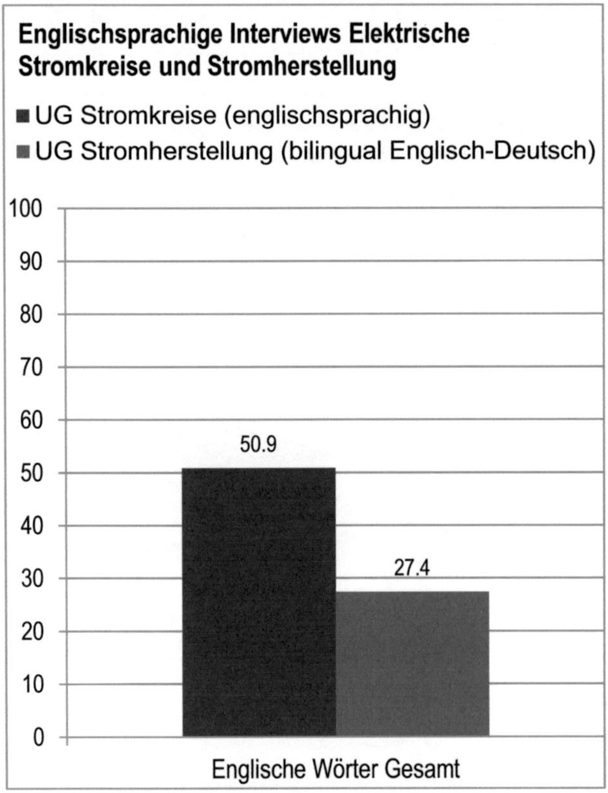

Abbildung 10-26: Gesamtwortmenge englischsprachiger Wörter englischsprachiges Interview im Vergleich im Interview nach Unterrichtseinheiten zu Elektrischen Stromkreisen und Stromherstellung (Mittelwerte, $N = 8$)

Andererseits wurden außerdem alle von den Lernenden verwendeten deutschen Wörter exkludiert, wodurch sich eine zweite Menge ergibt, die nur die englische Wortmenge wiederspiegelt (vgl. Abb. 10-26). So zeigt sich, dass im Interview im Anschluss an die englischsprachige Unterrichtseinheit insgesamt mehr Sprache von den Lernenden produziert wird als im Interview im Anschluss an die bilinguale Unterrichtseinheit. Gleiches gilt auch, wenn nur die englische Sprache in den Blick genommen wird.

Anteilig ist die Hälfte (55 %) aller produzierten Wörter im englischsprachigen Interview im Anschluss an die englischsprachige Unterrichtseinheit englischsprachig, während im Anschluss an die bilinguale Unterrichtseinheit nur

27 von 71 produzierten Wörtern (38 %) englische Begriffe sind und die Sprache der Kinder somit mehr deutsche Wörter enthält.

Die im Folgenden dargestellten Ergebnisse bezüglich der verwendeten Wortarten (vgl. Abb. 10-27, Abb. 10-28) stehen prozentual zu der jeweiligen Menge rein englischsprachiger Wörter im Verhältnis (also 51 bzw. 27 Wörter).

Wie die höheren Säulen im Diagramm erkennen lassen, produzieren die Lernenden im Interview im Anschluss an die bilinguale Unterrichtseinheit durchschnittlich mehr Substantive als auch Verben im Vergleich zum Interview im Anschluss an die monolingual englischsprachige Unterrichtseinheit (vgl. Abb. 10-27). Beides gilt sowohl für *Token-* als auch *Type*-Werte, was darauf hindeutet, dass die Kinder über einen größeren englischen nominalen und verbalen Wortschatz und über eine größere englische Wortvielfalt in diesen Wortarten im Anschluss an die bilinguale Unterrichtseinheit als im Anschluss an die englischsprachige Unterrichtseinheit verfügen. Anders ausgedrückt bedeutet dies, dass die Lernenden im Anschluss an die englische Unterrichtseinheit anteilig weniger Nomen und Verben, dafür aber mehr andere Wortarten verwenden.

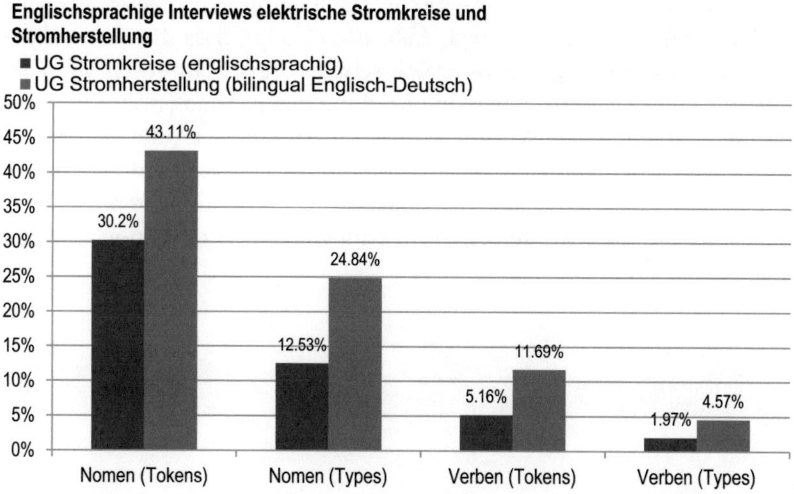

Abbildung 10-27: Englischer nominaler und verbaler Wortschatz im Vergleich im Interview nach Unterrichtseinheiten zu elektrischen Stromkreisen und Stromherstellung (Mittelwerte prozentual, $N = 8$)

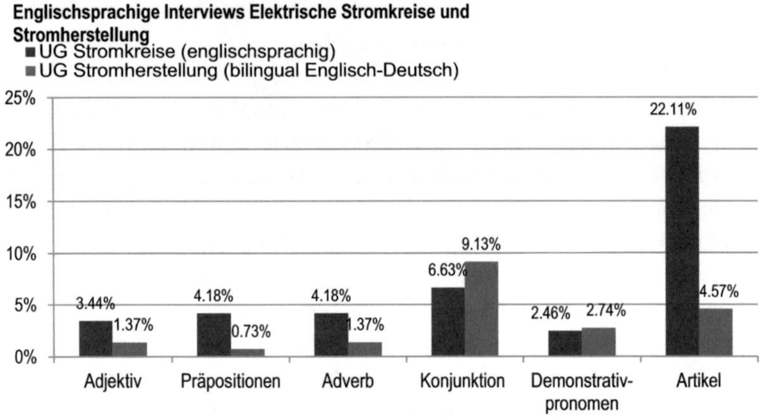

Abbildung 10-28: Englische Wortarten im Vergleich im Interview im Anschluss an die Unterrichtseinheiten zu Elektrischen Stromkreisen und Stromherstellung (Mittelwerte prozentual, $N = 8$)

Die Höhe der Säulen der graphische Darstellung der anderen verwendeten Wortarten im Diagramm (vgl. Abb. 10-28) zeigt, dass die Lernenden im Anschluss an die bilinguale Unterrichtseinheit durchschnittlich verhältnismäßig nur mehr Konjunktionen und minimal mehr Demonstrativ-Pronomen verwenden, alle anderen Wortarten aber im Anschluss an die englischsprachige Unterrichtseinheit zahlreicher vorkommen. Die Verwendung von Artikeln tritt besonders häufig auf. Die zahlreichere Verwendung von Adjektiven, Adverbien, Präpositionen und Artikeln ermöglicht die Produktion vollständiger Satzkonstruktionen.

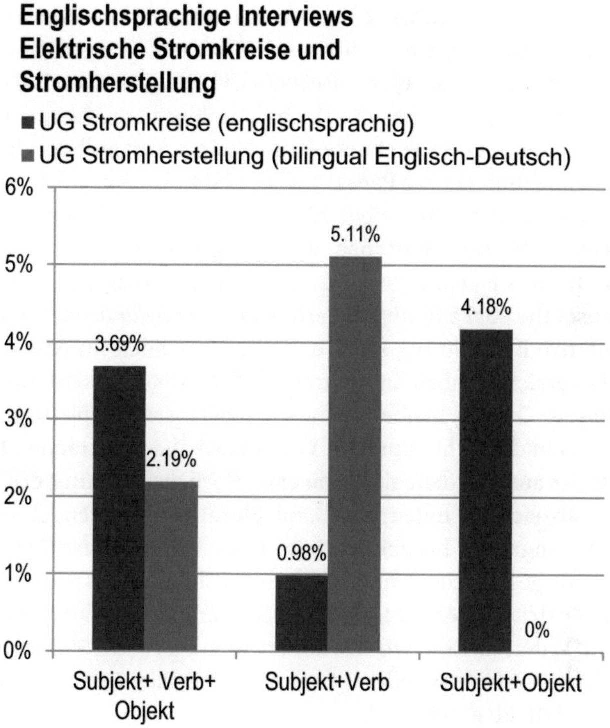

Abbildung 10-29: Englische Satzkonstruktionen im Vergleich im Interview im Anschluss an die Unterrichtseinheiten zu Elektrischen Stromkreisen und Stromherstellung (Mittelwerte prozentual, *N* = 8)

Betrachtet man die englische Sprachproduktion auf Satzebene (vgl. Abb. 10-29) zeigt sich entsprechend der Säulenhöhe im Diagramm, dass die Lernenden im Anschluss an die englischsprachige Unterrichtseinheit verhältnismäßig mehr Satzkonstruktionen, bestehend aus Subjekt, Verb und Objekt produzieren, wie z.B. „And here energy can flow to the bulb holder" (UGS14) als im Anschluss an die bilinguale Unterrichtseinheit. Häufig kommen dabei beschreibende bzw. benennende Sätze mit Hilfe deiktischer Ausdrücke vor: „This is a battery" (UGS12); „There is the bulb holder" (UGS7) und nicht immer handelt es sich um gänzlich vollständige Satzkonstruktionen: „And there wire is connected" (UGS7). Ferner produzieren die Kinder in diesem Interview mehr Subjekt-Objekt-Konstruktionen die teilweise aneinandergereiht und mit deutschen

Wörtern kombiniert werden wie z.B. (Deutsch in kursiv hervorgehoben) „Ähm the switch on the battery, two switch on the battery, one switch *an* the bulb holder, light bulb (kurze Pause) *reindrehen*" (UGS3); „The electrical circuit two, two electrical circuits, here the wire the bulb holder here, there are two wires, the bulb hol ... *soll hier noch* (kurze Pause) wires *hier* bulb holder and light bulb ... the connection (kurze Pause) yes" (UGS14). Im Anschluss an die bilinguale Unterrichtseinheit überwiegt hingegen die Anzahl von Subjekt-Verb-Konstruktionen, die mit deutschen Äußerungen kombiniert werden: „Sun, wind, and water this is *immer wieder... also erneuerbar* and *bei Atom und* coal is (kurze Pause) the coal *z.B. ähm (überlegend) irgendwann weg*" (UGS12).

Die qualitative Betrachtung zeigt, dass die Lernenden im Anschluss an die bilinguale Unterrichtseinheit insgesamt häufiger ins Deutsche wechseln und länger in diesem Duktus bleiben; teilweise liefern sie komplette Erklärungen und Antworten in deutscher Sprache. Grammatikalisch betrachtet fällt besonders ein Schüler auf, bei dem sich eine erste Berücksichtigung des englischen Regelsystems abzeichnet, indem er z.B. die Pluralform verwendet und auch die Subjekt-Verb-Kongruenz berücksichtigt: „There are two wires" (UGS14). Das Verb *to be* ist insgesamt das häufigste Verb, wird von den anderen Lernenden aber nur in der dritten Person Singular, unabhängig vom Substantiv, verwendet, z.B. „And water, sun and wind is new, new energy" (UGS14), teilweise dient es auch als Substitut für ein anderes Verb, z.B. „And the here is the, is the other cable to the bulb holder" (UGS14).

10.4.7 Zusammenfassung der Ergebnisse der Auswertung des Interviews

Zusammenfassend lässt sich durch die Auswertung der Interviewdaten feststellen, dass die Lernersprache aller Gruppen mehr Indikatoren des bildungssprachlichen Modus und mehr Fachwortschatz im Interview zum Thema Stromherstellung (bilingualer Unterricht) als im Interview zu Elektrischen Stromkreisen (monolingual fremdsprachiger Unterricht) aufweist. Ferner überwiegt dabei in allen Gruppen das Verhältnis von nominalem zu verbalem Wortschatz, wie es für fachlichen Diskurs angemessen ist. Sowohl im Interview zu Elektrischen Stromkreisen als auch im Interview zur Stromherstellung bleibt die Untersuchungsgruppe in Bezug auf Fachwortschatz und den bildungssprachlichen Modus konstant hinter den Vergleichsgruppen zurück.

Im Hinblick auf fehlerhafte Satzstrukturen sind diese im Verhältnis zur Gesamtmenge gesprochener Sätze in der Sprache der Lernenden der Untersuchungsgruppe etwas häufiger zu finden als in der Sprache der

Vergleichsgruppen. Bei der Betrachtung der sprachlichen Korrektheit auf lexikalischer Ebene lassen sich sowohl Unterschiede zwischen den Gruppen als auch den Interviewzeitpunkten ausmachen. Die Lernenden der Untersuchungsgruppe produzieren 1,92 % mehr lexikalische Fehler im Interview im Anschluss an die englischsprachige Unterrichtseinheit (elektr. Stromkreise) als im Interview im Anschluss an den bilingualen Unterricht (Stromherstellung). Auch wenn davon alle beeinträchtigenden Indikatoren der lexikalischen Korrektheit betroffen sind, sind besonders *Code-Switchings* ursächlich für die erhöhte Anzahl der Verstöße gegen die lexikalische Korrektheit in der Sprache der Lernenden der Untersuchungsgruppe im Anschluss an die englischsprachige Unterrichtseinheit. Während die Menge der Verstöße gegen die sprachliche Korrektheit auf lexikalischer Ebene bei den Vergleichsgruppen in beiden Interviews ähnlich groß ist, fällt sie bei der Untersuchungsgruppe im Interview zu Stromherstellung nicht nur geringer als im Interview zu Elektrischen Stromkreisen, sondern auch geringer als die der Vergleichsgruppen aus.

Ein ähnliches Bild zeichnet sich bei der Betrachtung der Indikatoren unflüssiger Sprache, welche in der Untersuchungsgruppe im Vergleich mit den Vergleichsgruppen im Interview zu Elektrischen Stromkreisen vermehrt auftreten. Während die Lernenden der Untersuchungsgruppe im Interview zum Thema Stromherstellung verglichen dazu flüssigere Sprache produzieren, die Menge der Indikatoren also sinkt, ist die Anzahl der Indikatoren unflüssiger Sprache bei den Vergleichsgruppen hingegen größer und übersteigt die der Untersuchungsgruppe.

Im Hinblick auf die mündliche englische Sprachproduktion produzieren die Lernenden im Anschluss an die englische Unterrichtseinheit mehr englische Sprache als im Anschluss an die bilinguale Unterrichtseinheit. Prozentual produzieren sie im Anschluss an die bilinguale Unterrichtseinheit zwar mehr Nomen und Verben. Die vollständige Formulierung englischer Satzkonstruktionen auch mit Hilfe anderer Wortarten wie Adjektiven, Adverbien und Präpositionen, gelingt ihnen aber im Anschluss an die englischsprachige Unterrichtseinheit häufiger. Dies ermöglicht ihnen ferner seltener und kürzer in die deutsche Sprache wechseln zu müssen als im Anschluss an die bilinguale Einheit.

11 Diskussion der Ergebnisse und Hypothesenbildung

Im Rückgriff auf die zentralen Forschungsfragen der BiSY-Studie (vgl. Kap. 9.1) sollen im vorliegenden Kapitel die Ergebnisse diskutiert und zur Bildung von Hypothesen zum bilingualen Unterricht in der Grundschule genutzt werden. Knapp zusammengefasst deuten die Ergebnisse daraufhin, dass

- die allgemeine Sprachkompetenz im Englischen bei den bilingual unterrichteten Grundschulkindern auf einem etwas höheren Niveau ausgeprägt ist als bei den Lernenden in den nicht-bilingualen Gruppen (vgl. Kap. 10.2).
- das schriftlich ermittelte Begriffs- und Konzeptwissen bei den bilingual unterrichteten Grundschulkindern auf einem vergleichbaren Niveau angesiedelt ist wie bei den monolingual auf Deutsch unterrichteten Schülerinnen und Schülern und keine Nachteile durch den Einsatz der Fremdsprache entstehen (vgl. Kap. 10.3.1).
- die doppelte Fachliteralität für bilingual unterrichtete Grundschulkinder ein außerordentlich anspruchsvolles Unterrichtsziel darstellt, da sie zwar im Deutschen die angestrebte Fachliteralität erreichen können, aber bei Weitem nicht im selben Maße im Englischen (vgl. Kap. 10.3.2.3 und Kap. 10.4.6).
- sich das bilinguale mentale Lexikon der Lernenden der Versuchsgruppe dahingehend dynamisch entwickelt, als konzeptuelles Wissen gelegentlich (insbesondere im monolingual fremdsprachigen Fachunterricht) mit fremdsprachlichen Begriffen erworben wird, bevor es mit erstsprachlichen Begriffen verknüpft wird.
- der genuin zweisprachige Sachunterricht zu einer besseren Entwicklung des Fachvokabulars beiträgt als der monolingual englischsprachige Sachunterricht.

Die Auswertung der C-Tests zur Einschätzung der allgemeinen Fremdsprachenkompetenz hat gezeigt, dass die Lernenden des bilingualen Unterrichts deskriptive Leistungsvorteile im Vergleich mit den beiden Vergleichsgruppen im C-Test aufweisen. In den schriftlichen Wissenstests zeigen sich in den Nachtests weder signifikante Leistungsunterschiede im Hinblick auf die Gruppen noch bezüglich der unterschiedlichen Unterrichtseinheiten. Diese Ergebnisse legen einerseits den Schluss nahe, dass es den bilingualen Schülerinnen und Schülern gelingt, Fachinhalte des Unterrichts auf vergleichbarem Niveau wie Lernende des Regelunterrichts zur Bearbeitung schriftlicher Wissenstests anzuwenden. Andererseits scheint es dabei keinen entscheidenden Unterschied zu machen, ob der bilinguale Unterricht monolingual fremdsprachig oder zweisprachig durchgeführt wird. Im Gegensatz dazu scheinen sich hinsichtlich der schulsprachlichen mündlichen Fachliteralität jedoch Nachteile abzuzeichnen, wenn die bilingual Lernenden monolingual fremdsprachig unterrichtet werden, da ihre Sprache dann mehr Merkmale unflüssiger Sprache und lexikalische Fehler aufweist. Im Anschluss an die zweisprachige Unterrichtseinheit können sich die Lernenden in der Schulsprache mündlich adäquater ausdrücken als nach der monolingualen Unterrichtseinheit. Der Einsatz englischsprachiger schriftlicher Wissenstests neben den deutschsprachigen hat offenbart, dass die bilingual Lernenden signifikant schlechtere Leistungen erzielen, wenn Wissen in der Fremdsprache überprüft wird. Der Effekt, den die Wahl der Unterrichtssprache ausübt, ist dabei substantiell.

Bevor diese Erkenntnisse ausführlich diskutiert werden, wird eine knappe Diskussion der Leistungsvoraussetzungen der Stichprobe vorweg genommen, da diese Erläuterungen eine gebotene Besonnenheit bei der Interpretation der Ergebnisse begründet, welche immer mitgedacht werden sollte. Die detaillierte Diskussion weiterer forschungsmethodologischer Beschränkungen der Studie folgt in Kapitel 12.

Im Anschluss werden die anfangs kurz zusammengefassten Ergebnisse diskutiert. Strukturell folgt diese Diskussion der Darstellung der Ergebnisse in Kapitel 10. Bei der Erörterung der Interview-Ergebnisse wurde jedoch aufgrund der Menge der Faktoren und zur besseren Orientierung eine Unterteilung in mögliche Begründungszusammenhänge gewählt, weswegen dieser Abschnitt von der Reihenfolge der Ergebnisdarstellung aus Kapitel 10.4 abweicht.

11.1 Diskussion der Leistungsvoraussetzungen der Lernenden

Insbesondere im Kontext der Forschung zum bilingualen Unterricht an Sekundarschulen werden Leistungsvorteile bilingualer Lerner mit Effekten positiver Selektion bilingualer Schülerinnen und Schüler in Verbindung gebracht (vgl. z.B. Breidbach/Viebrock 2012: 9; Burmeister 1994: 148; Dallinger 2015; Haß 2006: 64; Rumlich 2016; Zydatiß 2007a: 149, 2012a: 24). Vermutlich sind besonders die Parallelklassen bilingualer Klassen von negativer Selektion betroffen, da in ihnen die Schülerinnen und Schüler verbleiben, die nicht aufgrund günstiger Lernvoraussetzungen für den bilingualen Unterricht ausgewählt wurden (vgl. Rumlich 2016: 195). Im Einklang mit diesen Forschungsergebnissen lässt sich auch in der vorliegenden Studie ein Leistungsvorsprung bezüglich der durchschnittlichen kognitiven Fähigkeiten der bilingualen Schülerinnen und Schülern feststellen (vgl. Kap. 10.1).

Die Korrelationskoeffizienten der kognitiven Fähigkeiten und der eingesetzten Leistungstests bewegen sich zwischen $r = .31$ und $r = .68$ und legen somit einen substantiellen Zusammenhang zwischen den kognitiven Fähigkeiten und Testleistungen nahe.[177] Auf Basis der Regressionsmodelle, die den Einfluss der kognitiven Fähigkeiten und des Vorwissens auf die durchschnittliche Testleistung im Wissenstest ermitteln, lassen sich ca. 29 % ($R^2 = .287$) der Varianz der Leistungen im Nachtest 1 und ca. 22 % ($R^2 = .215$) der Varianz der Leistungen in Nachtest 2 durch den Einfluss der beiden Variablen erklären (wenn sie als einzige Prädiktoren herangezogen werden). Da insbesondere in Nachtest 1 das Regressionsgewicht des Vorwissens klein ($\beta_{VT1} = .06$, $p = .65$) und genauso wie in Nachtest 2 nicht signifikant ist ($\beta_{VT2} = .22$, $p = .09$), lässt sich der Großteil der Varianz über den signifikanten Einfluss der kognitiven Fähigkeiten erklären (NT1: $\beta_{KFT} = .51$, $p < .000$; NT2: $\beta_{KFT} = .34$, $p < .01$). Die aufgeklärte Varianz von unter 30 % für beide Tests bedeutet zwar, dass ein Großteil der Varianz nicht über die Regressionsmodelle erklärt werden kann und es möglicherweise noch stärkere, nicht im Modell enthaltene, Leistungsprädiktoren gibt. Dennoch lässt sich vermuten, dass der zwar nicht signifikante, aber durchaus substantielle mittelgroße Leistungsvorsprung der bilingualen Schülerinnen und Schüler gegenüber den Lernenden in ihrer Parallelklasse im kognitiven Fähigkeitstest ($p = .24$, Cohen's $d = 0.53$) einen Leistungsvorteil für die bilingualen Schülerinnen und Schüler begünstigt.

Um der Problematik der negativ selektierten Parallelklasse entgegenzuwirken, wurde ein viertes Schuljahr einer Grundschule ohne bilinguales Lernangebot in die Stichprobe aufgenommen. „One way of reducing this distortion [by creaming off of strong learners, LB] is to use students from regular schools without CLIL as controls, which is often less convenient and might increase differences with respect to other variables (e.g. socio-economic status or L1 background)" (Rumlich 2016: 195). Jedoch bewahrheitet sich die von Rumlich (2016) angesprochene Befürchtung in der vorliegenden Studie, denn die Umfeldanalyse der beiden teilnehmenden Schulen offenbart, dass sich deutliche Unterschiede zwischen den Standorten der Schulen zeigen, wobei das Umfeld der bilingualen Grundschule vermutlich günstigere Lernvoraussetzungen bietet als

177 Die durchschnittliche Korrelation ($r = .5$) zwischen schulischen Leistungen und kognitiven Fähigkeiten ist mit der in anderen Studien vergleichbar (vgl. z.B. Brühwiler et al. 2016: 298).

das der Regelschule. Der Leistungsunterschied im kognitiven Fähigkeitstest zwischen den bilingual Lernenden und den Regelschülern (VG2) ist zudem signifikant und größer ($p < .035$, Cohen's $d = 0.82$) als im Vergleich zur Parallelklasse. Es ist daher ungewiss, ob die Vergleichsklasse der Regelschule tatsächlich eine in allen Aspekten passende Vergleichsgruppe darstellt, da sowohl Standort als auch schwächere kognitive Fähigkeiten ungünstigere Leistungsvoraussetzungen implizieren.[178]

11.2 Die allgemeine Fremdsprachenkompetenz im Spiegel des C-Tests

Insgesamt verzeichnen alle Lernenden der drei Gruppen einen Leistungszuwachs in den fremdsprachlichen Kompetenzen im Verlauf des halben Jahres zwischen den zwei Testzeitpunkten des C-Tests. Die durchschnittliche Leistung der gesamten Stichprobe ($N = 65$) zum zweiten Testzeitpunkt liegt bei 40,04 %.[179] Damit ist sie vergleichbar mit den durchschnittlichen Leistungen von 201 Viertklässlerinnen und Viertklässlern des regulären Fremdsprachenunterrichts, deren Fremdsprachenkompetenz von Porsch/Wilden (2017) mit demselben C-Test untersucht wurde und die durchschnittlich 42,84 %[180] erreichten.

Die deskriptive Analyse zeigt, dass Lernende der bilingualen Klasse ($M_{UG} = 46{,}09$ %) in der vorliegenden Studie etwas besser abschneiden als die Lernenden der Vergleichsgruppe 1 ($M_{VG1} = 35{,}21$ %) und 2 ($M_{VG2} = 37{,}29$ %). Diese durchschnittlichen Leistungsunterschiede zum zweiten Testzeitpunkt verfehlen jedoch statistische Signifikanz (vgl. Kap. 10.2). Im Vergleich mit den

178 Da sowohl die bilingualen Schülerinnen und Schüler als auch die Lernenden ihrer Parallelklasse (leistungsstärker) im kognitiven Fähigkeitstest besser abschneiden als die Lernenden der Regelschule, und da die Standortfaktoren der bilingualen Grundschule außerdem lerngünstiger sind, lässt sich spekulieren, ob bilinguale Grundschulen tendenziell eher an günstigen Standorten (nach Standortfaktoren) angesiedelt sind. Demnach würden Schulleitungen und Kollegien der Schulen mit ungünstigen Standortfaktoren gar nicht erst in Erwägung ziehen, bilinguale Lehr- und Lernprogramme zu etablieren.

179 $M_{gesamt} = 32{,}03$ Punkte, erreichbare Gesamtpunktzahl 80 Punkte.

180 $M = 34{,}27$ Punkte, Porsch/Wilden geben 76 Punkte als erreichbare Gesamtpunktzahl an (vgl. Porsch/Wilden 2017: 294), da aber nicht ersichtlich ist, wie sich diese berechnet und pro Text 20 Lücken auszufüllen sind (4 Texte) wird der Vergleichbarkeit halber für die hier berechneten Prozentwerte auch eine Gesamtpunktzahl von 80 Punkten zu Grunde gelegt.

Ergebnissen von Frischs BiLL-NaWi Studie (Frisch 2021), in der ebenfalls die fremdsprachlichen Kompetenzen bilingual und regulär lernender Grundschülerinnen und -schüler in den Blick genommen wurden, weichen die vorliegenden Ergebnisse in zweierlei Hinsicht ab. Einerseits füllen die 207 bilingualen Schülerinnen und Schüler in BiLL-NaWi durchschnittlich 59,5 der 100 Lücken korrekt aus (= 59,5 %) und sind somit leistungsstärker als die Lernenden der Untersuchungsgruppe der vorliegenden Studie. Andererseits erreicht der Leistungsvorsprung der bilingualen Schülerinnen und Schülern in BiLL-NaWi gegenüber ihrer Vergleichsgruppe (M_{VG} = 41,4 %, N = 125) im Gegensatz zur vorliegenden Studie statistische Signifikanz bei großer Effektstärke (ibid.). Bei der Gegenüberstellung dieser unterschiedlichen Untersuchungsergebnisse muss allerdings die deutlich größere Stichprobe der BiLL-NaWi Studie berücksichtigt werden, in der ferner ein anderer C-Test zum Einsatz kam, was nur einen eingeschränkten Vergleich der Studien zulässt.

Die vorliegende BiSY-Studie wirft somit ein Licht auf eine bilinguale Lerngruppe, die nicht im selben Umfang höhere Fremdsprachenkompetenzen aufweisen, wie es in anderen Studien der Fall ist (vgl. Böttger/Müller 2020; z.B. Frisch 2021; Piske 2006; Zaunbauer et al. 2012), da der deskriptive Leistungsvorsprung nicht signifikant ist. Neben dem Schulversuch *Lernen in zwei Sprachen* (vgl. Böttger/Müller 2020) und Frischs Studie (2021) stammen die anderen Ergebnisse jedoch aus Immersions-Programmen, in denen die Lernenden, im Vergleich mit dem bilingualen Programm der hier untersuchten bilingualen Grundschule, eine deutlich höhere Kontaktzeit mit der Fremdsprache haben. Da die fremdsprachliche Kontaktdauer und -intensität zu den wichtigsten Leistungsprädiktoren bezüglich fremdsprachlicher Kompetenzen zählen (Kersten 2020: 21), ist zu vermuten, dass die in Immersionsprogrammen erreichten fremdsprachlichen Leistungsvorsprünge in weniger intensiven bilingualen Programmen nur schwer reproduziert werden können.

Neben den Ergebnissen der genannten Studien deuten aber auch die deskriptiven fremdsprachlichen Leistungsvorteile der bilingual Lernenden in der vorliegenden Studie darauf hin, dass sich auch bilingualer Unterricht mit geringerer Sprachkontaktzeit (z.B. im Vergleich zu Immersionsprogrammen) positiv auf die Entwicklung der Fremdsprachenkompetenzen auswirkt. Ferner lassen sich diese fremdsprachlichen Leistungsvorteile bilingualer Schülerinnen und Schüler in der Grundschule vermutlich tatsächlich mit den Auswirkungen des bilingualen Unterrichts in Verbindung bringen, da bilinguale Programme im Grundschulkontext (im Gegensatz zur Sekundarstufe) nicht mit einer Vorlaufzeit mit vermehrtem Fremdsprachenunterricht ausgestattet sind, welche bereits vor Beginn des bilingualen Unterrichts einen Leistungsvorsprung der bilingualen Gruppe verursachen (vgl. Rumlich 2016: 250). Der in der Sekundarstufe nachgewiesene Effekt einer Positivselektion der bilingualen Schülerinnen und Schüler auf die Fremdsprachenleistungen (vgl. Rumlich 2016: 250), lässt sich aber auch in der Grundschule nicht ausschließen (s.o.).

Vergleichsgruppe 2, die zumindest im Vergleich zur Untersuchungsgruppe durchschnittlich über signifikant geringere kognitive Fähigkeiten verfügt (Cohen's $d = 0.82$), schneidet zum zweiten Testzeitpunkt im C-Test nicht signifikant schlechter ab als die anderen beiden Gruppen und verfügt zudem über einen größeren fremdsprachlichen Leistungsanstieg. Über Gründe warum die Gruppe, die zum ersten Testzeitpunkt über ein geringeres Fremdsprachenniveau als die anderen beiden Gruppen verfügt, im Verlauf des halben Jahres mehr fremdsprachlichen Leistungszuwachs verzeichnet, kann aufgrund der geringen Menge bekannter Hintergrundvariablen nur spekuliert werden. Im Vergleich mit den anderen Gruppen fällt aber auf, dass sich in dieser Klasse mehr mehrsprachige Schülerinnen und Schüler befinden. „Beim Erwerb von Fremdsprachen scheint die Schülerschaft, die (auch) eine andere Erstsprache als Deutsch erworben hat, über ein Potenzial zu verfügen, das es ihr ermöglicht, überlegene Leistungen in den Leistungstest im Englischen zu erzielen" (Hesse et al. 2008: 228). Gleichzeitig wird bei dieser Überlegung nicht klar, warum sich das genannte Potenzial erst im Verlauf des Untersuchungszeitraums zu entfalten scheint und diese Gruppe zuvor schlechtere Fremdsprachenkompetenzen aufweist als die anderen beiden.

11.3 Der Wissenserwerb im Spiegel des schriftlichen Wissenstests

Insgesamt deutet die Auswertung der Wissenstests 1 und 2 darauf hin, dass die bilingualen Schülerinnen und Schüler mindestens gleich gute Leistungen erzielen wie die Lernenden der Vergleichsgruppen, da sich keine signifikanten Leistungsunterschiede in den Nachtests zeigen. Dies gilt auch bei Kontrolle der kognitiven Fähigkeiten (vgl. Kap. 10.3.3). Auf Basis dieser Ergebnisse können Befürchtungen, dass sich der bilinguale Unterricht nachteilig auf die Entwicklung des Fachwissens auswirken könnte (vgl. z.B. Bechler 2014: 238), nicht bestätigt werden. Damit ähneln die vorliegenden Ergebnisse denen der BiLL-NaWi-Studie, in der die bilingual Lernenden mindestens gleich gute naturwissenschaftliche Kompetenzen wie die Vergleichsgruppen aufweisen, nachdem die Kontrolle der Hintergrundvariablen ihren Leistungsvorsprung verschwinden lässt (vgl. Frisch 2021: 41 f.). Leistungsvorteile im Fachwissen, wie sie zweisprachig Lernende im bilingualen (vgl. z.B. Böttger/Müller 2020) und im immersiven (vgl. z.B. Zaunbauer/Möller 2006, 2007) Mathematikunterricht zeigen, können in der vorliegenden Untersuchung beim thematischen sachunterrichtlichen Wissen allerdings nicht festgestellt werden.

Auch wenn die Lernenden aller Gruppen durchschnittlich (statistisch gesehen) vergleichbare Leistungen in den Nachtests erzielen, unterscheiden sich die Gruppen bezüglich ihres durchschnittlichen Vorwissens zu den Unterrichtsthemen. Diese unterschiedlichen Wissensstände zu Beginn der Unterrichtseinheiten schlagen sich dann in unterschiedlichen Leistungsentwicklungen im Verlauf der Studie nieder. Beispielsweise weist Vergleichsgruppe 2 in Unterrichtseinheit 1 signifikant mehr Leistungszuwachs als Vergleichsgruppe 1 und in Unterrichtseinheit 2 als die Untersuchungsgruppe auf, jeweils bei großem Effekt (Cohen's $d = 1.44$ bzw. $d = 0.88$). Eine Überlegenheit von Vergleichsgruppe 2 gegenüber den anderen beiden Gruppen lässt sich dadurch aber dennoch nicht ableiten, da die durchschnittlichen Leistungen insgesamt hinter denen der anderen zurückstehen. Vielmehr lässt sich diese Leistungsentwicklung darauf zurückführen, dass ein geringes Vorwissen ein hohes Lernpotenzial im Verlauf der Unterrichtseinheiten bedeutet. Die signifikante aber negative Korrelation von Vorwissen und Leistungszuwachs in beiden Unterrichtseinheiten (beide $p <.000$, $r_{U1} = -.77$; $r_{U2} = -.67$) deutet darauf hin, dass Lernende umso weniger Leistungszuwachs aufweisen, je größer ihr Vorwissen ist. Auch wenn keiner der Lernenden alle Aufgaben in einem der Tests richtig löst, kann dies als Indiz für Deckeneffekte interpretiert werden. Dies zeigt sich beispielsweise auch in der Untersuchungsgruppe, welche über signifikant mehr Vorwissen zum Thema Stromherstellung (Unterrichtseinheit 2) verfügt und im Rahmen dieser Unterrichtseinheit deskriptiv weniger Leistungszuwachs aufweist als im Verlauf von Unterrichtseinheit 1 (elektrische Stromkreise). Trotz des signifikant unterschiedlichen Vorwissens zu den beiden Themen zeigen sich in den Nachtests der Untersuchungsgruppe keine signifikanten Leistungsunterschiede mehr; das geringere Vorwissen zum einen Thema wird durch größeren Leistungszuwachs ausgeglichen.

Auch die Ergebnisse der Regressionsanalysen legen ferner die Vermutung nahe, dass weniger das Vorwissen die Leistungen im Nachtest entscheidend beeinflusst, da das Vorwissen weder für Nachtest 1 ($\beta = .06, p = .65$) noch Nachtest 2 ($\beta = .22$, $p = .09$) einen signifikanten Leistungsprädiktor darstellt. Vielmehr scheinen die kognitiven Fähigkeiten grundlegend für das Abschneiden in den Nachtests zu sein ($\beta_{N1} = .51$, $p < .000$; $\beta_{N2} = .34$, $p < .01$). Die Relevanz der kognitiven Fähigkeiten, die insbesondere bei solch jungen Lernenden als maßgebend erachtet wird (vgl. z.B. Brühwiler et al. 2016: 298; Helmke/Weinert 1997: 108 f.), lässt sich auf Basis dieser Befunde bekräftigen. Fraglich ist dadurch jedoch, inwiefern es mit den Wissenstests 1 und 2 gelingt thematisches Fachwissen zu erfassen, oder ob diese Tests nicht vielmehr kognitive Fähigkeiten messen. Dennoch sollte der Einfluss der kognitiven Fähigkeiten auch nicht überschätzt werden, da die Regressionsmodelle nur 29 % bzw. 22 % der Varianz der Testleistungen in Nachtest 1 und 2 aufklären können ($R^2_{N1} = .287$; $R^2_{N2} = .215$) und daher angenommen werden muss, dass es weitere, möglicherweise noch stärkere, Leistungsprädiktoren gibt, die nicht im Regressionsmodell enthalten sind. Die Inklusion solcher Variablen in die Regressions-Modelle kann zudem zu einer Abnahme des Regressionsgewichts der bisher vorhandenen Variablen führen.

Unabhängig jedoch von der Rolle des Vorwissens und der kognitiven Fähigkeiten für das Abschneiden in den Nachtests erzielen die Lernenden aller Gruppen durchschnittlich signifikant bessere Ergebnisse in den Nachtests als in den Vortests, was mit Effektgrößen von $r = .79$ bis $r = .93$ auf einen großen Effekt der Unterrichtseinheiten und einen inhaltlichen Lernzuwachs in allen Gruppen hindeutet.

Bezüglich der Unterrichtssprache, welche in der Untersuchungsgruppe in den beiden Unterrichtseinheiten variiert, lässt sich im Hinblick auf die Leistungen in den Nachtests 1 und 2 der Untersuchungsgruppe kein signifikanter Unterschied feststellen. Die Ergebnisse legen demnach den Schluss nahe, dass die Lernenden im monolingual fremdsprachigen Sachunterricht vergleichbar erfolgreich Inhalte erwerben wie im zweisprachigen Sachunterricht. Obwohl sich in Folge des Untersuchungsdesigns keine signifikant unterschiedlichen Ergebnissen zeigen, deutet der mittelgroße Effekt zugunsten des zweisprachigen Unterrichts ($r = .31$) darauf hin, dass die Wahl der Unterrichtssprache dennoch einen Einfluss auf die Leistungen im Fachunterricht zu haben scheint.

Leistungsunterschiede in den Wissenstests zeigen sich jedoch in Abhängigkeit zu der im Test verwendeten Sprache, denn die Lernenden der Untersuchungsgruppe schneiden in beiden Nachtests signifikant besser ab, wenn sie die Nachtests in deutscher und nicht in englischer Sprache bearbeiten. Dieser große Effekt ($r_{N1} = .79$; $r_{N2} = .83$) bleibt auch bestehen, wenn ebenfalls deutschsprachige Schülerantworten in der Auswertung des englischsprachigen Tests berücksichtigt werden (im Gegensatz zu Nachtest 1 in Nachtest 2 allerdings nicht statistisch signifikant) ($r_{N1} = .63$; $r_{N2} = .45$).

Ein ähnliches Ergebnis berichten Canz et al. (2021) in deren Untersuchung bilingual Lernende zwar über Fachwortschatz (teilweise ausschließlich) in der Fremdsprache verfügen, aber in schulsprachlichen Tests besser abschneiden als in englischsprachigen (vgl. Canz et al. 2021: 3). Offenbar scheinen die englischsprachigen Aufgabenstellungen den Lernenden Probleme zu bereiten, sodass sie ihren tatsächlichen Wissensstand nicht demonstrieren können. Zu einem ähnlichen Schluss kommt Gablasova (2014), in deren Studie Sekundarstufenlernende ebenfalls schlechter abschneiden, wenn sie in der Fremdsprache geprüft werden. „Compared to students from regular monolingual classes, this may put the L2-taught learners at a disadvantage educationally in situations when their knowledge is assessed through their second language“ (Gablasova 2014: 160). Auf Basis von fremdsprachiger Leistungsüberprüfung Rückschlüsse auf das Kompetenzniveau der Lernenden zu ziehen ist problematisch, da Fehler oder fehlende Antworten als Wissenslücken interpretiert werden, obwohl diese möglicherweise auf sprachliche Hürden zurückzuführen sind (vgl. Canz et al. 2021: 11; Gablasova 2014: 162).

Auch in Frischs (2021) BiLL-NaWi Studie schneiden die bilingualen Schülerinnen und Schüler deutlich schlechter ab, wenn sie in englischer Sprache getestet werden und können dabei nur einfachste Routineaufgaben bewältigen (vgl. Frisch 2021: 42). Die Forscherin vermutet, dass das deutlich schlechtere Abschneiden im englischsprachigen Test in Zusammenhang mit mangelnder fremdsprachiger Lesekompetenz steht, da diese weder im bilingualen Unterricht noch im Fremdsprachenunterricht dieser Altersgruppe entsprechend entwickelt wird, denn im Fremdsprachenunterricht der Primarstufe liegt der Schwerpunkt auf mündlichen Aktivitäten. Ferner spielt die Bereitstellung von visuellen Unterstützungshilfen im bilingualen Unterricht eine entscheidende Rolle, welche im Kontrast zu den überwiegend dekontextualisierten Aufgabenformaten des Testinstruments steht (vgl. Diehr/Frisch 2018: 255; Frisch 2021: 45).

> Auf Englisch testet der TIMSS-Test damit andere sprachliche Teilkompetenzen bzw. setzt diese für die erfolgreiche Bewältigung der Aufgaben voraus, als im Unterricht vermittelt wurden. Es ist davon auszugehen, dass die bilingual unterrichteten Lernerinnen und Lerner die in der englischen Sprache formulierten Aufgabenstellungen bzw. Fragen einfach nicht verstanden haben. Damit ist der englischsprachige Test ein nur eingeschränkt valides Instrument, um die naturwissenschaftliche Kompetenz in bilingualen Lehrprogrammen zu ermitteln (Frisch 2021: 45).

Eine ähnliche Ursachenbegründung ist auch für das leistungsstärkere Abschneiden in den deutschsprachigen Tests in der vorliegenden Studie möglich. Auch wenn die beiden Wissenstests 1 und 2 Inhalte des Unterrichts aufgreifen und die Bemühungen widerspiegeln, z.B. Abbildungen als Verständnishilfen einzusetzen, ist die Bearbeitung des Tests ohne Lesefähigkeit sowohl in der Schul- als auch in der Fremdsprache nicht möglich. In der Fremdsprache ist die Lesefähigkeit jedoch vermutlich aufgrund mangelnder Lerngelegenheiten unzureichend ausgebildet, was für die Lernenden (gepaart mit weiteren fremdsprachlichen Hürden wie z.B. Wortschatz, Satzstellung etc.) Verstehenshürden darstellt. Ähnlich wie Frisch für ihre Untersuchungsgruppe schlussfolgert (vgl. 2021: 46), muss auf dieser Basis angenommen werden, dass sich eine doppelte Fachliteralität, welche die Demonstration gleichwertiger Leistungen in beiden Sprachen ermöglichen würde, in der vorliegenden bilingualen Lerngruppe (bisher) nicht entwickelt hat. „Es stellt sich die Frage, ob es sich bei der doppelten Fachliteralität um ein zu hoch gestecktes Ziel für die Grundschule handelt, oder ob die didaktisch-methodischen Konzepte einer Weiterentwicklung bedürfen" (Diehr/Frisch 2018: 256). Zur Beantwortung dieser Frage bedarf es weiterer Forschung.

Im Hinblick auf die theoretische Modellierung des mentalen bilingualen Lexikons legen die Ergebnisse den Schluss nahe, dass die Lernenden Wissen, welches sie im fremdsprachigen Unterricht erworben haben, auch über die Schulsprache Deutsch aktivieren sowie anwenden können und dass der Konzeptspeicher dementsprechend sprachübergreifend ist. Obwohl das Wissen über beide Sprachen aktivierbar ist, können die Aufgaben jedoch nicht auf gleichem Niveau bearbeitet werden, denn in der dominanten Schulsprache Deutsch gelingt eine Bearbeitung der Wissenstests besser, auch wenn der Unterricht in englischer Sprache stattgefunden hat. Die Verbindung zwischen Schulsprache und Konzeptspeicher bleibt womöglich solange stärker, bis sich eine ausreichende Fremdsprachenkompetenz entwickelt hat.[181] Monolingual fremdsprachiger Unterricht mag zu engeren L2-Wort-Konzept-Verbindungen einzelner fachspezifischer Konzepte führen (vgl. Diehr 2016: 71), eine Umkehrung der grundsätzlichen schulsprachlichen Dominanz hin zur vorrangig fremdsprachigen Wissensaktivierung geht demnach aber nicht zwangsläufig mit fremdsprachigem Fachunterricht einher. Möglicherweise hat dies mit der Sprache des Denkens zu tun bzw. der Sprache, in der die unterrichtlichen Informationen weiterverarbeitet werden, denn auch wenn der Unterricht fremdsprachlich stattfindet, laufen weiterführende Gedanken, mentale Vernetzungen und Verknüpfungen der Fachinhalte bei den Lernenden vermutlich weiterhin in ihrer dominanten Sprache ab, solange sie nicht über die Fremdsprachenkompetenzen

181 Womöglich wäre dies als Indiz dafür zu deuten, dass sich auch im Grundschulkontext ein im Vorfeld oder parallel stattfindender verstärkter Fremdsprachenunterricht anbieten würde, um die Fremdsprachenkompetenz verstärkt zu fördern, weswegen z.B. auch Zydatiß die Etablierung eines fremdsprachlichen Vorbereitungsmoduls empfiehlt (vgl. Zydatiß 2000: 110).

verfügen, die ihnen diese Vorgänge in der Fremdsprache ermöglichen. Beim mentalen Verarbeitungsprozess fehlen den Lernenden möglicherweise jedoch die adäquaten schulsprachlichen Fachbegriffe, da diese nur fremdsprachig eingeführt wurden und dann als fremdsprachige Inselbegriffe im ansonsten schulsprachigen Denkprozess weiterverarbeitet werden. Dies wäre eine mögliche Begründung für den Befund, dass die Lernenden der BiSY-Studie insbesondere im Test im Anschluss an die monolingual fremdsprachige Unterrichtseinheit englische Begriffe in ansonsten deutschsprachigen Erklärungen verwenden (vgl. Kap. 10.3.2.2); es kommt zu einem sprachdurchmischten Diskurs. Ferner ist die schulsprachliche Kompetenz so gut, dass die Lernenden fehlende Begriffe z.B. durch Umschreibungen kompensieren können. Im Gegensatz dazu können sich die Lernenden in der Fremdsprache nur im Rahmen der eingeführten Phrasen bewegen und nicht flexibel formulieren (neben den bereits diskutierten Problemen auf der rezeptiven Ebene), obwohl sie über ein bemerkenswertes fachbegriffliches Vokabular in der Fremdsprache verfügen.

Weitergehende Forschung müsste an dieser Stelle spezifischen Fragestellungen zu Begriffs- und Diskurswissen nachgehen, um genauere Aussagen darüber treffen zu können, inwiefern sich die Sprachspeicher parallel oder individuell weiterentwickeln. Die einzelnen individuellen Beispiele die in Kapitel 10.3.2.3 genannt wurden, liefern lediglich Indizien für Erklärungen des sprachdurchmischten Diskurses und der Entwicklung des mentalen bilingualen Lexikons. Es würde einer qualitativen Auswertung im größeren Rahmen bedürfen, um möglicherweise auch quantifizierbare Aussagen tätigen zu können.

Zusammenfassend lässt sich festhalten, dass eine Überprüfung bilingual unterrichteter Schülerinnen und Schüler solange mindestens zusätzlich auch in der Schulsprache erfolgen sollte, bis sie so solide Fremdsprachenkenntnisse entwickelt haben, dass sie sich flexibel in dieser ausdrücken können und das Verständnis von Arbeitsaufträgen und Aufgabenstellungen gesichert ist. Denn die Ergebnisse dieser und der genannten Studien (vgl. Frisch 2021; Gablasova 2014) deuten darauf hin, dass fremdsprachige Leistungsüberprüfung den Wissensstand lediglich negativ verzerrt abbilden kann. Befürchtungen, dass den Lernenden ein Transfer der fremdsprachlich unterrichteten Fachinhalte zur Bearbeitung von schulsprachlichen Aufgaben nicht gelingt, können auf Basis des großen Leistungsvorsprungs in den deutschsprachigen gegenüber den englischsprachigen Wissenstests ($r_{N1} = .84$; $r_{N2} = .7$) nicht bestätigt werden. Zumindest im Hinblick auf die schriftlichen Wissenstests gelingt es den Lernenden, ihr im bilingualen Unterricht erworbenes Wissen anzuwenden, um deutschsprachige Aufgaben zu lösen, auch wenn ihnen vereinzelte deutschsprachige Fachbegriffe fehlen. Dass sie in den deutschsprachigen Tests insgesamt aber nicht schlechter als die Vergleichsgruppen abschneiden, ist ein Indiz dafür, dass sie zudem ein gleichwertiges Niveau erreichen, wie schulsprachlich unterrichtete Schülerinnen und Schüler.

Gleichzeitig deuten Studienergebnisse darauf hin, dass der Wissenstransfer beim Wechsel zwischen Enkodierungs- und Aktivierungssprache zu Lasten der Korrektheit und Verarbeitungsgeschwindigkeit geht (vgl. Saalbach et al. 2013: 42). Es lässt sich nur spekulieren, ob die bilingualen Schülerinnen und Schüler, die immerhin kognitiv die besten Leistungsvoraussetzungen haben, im Vergleich mit den anderen Gruppen stärker abgeschnitten hätten, hätten sie keine Transferleistung erbringen müssen.

Unabhängig davon, dass die bilingual Lernenden der vorliegenden Studie in den deutschsprachigen Tests signifikant besser abschneiden als in den englischsprachigen, zeigen sich bei den englischsprachigen Wissenstests Leistungsunterschiede bezüglich der Unterrichtseinheiten bzw. -themen. Dabei schneiden die Schülerinnen und Schüler nicht etwa in dem englischsprachigen Test durchschnittlich besser ab, welcher auf die monolingual fremdsprachige Unterrichtseinheit folgt (Nachtest 1, Elektrische Stromkreise), sondern sie zeigen bei großem Effekt (r = .61) signifikant bessere Leistungen in Nachtest 2, welcher auf die bilinguale Unterrichtseinheit folgt. Vereinzelt schneiden Lernende (15,79 % der Lernenden) in diesem englischsprachigen Test sogar vergleichbar oder besser ab als im deutschsprachigen (vgl. Kap. 10.3.3.2). Da in deutscher Sprache keine signifikanten Leistungsunterschiede vorhanden sind und das Ergebnis somit vermutlich nicht auf unterschiedliche Wissensstände zurückgeführt werden kann, liegt der Schluss nahe, dass sich die Zweisprachigkeit im Unterricht positiv auf die Fähigkeit ausgewirkt haben kann, Aufgaben in englischer Sprache zu bearbeiten. Möglicherweise dienen die Sprachwechsel nicht nur der Entwicklung schulsprachlicher Mittel, sondern haben auch günstige Auswirkungen auf fremdsprachliche Fähigkeiten.

Das Paradox, „dass etwas weniger Fremdsprache zu mehr Fremdsprache führen kann, zu einem korrekteren, präziseren und gedanklich weiter ausgreifenden Gebrauch der Fremdsprache“ (Butzkamm 2005: 91), erklärt Butzkamm damit, dass die Schulsprache wichtige Dienste bei der Verarbeitung, beim Verstehen und Vertiefen der Sachinhalte leisten kann (ibid.). Dieses gesicherte sprachliche und fachliche Verständnis kommt wiederum auch der Fremdsprache zu Gute. „Sie [die Schulsprache, LB] ist hier das natürliche Mittel und der direkte Weg zur fremdsprachigen Verständigung. Sie ist […] der wichtigste Bündnispartner der Fremdsprache“ (Butzkamm 2005: 104). Im Hinblick auf die theoretische Modellierung des bilingualen mentalen Lexikons könnte man folglich vermuten, dass die zweisprachige Wissensvermittlung insgesamt zu stabileren Verbindungen zwischen Sprach- und Konzeptspeicher beiträgt, was sich auch positiv auf die Weiterentwicklung des fremdsprachigen Sprachspeichers auswirkt.

Auch wenn die Vermutung naheliegt, dass die vorteiligen Ergebnisse im englischsprachigen Test nach der bilingualen Unterrichtsreihe auf einen positiven Einfluss der Sprachwechsel auf die fremdsprachlichen Fähigkeiten zurückzuführen sind, darf einschränkend nicht unerwähnt bleiben, dass die bilinguale Unterrichtseinheit und Wissenstest 2 zeitlich nach der monolingual fremdsprachigen Unterrichtseinheit und somit ca. drei Wochen später im Schuljahr lag. Auch wenn die Themen der Unterrichtseinheiten inhaltlich und fachsprachlich nicht aufeinander aufbauen, ist ein in dieser Zeit entstandener fremdsprachlicher Lernzuwachs aus bilingualem Sachunterricht und regulärem Fremdsprachenunterricht, der der Leistungsfähigkeit im englischsprachigen Nachtest 2 zu Gute kommt, nicht auszuschließen.

11.4 Die doppelte mündliche Fachliteralität im Spiegel der Interviews

Bezogen auf die mit dem Instrument des deutschsprachigen Interviews gewonnenen Ergebnisse[182] lassen sich Unterschiede sowohl zwischen den Interviews zu den beiden Unterrichtseinheiten als auch zwischen den Gruppen feststellen. Einschränkend ist vorab anzumerken, dass die Stichprobe klein und die Anzahl der analysierten Kriterien relativ gering ist. Ferner bewegen sich die beschriebenen Unterschiede teilweise unter 1 % und sind somit sehr klein. Dies muss folglich bei der Bewertung der Aussagekraft der Ergebnisse mitgedacht werden.

In den Kategorien Bildungssprachlicher Modus, Fachwortschatz und nominaler Wortschatz produzieren alle Gruppen im Interview zum Thema Stromherstellung (Interview 2) mehr Indikatoren dieser Kategorien als im Interview zum Thema Elektrische Stromkreise (Interview 1). Die Anzahl fachsprachlicher Verben ist in allen Gruppen in beiden Interviews verhältnismäßig konstant, das Verhältnis von nominalem zu verbalem Wortschatz überwiegt aber im Interview zum Thema Stromherstellung, was sich mit dem Ergebnis deckt,

182 Die Ergebnisse wurden im Rahmen von zwei Interviews mit 8 ausgewählten SuS der Untersuchungsgruppe und jeweils 6 SuS der Vergleichsgruppen (20 SuS) gewonnen, die nach der Unterrichtseinheit zum Thema Elektrische Stromkreise (monolingual englischsprachiger Unterricht für die UG) und der Unterrichtseinheit zum Thema Stromherstellung (bilingualer Unterricht für die UG) stattfanden.

dass mehr Indikatoren des bildungssprachlichen Modus in der Lernersprache gefunden werden.[183] Auch wenn diese Entwicklung in den genannten Kategorien in allen Gruppen ähnlich ist, schneidet die Untersuchungsgruppe in allen Kategorien schwächer ab als die Vergleichsgruppen, d.h. sie produziert in beiden Interviews weniger Merkmale des bildungssprachlichen Modus und weniger Fachwortschatz als die Vergleichsgruppen.

Bezüglich des bilingualen Unterrichts allgemein, also unabhängig von der konzeptuellen Umsetzung, könnte man auf Basis dieser Ergebnisse annehmen, dass sich der bilinguale Unterricht generell nachteilig auf die schulsprachliche Entwicklung von Bildungssprache und Fachwortschatz auswirkt. Da die Antworten der Lernenden der Untersuchungsgruppe mehr Indikatoren des bildungssprachlichen Modus im Interview im Anschluss an die zweisprachige Unterrichtseinheit (Interview 2) aufweisen, könnte man ferner annehmen, dass sich der bilinguale Unterricht aber positiver auf die Bildungssprache auswirkt als der einsprachig fremdsprachige Unterricht. Da aber alle Gruppen in Interview 2 mehr Merkmale des bildungssprachlichen Modus produzieren und der Abstand zu den Vergleichsgruppen gleichbleibt, ist anzunehmen, dass die Unterrichtssprache allein nicht ursächlich für die gewonnenen Ergebnisse sein kann, sondern vielmehr noch weitere Faktoren Einfluss haben. Im folgenden Verlauf werden die gewonnenen Ergebnisse daher im Hinblick auf die vermuteten Einflussfaktoren diskutiert.

11.4.1 Thematisch und unterrichtlich begründete Einflussfaktoren

Die Menge der explizit im Unterricht eingeführten Fachwörter ist in beiden Unterrichtseinheiten zu den Themen Elektrische Stromkreise und Stromherstellung vergleichbar. Dennoch ist es möglich, dass der Unterrichtsdiskurs zum Thema Stromherstellung eine größere Menge unterschiedlicher Fachwörter enthalten hat und die Lernenden somit mehr Gelegenheit hatten, der Lehrersprache implizit Fachwörter zu entnehmen, die nicht explizit als Fachbegriffe eingeführt wurden.[184] Begründen lässt sich das vorrangig damit, dass die in der

183 Ein Überwiegen von nominalem gegenüber verbalem Wortschatz ist in sachfachlichen Kontexten üblich (vgl. Gogolin et al. 2007: 50), weswegen ein solch ausgeprägtes Verhältnis als Indikator des bildungssprachlichen Modus angenommen werden kann (vgl. auch Kap. 10.4.2).

184 Beispielsweise wurde zwar die Stromherstellung mit Hilfe von Atomkraft in den Blick genommen, weder sprachlich noch konzeptuell wurde jedoch von den Lernenden erwartet, den Prozess der Kernspaltung nachzuvollziehen, auch wenn dieser im Unterricht angerissen und verbalisiert wurde.

Unterrichtseinheit zu Stromkreisen erarbeiteten Konzepte begrifflich weniger vielfältig sind als die der Unterrichtseinheit zu Stromherstellung. Soll beispielsweise der Unterschied zwischen verschiedenen Bauweisen eines Stromkreises erläutert werden, geschieht das mit Hilfe zahlreicher wiederkehrender Begriffe wie z.B. verbinden, Kabel, Batterie, Glühlampe etc. Wird im Vergleich dazu beispielsweise die Stromproduktion einerseits durch Kohlekraft und andererseits durch Wasserkraft beschrieben, können teilweise zwar auch gleiche Begriffe wie z.B. Turbine, Generator, Drehung etc. verwendet werden, die bei beiden Produktionsformen eine Rolle spielen und explizit im Unterricht eingeführt wurden; es kommen aber auch Begriffe zum Einsatz, die nur bei der einen oder anderen Stromherstellungsform relevant sind, wie z.B. Verbrennung, erhitzen, Wasserdampf, Wasserrohr, Stausee etc. Während die Konzepte der Unterrichtseinheit Elektrische Stromkreise zwar inhaltlich unterschiedlich sind (z.B. Unterschiede zwischen Reihen- und Parallelschaltung, Funktion eines Schalters), kommen auf sprachlicher Ebene vielfach gleiche Begriffe zum Einsatz, um diese Unterschiede zu beschreiben. Bei den Konzepten der Unterrichtseinheit Stromherstellung hingegen liegen nicht nur inhaltliche Unterschiede vor, sondern diese bedürfen auch begrifflich einer größeren Diversität. Ob die vermehrte Verwendung von Fachwortschatz zum Thema Stromherstellung gleichzeitig auch ein Hinweis auf ein differenzierteres, konzeptuelles Verständnis der Inhalte sein kann, kann auf Basis dieser Ergebnisse nicht beantwortet werden.

Neben den thematischen Überlegungen für den vermehrten Fachwortschatz der Lernenden zum Thema Stromherstellung, ist auch die anteilige Überschneidung der Fachwörter mit dem Thema Stromherstellung zu erwähnen, z.B. Strom, Energie oder Kabel. Diese sind entscheidende Fachbegriffe zur Beschreibung von Stromherstellungsformen und werden daher auch als solche gewertet, da sie im Unterricht gebraucht wurden, auch wenn sie im Rahmen der Unterrichtsreihe zu Stromkreisen eingeführt wurden.

Insbesondere der vermehrte Fachwortschatz ist ursächlich dafür, dass die Äußerungen aller Gruppen im Interview zum Thema Stromherstellung mehr Indikatoren des Bildungssprachlichen Modus aufweisen (vgl. Kap. 10.4.1). Dennoch zeigen sich auch Unterschiede im Hinblick auf die Verwendung anderer bildungssprachlicher Merkmale wie z.B. die grammatischen Strukturen, zwischen den beiden Interviews und Gruppen.[185] Lernende der Untersuchungsgruppe

185 Bei der Analyse des bildungssprachlichen Modus wurden lediglich die zuvor festgelegten Indikatoren des bildungssprachlichen Modus berücksichtigt (vgl. Kap. 9.4.5.2). Die Ergebnisse beinhalten kein defizitorientiertes Vorgehen und somit keine Analyse von Kriterien, die einen Verstoß gegen den

und der Vergleichsgruppe 1 produzieren im Interview zum Thema Elektrische Stromkreise mehr unpersönliche Ausdrücke und wenig Passiv-Strukturen, wohingegen es im Interview zum Thema Stromherstellung genau andersherum ist, denn da verwenden sie mehr Passiv-Strukturen aber weniger unpersönliche Ausdrücke. Auch hier lassen sich thematisch bedingte Faktoren vermuten, die zu einer unterschiedlichen unterrichtlichen Aufbereitung der Themen führen und dies beeinflussen.

Erklärungen zum Bau eines Stromkreises sind meist personenbezogen, da sich Batterie, Lampe und Kabel nicht von selbst verbinden. Anweisungen wie „Dann muss man dieses Kabel eben zwischen diesen beiden Glühbirnen verbinden" (UGS14), bieten sich dazu geradezu an. Ferner kommt hinzu, dass die Lernenden im Unterricht selbst mit den Materialien gearbeitet haben und daher einen persönlichen Bezug zum Umgang mit ihnen haben, weswegen die personenbezogene Formulierung naheliegt. Im Interview zum Thema Stromherstellung verwenden Lernende aller Gruppen vermehrt Passiv-Strukturen. Im Gegensatz zum Thema Elektrische Stromkreise ist das Thema Stromherstellung ein komplexes Thema, welches im Unterricht zwar mit Hilfe verschiedener Materialien, Medien- und Sozialformen erarbeitet wurde, aber keinen eigenen handelnden Umgang mit Material enthielt. Die Stromproduktion ist ein Vorgang, der fernab des Klassenraums und des unmittelbaren Lebensalltags der Lernenden durch verschiedene zusammenhängende Prozesse geschieht. Bereits der Titel der ersten Unterrichtsstunde der Unterrichtseinheit „Wie wird Strom hergestellt?", welcher gleichzeitig als Leitfrage für die gesamte Einheit dient, enthält bereits die Passiv-Struktur und verdeutlicht, dass unwichtig ist, wer den Prozess in Gang setzt. Vielmehr liegt der Prozess selbst, wie Energieformen umgewandelt werden, um Strom zu erzeugen, im Fokus des Interesses. Es ist daher anzunehmen, dass dies auch eine Begründung dafür ist, warum sich die Lernenden zur Beschreibung dieser Prozesse vermehrt der Passiv-Strukturen bedienen.

Die Sprachdaten der Vergleichsgruppe 2 stellen sich etwas anders dar als die der anderen beiden Gruppen, da diese Gruppe im Interview zum Thema elektrische Stromkreise insgesamt wenig grammatische Strukturen verwendet, die dem bildungssprachlichen Modus zugeschrieben werden. Bei der qualitativen Betrachtung, der Transkripte von Vergleichsgruppe 2 zum Thema elektrische

bildungssprachlichen Modus darstellen, wie z.B. die Verwendung alltagssprachlicher Wendungen und Strukturen.

Stromkreise fällt auf, dass die Lernenden sehr viel mehr persönliche Formulierungen verwenden, wie es das folgende Beispiel zeigt:

> Wir haben sie hier dran (kurze Pause) hier befestigt und wir hatten immer einen Partner, dann haben wir immer mit der Schraube, mit dem Schraubenzieher das hier aufgemacht. Und dann haben wir die Kabel dadrum, dann haben wir noch mit dem zweiten das Gleiche gemacht und dann hat die Erste geleuchtet (VG2S5).

Lernende in Vergleichsgruppe 2 haben zur Beschreibung einer Anleitung zum Bau eines Stromkreises eher nacherzählt, wie sie persönlich vorgegangen sind, als die Lernenden der anderen beiden Gruppen. Es lässt sich daher annehmen, dass ein Zusammenhang zwischen der persönlichen Handlungserfahrung mit dem Material und der Art der sprachlichen Darstellung besteht. Warum dieser Effekt bei dieser Gruppe größer ist als bei den anderen beiden, die sich eher unpersönlichen Ausdrücken bedienen, hängt vermutlich mit anderen Einflussfaktoren zusammen.

11.4.2 Gesprochene Sprache, Spracherwerb und sprachliche Vorbilder als Einflussfaktoren

Die Kinder der Vergleichsgruppe 2 verwenden im Interview zum Thema Stromherstellung mehr grammatische Strukturen des bildungssprachlichen Modus als im Interview zum Thema elektrische Stromkreise; Passiv-Konstruktionen, vor allem aber auch unpersönliche Ausdrücke, um Prozesse der Stromproduktion zu beschreiben: „Aber mit der Kohle kann man auch Strom erzeugen“ (VG2S5), „da nimmt man ja die Kohle und verbrennt die“ (VG2S19), „also man benutzt Kohle und die kann man nur einmal benutzen“ (VG2S6). Im ähnlichen Kontext verwenden Kinder der anderen beiden Gruppen eher Passiv-Strukturen: „ich glaube die Kohle wird verbrannt“ (VG1S16), „dann wird die Sonnenergie zu Strom umgewandelt“ (VG1S12), „da werden Tur… Turbinen angetrieben und dann wird daraus Strom erzeugt“ (UGS11).

Zur weiteren Klärung dieser Unterschiede wurden die Modellantworten herangezogen (vgl. Anhang). Die Modellantworten zu den beiden Themen weisen prozentual zur Wortmenge eine ähnliche Anzahl an bildungssprachlichen Merkmalen auf (Elektrische Stromkreise: 26,01 % und Stromherstellung: 25,63 %). Auffällig ist aber, dass unpersönliche Ausdrücke bei beiden Themengebieten sehr selten vorkommen. Umformulierungen wären aber genauso möglich. Z.B. heißt es in der Modellantwort: „Dann wird ein Kabel am Minuspol der Batterie befestigt“. Es könnte aber genauso gut heißen: „Dann befestigt man ein Kabel am Minuspol der Batterie“. Daraus lässt sich schlussfolgern, dass persönliche Gewohnheiten eines Sprechers immer auch eine Rolle in seinem Ausdruck spielen.

Gesprochene Sprache unterliegt anderen Gesetzmäßigkeiten als Schriftsprache (vgl. Webersik 2015: 85) und zeichnet sich durch eine größere Dynamik und Flexibilität aus. In ihrer Studie zu gesprochener Schulsprache in der Grundschule hat Webersik (2015) die Daten der Pilotphase im Hinblick auf bildungssprachliche Indikatoren untersucht. Beispielsweise konnte sie kaum unpersönliche Ausdrücke in Form von *man-Sätzen* in den Daten finden und führt dies auf die Formulierung in den Aufgabenstellungen zurück (vgl. Webersik 2015: 208). Die Verwendung bestimmter Formulierungen im Rahmen einer mündlichen Kommunikation hängt einerseits also von der Notwendigkeit ab, von einer bestimmten grammatischen Struktur und deren Bedeutung Gebrauch zu machen, kann demnach aber auch mit dem unmittelbaren sprachlichen Vorbild zusammenhängen.

Auf Basis dieser Annahme wurde das vorliegende Korpus untersucht und es fiel auf, dass Fragen aufgrund der Flexibilität des Leitfadens bzw. der Notwendigkeit individuell auf die Kinder zu reagieren, nicht immer exakt gleich formuliert wurden; manchmal wurde in der Fragestellung eine Formulierung mit unpersönlichem Ausdruck verwendet und manchmal nicht.[186] Um zu überprüfen, ob die Formulierungen der Lernenden auf eine Spiegelung der Frage-Formulierung zurückzuführen sind, wurde exemplarisch ein Frage-Impuls und die sich darauf beziehende Antwort im Interview aller Kinder zum Thema Stromkreise im Hinblick auf die Verwendung unpersönlicher Ausdrücke genauer in Augenschein genommen.

Im Interview mit neun Kindern (45 % der Interviews) kommt in der Frage-Formulierung eine sprachliche Struktur mit „man" vor. Fast alle Kinder, nämlich acht produzieren in ihrer Antwort ebenfalls eine unpersönliche Formulierung und ein Kind nicht. In 11 (55 %) der Interviews wurden die Fragen ohne unpersönlichen Ausdruck formuliert. Sechs der Kinder produzieren in ihrer Antwort auf diese Frage ebenfalls keinen unpersönlichen Ausdruck, wohingegen die anderen fünf Kinder unpersönliche Formulierungen wählen, obwohl die Frage keine solche grammatische Struktur enthielt. Auf Basis

186 Beispiel für die unterschiedlichen Formulierungen ohne unpersönlichen Ausdruck: „Wenn ich jetzt keine Ahnung hätte, wie das funktioniert, könntest du mir so eine kleine Bauanleitung geben, wie ich das machen muss?"; und mit unpersönlichem Ausdruck: „Nehmen wir mal an, ich hätte keine Ahnung, wie man so einen Stromkreis baut, könntest du mir mal eine Bauanleitung geben, wie man das macht?".

dieser Erkenntnisse lässt sich schwer erkennen, ob die Formulierung der Frage als sprachliches Vorbild dient, welches in der Antwort-Formulierung gespiegelt wird, oder ob die Wahl sprachlicher Strukturen eher auch auf persönliche Gewohnheiten und Vorlieben zurückzuführen ist; es ist anzunehmen, dass beides eine Rolle spielt.

Die Flexibilität und Lebendigkeit von gesprochener Sprache haben sich in der Studie nicht nur in abweichenden Formulierungen im Interview-Gespräch niedergeschlagen, sondern auch Herausforderungen für die Datenauswertung bedeutet. Beispielsweise wurde bei der Auswertung des nominalen Wortschatzes zwischen alltagssprachlichen und fachsprachlichen Nomen differenziert. Bei der Zählung fachsprachlicher Nomen (und der anderer fachsprachlicher Wortarten) wurde jeder Fachbegriff berücksichtigt, unabhängig davon, ob er kontextuell richtig verwendet wurde. Denn es wurde schnell deutlich, dass sich bei kontextuell fragwürdig verwendetem Fachwortschatz (oder auch grammatischen Strukturen) bisweilen schwer entscheiden lässt, welches Lexem denn in diesem Kontext richtig gewesen wäre bzw. was das Kind hat ausdrücken wollen, insbesondere dann, wenn mehr als eine Alternative besteht. „Letztlich kann die Frage, was ein Sprecher eigentlich sagen wollte bzw. was er gesagt hätte, […], nie ganz ohne Spekulation beantwortet werden, weil man nicht in den Kopf der Schüler hineinschauen kann (Black-Box-Problem)" (Webersik 2015: 102). Die Verwendung kontextuell unpassender Begriffe – und dadurch entstehende falsche Sachrelationen – wurde in der Kategorie Sprachliche Korrektheit – Wortebene – Kollokationsfehler berücksichtigt (s.u.). Die so identifizierten Fachbegriffe wurden versuchsweise aus der Anzahl fachsprachlicher Nomen herausgerechnet. Es zeigte sich, dass der dadurch entstehende Unterschied unwesentlich ist. Im Gegensatz zu der Identifikation falscher Sachrelationen (Kollokationsfehler) ist die Entscheidung, ob ein Begriff konzeptuell falsch oder richtig verwendet wurde, jedoch komplexer, die Schwierigkeit soll am Beispiel einer Schüleräußerung verdeutlicht werden:

> Also z.B. bei K… (kurze Pause) Kohle (kurze Pause) ist das ähm (überlegend) so, dass ähm (überlegend) wird also, dass das ja geliefert wird und sowas und das geht ja auch irgendwann auf, also aus und ähm (überlegend) ich meine, bei At-Atom da wird ja z.B. Gas und dann ähm (überlegend) (kurze Pause) das Gas ist ja auch sehr schädlich und das wird ähm (überlegend) und das wird dann, also das wird irgendwie, glaube ich, ich weiß nicht bei welchem, ob das jetzt Atom oder bei, ähm (überlegend) bei, (kurze Pause) bei Kohle war, ob das ähm (überlegend) wegen ähm (überlegend) also irgendwann, also nach 10Hundertjahren verschwindet das erst, also dieses, bei ähm (überlegend) Atom ist da so ein schädlicher Gas, wo auch Co2 bei ist, glaube ich, und

da ähm (überlegend) ist, dieses Gas verschwindet glaube ich erst nach so ein paar tausend oder hundert Jahren (UGS12).

Die Schwierigkeit bei der Entscheidung, ob ein Begriff falsch oder passend verwendet wurde, liegt im Zusammenhang zwischen Konzept und Begriff begründet. In Kapitel 5.2 wurde der Begriffsbildungsprozess erläutert, bei dem ein Individuum eine Vorstellung eines Phänomens entwickelt und diese mit einem Wort verbindet (vgl. Fries 2013: 146). Im jungen Alter basiert dies primär auf Basis der Alltagswelt des Kindes und dessen eigenen Erfahrungen. Schulische Bildung trägt dazu bei, dass alltagskonzeptuelles Wissen verfeinert, erweitert und restrukturiert wird (vgl. Fries 2013: 147 f.).

Auf die Vorstellung von Lernen als Prozess der Begriffsbildung angewendet bedeutet dies: Ein Begriff erweist sich hinsichtlich der Erklärung eines Phänomens oder der Einordnung eines Sachverhaltes als unzureichend und muss verändert werden; oder aber ein passendes Konzept ist nicht verfügbar, es muss daher ein neuer Begriff erworben werden“ (Fries 2013: 148).

Im genannten Beispiel wird deutlich, dass dieser Prozess beim Kind noch als unabgeschlossen angesehen werden muss, denn zu viele Begriffe bzw. Konzepte werden miteinander vermischt und sind dadurch fachlich nicht korrekt. Zur Unterscheidung fachlich korrekt bzw. falsch verwendeter Begriffe wäre es nun notwendig zu wissen, wie genau die konzeptuelle Vorstellung des jeweiligen Kindes aussieht. Offenbar hat es verstanden, dass sowohl bei der Stromproduktion mit Kohle- als auch mit Atomkraft schädliche Abfallprodukte entstehen. Die Vorstellung, dass diese Abfallprodukte in beiden Fällen gasförmig sind, ist jedoch fachlich nicht korrekt. Müssen nun die vier Begriffe Kohle, Atom, Gas und Co2 alle als fachlich falsch eingestuft werden? Oder nur Gas und Co2, da sie keine Abfallprodukte der Stromherstellung mit Atomkraft sind? Oder liegt der Fehler darin, dass die Stromherstellung mit Atomkraft nicht verstanden wurde und der Rest dadurch Folgefehler sind, weswegen Atomkraft als falsch verwendeter Begriff gelten müsste?

Eine prozessorientierte Auffassung von Lernen und Begriffsbildung impliziert auch, dass es eine Lernphase geben muss, in der die beschriebene Konzeptbildung sowie deren Ausdifferenzierung vonstattengehen. In dieser Phase probieren sich die Lernenden aus und verwenden Begriffe, ohne dass sie ihren festen und korrekten Platz im Wissensfeld zugewiesen bekommen haben; nur so können die Lernenden über Rückmeldung und eigenständiges Erkennen von Zusammenhängen die notwendigen Re-strukturierungen vornehmen. Begriffserwerb verläuft nicht linear, sondern dynamisch und beinhaltet einerseits den Kenntniserwerb semantischer Attribute, andererseits aber auch

Prozesse des Verlernens nicht zugehöriger Attribute, die fälschlicherweise dem Konzept zugeordnet wurden (vgl. Gablasova 2015: 70). Das Beispiel verdeutlicht diese Dynamik und die Problematik der Entscheidung, welcher Begriff gänzlich und korrekt erworben wurde und wo die Grenze zu ziehen ist. Aus diesem Grund wurde darauf verzichtet, zwischen kontextuell adäquaten bzw. unpassenden Fachbegriffen zu differenzieren. Fest steht aber dennoch, dass der Gebrauch eines Begriffs nicht zwangsläufig Hinweis für das dahinterstehende konzeptuelle Verständnis, sondern vielmehr für einen aktuellen und kontinuierlichen Spracherwerbsprozess ist, der sich auch im sprachlichen Ausdruck wiederfindet.

Auch im Hinblick auf die Evaluation der Sprachkorrektheit auf Satzebene muss die Besonderheit gesprochener Sprache berücksichtigt werden, die zu methodologischen Schwierigkeiten führt, welche die Bedeutung der Ergebnisse zur sprachlichen Korrektheit auf Satzebene einschränken. Im Kontext gesprochener Sprache im Alter der Lernenden ist es üblich, Aussagen immer weiter durch Konjunktionen wie z.B. „und" zu verbinden. Dies hat die eindeutige Identifizierung von Satzgrenzen und Haupt- und Nebensätzen und somit die Satzzählung erschwert. Hinzu kam die häufige Verwendung deiktischer Begriffe sowie die Verwendung von Personalpronomen, ohne dass diese vorher durch ein Nomen benannt worden wären, wie z.B. „das stoppt dann da" „das fließt dann da lang", was einerseits üblich für gesprochene Sprache ist, gleichzeitig grammatikalisch jedoch als unvollständig kategorisiert werden könnte. Die Anzahl fehlerhafter Sätze fällt also möglicherweise auch deswegen recht gering aus, weil diese Phänomene im Kontext gesprochener Sprache nicht als Verstoß gegen die sprachliche Korrektheit gewertet wurden.

11.4.3 Die Unterrichtssprache als Einflussfaktor

Der gruppeninterne Vergleich der Ergebnisse der beiden Interviews der Untersuchungsgruppe deutet darauf hin, dass zweisprachiger Unterricht positive Auswirkungen hinsichtlich der Entwicklung des Fachvokabulars zu haben scheint, da die Lernenden in dessen Anschluss über mehr Fachvokabular verfügen als im Anschluss an monolingual englischsprachigen Unterricht. Wie geschildert muss dieses Ergebnis jedoch relativiert werden, weil sich in den Vergleichsgruppen ein ähnliches Bild abzeichnet und die Unterrichtssprache als alleinige Ursache zu hinterfragen ist. Der Vergleich mit den Vergleichsgruppen offenbart jedoch auch, dass die Menge des Fachwortschatzes und der bildungssprachlichen Indikatoren in der Untersuchungsgruppe insgesamt zu beiden Zeitpunkten hinter der der Vergleichsgruppen zurückbleibt und die Sprache der bilingual Lernenden verhältnismäßig etwas mehr Verstöße gegen die Sprachrichtigkeit aufweist. Auf dieser Basis kann angenommen werden, dass sich der bilinguale Unterricht insgesamt leicht nachteilig auf die genannten Kriterien auswirkt. Die Leistungsunterschiede mit den Vergleichsgruppen fallen jedoch etwas geringer aus, wenn der Unterricht zweisprachig stattfindet. Insbesondere gilt die Kategorien Sprachliche Korrektheit – Wortebene und Sprachflüssigkeit, auf welche nun detailliert eingegangen werden soll.

Insgesamt produzieren die Lernenden der Untersuchungsgruppe im Anschluss an die monolingual englischsprachige Unterrichtseinheit (Thema Elektrische Stromkreise) mehr Verstöße gegen die sprachliche Korrektheit auf Wortebene als die Vergleichsgruppen und auch mehr als im Interview zum Thema Stromherstellung. Im Interview im Anschluss an die bilinguale Unterrichtseinheit begehen die Lernenden der Untersuchungsgruppe jedoch nicht nur weniger Verstöße gegen die lexikalische Korrektheit als im anderen Interview, sondern die Anzahl liegt dabei auch noch unter dem Durchschnitt der Vergleichsgruppen, der in beiden Interviews verhältnismäßig gleich ist. Es wurde bereits berichtet, dass alle Gruppen im Interview zum Thema Stromherstellung mehr Fachwortschatz produzieren. Ein Zusammenhang zwischen dem vermehrten Fachwortschatz und der Notwendigkeit weniger substituierende Strategien zu verwenden, wie z.B. einen Begriff zu erfinden oder einen anderen, nicht passenden einzusetzen, scheint einleuchtend. Nichtsdestotrotz ist dieser Effekt dann in den Vergleichsgruppen weniger bis überhaupt nicht sichtbar. Die positiveren Leistungen der Lernenden der Untersuchungsgruppe im Hinblick auf die lexikalische Korrektheit nach der bilingualen Unterrichtseinheit, könnten demnach in Zusammenhang mit der Unterrichtssprache stehen. Vermutlich wirkt sich der monolingual englischsprachige Unterricht nachteilig auf die lexikalische Korrektheit in der deutschen Fachsprache aus, während der zweisprachige Unterricht möglicherweise sogar positive Auswirkungen entfaltet (s.u.).

Das Aufkommen von *Code-Switching* (CS) bzw. treffender *Code-Shifting* (s.u.) ist lediglich in der Untersuchungsgruppe ausgeprägt und kommt in den Vergleichsgruppen nie vor. Die im bilingualen Unterricht eingeführten englischen Begriffe scheinen also in diesem Fall keine Begriffe zu sein, die z.B. im regulären Englischunterricht oder von Lernenden der Parallelklasse der bilingualen Gruppe beispielsweise auf dem Schulhof aufgeschnappt und im Kontext des Interviews verwendet werden.

Die Mehrheit begangener CS findet im Interview nach der englischsprachigen Unterrichtseinheit statt (92,5 % aller CS), auch wenn nicht alle Lernenden der Untersuchungsgruppe Sprachwechsel vornehmen (CS finden sich in der Sprache von 62,5 % der Kinder). Bei der Mehrheit aller CS handelt es sich um intra-sententiales CS, bei dem einzelne Begriffe durch die Verwendung des englischen Begriffs in die deutsche Syntax integriert werden. Eine mögliche Begründung für eine solche Verwendung fremdsprachlicher Begriffe ist das Vorhandensein einer Vokabellücke. „Code-switching would then indicate that the learner does have access to the conceptual structure developed through the L2 but does not know the corresponding L1 items" (Heine 2014: 233 f.). Die qualitative Analyse kann diese Vermutung nur teilweise bestätigen, denn bei 50 % des CS finden sich die betroffenen Begriffe auch in deutscher Sprache in anderen Äußerungen der jeweiligen Lernenden. Zumindest bei der Hälfte der Fälle kann hier CS folglich nicht als generelles Zeichen für eine lexikalische Lücke angesehen werden, dennoch scheint der englische Begriff in diesen Momenten schneller aktiviert zu werden als der passende deutsche Begriff. Auf dieser Basis kann Diehrs (2016) Vermutung, dass es im vorrangig fremdsprachigen bilingualen Unterricht zu stärkeren L2-Wort-Konzept-Verbindungen kommen kann (vgl. Diehr 2016: 71), gestützt werden.[187]

Generell ist bei der Betrachtung der Sprachwechsel der Lernenden festzustellen, dass die beobachteten Sprachwechsel nicht den definitorischen Kriterien von CS entsprechen, denn „Code-Switching (CS) wird oft als der sanfte Wechsel zwischen zwei oder mehreren Sprachen angesehen, welcher durch mehrsprachige Personen vollzogen wird. Als sanft wird er deshalb bezeichnet, weil er ohne Häsitationen – z.B. *ähm, hm, ah* – und Pausen vonstatten geht" (Müller 2015: 11). Die beobachteten Sprachwechsel gehen jedoch häufig mit derartigen Häsitationen oder Pausen einher. Ferner wird CS als Indiz für einen hohen Beherrschungsgrad in beiden Sprachen angesehen, was für die Fremdsprache Englisch in Anbetracht der verhältnismäßig kurzen Erwerbsdauer und geringen Sprachkontaktzeit der Lernenden sowie der im Interview gezeigten mündlichen Leistungen in der Fremdsprache nicht angenommen werden kann. Ferner handelt es sich bei allen Sprachwechseln um begriffsweise Wechsel, die in die deutsche Satzstruktur eingebettet sind und nicht etwa um längere englische Phrasen oder Sätze.

Für Sprachwechsel, die mit Verzögerungen und Pausen einhergehen und die immer der Struktur der dominanten Sprache (Sprache in der der/die Sprechende die größere Kompetenz aufweist) untergeordnet sind, werden hingegen als *Code-Shifting* bezeichnet (vgl. Müller 2015: 12). Müller (2015) verweist auf

187 Zu einer etwas ausführlicheren Diskussion der Ergebnisse im Hinblick auf das theoretische Modell siehe unten.

Untersuchungen von Silva-Corvalán (1983), die verschiedene Funktionen des *Code-Shiftings* herausgearbeitet hat. Unter anderem dient *Code-Shifting* dem Füllen von lexikalischen und syntaktischen Kompetenzlücken sowie zur Verdeutlichung einer Äußerung durch die Darlegung in beiden Sprachen. Beide Funktionen lassen sich im Korpus finden, z.B.: „[…] dann (kurze Pause) kam hier nochmal ein (kurze Pause) *wire*, also ein Kabel, dann haben wir da wieder einen *bulb holder* und dann haben wir ein *wire* und das haben dann wir, wir wieder verbunden" (UGS7).

Dennoch passen diese Definition und Funktionsbeschreibung von *Code-Shifting* nicht gänzlich auf die hier beobachteten Sprachwechsel, denn einerseits kann hier nicht immer von generellen Kompetenzlücken ausgegangen werden, da, wie dargestellt, einige der Begriffe in beiden Sprachen ausgeprägt sind. Andererseits ist *Code-Shifting* üblicherweise ein Phänomen, welches immer von der dominanten Sprache ausgeht, d.h. beim Kommunizieren in der weniger gut beherrschten Sprache wird sich zur Unterstützung oder bei Ausdrucksproblemen der dominanten Sprache bedient, um diese Schwierigkeiten zu überbrücken. Sicher kann hier nicht davon ausgegangen werden, dass in diesem Fall Englisch die dominante Sprache ist, derer sich die Lernenden bei Ausdrucksproblemen bedienen (das allein zeigt schon die wenig gute Leistung im englischsprachigen Teil des Interviews). Jedoch können die im englischsprachigen Sachunterricht eingeführten Wortfelder als sprachliche Wissens-Inseln angesehen werden, die in Gesprächen zu diesem thematischen Kontext präsenter sind und schneller oder teilweise sogar ausschließlich aktiviert werden können.

Sprachwechsel, unabhängig ob *Code-Switching* oder *-Shifting*,[188] geschehen häufig in Abhängigkeit bestimmter Domänen, beispielsweise wird im Büro eine andere Sprache verwendet als zuhause, oder bestimmte Themen werden grundsätzlich in einer der Sprachen besprochen (vgl. Müller 2015: 14). Es ist anzunehmen, dass der monolingual fremdsprachliche Unterricht zu solch einer thematischen Domänenbildung führt. Auch wenn die Kommunikation über die Konzepte generell allein schon wegen der deutlich besseren sprachlichen Kompetenz für die Lernenden in der Schulsprache möglich ist, scheinen die

188 Trotz der dargestellten Einschränkungen bezüglich der definitorischen Passung des *Code-Shiftings*, die primär dem Umstand geschuldet sind, dass der bilinguale Kontext, in dem der Begriff geprägt wurde, nicht gänzlich auf den des bilingualen Unterrichts übertragbar ist, soll im Folgenden der Begriff *Code-Shifting* und nicht länger *Code-Switching* verwendet werden, da es die hier beobachteten Sprachwechsel passender benennt.

entsprechenden Fachbegriffe teilweise vorrangig in der Fremdsprache aktiviert zu werden oder sie sind gänzlich nicht in der Schulsprache Deutsch vorhanden.

Diese Beobachtung stützt die dynamische Modellierung des bilingualen mentalen Lexikons, bei der die Verknüpfung von Konzepten mit der Fremdsprache stärker sein kann als mit der Schulsprache Deutsch, was zu einer fremdsprachlichen Aktivierung führt (vgl. Diehr 2016: 71). Begriffe, die nicht explizit auch in der Schulsprache in den Unterricht eingebunden werden, weisen entweder eine deutlich schwächere Verknüpfung zwischen L1-Begriff und Konzept auf, oder sie werden gar nicht erst im L1-Speicher ergänzt. Sowohl durch die schwächere Sprach-Konzept-Verknüpfung als auch durch das Nicht-Erlernen eines Begriffs entwickeln sich die Sprachspeicher unterschiedlich (ibid.). Ein Austausch über die Konzepte des Unterrichts in der Schulsprache Deutsch in lexikalisch fachsprachlicher Qualität kann somit durch monolingual fremdsprachig geführten Unterricht erschwert werden, da sich die Lernenden entweder nicht äußern, auf den englischsprachigen Begriff zurückgreifen, oder ihn mit anderen Worten umschreiben. Diese von Lamsfuß-Schenk (vgl. 2015: 157 f.) und Heine (vgl. 2010a: 209 f.) beschriebenen Strategien zur Bedeutungsaushandlung im bilingualen Unterricht sind somit auch in der vorliegenden Studie erkennbar.

Heine (2010a) beschreibt, wie eine Wortschatzlücke zu tieferer semantischen Verarbeitung führt, da die Suche nach der sprachlichen Form zum Bedeutungsabgleich im semantischen Feld und zur intensiveren Auseinandersetzung mit dem inhaltlichen Wissensbestandteil führt (Heine 2010a: 210). „Neben der längeren Beschäftigung mit dem inhaltlichen Konzept wird der Sachverhalt damit auch semantisch tiefer verarbeitet" (Heine 2010a: 210). Bei den genannten Überlungen muss jedoch bedacht werden, dass für alternative Formulierungen ein ausgeprägtes Maß an (fach)sprachlichen Fähigkeiten vorhanden sein muss, denn sonst führt das Nicht-Vorhandensein des passenden Begriffs lediglich zu lexikalischen Substitutionen, die sich, wie in den hier vorliegenden Daten, im alltagssprachlichen Bereich bewegen.

Ob Lernende der vorliegenden Untersuchung die Konzepte auf inhaltlicher Ebene intensiver verarbeiten, kann auf Basis der vorliegenden Daten nicht beurteilt werden. Speziell im Hinblick auf die korrekte Verwendung von schulsprachlichem Fachdiskurs scheint das Fehlen der spezifischen Fachbegriffe aber zu qualitativ minderwertigen Lösungen auf sprachlicher Ebene zu führen, die lediglich der Vermeidung des Begriffs dienen. Insbesondere die Tatsache, dass die Lernenden die geschilderten Vermeidungsstrategien im Interview im Anschluss an die bilinguale Unterrichtseinheit nicht nur seltener anwenden, sondern dass es auch noch weniger als bei den Lernenden der

Vergleichsgruppen sind, deutet darauf hin, dass der zweisprachige bilinguale Unterricht die genannten Probleme nicht nur aufzufangen vermag, sondern sogar eine positive Wirkung zu entfalten scheint. Möglichweise führt gerade der zweisprachige Unterricht, in dem die beteiligten Sprachen gezielt gegenüber gestellt und verglichen werden, zu eben jener vorteiligen semantischen Tiefenverarbeitung und Sprachbewusstheit, die sich positiv auf den korrekten und spezifischen Ausdruck in der Schulsprache Deutsch auswirkt. Ferner kann das Ergebnis, dass die Lernenden im Anschluss an die bilinguale Unterrichtseinheit minimal häufiger von der kreativen und produktiven Möglichkeit der Wortschöpfung Gebrauch machen, um ihren Wortschatz zu erweitern, als positives Zeichen für die Sprachverarbeitung angesehen werden. Da zur Wortbildung eine begrenzte Zahl von Konstituenten als auch Kombinationsmöglichkeiten zur Verfügung steht, die entsprechend bestimmter Regeln verknüpft werden müssen (vgl. Glück/Rödel 2016: 771), kann die Wortschöpfung als Hinweis auf kreativen Sprachgebrauch gedeutet werden, welcher nach der bilingualen Unterrichtseinheit eher einsetzbar erscheint.

Darüber hinaus finden sich in der Sprache der Lernenden im Anschluss an die bilinguale Unterrichtseinheit deutlich weniger Kollokationsfehler. Handlungs- und Bewegungsverben wie laufen, gehen und machen gehören zu den ersten Verben die Kinder beim Spracherwerb überhaupt erwerben (vgl. Zimmer/Tieste 2019: 44). Unidiomatische Ausdrücke mit Strom durch den Gebrauch der Verben laufen oder gehen sowie des Verbs machen als Substitut für Stromherstellungsformen, wie sie von Kindern aller Gruppen verwendet werden, ist in diesem Alter demnach nicht ungewöhnlich. Aber die Tatsache, dass die Lernenden der Untersuchungsgruppe weniger dieser allgemeinen Verben im Anschluss an die bilinguale Unterrichtseinheit verwenden und insgesamt weniger Kollokationsfehler als die Kinder der Vergleichsgruppen machen, könnte ein Hinweis darauf sein, dass sich der bilinguale Unterricht vorteilig auf die Entwicklung des Fachvokabulars und die idiomatische Sprachverwendung auswirkt.

Im Hinblick auf die Frage, die Diehr/Frisch (2018) aufwerfen, nämlich „Ob die Schülerinnen und Schüler auch produktiv in der Lage gewesen wären, ein naturwissenschaftliches Konzept auf Deutsch fachsprachlich korrekt zu beschreiben oder einen Sachverhalt zu diskutieren, […]“ (Diehr/Frisch 2018: 255), kann auf vorliegender Basis insofern geantwortet werden, dass zweisprachiger bilingualer Unterricht diese Fähigkeit zumindest zu begünstigen scheint.[189] Neben dem fachsprachlich adäquaten Ausdruck ist nämlich ferner

189 Es soll angemerkt werden, dass sich diese Aussage auf die sprachlich angemessene Darstellung und Verbalisierung von Fachinhalten bezieht, da die Interviews im

auch eine flüssige Informationsmitteilung nötig, um Wissen zu verbalisieren, insbesondere in Situationen, wo wenig Zeit zur Verfügung steht, wie es in der Schule oft der Fall ist (vgl. Gablasova 2014: 160) und es scheint so, dass sich der zweisprachige Unterricht auch positiv auf die Sprachflüssigkeit auswirkt.

Die Sprache der Lernenden der Untersuchungsgruppe weist im Anschluss an die englischsprachige Unterrichtseinheit deutlich mehr Indikatoren unflüssiger Sprache auf als die Sprache in den Vergleichsgruppen. Im Interview im Anschluss an die bilinguale Unterrichtseinheit können im Vergleich dazu nicht nur deutlich weniger beeinträchtigende Indikatoren der Sprachflüssigkeit in der Sprache der Lernenden der Untersuchungsgruppe festgestellt werden, sondern auch im Vergleich mit der Sprache der Kinder der Vergleichsgruppen, in der sich in diesem Interview sogar mehr Indikatoren unflüssiger Sprache finden lassen. Bezogen auf das Sprechmodell von Levelt (vgl. 1989: 9) (vgl. Kap. 9.4.5.2), können die Lernenden im Anschluss an die monolingual englischsprachige Unterrichtseinheit weniger effizient auf die am Sprech-Prozess beteiligten konzeptionellen, sprachlichen und artikulatorischen Teilprozesse zugreifen. Insbesondere die höhere Anzahl an Sprechpausen und Wiederholungen im Interview zum Thema Elektrische Stromkreise könnten ein Zeichen für mehr benötigte Planungszeit beim Formulieren von Aussagen sein.

Einen ähnlichen Effekt stellt Gablasova (2014) in ihrer Studie fest, in der die fremdsprachlich unterrichteten Sekundarstufenschüler deutlich mehr Indikatoren unflüssiger Sprache aufwiesen, wenn sie Fachinhalte in der Schulsprache versprachlichten (vgl. Gablasova 2014: 160). Gablasova führt dies auf die Schwierigkeiten zurück, die beim Transfer entstehen, wenn Informationen in einer anderen Sprache wiedergegeben werden müssen, als in der Sprache, in der sie enkodiert wurden (ibid.). Die Herausforderungen des Transfers liegen dabei nicht nur im Bereitstellen der nötigen sprachlichen Mittel und Begriffe, sondern vielmehr auch im kontextualisierten Gebrauch dieser. „It seems that the problem is not limited to merely providing the students with a translation of a term in L1 but concerns a more complex view of lexical development which includes the deepening knowledge of words' meanings and the awareness of the constraints on their use“ (Gablasova 2014: 161).

Im Gegensatz zur Untersuchungsgruppe scheint das Thema Stromherstellung im Hinblick auf die Produktion von flüssiger Sprache die Vergleichsgruppen vor größere Herausforderungen zu stellen, denn in beiden Gruppen

Hinblick auf Informationsgehalt, bzw. -korrektheit nicht ausgewertet wurden und dazu keine Aussage gemacht werden kann.

(besonders in Vergleichsgruppe 1) steigt die Anzahl der Indikatoren unflüssiger Sprache an. Möglicherweise liegt dies an der erhöhten Komplexität des Themas, da die zu beschreibenden Prozesse nicht an eigene Handlungserfahrungen anknüpfen, wie sie es beim Thema Stromkreise tun (s.o.). Da die Lernenden der Untersuchungsgruppe aber weniger Probleme aufweisen, flüssige Aussagen zum Thema zu formulieren, könnte der bilinguale Unterricht selbst eine mögliche Erklärung dafür sein. Möglichweise hat der bilinguale Unterricht mit didaktisch motivierten Sprachwechseln zu einer besseren Vernetzung des konzeptionellen und sprachlichen Wissens geführt, sodass es für die Lernenden effizienter abrufbar ist. Der zweisprachige Unterricht führt demnach zu einer Erleichterung des Wissenstransfers von einer Sprache in die andere, weil er den Wissenserwerb und die parallele, kontextualisierte Anwendung sprachlicher Mittel in beiden Sprachen ermöglicht. So wird das Abrufen und Verbalisieren von Informationen in beiden Sprachen erleichtert. Die aufgrund der kleinen Stichprobe und Werteunterschiede nicht-verallgemeinerbaren Ergebnisse deuten darauf hin, dass sich angenommene Potenziale des bilingualen Lernens, z.B. bezüglich semantischer Vernetzung und Tiefenverarbeitung (vgl. z.B. Heine 2010a, 2010b; Lamsfuß-Schenk 2015) sowie Sprachbewusstheit (vgl. z.B. Bialystok 2001) insbesondere dann einzustellen scheinen, wenn der Unterricht tatsächlich zweisprachig stattfindet.

11.4.4 Englische Sprachproduktion

Im Gegensatz zum Interview im Anschluss an die englischsprachige Unterrichtseinheit produzieren die Kinder im Anschluss an die bilinguale Unterrichtseinheit insgesamt weniger englische Wörter und greifen häufiger auf die deutsche Sprache zurück, um sich auszudrücken. Die Sprachwechsel betreffen dabei nicht nur einzelne Begriffe, sondern umfassen ganze Satzteile, Sätze und Aussagen. Mehrheitlich werden englische Subjekt-Verb-Konstruktionen mit attribuierenden deutschen Aussagen ergänzt: z.B. „ähm, *coal and atom is* schädlich für die Umwelt" (UGS12), oder Deutsch wird verwendet um Ausdrucksprobleme deutlich zu machen: „*The difference is, this is* (längere Pause min. sechs Sek) das fällt mir grade nicht ein, wie das auf Englisch heißt" (UGS14).

Im Anschluss an die englischsprachige Unterrichtseinheit gelingt es den Kindern offenbar besser im englischen Duktus zu bleiben und vollständige englische Satzkonstruktionen zu formulieren. Möglicherweise, weil sie dies im Rahmen dieser Unterrichtseinheit und dieses -themas mehr gewöhnt sind. Möglich ist auch, dass die größere Menge englischen Inputs im Unterricht die Produktion englischen Outputs begünstigt, worauf auch die Ergebnisse von

Elsner/Keßler (2011) in ihrer Studie hindeuten. „Ohne eine solide Basis im Hörverstehen ist auch der eigene produktive *output* in der Zielsprache nicht möglich" (Elsner/Keßler 2011: 176).

Grammatikalisch gesehen produzieren die Lernenden im Anschluss an die englischsprachige Unterrichtseinheit mehr vollständige Satzstrukturen. Einschränkend muss aber gesagt werden, dass dies auch Sätze wie: „*This is a battery*" (UGS12) mit einschließt, die in Zusammenhang mit dem Frageimpuls „*Can you name these objects in English, please?*" steht. Der Frageimpuls im anderen Interview („*Can you name these forms of energy in English, please?*") ist zwar vergleichbar, aber während im einen Fall konkrete, auf dem Tisch liegende Objekte auf Englisch zu benennen waren, handelte es sich im anderen Fall um Wörter, die auf Zetteln standen und scheinbar eher dazu veranlassten, diese als Einzel-Vokabel zu übersetzen. 73 %[190] der vollständigen Sätze im Interview im Anschluss an die englischsprachige Unterrichtseinheit enthalten die Phrasen *this is* oder *there* is, während es im anderen Interview nur 20 %[191] sind. Neben vollständigen Sätzen verwenden die Lernenden im Anschluss an die englische Unterrichtseinheit überwiegend Subjekt-Objekt-Konstruktionen, diese werden nicht, wie im anderen Interview um längere deutschen Phrasen ergänzt, sondern eher wird nur ein einzelnes deutsches Wort zwischendurch verwendet „[...] *the switch* an *the light bulb holder* anschließen (kurze Pause) und (kurze Pause) *two switch* an *the bulb holder the light bulb* reindrehen [...]" (UGS12). Teilweise wird auch gänzlich auf die Verwendung eines Verbs verzichtet: „*The wire with the bulb holder and the light bulb,* also... *with the bulb holder, and the bulb holder* ähm (überlegend) an... th... (unverständlich) *the light* dann hier, *and* (kurze Pause) *the other side [...]*" (UGS14). Vermutlich wird eine Handlung impliziert, beispielsweise auch, weil auf die Gegenstände gezeigt wird. Das gleiche sprachliche Verhalten findet sich nämlich auch im deutschen Teil des Interviews: „[...] hier eben die Kabel dran und dann eben nochmal hier in die Glühbirnen und das dann verbinden" (UGS14).

Insgesamt kann festgestellt werden, dass sich die englischsprachige Unterrichtseinheit etwas positiver auf den mündlichen, englischen Sprachgebrauch auswirkt. Dennoch gilt festzuhalten, dass die Lernenden in beiden Interviews deutliche Probleme hatten, sich der englischen Sprache frei zu bedienen und dass eine ausreichende Darstellung der Unterrichtsinhalte in englischer Sprache nicht gelingt. Das mündliche Interview kommt der Mündlichkeit des

190 11 von insgesamt 15 vollständigen Sätzen.
191 1 von insgesamt 5 vollständigen Sätzen.

Unterrichts näher als ein schriftlicher Test, dennoch sind die Lernenden es weder aus dem regulären Fremdsprachenunterricht noch aus dem bilingualen Sachunterricht gewohnt, englische Sätze frei und ohne Unterstützungshilfen zu produzieren. Hinzu kommt eine verhältnismäßig geringe Spracherwerbs- und -kontaktzeit, sodass die Lernenden wohl noch nicht ausreichend fremdsprachliche Kompetenzen entwickelt haben, um flexible Äußerungen in englischer Sprache zu tätigen.

11.5 Hypothesenbildung zu Zieldimensionen des bilingualen Unterrichts

Auf Basis der bisherigen Diskussion lassen sich aus der BiSY-Studie folgende Hypothesen generieren:

1) Hinsichtlich fachlicher Leistungen erzielen bilinguale Schülerinnen und Schüler mindestens gleich gute Ergebnisse wie Lernende des regulären Sachunterrichts.

Die Ergebnisse der vorliegenden Studie reihen sich dahingehend in den bisherigen Forschungsstand ein, als die Lernenden des bilingualen Unterrichts in den schriftlichen Wissenstests durchschnittlich vergleichbare Ergebnisse erzielen, wie die Lernenden der Parallelklasse und der Regelklasse einer nicht bilingualen Grundschule. Ein Leistungsvorsprung der bilingualen Schülerinnen und Schüler lässt sich hingegen nicht feststellen. Die Lernenden des bilingualen Unterrichts erzielen ferner durchschnittlich vergleichbare Leistungen unabhängig davon, ob der bilinguale Unterricht monolingual fremdsprachig oder zweisprachig durchgeführt wird. *Code-Shifting* in die englische Sprache oder die Umschreibung von Fachbegriffen finden sich jedoch nur im schriftlichen Wissenstest im Anschluss an die monolingual fremdsprachige Unterrichtseinheit.

2) Bilingualer Unterricht in der Grundschule vermag das Ziel einer doppelten Fachliteralität lediglich anzubahnen, nicht aber zu erreichen.

Der bilinguale Unterricht wirkt sich positiv auf die Entwicklung fremdsprachlicher Kompetenzen aus. Dennoch ist der Leistungsvorsprung der bilingual Lernenden im Bereich der fremdsprachlichen Kompetenzen im Vergleich mit den Lernenden des Regelunterrichts nicht signifikant. Zur Erhöhung des Leistungsvorsprungs wäre womöglich die Erhöhung der Kontaktzeit mit der Fremdsprache dienlich.

Sowohl im Schriftlichen als besonders auch im Mündlichen gelingt es den Lernenden nicht, vergleichbare Leistungen in der Fremdsprache zu erbringen, wie in der Schulsprache Deutsch. Die Lernenden schneiden durchschnittlich deutlich schwächer ab, wenn sie die schriftlichen Wissenstests in der Fremdsprache bearbeiten und auch die mündliche Darlegung von Unterrichtsinhalten gelingt den bilingualen Lernerinnen und Lernern im Interview nur unzureichend. Die Fremdsprachenkompetenzen stehen zu diesem Zeitpunkt folglich noch deutlich hinter denen der schulsprachlichen Kompetenzen zurück und eine vergleichbare Fachliteralität in beiden Sprachen wird (noch) verfehlt. Infolgedessen wirkt sich die Leistungsüberprüfung in der Fremdsprache prinzipiell nachteilig für die bilingualen Lernerinnen und Lerner aus, da sie aufgrund sprachlicher Hürden ihr Fachwissen nicht angemessen demonstrieren können.

3) Zweisprachig durchgeführter bilingualer Unterricht wirkt sich positiv auf die Wissensvernetzung und Sprachbewusstheit aus.

Hinsichtlich der Entwicklung der schulsprachlichen mündlichen Fachliteralität entfaltet der bilinguale Unterricht allgemein nachteilige Wirkungen, denn in der Sprache der Lernenden des bilingualen Unterrichts lassen sich im deutschsprachigen Interview weniger Kriterien des bildungssprachlichen Modus und weniger Fachwortschatz feststellen als in der Sprache der Lernenden des Regelunterrichts. Dieser Unterschied ist größer, wenn der bilinguale Unterricht zudem monolingual fremdsprachig durchgeführt wurde. Der zweisprachig durchgeführte bilinguale Unterricht vermag einen Teil dieser Defizite aufzufangen, entfaltet aber insbesondere im Hinblick auf lexikalische Korrektheit und flüssige Sprachproduktion eine besonders positive Wirkung. Die Lernenden verwenden im Anschluss an den zweisprachigen Unterricht weniger Vermeidungsstrategien, um fehlenden Wortschatz zu kompensieren und machen weniger Kollokationsfehler als die Lernenden des Regelunterrichts, was als Hinweis auf die Ausbildung einer besseren Sprachbewusstheit gedeutet wird. Zudem können die Lernenden des bilingualen Unterrichts im Anschluss an den zweisprachigen Unterricht das Fachwissen flüssiger verbalisieren als die Lernenden des Regelunterrichts, was auf eine besonders effiziente Vernetzung und Aktivierung von Wissen und Sprache hindeutet.

12 Kritische Reflexion des forschungsmethodischen Vorgehens und Diskussion von Alternativen

Die Interpretationen der Ergebnisse des BiSY-Projekts (vgl. Kap. 11) müssen im Rahmen der Grenzen betrachtet werden, die sich durch die Besonderheit der Stichprobe, des Designs und der eingesetzten Forschungsinstrumente ergeben. Ergebnisse, die in drei verschiedenen Gruppen mit jeweils 20–25 individuellen Lernern und unterschiedlichen Lehrkräften gewonnen wurden, sind nicht vom Einfluss dieser zahlreichen spezifischen Aspekte zu trennen, was einen klaren Rückschluss auf Effekte des eingesetzten Unterrichtsdesigns erschwert.

> A general challenge in conjunction with the differences between the three groups of the sample are the differences in individual learning dispositions. Due to potential interactions between these variables and the educational treatment, it is difficult to separate the effect of the treatment from the contribution of individual learner factors (Rumlich 2016: 443).

Im Folgenden werden die verschiedenen Einflussfaktoren auf die Ergebnisse der Studie sowie mögliche Alternativen zum Design der Studie diskutiert.

12.1 Reflexion der Stichprobe

Den gravierendsten Einfluss auf die Aussagekraft der Erkenntnisse hat vermutlich die Zusammensetzung und Größe der Stichprobe. Bezüglich des Einzugsgebiets und der kognitiven Fähigkeiten lassen sich insbesondere zwischen den Klassen der bilingualen Grundschule (Untersuchungsgruppe und Vergleichsgruppe 1) und der Klasse der Regelschule (Vergleichsgruppe 2) nennenswerte Unterschiede feststellen, welche für Vergleichsgruppe 2 ungünstigere Lernvoraussetzungen vermuten lassen. Die kognitiven Fähigkeiten in Vergleichsgruppe 2 sind, zumindest im Vergleich mit der Untersuchungsgruppe, signifikant niedriger. Deutlich mehr Lernende dieser Gruppe geben an, neben Deutsch mindestens eine weitere Sprache zu sprechen, wobei unklar ist, ob diese Schülerinnen und Schüler vorrangig deutschsprachig oder mehrsprachig sind. Nachteilige Voraussetzungen für den Lernerfolg, wie sie häufig mit Migrationshintergrund in Zusammenhang stehen (z.B. OECD Publishing 2019: 178), sind nicht zwangsläufig zu vermuten, da sich gezeigt hat, dass deutschsprachige Migranten ein vergleichbares Leistungsniveau erreichen wie Lernende ohne

Migrationshintergrund (vgl. z.B. Hopf 2007: 166). Im Hinblick auf den Fremdsprachenunterricht scheint sich Mehrsprachigkeit sogar positiv auszuwirken, da mehrsprachige Kinder bei Kontrolle der Hintergrundvariablen bessere Leistungen erzielen als deutsch Erstsprachige (vgl. Hesse et al. 2008: 227 f.). Bezüglich der Lernausgangslage ist also weniger ein möglicher Migrationshintergrund bzw. die Mehrsprachigkeit der Lernenden in Vergleichsgruppe 2 zu berücksichtigen als vielmehr der schwächere sozioökonomische Status, der Schulerfolg erwiesenermaßen signifikant beeinflusst (z.B. DESI-Konsortium 2006: 27 f.; OECD 2019: 50). Zwischen den Standorttypen der beiden Grundschulen der Kategorisierung der VERA Lernstandserhebung liegen zwei Stufen, was, genau wie die Informationen der Stadtstatistiken, auf beachtliche Unterschiede des sozioökonomischen Status der Lernenden an den beiden Schulen hindeutet (vgl. Kap. 9.2.1). Da keine weiterführenden Hintergrundvariablen der Lernenden wie z.B. kulturelles Kapital oder der Bildungsgrad der Eltern erhoben wurden, kann nur auf Basis der Standortanalyse geschlussfolgert werden, dass die Schülerinnen und Schüler in Vergleichsgruppe 2 möglicherweise über ungünstigere Lernvoraussetzungen verfügen. Zwar ist bei einer Stichprobe nach dem *convenience-sampling* nicht mit gleichen Leistungen bzw. Leistungsvoraussetzungen zu rechnen, doch die auf Basis der Umfeldanalyse festgestellten Unterschiede zwischen den Schulen sowie die Leistungsunterschiede im Kognitiven Fähigkeitstest (vgl. Kap. 10.1) schränkt die Vergleichbarkeit der Gruppen der Grundschule Uhlandstraße mit Vergleichsgruppe 2 ein (vgl. Kap. 11.1).

Im Hinblick auf die Unterschiede zwischen der Untersuchungsgruppe und ihrer Parallelklasse und eines vermuteten *creaming effects* in der bilingualen Klasse kann ein solcher auf Basis der Ergebnisse lediglich angenommen werden, da die deskriptiven Unterschiede der durchschnittlichen kognitiven Fähigkeiten statistisch nicht signifikant sind (vgl. Kap. 10.1). Da die Lernenden die gleiche Schule besuchen, verfügen sie vermutlich durchschnittlich über vergleichbare sozioökonomische Voraussetzungen.

Ferner ist das Geschlechterverhältnis in den beiden Klassen vergleichbar. Auf dieser Basis erscheint die Lernausgangslage der beiden Gruppen somit insgesamt vergleichbar. Eine Erhebung weiterer Hintergrundvariablen der Lernenden wäre jedoch wünschenswert gewesen, um fundiertere Aussagen über Gemeinsamkeiten und Unterschiede in den Gruppen treffen zu können. Eine Fülle an Variablen hätte darüber hinaus die Möglichkeit geschaffen, durch *Propensity Score Matching* tatsächliche Vergleiche zwischen Probanden der Gruppen zu ziehen und mögliche Effekte des bilingualen Unterrichts eindeutiger auf diesen zurückführen zu können.

Neben dem Mangel zahlreicher Hintergrundvariablen ist aber auch die Größe der Stichprobe für Analysen mit *Propensity Score Matching* nicht geeignet, da sie zu klein ist, um ausreichend Probanden-Paare bilden zu können. Sowohl die Erhebung weiterer Hintergrundvariablen als auch die Vergrößerung der Stichprobe könnten folglich zwei wertvolle Stellschrauben sein, um die Qualität und Aussagekraft einer vergleichbaren Replikationsstudie zu erhöhen.

Die geringe Größe der Stichprobe führt ferner nicht zu repräsentativen Ergebnissen, weswegen keine verallgemeinerbaren Aussagen getroffen werden können. Auch aus statistischer Perspektive kann eine kleine Stichprobe problematisch sein, da sich die Fehlerrate (Typ II) erhöhen kann und sich ein möglicherweise vorhandener Effekt nicht feststellen lässt, da Unterschiede in kleinen Stichproben eine geringere Wahrscheinlichkeit haben, statistische Signifikanz zu erreichen (vgl. Ellis 2010: 5). Möglichweise wären bei einer größeren Stichprobe Unterschiede zwischen den Gruppen beispielsweise hinsichtlich der Fremdsprachenkompetenz feststellbar gewesen, wie es in anderen Studien der Fall ist (z.B. Frisch 2021).

Schulforschung findet nicht unter Laborbedingungen statt, sondern Ergebnisse werden im realen Schulalltag gewonnen und sollen diesen auch abbilden. Insbesondere in bilingualen Instruktionskontexten sind Vergleichsklassen schwer zu finden, weil die Sprachlernbiographien der teilnehmenden Kinder und die Unterrichtskonzepte der bilingualen Schulen stark variieren (vgl. z.B. Heim 2015: 44 f.) (vgl. Kap. 3.4 und 7.2). Die Vergrößerung der Stichprobe (z.B. durch die Integration weiterer bilingualer Klassen unterschiedlicher konzeptueller Umsetzung) hätte vermutlich Vergleiche auf anderer Ebene erschwert. Bei der Planung der Studie wurde diese Möglichkeit daher verworfen und gewisse Einschränkungen der Aussagekraft aufgrund der Stichprobenzusammensetzung in diesem lebendigen Forschungsfeld in Kauf genommen.

12.2 Reflexion des Untersuchungsdesigns

Das Untersuchungsdesign sieht vor, dass in der bilingualen Untersuchungsgruppe eine Unterrichtseinheit monolingual fremdsprachig und eine Unterrichtseinheit zweisprachig unterrichtet werden, während die Vergleichsgruppen den Unterricht regulär in der Schulsprache Deutsch erhalten. Dieses Design ermöglicht sowohl einen Vergleich zwischen den Gruppen als auch innerhalb der Untersuchungsgruppe. Es zeigt sich jedoch, dass ein Rückschluss auf die Unterrichtssprache als Ursache für Ergebnisse nicht ohne weiteres gezogen werden kann.

Beispielsweise sind neben dem Spracheinsatz im bilingualen Unterricht weitere Variablen, wie die unterschiedlichen Unterrichtsthemen, als ursächlich für Unterschiede in der schulsprachlichen Lernersprache in Erwägung zu ziehen. Obwohl die Themenwahl der beiden Unterrichtseinheiten so ausfällt, dass die Themen einem gemeinsamen Oberthema angehören, um starke motivationale und interessengeleitete Differenzen zwischen den Themen zu reduzieren, müssen die Themen gleichzeitig unterschiedlich genug sein, damit der Unterricht des einen Themas weder sprachlich noch inhaltlich als fundiertes Vorwissen für das andere Thema gelten kann. Diese Abgrenzung schlägt sich, trotz des thematischen Zusammenhangs zwischen den Unterrichtseinheiten, methodisch-didaktisch in anderer unterrichtlicher Aufbereitung nieder.[192] Diese unterrichtsmethodologischen Unterschiede wirken sich vermutlich sehr wohl auf Schülervariablen wie Interesse, Motivation und Lernbegeisterung aus und haben folglich Einfluss auf das Lernen und die Lernergebnisse.

Eine zweite bilinguale Gruppe, die die Unterrichtseinheiten mit vertauschtem Spracheinsatz absolviert, wäre bei einer Studienreplikation ratsam, um diesem Problem entgegenzuwirken und um mögliche Leistungsunterschiede besser mit der Unterrichtssprache in Verbindung bringen zu können. Aufgrund der bereits beschriebenen Gründe (s.o.), ist es jedoch schwierig eine zweite bilinguale Gruppe zu integrieren, die unter den gleichen Voraussetzungen bilingualen Unterricht besucht, weswegen es in der vorliegenden Studie nur eine bilinguale Gruppe gab.

Ein weiterer Aspekt des Designs, der einen Vergleich des erteilten Unterrichts und somit zwischen den Gruppen erschwert, ist die Durchführung des Unterrichts in den drei Gruppen durch drei verschiedene Lehrkräfte. Unterrichtsbeobachtungen wurden anfänglich durchgeführt, konnten aber aus zeitlichen und kapazitären Gründen nicht fortgeführt werden. Folglich stehen keine Einblicke in den tatsächlichen Unterrichtsprozess und das individuelle Verhalten der Lehrkräfte zur Verfügung.

Auch wenn die Lehrkräfte demselben geplanten Unterrichtsverlauf gefolgt sind, ist damit zu rechnen, dass es im Unterricht zu individuellen Abweichungen gekommen ist, und auch die Lehrerpersönlichkeit hat großen Einfluss auf

---

192 Beispielsweise steht beim Thema elektrische Stromkreise eher die Kompetenzentwicklung des Modellierens und Experimentierens im Vordergrund (vgl. Ministerium für Schule und Weiterbildung (MSW) Nordrhein-Westfalen 2012: 44), während beim Thema Stromherstellung die Recherche und Dokumentation von unterschiedlichen Energieformen im Fokus liegen (vgl. Ministerium für Schule und Weiterbildung (MSW) Nordrhein-Westfalen 2012: 47).

die unterrichtliche Umsetzung (vgl. Hattie 2003: 2). Eine Möglichkeit, Konstanz in allen Gruppen zu schaffen, wäre gewesen, den Unterricht als Forscherin selbst durchzuführen. Allerdings hätte eine neue, den Kindern unbekannte Lehrkraft andere Komponenten, wie z.B. Klassenklima, Klassenmanagement oder Feedbackkultur verändert, die ebenfalls erheblichen Einfluss auf die Lernprozesse haben (vgl. Hattie 2003: 4) und die durch den Unterricht der bekannten Klassenlehrkraft konstant gehalten werden konnten.

Ferner bleibt zu erwähnen, dass der Unterricht für den bilingualen Unterricht geplant und anschließend auf den Regelunterricht übertragen wurde, indem jeglicher Fremdspracheneinsatz durch den der Schulsprache Deutsch ersetzt wurde. Die Nutzung typischer Hilfsmittel des bilingualen Unterrichts kam dabei im Regelunterricht nicht zwangsläufig zum Einsatz. Beispielsweise wurden auch im Regelunterricht fachsprachliche Ausdrücke explizit thematisiert, aber es wurde den beiden Regelunterrichtslehrkräften nicht auferlegt, dabei z.B. Sprachposter einzusetzen, wenn ihnen dies für den schulsprachlichen Unterricht wenig sinnvoll erschien. Dennoch ist es möglich, dass der Regelunterricht durch den Einfluss der bilingualen Planung und der Unterstützungsmaßnahmen anders (und evtl. lernförderlicher), gestaltet war, als er es unter Normalbedingungen gewesen wäre. Etwa wären die Themen möglicherweise insgesamt knapper, mit weniger Erklärungsschleifen, Anschauungs- und Arbeitsmaterialien aufbereitet worden. Gleichzeitig war dieses Vorgehen notwendig, um die Unterrichtsprozesse und folglich die Lernergebnisse so vergleichbar wie möglich zu machen.

12.3 Reflexion der Forschungsinstrumente

Die generelle Fremdsprachenkompetenz wurde mit Hilfe des dafür geläufigen Instruments eines C-Tests erhoben (z.B. Grotjahn 2019: 585). Der eingesetzte C-Test verfügt mit 80 Items nicht über die empfohlenen 100 Items, welche ein hohes Reliabilitätsniveau absichern sollen (vgl. z.B. Raatz/Klein-Braley 1983). Dennoch erfüllt das speziell für diese Altersgruppe validierte Testinstrument hinreichend die Testgütekriterien hinsichtlich der Reliabilität (Cronbach's $\alpha \geq .80$) und der Item-Trennschärfe ($r_{it} \geq .71$) (vgl. Porsch/Wilden 2017: 295) und wurde daher für die jungen Lernenden als geeignet betrachtet.

Im Gegensatz zum C-Test stellen die in Ermangelung existierender Testinstrumente im Rahmen der Studie entwickelten Wissenstests keine validierten Forschungsinstrumente dar. Zwar konnten einige thematisch passende, validierte Aufgabenitems aus der TIMSS-Studie (vgl. Bos et al. 2012) übernommen werden, jedoch mussten Items mehrheitlich neu entwickelt werden. Diese orientieren sich an Aufgabenformaten der TIMSS-Studie sowie des ebenfalls validierten *Science -P* Tests (vgl. Hardy et al. 2010). Mit einem Schwierigkeitsindex von $P_{V1} = 42.5$ bzw. $P_{V2} = 44.4$ der Vortests (V) bzw. von $P_{N1} = 70$ bzw. $P_{N2} = 73.4$ für die gleichen, als Nachtest (N) eingesetzten Wissenstests 1 und 2 ist der allgemeine Schwierigkeitsgrad der beiden Instrumente als zufriedenstellend einzustufen. Insbesondere bei der Betrachtung der Schwierigkeit einzelner Items beider Nachtests fällt jedoch auf, dass sehr hohe Lösungshäufigkeiten vorliegen ($P > 80$). Da es sich bei den Nachtests jedoch um summative Leistungstests handelt, die erworbene Inhalte des zuvor stattgefundenen Unterrichts abfragen und folglich hohe Lösungshäufigkeiten erwünscht sind, ist der festgestellte Schwierigkeitsindex als angemessen zu bewerten (vgl. Kap. 10.3); speziell auch deshalb, da einzelne Items als schwierig einzustufen sind, was eine statistische Diskriminierung am oberen Ende ermöglicht. Insbesondere in den Nachtests liegen die Trennschärfekoeffizienten einzelner Items unter dem akzeptablen Schwellenwert $r_{it} > .30$ (vgl. z.B. Bortz/Döring 2006: 220), weswegen deren Informationsgehalt als gering einzuordnen ist.

> In that case, the item does not help to discriminate between high and low performers in general, yet it is still important for the distinction between low and medium-low or high and very high performers. Hence, they provide valuable information at the edges of the performance spectrum so that a few items of this kind (high/low difficulty and hence a low discrimination coefficient) are even necessary on a good test. Only negative discrimination is unacceptable as it indicates that an item is solved correctly more often by those with low overall test scores than by those with high scores (Rumlich 2016: 273 f.).

Zwei Items mit minimal negativem Trennschärfekoeffizient ($r_{it} > -.002$; $r_{it} > -.011$) wurden (neben fünf weiteren problematischen Items) aus diesem Grund bei der Auswertung der Wissenstests nicht berücksichtigt.[193]

Da die Wissenstests keiner wissenschaftlichen Validierung unterzogen wurden, muss diese abschließend als nur eingeschränkt gegeben angesehen werden. Zwar besteht ein enger Bezug zu den Unterrichtsinhalten, dennoch sind die Aufgabenformate größtenteils dekontextualisiert und den Lernenden in dieser Form unbekannt (speziell die Aufgaben der Anforderungsbereiche Anwenden und Problemlösen). In besonderem Maße gilt dies für die in englischer Sprache durchgeführten Wissenstests, da diese ein hohes Maß an Lesekompetenz erfordern, welche im Unterricht nicht vorrangig angeleitet wird.[194]

---

193 Zur Erläuterung der problematischen Items vgl. Kap. 10.3.

194 Im Fremdsprachenunterricht der Grundschule steht die Entwicklung der mündlichen Fertigkeiten im Vordergrund und die Fähigkeit zum Umgang mit der

In den englischsprachigen Tests werden somit auch sprachliche Kompetenzen überprüft, in deren Ermangelung eine angemessene Wissensdemonstration nicht möglich ist (vgl. Kap. 11.2). Zusammenfassend kann festgestellt werden, dass es den Wissenstests zwar auf inhaltlicher Ebene gelingt, die im Unterricht thematisierten Inhalte abzubilden, das hinreichende Genügen einiger Testgütekriterien ist jedoch fraglich und die Aussagekraft der Ergebnisse daher einzuschränken und deren Verallgemeinerbarkeit nicht gegeben.

Neben den genannten formellen Aspekten ergeben sich ebenfalls Einschränkungen hinsichtlich der statistischen Auswertungsverfahren, da die Stichprobengröße gering ist und wenige Hintergrundvariablen erhoben wurden (s.o.). Mehrebenenmodelle, die Vorhersagen über Variablenausprägungen mit Hilfe unabhängiger Variablen möglich machen, können so nicht erstellt werden. Beispielsweise besteht entsprechend der Analyse ein signifikanter Zusammenhang zwischen den kognitiven Fähigkeiten und den Leistungen in den Wissenstests. Variablen wie Interesse, Fähigkeitsselbstkonzept oder andere schulische Leistungen wurden jedoch nicht erhoben, sodass keine differenzierenden Aussagen über weitere Zusammenhänge und Einflüsse getätigt werden können. Ferner wurden bisweilen Voraussetzungen von statistischen Analyseverfahren verletzt, was die Aussagekraft der Ergebnisse schmälert. Etwa setzt die Kovarianzanalyse (ANCOVA) die Unabhängigkeit der Kovariaten voraus (vgl. Field 2009: 397), welche jedoch nicht gegeben ist, da zumindest zwischen der Untersuchungsgruppe und Vergleichsgruppe 2 signifikante Unterschiede in den kognitiven Fähigkeiten bestehen. Aufgrund der kleinen Stichprobe und geringen Variablenanzahl müssen diese Abweichungen in Kauf genommen werden, dürfen aber bei der Interpretation der Ergebnisse bzw. bei der Bewertung der Aussagekraft nicht vergessen werden.

Die eingeschränkte Aussagekraft ist nicht nur hinsichtlich der mit den Wissenstests erhobenen Ergebnisse zu erwähnen, sondern gilt ebenso für die Auswertung und Ergebnisse der Interviews. Die festgestellten Unterschiede zwischen den analysierten Merkmalen der Lernersprache im Verhältnis zur durchschnittlich produzierten Wortmenge belaufen sich größtenteils auf unter 1 %.

Schriftsprache wird erst allmählich entwickelt (vgl. Ministerium für Schule und Weiterbildung (MSW) Nordrhein-Westfalen 2008b: 6), sodass die Lernenden am Ende der Grundschulzeit relevante Informationen lediglich aus kurzen Texten mit vertrautem Wortschatz entnehmen können (ibid.:16).

Bei der Analyse des bildungssprachlichen Modus wurden nur die zuvor festgelegten Indikatoren des bildungssprachlichen Modus berücksichtigt und nicht etwa Verstöße gegen den bildungssprachlichen Modus (wie z.B. der Gebrauch alltagssprachlicher Wendungen) einbezogen (vgl. Kap. 9.4.5.2). Die tatsächliche bildungssprachliche Qualität der Schüleraussagen ist dementsprechend unvollständig abgebildet. Überdies liefern die Ergebnisse der Interviewauswertung insgesamt keine Informationen bezüglich des faktischen Informationsgehalts und der -qualität der Aussagen der Schülerinnen und Schüler, da die Äußerungen lediglich auf der Sprachoberfläche analysiert wurden. Zur Feststellung eines umfassenderen Bilds der schulsprachlichen Lernersprache wären beide Gesichtspunkte notwendige Analyseaspekte. Ähnlich wie bei den Wissenstests, lassen sich auch im Bereich der schulsprachlichen Bildungssprache leichte Leistungsvorteile im Interview zugunsten des Themas Stromherstellung feststellen. Da dies aber in allen Gruppen der Fall ist, lassen sich diese Ergebnisse in der bilingualen Gruppe nur eingeschränkt mit Auswirkungen des zweisprachigen Unterrichts in Verbindung bringen. Auch hier wäre eine zweite bilinguale Gruppe hilfreich gewesen, die den Unterricht im umgekehrten Design erhalten hätte, um die Ergebnisse eindeutiger mit dem Spracheinsatz im Unterricht in Verbindung bringen zu können.

Auf methodischer Ebene fiel bei der Transkription und Analyse der Interviews auf, dass die Fragen von der Interviewerin durch die relative Flexibilität des Leitfadens nicht immer identisch formuliert wurden und, dass die Formulierung der Frage bzw. die sprachlichen Strukturen die Lernenden bei ihrem Artikulationsprozess eventuell beeinflusst haben (vgl. Kap. 11.4.2). Bei einer möglichen Replikationsstudie wäre folglich die Verbesserung der Einheitlichkeit wünschenswert.

12.4 Fazit der Reflexion

Abschließend lässt sich festhalten, dass für eine Replikationsstudie die Vergrößerung der Stichprobe und die Ergänzung einer zweiten bilingualen Gruppe wünschenswert wäre, um die Aussagekraft zu erhöhen und Ergebnisse besser auf das Unterrichtsgeschehen bzw. die -sprache rückbeziehen zu können. Dabei sollten Variablen wie z.B. der Schulstandort und der sozioökonomische Status in der Auswahl der Stichprobe berücksichtigt werden, um die Vergleichbarkeit der Gruppen zu verbessern. Ferner würde die Hinzunahme weiterer Hintergrundvariablen eine detailliertere Analyse der Leistungszusammenhänge möglich machen.

Insgesamt sind die gewonnenen Ergebnisse daher im Rahmen des unmittelbaren Kontextes dieser speziellen Studie zu deuten und können nicht überinterpretiert werden. Tatsächlich lassen sich hinsichtlich der von den Forschungsfragen adressierten Bereiche Fremdsprachenkompetenz, schriftlich ermitteltem Wissen und mündlicher schulsprachlicher Fachliteralität nur marginale Unterschiede zwischen den untersuchten Gruppen erkennen. In Anbetracht der in diesem Kapitel beschriebenen Einschränkungen der Aussagekraft der Studie bedeuten diese Ergebnisse jedoch nicht zwangsläufig, dass die unterschiedlichen Unterrichtsmodelle tatsächlich keinen Effekt haben. „Absence of evidence does not prove non-existence of a phenomenon; it signals to educational researchers: 'back to the drawing boards" (Gardner 2013). Insbesondere da die Ergebnisse innerhalb ihrer Einschränkungen darauf hindeuten, dass tatsächlich bilingualer Unterricht hinsichtlich verschiedener Bereiche eine positive Wirkung entfaltet (vgl. Kap. 10 und 11), wäre weiterführende Forschung wünschenswert, die die gewonnenen Erkenntnisse und Erfahrungen berücksichtigt, um das komplexe Feld des bilingualen Unterrichts detaillierter abzubilden.

Trotz der genannten Einschränkungen leistet jedoch auch die vorliegende Studie bereits einen wichtigen Beitrag, das Forschungsfeld des bilingualen Unterrichts in der Grundschule zu beleuchten. Speziell das innovative Design der Studie ermöglicht bilingualen Unterricht mit seinen vielseitigen Facetten der Inhaltlichkeit, Sprachlichkeit und Fremdsprachlichkeit in den Blick zu nehmen. So zeigt sich, dass Studien, die nur eins der Felder beleuchten, womöglich zu kurz greifen, da die verschiedenen Bereiche bilingualen Lernens miteinander zusammenhängen und einander beeinflussen. Beispielsweise entfaltet bilingualer Unterricht (speziell der monolingual fremdsprachige) besonderes Potenzial hinsichtlich der Entwicklung fremdsprachlicher Kompetenzen. Auf die Entwicklung schulsprachlicher Diskurskompetenzen wirkt sich dieser aber vermutlich eher negativ aus. Bei der Gestaltung bilingualen Lernens gilt es, die verschiedenen Zieldimensionen im Blick zu haben und lernförderliche und weniger lernförderliche Aspekte bestmöglich auszubalancieren.

Die Ergebnisse der vorliegenden Studie deuten darauf hin, dass tatsächlich bilingualer Unterricht, in dem gezielt und funktional beide Sprachen zum Einsatz kommen, womöglich eine Schnittstelle aufzeigt, in der dieser Balanceakt gelingen kann.

13 Implikationen und weiterführende Fragestellungen

Die vorliegende Studie vermag einerseits mehr Licht in das Dunkel des verhältnismäßig unerforschten Felds des Spracheinsatzes im bilingualen Unterricht in der Grundschule zu bringen, andererseits wirft sie auch weitere Fragestellungen auf. Diese betreffen einerseits die gängige Unterrichtspraxis des bilingualen Unterrichts sowie andererseits zukünftige Forschung. Im folgenden Kapitel werden die aus der Studie gewonnenen Implikationen daher in diese zwei Bereiche differenziert.

13.1 Implikationen für die Praxis

Die Ergebnisse der vorliegenden Studie implizieren (ähnlich wie die BiLL-NaWi-Studie (Frisch 2021)), dass das fachliche Lernen der Kinder im bilingualen Unterricht den curricularen Standards des Sachunterrichts entspricht. Im Hinblick auf die fremdsprachlichen Leistungen erzielen die bilingualen Lerner deskriptiv bessere Ergebnisse als die Lernenden, die nur regulären Fremdsprachenunterricht erhalten. Da die bilingualen Viertklässlerinnen und Viertklässler jedoch sowohl im schriftlichen Wissenstest als auch im englischsprachigen Interviewteil deutlich schwächer abschneiden, als bei der Bearbeitung der gleichen Aufgaben in deutscher Sprache, scheint die Entwicklung einer doppelten Fachliteralität unter den gegebenen Bedingungen des bilingualen Unterrichts jedoch ein zu hoch gestecktes Ziel zu sein. Um der pauschalen Betitelung des bilingualen Unterrichts als Erfolgsmodell schlechthin (vgl. fmks – Verein für frühe Mehrsprachigkeit an Kindertageseinrichtungen und Schulen fmks e. V. 2006) in der Grundschule gerecht zu werden, bedarf es demnach noch konzeptioneller und methodischer Weiterentwicklung.

Es stellt sich die Frage, unter welchen Bedingungen und mit welchen Materialien sich die sprachlichen Fähigkeiten so entwickeln, dass der Fachdiskurs sowohl in der Fremdsprache als auch in der Schulsprache geführt werden kann. Aus fremdsprachendidaktischer Perspektive wäre die Erhöhung der Kontaktzeit ratsam, da sich eine hohe Kontaktdauer und -intensität besonders positiv auf die Entwicklung fremdsprachlicher Kompetenzen auswirkt (vgl. Kersten 2020: 103 ff.). Darauf deuten auch die guten fremdsprachlichen Leistungen junger Lerner im Immersionskontext hin (vgl. Gebauer et al. 2013; Steinlen/Piske 2015, 2016; Zaunbauer/Möller 2006, 2007; Zaunbauer et al. 2012). Die

Ergebnisse der vorliegenden Studie implizieren jedoch, dass die bloße Fokussierung auf fremdsprachliche Ziele und die Erhöhung der Kontaktdauer mit der Fremdsprache im Sachunterricht möglicherweise auf Kosten der fachsprachlichen Entwicklung in der Schulsprache Deutsch gehen könnte, da die Sprache der Lernenden im Anschluss an den monolingual fremdsprachlichen Sachunterricht u.a. mehr sprachliche Fehler und insgesamt weniger Fachwortschatz aufweist. Bei der Planung bilingualen Unterrichts gilt es folglich, alle Unterrichtsziele parallel und gleichwertig im Blick zu haben.

Aus den vorliegenden Ergebnissen lässt sich schlussfolgern, dass sich dazu vornehmlich eine zweisprachige Unterrichtspraxis anbietet. Dem bilingualen Unterricht der Grundschule, zu dessen Beginn die Lernenden über keinerlei fremdsprachliche Vorerfahrungen verfügen, kommt möglichweise eher eine vorbereitende und anbahnende Rolle hinsichtlich der Entwicklung der doppelten Fachliteralität zu, als dieses ehrgeizige Ziel im Laufe der kurzen Grundschulzeit tatsächlich auch zu erreichen. Diese Aufgabe, nämlich beide Fachsprachen gezielt und strukturiert im Unterrichtsgeschehen zu berücksichtigen, sollte dann aber auch ernst genommen werden, anstatt dieses potenzialreiche Unterrichtsmodell immer wieder vorrangig über die Entwicklung fremdsprachlicher Kompetenzen zu legitimieren. Die Ergebnisse der vorliegenden Studie deuten darauf hin, dass der zweisprachige Unterricht positive Auswirkungen hinsichtlich der zweisprachigen Wissensvernetzung und -aktivierung zu entfalten vermag. Es scheint daher lohnenswert, die Weiterentwicklung der methodischen Umsetzung zur gezielten Verwendung der Schulsprache Deutsch und der entsprechende Arbeitsmaterialien genau an dieser Stelle anzusetzen.

Unabhängig von der Gestaltung des Spracheinsatzes im bilingualen Unterricht deuten die Ergebnisse dieser und anderer Studien (vgl. Frisch 2021; Canz et al. 2021; Gablasova 2014, 2015; Saalbach et al. 2013) darauf hin, dass die Leistungsüberprüfung nicht rein fremdsprachig stattfinden sollte, da die Lernenden ihr fachliches Wissen bei alleiniger Verwendung der Fremdsprache nicht in gleicher Qualität wie in der Schulsprache unter Beweis stellen können. Dies gilt auch für Lernende mit Migrationshintergrund, die Deutsch nicht zwangsläufig als Erstsprache erwerben (vgl. Canz et al. 2021: 6). Ob sich dies bei tatsächlich äquivalenter Kompetenz in beiden Sprachen aufhebt und nur solange gilt, wie die Schulsprache Deutsch die dominantere Sprache ist, bleibt Spekulation. Solange aber keine doppelte Fachliteralität angenommen werden kann, sollten die Lernenden in Überprüfungssituationen Gelegenheit erhalten, ihr Wissen in beiden Sprachen artikulieren zu dürfen.

Neben der Entwicklung einer zweisprachigen Methodik für den bilingualen Unterricht erscheint vor allem die Bildungspolitik zur Entwicklung von

Bildungsstandards für den bilingualen Unterricht gefragt zu sein. Da Bildungsstandards, wie stark bemängelt wird (vgl. Hempel et al. 2017: 98), jedoch noch nicht einmal für den Englischunterricht der Grundschule vorliegen, ist dies ein hochgestecktes Ziel. In der gleichzeitigen Entwicklung von Bildungsstandards sowohl für den bilingualen als auch den Englischunterricht der Grundschule liegt aber ein besonderes Potenzial, da Widersprüche zwischen Zielen des Fremdsprachen- und des bilingualen Unterrichts (vgl. Kap. 2.4.4) aufgelöst und ein Ineinandergreifen (der sowieso unterrichtlich bedingt verwobenen) Didaktiken geschaffen werden könnte. Insbesondere hinsichtlich der Anschlussfähigkeit bilingualer Grundschulprogramme (und des Englischunterrichts) an das Sekundarschulsystem könnte so ein Meilenstein für die Weiterentwicklung bilingualen Unterrichts (und Englischunterrichts) gelegt werden. Ferner würden Standards eine Ressourcenbündelung bezüglich der Planung von Unterricht und Erstellung geeigneter Unterrichtsmaterialien ermöglichen; denn der hohe Arbeitsaufwand aufgrund von Materialmangel bzw. der schlechten Übertragbarkeit vorhandener Materialien von einem individuellen Konzept bilingualen Unterrichts auf ein anderes wird von den engagierten Lehrkräften immer wieder erwähnt (vgl. Massler 2012: 43).

13.2 Implikationen für die weiterführende Forschung

Aus den genannten Implikationen für die Praxis des bilingualen Lernens ergeben sich Desiderata für weiterführende Forschung. Diese adressieren vornehmlich die Entwicklung und Evaluation der Wirksamkeit zweisprachiger Unterrichtsmaterialien und -arrangements. Es gilt herauszufinden, in welchen Phasen des Unterrichts sich der Einsatz welcher Sprache anbietet und welche Vor- und Nachteile sich daraus ergeben. Hinsichtlich des Arbeitsmaterials gilt es zu erproben, inwiefern die beiden Sprachen gezielt ineinandergreifen können und welche Form der Unterstützung Schülerinnen und Schüler bei der Bearbeitung dieses Materials benötigen.

Aus der Durchführung und den Erkenntnissen der vorliegenden Studie ergeben sich ferner weitere Implikationen für weiterführende Forschung. Eine mögliche Replikationsstudie sollte das Untersuchungsdesign derart ergänzen, dass eine zweite bilinguale Untersuchungsgruppe den Unterricht in umgekehrter sprachlicher Gestaltung erhält (s.o.). So ließen sich mögliche Ergebnisunterschiede besser mit der Unterrichtssprache und weniger mit anderen Faktoren wie z.B. dem Unterrichtsthema oder dessen methodischer Aufbereitung in Verbindung bringen. Die Hinzunahme weiterer Hintergrundvariablen zur

Auswahl vergleichbarer Schülergruppen und insgesamt eine Vergrößerung der Stichprobe würde zudem die Aussagekraft der Ergebnisse erhöhen.

In Kapitel 11 wurden die beiden Unterrichtsthemen hinsichtlich ihrer unterschiedlichen methodischen Aufbereitung im Unterricht diskutiert. Es wurde die Vermutung aufgestellt, dass sich ein handlungsorientierter Unterricht (enaktiv) anders auf den Fremdsprachenerwerb auswirkt als Unterricht, der vielmehr auf der ikonischen und symbolischen Ebene stattfindet. Möglicherweise wird durch ersteren eher der Aufbau prozeduralen Wissens angeregt, während letzterer eher deklaratives Wissen fokussiert, was sich vermutlich auf der Ebene der Sprachentwicklung bemerkbar macht.[195] Es wäre nun zu hinterfragen, ob Unterricht, der weniger kontextualisierte Sprachhandlungen notwendig macht,[196] zu mehr sprachlicher Entwicklung führt, als Unterricht, in welchem Kommunikation handlungsgestützt bzw. -begleitend stattfindet.

Bei der Auswertung der Interviewdaten der vorliegenden Studie wurde lediglich die sprachliche Oberfläche hinsichtlich bestimmter Kriterien berücksichtigt und keine inhaltliche Auswertung bezüglich des Informationsgehalts oder der fachlichen Korrektheit vorgenommen. Diese Ebene würde aber zur Erstellung eines umfassenderen Bildes der schulsprachlichen Entwicklung der Lernenden einen wichtigen Beitrag leisten. Die Qualität von (mündlichen) Erklärungen manifestiert sich jedoch nicht nur auf der Ebene der sprachlichen und fachlichen Korrektheit. Baker (2011) berichtet von Forschung, in der Kinder aus Immersionsprogrammen die Bedürfnisse des Zuhörers besser zu berücksichtigen scheinen als Kinder des Regelunterrichts, die sich offenbar weniger gut in die Rolle des Gegenübers versetzen können (Baker 2011: 157). Die Frage, ob sich diese als *communicative sensitivity* (ibid.) bezeichnete Fähigkeit auch im bilingualen Unterricht entwickelt und ob sich zweisprachiger Unterricht anders als monolingualer bilingualer Unterricht auf deren Entwicklung auswirkt, wäre ein weiterer forschungswürdiger Aspekt bei der Durchführung und Auswertung von Interviewdaten.

Als einer der Vorzüge bilingualen Unterrichts wird unter anderem eine tiefere semantische Verarbeitung angeführt (z.B. Heine 2010a, 2010b;

195 Z.B. verwendenden bilingual Lernende im Anschluss an die Unterrichtsreihe, in der sie handelnd mit Stromkreisen experimentiert haben, mehr deiktische Ausdrücke mit Subjekt-Objekt-Konstruktionen. Im Anschluss an die andere Unterrichtseinheit findet sich dafür mehr nominaler und verbaler Wortschatz sowie mehr Subjekt-Verb-Konstruktionen (vgl. Kap. 10.4.6).

196 In der vorliegenden Studie ist dies die bilinguale Unterrichtseinheit (Stromherstellung).

Lamsfuß-Schenk 2008), die durch einen intensiveren, da erschwerten, Sprachverstehens- und Verbalisierungsprozess im bilingualen Unterricht entsteht. Die Ergebnisse der vorliegenden Studie deuten jedoch eher darauf hin, dass die schulsprachlichen Vokabellücken im Anschluss an monolingual fremdsprachigen Sachunterricht eher zu qualitativ minderwertigen Lösungen hinsichtlich bildungssprachlichen Ausdrucks führen, die vorrangig der Vermeidung des fachlich angemessenen Begriffs dienen. Im Anschluss an die zweisprachige Unterrichtseinheit verwenden die bilingual Lernenden nicht nur weniger Vermeidungsstrategien zur Überwindung von Vokabellücken als im anderen Interview nach der einsprachigen Einheit, sondern auch weniger als die Lernenden der auf Deutsch unterrichteten Vergleichsgruppen. Es wäre im Rahmen weiterführender Forschung untersuchenswert, ob möglicherweise besonders zweisprachiger Unterricht, in dem die beteiligten Sprachen gezielt gegenübergestellt und verglichen werden, zu eben jener vorteiligen semantischen Tiefenverarbeitung und Sprachbewusstheit führt, die sich positiv auf den korrekten und spezifischen Ausdruck in der Schulsprache Deutsch auswirkt.

Hinsichtlich der Entwicklung des bilingualen mentalen Lexikons deuten die Ergebnisse der vorliegenden Studie darauf hin, dass es insbesondere im Anschluss an monolingual fremdsprachigen Sachunterricht zur vorrangigen Aktivierung fremdsprachlicher Begriffe kommt. Dies ist auch der Fall, wenn die allgemeine Fremdsprachenkompetenz eigentlich zu gering für die Aufrechterhaltung des Diskurses ist, weswegen es dann zu einem sprachdurchmischten Diskurs kommt, in dem vorrangig die dominante Sprache verwendet wird und die fremdsprachlichen „Inselbegriffe“ einfließen.

Weiterführende Fragestellungen könnten an dieser Stelle ansetzen und thematisieren, inwiefern und unter welchen Bedingungen sich die Sprachspeicher parallel oder individuell weiterentwickeln. Wie viel Zweisprachigkeit ist nötig für die parallele Begriffsentwicklung und wie gut muss die Fremdsprachenkompetenz entwickelt sein, um das Ziel der doppelten Fachliteralität tatsächlich zu erreichen? Wenn diese zwei Komponenten in eine zielführende Balance gebracht werden können, die sich in einer entsprechenden Unterrichtspraxis niederschlägt, rückt der bilinguale Unterricht seinem ehrgeizigen Ziel, eine doppelte Fachliteralität zu entwickeln, ein ganzes Stück näher.

14 Literaturverzeichnis

Ahrenholz, Bernt (2010). Bildungssprache im Sachunterricht der Grundschule. In: Ahrenholz, Bernt (Hrsg.): *Fachunterricht und Deutsch als Zweitsprache*. Tübingen: Narr, 15–36.

Ahrenholz, Bernt; Maak, Diana (2012). Sprachliche Anforderungen im Fachunterricht. Eine Skizze mit Beispielanalysen zum Passivgebrauch in Biologie. In: Roll, Heike; Schilling, Andrea (Hrsg.): *Mehrsprachiges Handeln im Fokus von Linguistik und Didaktik. Wilhelm Grießhaber zum 65. Geburtstag*. Unter Mitarbeit von Wilhelm Grießhaber. Duisburg: Universitätsverl. Rhein-Ruhr, 135–152.

Airey, John (2010). The Ability of Students to Explain Science Concepts in Two Languages. In: *Journal of Language and Communication Studies* 45, 35–49.

Airey, John; Linder, Cedric (2006). *Language and the experience of learning university physics in Sweden*. European Journal of Physics. Online: https://www.researchgate.net/publication/228628606_Language_and_the_experience_of_learning_university_physics_in_Sweden [zuletzt geprüft am 01.07.2021].

APA Dictionary of Psychology (2020). *Depth-of-processing-hypothesis*. American Psychological Association (Hrsg.). Online: https://dictionary.apa.org/depth-of-processing-hypothesis [zuletzt geprüft am 01.07.2021].

Badertscher, Hans; Bieri, Thomas (2009). *Wissenserwerb im Content and Language Integrated Learning. Empirische Befunde und Interpretationen*. 1. Aufl. Bern u.a.: Haupt (Bd. 16).

Baetens Beardsmore, Hugo (2009). Language promotion by European supranational institutions. In: García, Ofelia (Hrsg.): *Bilingual education in the 21st century: A global perspective*. Malden, MA: Wiley-Blackwell, 197–243.

Baker, Colin (2011). *Foundations of bilingual education and bilingualism*. 5th ed. Bristol, UK, Tonawanda, NY: Multilingual Matters (Bilingual education & bilingualism, 79).

Baumert, Jürgen; Köller, Olaf; Lehmann, Rainer (2012). Leseverständnis im Englischen und Deutschen und Mathematikleistungen bilingual unterrichteter Schülerinnen und Schüler am Ende der Grundschulzeit. In: *Unterrichtswissenschaft* 40/4, 290–314.

Bechler, Sabrina (2009). Bilingualer Sachfachunterricht in der Grundschule: Eine Studie im Fächerverbund *Mensch, Natur und Kultur*. In: Lütge,

Christiane (Hrsg.): *Empirische Fremdsprachenforschung. Konzepte und Perspektiven*. Frankfurt am Main u.a.: Peter Lang (Bd. 16), 75–84.

Bechler, Sabrina (2012). Bilinguales Lernen von Anfang an?! In: Böttger, Heiner (Hrsg.): *Fortschritte im Frühen Fremdsprachenlernen. 3. FFF-Konferenz, Ausgewählte Tagungsbeiträge Eichstätt 2011*. München: Domino, 181–187.

Bechler, Sabrina (2014). *Bilinguale Module in der Grundschule. Integriertes Inhalts- und Sprachlernen im Fächerverbund Mensch, Natur und Kultur*. Frankfurt am Main u.a.: Peter Lang (Inquiries in Language Learning, 9).

Bechler, Sabrina; Sambanis, Michaela (2010). Bilingualer Sachfachunterricht schon in der Grundschule? Vom Für und Wider und den Konsequenzen für die Sekundarstufe I. In: Doff, Sabine (Hrsg.): *Bilingualer Sachfachunterricht in der Sekundarstufe. Eine Einführung*. Tübingen: Narr (Narr-Studienbücher), 169–181.

Becker-Mrotzek, Michael; Schramm, Karen; Thürmann, Eike; Vollmer, Helmut Johannes (2013). Sprache im Fach: Einleitung. In: Becker-Mrotzek, Michael; Schramm, Karen; Thürmann, Eike; Vollmer, Helmut Johannes (Hrsg.): *Sprache im Fach. Sprachlichkeit und fachliches Lernen*. Münster, München u.a.: Waxmann (3), 7–13.

Behörde für Bildung und Schule Freie Hansestadt Hamburg (Hrsg.) (2008). *Die Bilinguale Schule. Deutsch-Türkische Grundschule*. Online: http://www.hamburg.de/contentblob/69446/data/bbs-br-deutsch-tuerkische-grundschule-2008.pdf [zuletzt geprüft am 01.07.2021].

Behörde für Bildung und Sport Freie Hansestadt Hamburg (Hrsg.) (2005). *Die Bilinguale Schule. Deutsch-Portugiesische Grundschule*. Online: http://www.hamburg.de/contentblob/69438/data/bbs-br-deutsch-portugiesische-grundschule-12-05.pdf [01.07.2021].

Behörde für Schule und Berufsbildung Freie Hansestadt Hamburg (Hrsg.) (2011a). *Bildungsplan Grundschule Englisch*. Online: https://www.hamburg.de/contentblob/2481798/5162c9013d960305f5a2aa350cc9a84d/data/englisch-gs.pdf [zuletzt geprüft am 01.07.2021].

Behörde für Schule und Berufsbildung Freie Hansestadt Hamburg (Hrsg.) (2011b). *Bildungsplan Grundschule Herkunftssprachen*. Online: http://www.hamburg.de/contentblob/2482192/data/herkunftsspr-unterricht-gs.pdf [zuletzt geprüft am 30.01.2021].

Behörde für Schule und Berufsbildung Freie Hansestadt Hamburg (Hrsg.) (2015). *Ausbildungs- und Prüfungsordnung für die Grundschule und die Jahrgangsstufen 5 bis 10 der Stadtteilschule und des Gymnasiums (APO-GrundStGy)*. Online: http://www.hamburg.de/contentblob/3013778/data/apo-grundstgy.pdf [zuletzt geprüft am 30.01.2021].

Behörde für Schule und Berufsbildung Freie Hansestadt Hamburg (Hrsg.) (2020). *Fremdsprachenunterricht im Schuljahr 2020/2021.* Unter Mitarbeit von Jule Böhmer, Cirus Mehdi Cheikh-Sarraf, Lan Diao, Susanne Grosse, Christine Heusinger, Martina Jeske et al. Online: https://welcome.hamburg.de/contentblob/64460/552fb658fb4d53f88b70b65a230b7935/data/bbs-br-fremdsprachenunterricht.pdf [zuletzt geprüft am 30.01.2021].

Berg, Nicole (2019). *Listening for Literacies. Effekt von fachspezifischen Hör-Verstehenstraining auf die Entwicklung der mündlichen Sachfachliteralität im bilingualen Geographieunterricht.* Inauguraldissertation.

Berthele, Raphael (2021). The Extraordinary Ordinary: Re-engineering Multilingualism as a Natural Category. Conceptual Review Article. In: *Language Learning* 71, 80–120.

Beutgen, Jessica; Hoffmann, Lea; Lütke Meyring; Matthaei, Christiane (2013). *Bilingualer Zweig GS Uhlandstraße Stand Dezember 2013. Praxis: Bilingualer Zweig an der Grundschule Uhlandstraße.* Städtische Grundschule Uhlandstraße – Offene Ganztagsgrundschule mit bilingualem Zweig (Hrsg.). Solingen. Online: nicht mehr verfügbar [zuletzt geprüft am 30.09.2021].

Bialystok, Ellen (2001). *Bilingualism in development. Language, literacy, and cognition.* Cambridge: Cambridge University Press.

Bialystok, Ellen; Codd, Judith (1997). Cardinal limits: evidence from language awareness and bilingualism for developing concepts of number. In: *Cognitive Development* 12, 85–106.

Bitmann, Anna (2016). Science in Bewegung: Eine Studie zum fremdsprachlichen und sachfachlichen Konzeptlernen im CLIL-Unterricht. In: Böttger, Heiner; Schlüter, Norbert (Hrsg.): *Fortschritte im frühen Fremdsprachenlernen. Tagungsband zur 4. FFF-Konferenz 2014 in Leipzig.* Braunschweig: Westermann (Praxis Pädagogik), 102–110.

Bitmann, Anna (2021). *Fremdsprachlich sachfachliches Begriffswissen und embodiment. Eine mixed methods-Untersuchung im CLIL-Unterricht der Grundschule.* Berlin: Logos Berlin.

Bleyhl, Werner (2000). *Fremdsprachen in der Grundschule. Grundlagen und Praxisbeispiele.* Hannover: Schroedel.

Bonnet, Andreas (2004). *Chemie im bilingualen Unterricht. Kompetenzerwerb durch Interaktion.* Wiesbaden: Springer Fachmedien (Studien zur Bildungsgangforschung, 4).

Bonnet, Andreas (2007). Fach, Sprache, Interaktion – Eine Drei-Säulen-Methodik für CLIL. In: *Fremdsprachen Lehren und Lernen* 36, 126–141.

Bonnet, Andreas (2015). Sachfachlicher Kompetenzerwerb in naturwissenschaftlichen CLIL Kontexten. In: Rüschoff, Bernd; Sudhoff, Julian; Wolff,

Dieter (Hrsg.): *CLIL Revisited. Eine kritische Analyse zum gegenwärtigen Stand des bilingualen Sachfachunterrichts*. Frankfurt am Main: Peter Lang (Forum Angewandte Linguistik (F.A.L.), Bd. 54), 165–182.

Bonnet, Andreas (2016). *Two for the price of one?* Das Verhältnis von sachfachlicher und fremdsprachlicher Bildung beim *Content and Language Integrated Learning*. In: Diehr, Bärbel; Preisfeld, Angelika; Schmelter, Lars (Hrsg.): *Bilingualen Unterricht weiterentwickeln und erforschen*. Frankfurt am Main u.a.: Peter Lang (Inquiries in Language Learning), 37–56.

Bortz, Jürgen; Döring, Nicola (2006). *Forschungsmethoden und Evaluation. Für Human- und Sozialwissenschaftler; mit 87 Tabellen*. 4. überarb. Aufl. Heidelberg: Springer-Medizin-Verl. (Springer-Lehrbuch Bachelor, Master).

Bos, Wilfried; Bonsen, Martin; Gröhlich, Carola (2009). *KESS 7 – Kompetenzen und Einstellungen von Schülerinnen und Schülern an Hamburger Schulen zu Beginn der Jahrgangsstufe 7*. 1. Aufl. s.l.: Waxmann. Online verfügbar unter https://bildungsserver.hamburg.de/contentblob/2627296/57aad9e45d246f036600fa0658c42571/data/pdf-kess-7.pdf [zuletzt geprüft am 03.12.2020].

Bos, Wilfried; Wendt, Heike; Köller, Olaf; Selter, Christoph (Hrsg.) (2012). *TIMSS 2011. Mathematische und naturwissenschaftliche Kompetenzen von Grundschulkindern in Deutschland im internationalen Vergleich*. Münster: Waxmann.

Bosenius, Petra (2009). Content and Language Integrated Learning: A Model for *Multiliteracy*? In: Ditze, Stephan-Alexander; Halbach, Ana (Hrsg.): *Bilingualer Sachfachunterricht (CLIL) im Kontext von Sprache, Kultur und Multiliteralität*. Frankfurt am Main, New York: Peter Lang (Mehrsprachigkeit in Schule und Unterricht, 9), 15–25.

Böttger, Heiner (Hrsg.) (2012). *Fortschritte im Frühen Fremdsprachenlernen. 3. FFF-Konferenz, Ausgewählte Tagungsbeiträge Eichstätt 2011*. München: Domino.

Böttger, Heiner (Hrsg.) (2014). *Englisch. Didaktik für die Grundschule*. 2. Aufl. Berlin: Cornelsen.

Böttger, Heiner; Müller, Tanja (2020). *Schulversuch Lernen in zwei Sprachen. Bilinguale Grundschule Englisch*. Abschlussbericht der wissenschaftlichen Evaluation. Stiftung Bildungspakt Bayern, Bayerisches Staatsministerium für Unterricht und Kultus (Hrsg.). Unter Mitarbeit von Katholische Universität Eichstätt-Ingolstadt. Eichstätt. Online: https://www.bildungspakt-bayern.de/wp-content/uploads/2020/07/Abschlussbericht [zuletzt geprüft am 09.12.2020].

Botz, Lieselotta; Diehr, Bärbel (2016). Bilinguales Lernen in der Grundschule – Einblicke in das BiSY-Projekt (Bilingualer Sachunterricht – Young Learners). In: Diehr, Bärbel; Preisfeld, Angelika; Schmelter, Lars (Hrsg.): *Bilingualen*

Unterricht weiterentwickeln und erforschen. Frankfurt am Main u.a.: Peter Lang (Inquiries in Language Learning), 245–260.

Botz, Lieselotta; Frisch, Stefanie (2016). Fachliteralität im bilingualen Sachunterricht der Grundschule. In: Böttger, Heiner; Schlüter, Norbert (Hrsg.): *Fortschritte im frühen Fremdsprachenlernen. Tagungsband zur 4. FFF-Konferenz 2014 in Leipzig*. Braunschweig: Westermann (Praxis Pädagogik), 240–251.

Breidbach, Stephan (2002). Bilingualer Sachfachunterricht als neues interdisziplinäres Forschungsfeld. In: Breidbach, Stephan; Bach, Gerhard; Wolff, Dieter (Hrsg.): *Bilingualer Sachfachunterricht. Didaktik, Lehrer-, Lernerforschung und Bildungspolitik zwischen Theorie und Empirie*. Frankfurt am Main u.a.: Peter Lang (Mehrsprachigkeit in Schule und Unterricht, Bd. 1).

Breidbach, Stephan (2013). Geschichte und Entstehung des Bilingualen Unterrichts in Deutschland: Bilingualer Unterricht und Gesellschaftspolitik. In: Hallet, Wolfgang; Königs, Frank G. (Hrsg.): *Handbuch Bilingualer Unterricht. Content and Language Integrated Learning*. Seelze: Klett Kallmeyer, 11–17.

Breidbach, Stephan; Viebrock, Britta (2012). CLIL in Germany. Results from recent research in a contested field of education. In: *International CLIL Research Journal* 4/1, 5–16.

Brühwiler, Christian; Helmke, Andreas; Schrader, Friedrich-Wilhelm (2016). Determinanten der Schulleistung. In: Schweer, Martin K. W. (Hrsg.): *Lehrer-Schüler-Interaktion: Inhaltsfelder, Forschungsperspektiven und methodische Zugänge*. Wiesbaden: Springer Science and Business Media; Springer VS, 291–314. Online verfügbar unter http://docplayer.org/57374076-Determinanten-der-schulleistung.html [zuletzt geprüft am 30.11.2020].

Burmeister, Petra (1994). *Englisch im Bili-Vorlauf. Pilotstudie zur Leistungsfähigkeit des verstärkten Vorlaufs in der 5. Jahrgangsstufe deutsch-englisch bilingualer Zweige in Schleswig-Holstein*. Kiel, Germany: l&f.

Burmeister, Petra; Massler, Ute (2010). Vorwort. In: Massler, Ute; Burmeister, Petra (Hrsg.): *CLIL und Immersion. Fremdsprachlicher Sachunterricht in der Grundschule*. 1. Aufl. Braunschweig: Westermann, 7–9.

Burwitz-Melzer, Eva (2006). Lesen und Schreiben im Englischunterricht in der Grundschule: Immer noch ein Tabu? In: Panagiotopoulou, Argyro; Wintermeyer, Monika (Hrsg.): *Schriftlichkeit – Interdisziplinär. Voraussetzungen, Hindernisse und Fördermöglichkeiten*. Frankfurt am Main: Fachbereich Erziehungswissenschaft der Johann Wolfgang Goethe Universität (Frankfurter Beiträge zur Erziehungswissenschaft Reihe Kolloquien, 11), 99–122.

Butzkamm, Wolfgang (o.J.). *Zum Sprachwechsel im bilingualen Sachunterricht*. Online: http://arbeitsplattform.bildung.hessen.de/fach/bilingual/Magazin/Misc/butzkamm-Sprachwechsel.pdf [zuletzt geprüft am 01.07.2021].

Butzkamm, Wolfgang (2005). Über die planvolle Mitbenutzung der Muttersprache im bilingualen Sachfachunterricht. In: Bach, Gerhard; Niemeier, Susanne (Hrsg.): *Bilingualer Unterricht. Grundlagen, Methoden, Praxis, Perspektiven.* 3., überarb. und erw. Aufl. Frankfurt am Main u.a.: Peter Lang (Kolloquium Fremdsprachenunterricht, Bd. 5), 91–107.

Bybee, Rodger W. (1997). *Achieving scientific literacy. From purposes to practices.* Portsmouth, NH: Heinemann.

Canz, Thomas; Piesche, Nicole; Dallinger, Sara; Jonkmann, Kathrin (2021). Test-language effects in bilingual education: Evidence from *CLIL* classes in Germany. In: *Learning and Instruction* 75, 1–14. Online verfügbar unter https://www.researchgate.net/publication/352384573_Test-language_effects_in_bilingual_education_Evidence_from_CLIL_classes_in_Germany [zuletzt geprüft am 01.07.2021].

Caspari, Daniela (2015). Bilingualer Unterricht. In: *Praxis Fremdsprachenunterricht – Basisheft* 12/5, 16.

Cathomas, Rico (2007). Neue Tendenzen der Fremdsprachendidaktik – das Ende der kommunikativen Wende? In: *Beiträge zur Lehrerbildung* 25/2, 180–191. Online verfügbar unter www.bzl-online.ch/archivdownload/artikel/BZL_2007_2_180-191.pdf [zuletzt geprüft am 14.08.2014].

Christliche Erwachsenenbildung e. V./CEB Fortbildungswerk gemeinnützige Gesellschaft mbH (Hrsg.). *Bilinguale Schulen.* Trilingua. Online: http://www.trilingua.saarland/de/bilinguale-schulen [zuletzt geprüft am 01.07.2021].

Cohen, Louis; Manion, Lawrence; Morrison, Keith (2009). *Research methods in education.* 6. ed. London: Routledge.

Commission of the European Communities (1995). *White paper on education and training. Teaching and Learning – Towards the learning society.* Brüssel. Online: http://eur-lex.europa.eu/legal-content/EN/TXT/PDF/?uri=CELEX:51995DC0590&rid=2 [zuletzt geprüft am 01.07.2021].

Connolly, Teresa (2019). *Die Förderung vertiefter Lernprozesse durch Sachfachliteralität: Eine vergleichende Studie zum expliziten Scaffolding kognitiver Diskursfunktionen im bilingualen Chemieunterricht am Beispiel des Erklärens. Inauguraldissertation.* Mainz: Johannes-Gutenberg-Universität.

Coyle, Do (2007). Content and language integrated learning: Towards a connected research agenda for CLIL pedagogies. In: *International Journal of Bilingual Education and Bilingualism* 10/5, 543–562.

Cummins, Jim (1979a). Cognitive/academic language proficiency, linguistic interdependence, the optimum age question and some other matters. In: *Working Papers on Bilingualism* 19, 197–205.

Cummins, Jim (1979b). Linguistic Interdependence and the Educational Development of Bilingual Children. In: *Review of Educational Research* 49/2, 222–251.

Cummins, Jim (1983). The Role of Primary Language Development in Promoting Educational Success for Language Minority Students. In: Cummins, Jim (Hrsg.): *Schooling and language minority students. A theoretical framework*. 5. pr. Los Angeles, Calif: Evaluation Dissemination and Assessment Center Calif. State Univ, 3–50.

Cummins, Jim (1999). BICS and CALP: Clarifying the Distinction. Online verfügbar unter https://files.eric.ed.gov/fulltext/ED438551.pdf [zuletzt geprüft am 01.07.2021].

Cummins, Jim (2008). BICS and CALP: Empirical and Theoretical Status of the Distinction. In: Hornberger, Nancy H.; Street, Brian V. (Hrsg.): *Literacy*. 2. Aufl. Heidelberg: Springer (Volume 2: Literacy, Enyclopedia of Language and Education), 71–83.

Daase, Andrea; Hinrichs, Beatrix; Settinieri, Julia (2014). Befragung. In: Settinieri, Julia; Demirkaya, Sevilen; Feldmeier, Alexis; Gültekin-Karakoç, Nazan; Riemer, Claudia (Hrsg.): *Empirische Forschungsmethoden für Deutsch als Fremd- und Zweitsprache. Eine Einführung*. Paderborn: Ferdinand Schöningh (UTB Sprachwissenschaft, 8541), 103–122.

Dallinger, Sara (2015). *Die Wirksamkeit bilingualen Sachfachunterrichts: Selektionseffekte, Leistungsentwicklung und die Rolle der Sprachen im deutsch-englischen Geschichtsunterricht*. Ludwigsburg [zuletzt geprüft am 20.06.2017].

Dalton-Puffer, Christiane (2013). Diskursfunktionen und generische Ansätze. In: Hallet, Wolfgang; Königs, Frank G. (Hrsg.): *Handbuch Bilingualer Unterricht. Content and Language Integrated Learning*. Seelze: Klett Kallmeyer, 138–145.

Dalton-Puffer, Christiane; Smit, Ute (2013). *Content and Language Integrated Learning: A research agenda*. In: *LTA* 46 (4), 545–559.

Dausend, Henriette; Elsner, Daniela; Keßler, Jörg-U. (2013). Bilingual, offen, konzeptlos – Was Schulen mit reformpädagogischen Bildungskonzepten zum fremdsprachlichen Lernen versprechen und nicht halten. In: Breidbach, Stephan; Viebrock, Britta (Hrsg.): *Content and language integrated learning (CLIL) in Europe. Research perspectives on policy and practice*. Frankfurt am Main u.a.: Peter Lang (14), 65–83.

Demirkaya, Sevilen (2014). Analyse Qualitativer Daten. In: Settinieri, Julia; Demirkaya, Sevilen; Feldmeier, Alexis; Gültekin-Karakoç, Nazan; Riemer, Claudia (Hrsg.): *Empirische Forschungsmethoden für Deutsch als Fremd- und*

Zweitsprache. Eine Einführung. Paderborn: Ferdinand Schöningh (UTB Sprachwissenschaft, 8541), 213–227.

DESI-Konsortium (2006). *Unterricht und Kompetenzerwerb in Deutsch und Englisch. Zentrale Befunde der Studie Deutsch Englisch Schülerleistungen International (DESI)*. Deutsches Institut für Internationale Pädagogische Forschung (Hrsg.). Frankfurt am Main. Online: https://www.dipf.de/de/forschung/aktuelle-projekte/pdf/biqua/desi-zentrale-befunde [zuletzt geprüft am 03.12.2020].

DESI-Konsortium (Hrsg.) (2008). *Unterricht und Kompetenzerwerb in Deutsch und Englisch. Ergebnisse der DESI-Studie*. Unter Mitarbeit von Eckhard Klieme, Wolfgang Eichler, Andreas Helmke, Rainer Lehmann, Günter Nold, Hans-Günter Rolff et al. Weinheim, Basel: Beltz. Online verfügbar unter https://www.pedocs.de/volltexte/2010/3149/pdf/978_3_407_25491_7_1A_D_A.pdf [zuletzt geprüft am 03.12.2020].

Die Senatorin für Kinder und Bildung Freie Hansestadt Bremen (Hrsg.). *Bilinguale Unterrichtsangebote*. Online: https://www.bildung.bremen.de/sixcms/detail.php?gsid=bremen117.c.4503.de [zuletzt geprüft am 01.07.2021].

Diehr, Bärbel (2012). *What's in a name?* Terminologische, typologische und programmatische Überlegungen zum Verhältnis der Sprachen im Bilingualen Unterricht. In: Diehr, Bärbel; Schmelter, Lars (Hrsg.): *Bilingualen Unterricht weiterdenken. Programme, Positionen, Perspektiven*. Frankfurt am Main u.a.: Peter Lang (Inquiries in Language Learning, 7), 17–36.

Diehr, Bärbel (2016). Doppelte Fachliteralität im bilingualen Unterricht. Theoretische Modelle für Forschung und Praxis. In: Diehr, Bärbel; Preisfeld, Angelika; Schmelter, Lars (Hrsg.): *Bilingualen Unterricht weiterentwickeln und erforschen*. Frankfurt am Main u.a.: Peter Lang (Inquiries in Language Learning), 57–84.

Diehr, Bärbel; Frisch, Stefanie (2018). Das Zusammenspiel von zwei Sprachen im bilingualen Unterricht. Theoretische Überlegungen, empirische Erkenntnisse und praktische Implikationen. In: Caruso, Celestine Gilda; Hofmann, Judith; Rohde, Andreas (Hrsg.): *Sprache im Unterricht. Ansätze, Konzepte, Methoden*. Trier: WVT Wiss. Verl. Trier, 245–259.

Diehr, Bärbel; Rymarczyk, Jutta (2008). „Ich weiß es, weil ich es so spreche." Zur Basis von Lese- und Schreibversuchen in Klasse 1 und 2. In: *Grundschulmagazin Englisch The Primary English Magazine* 1, 6–8.

Dudek, Jelena (2006). Von der Imitation zur bewussten Verwendung von Sprachmitteln: Unterrichtseinheit zum Modalverb can. In: Schlüter, Norbert (Hrsg.): *Fortschritte im frühen Fremdsprachenlernen. Ausgewählte Tagungsbeiträge Weingarten 2004*. 1. Aufl., 1. Dr. Berlin: Cornelsen, 75–81.

Duden (2016). *Die Grammatik. Unentbehrlich für richtiges Deutsch. Der Aufbau der deutschen Sprache vom Laut über das Wort und den Satz bis hin zum Text und zu den Merkmalen der gesprochenen Sprache.* 9., vollständig überarbeitete und aktualisierte Auflage. Berlin: Bibliographisches Institut (Der Duden, in zwölf Bänden; das Standardwerk zur deutschen Sprache; Band 4).

Egger, Gerlinde (2012). Lernen in zwei Sprachen (CLIL) in einer multikulturellen österreichischen Volksschule. 6 Jahre Schulversuch, ein Comenius Regio-Projekt und viele praktische Anregungen. In: Pokrivcáková, Silvia (Hrsg.): Obsahovo a *jazykovo integrované vyucovanie (CLIL) v ISCED 1. Zbornik z medzinárodnej vedeckej konferencie 26. november 2012*. Bratislava: SPÚ Státny pedagogický ústav, 93–112.

Eickhorst, Annegret (2015). *Sprachliche Bildung in der Grundschule. Grundlagen und Anregungen für die Praxis*. Bad Heilbrunn: Klinkhardt, Julius.

El-Khechen, Wahiba; Gebauer, Miriam M.; McElvany, Nele (2012). Wortschatzförderung bei Grundschulkindern – Ein Vergleich von Kindern mit und ohne Migrationshintergrund. In: *Zeitschrift für Grundschulforschung* 5/2, 48–64.

Ellis, Paul D. (2010). *The essential guide to effect sizes. Statistical power, meta-analysis and the interpretation of research results.* 11th printing. Cambridge: Cambridge University Press.

Elsner, Daniela (2007). *Hörverstehen im Englischunterricht der Grundschule. Ein Leistungsvergleich zwischen Kindern mit Deutsch als Muttersprache und Deutsch als Zweitsprache*. Frankfurt am Main u.a.: Peter Lang (Mehrsprachigkeit in Schule und Unterricht, 5).

Elsner, Daniela (2010). *Englisch in der Grundschule unterrichten. Grundlagen, Methoden, Praxisbeispiele*. München: Oldenbourg Schulbuchverlag (Oldenbourg Fortbildung).

Elsner, Daniela; Keßler, Jörg-U (2013a). Bilingual Approaches to Foreign Language Education in Primary School. In: Elsner, Daniela; Keßler, Jörg-U (Hrsg.): *Bilingual Education in Primary School. Aspects of Immersion, CLIL, and Bilingual Modules*. Tübingen: Narr, 16–27.

Elsner, Daniela; Keßler, Jörg-U (Hrsg.) (2013b). *Bilingual Education in Primary School. Aspects of Immersion, CLIL, and Bilingual Modules*. Tübingen: Narr.

Elsner, Daniela; Keßler, Jörg-U. (2011). Bilinguales Lernen in offenen Unterrichtsarrangements – erste Ergebnisse aus der Schulbegleitforschung Hamburg Flachsland und deren Konsequenzen für die Unterrichtsentwicklung. In: Kötter, Markus; Rymarczyk, Jutta (Hrsg.): *Fremdsprachenunterricht in der Grundschule. Forschungsergebnisse und Vorschläge zu seiner weiteren Entwicklung*. Frankfurt am Main u.a.: Peter Lang (3), 163–183.

Fehling, Sylvia (2008). *Language Awareness und bilingualer Unterricht. Eine komparative Studie*. 2., überarb. Aufl. Frankfurt am Main: Peter Lang (Language culture literacy, 1).

Feilke, Helmut (2011). *Literalität und literale Kompetenz: Kultur, Handlung, Struktur*. leseforum.ch (Hrsg.). Online: https://www.leseforum.ch/myUploadData/files/2011_1_Feilke.pdf [zuletzt geprüft am 09.09.2022].

Feilke, Helmut (2012). Bildungssprachliche Kompetenzen – fördern und entwickeln. In: *Praxis Deutsch* 233, 4–12.

Fernández-Sanjurjo, Javier; Fernández-Costales, Alberto; Arias Blanco; José Miguel (2017). *Analysing students' content-learning in science in CLIL vs. non-CLIL programmes: empirical evidence from Spain*. In: *International Journal of Bilingual Education and Bilingualism* (online), 1–15.

Festmann, Julia; Kersten, Kristin (2010). Kognitive Auswirkungen von Zweisprachigkeit. In: Massler, Ute; Burmeister, Petra (Hrsg.): *CLIL und Immersion. Fremdsprachlicher Sachunterricht in der Grundschule*. 1. Aufl. Braunschweig: Westermann, 38–52.

Field, Andy P. (2009). *Discovering statistics using SPSS*. 3rd ed. Los Angeles, London: SAGE (Introducing Statistical Methods Series).

Finkbeiner, Claudia; Fehling, Sylvia (2002). Bilingualer Unterricht: Aktueller Stand und Implementierungsmöglichkeiten im Studium. In: Finkbeiner, Claudia (Hrsg.): *Bilingualer Unterricht. Lehren und Lernen in zwei Sprachen*. Hannover: Schrödel (Praxis Schule & Innovation), 9–22.

Fischer, Uta (2007). Von Herausforderungen und Chancen. Was erwartet eine Schule bei der Einführung des Bilingualen Unterrichts? In: *Grundschule* 4, 32–34.

fmks (2014a). *Bilinguale Grundschulen in Deutschland 2014*. fmks – Verein für frühe Mehrsprachigkeit an Kindertageseinrichtungen und Schulen fmks e. V. (Hrsg.). Online: www.fmks-online.de/_wd_showdoc.php?pic=1118 [zuletzt geprüft am 19.08.2021].

fmks (2014b). *Bilinguale Kitas in Deutschland*. fmks – Verein für frühe Mehrsprachigkeit an Kindertageseinrichtungen und Schulen fmks e. V. (Hrsg.) [19.08.2021].

fmks – Verein für frühe Mehrsprachigkeit an Kindertageseinrichtungen und Schulen fmks e. V. (Hrsg.). *Deutschlandkarte Bilinguale Schulen*. Online: https://www.fmks.eu/bilinguale-angebote/karte-mehrsprachige-schulen.html [zuletzt geprüft am 01.07.2021].

fmks – Verein für frühe Mehrsprachigkeit an Kindertageseinrichtungen und Schulen fmks e. V. (Hrsg.) (2006). *Was ist die Studie DESI (Deutsch–Englisch Schülerleistungen International, 2006)? Unterricht und Kompetenzerwerb in Englisch: Bilingualer Unterricht ist das Erfolgskonzept schlechthin.* Online: http://www.fmks-online.de/_wd_showdoc.php?pic=185 [zuletzt geprüft am 06.07.2021].

Fries, Verena (2013). Begriffsbildung und Begriffslernen. In: Hallet, Wolfgang; Königs, Frank G. (Hrsg.): *Handbuch Bilingualer Unterricht. Content and Language Integrated Learning.* Seelze: Klett Kallmeyer, 145–152.

Frisch, Stefanie (2016). Sprachwechsel als integraler Bestandteil bilingualen Unterrichts. In: Diehr, Bärbel; Preisfeld, Angelika; Schmelter, Lars (Hrsg.): *Bilingualen Unterricht weiterentwickeln und erforschen.* Frankfurt am Main u.a.: Peter Lang (Inquiries in Language Learning), 85–102.

Frisch, Stefanie (2017). Challenges and Chances. Bilingualer Unterricht in der Grundschule. In: *Grundschule Englisch* 58, 30–33.

Frisch, Stefanie (2021). Bilinguales Lernen in der Grundschule: Einblicke in sprachliche und naturwissenschaftliche Kompetenzen. In: *Fremdsprachen Lehren und Lernen* 50/1, 31–49.

Gablasova, Dana (2014). Issues in the assessment of bilingually educated students: expressing subject knowledge through L1 and L2. In: *The Language Learning Journal* 42/2, 151–164.

Gablasova, Dana (2015). Learning technical words through L1 and L2: Completeness and accuracy of word meanings. In: English for Specific *Purposes* 39, 62–74.

García, Ofelia; Sylvan, Claire E. (2011). Pedagogies and Practices in Multilingual Classrooms: Singularities in Pluralities. In: *The Modern Language Journal* 95/3, 385–400.

Gardner, Howard (2013). "Multiple intelligences" are not "learning styles". In: *Washington Post*, 16.10.2013. Online verfügbar unter http://www.washingtonpost.com/blogs/answer-sheet/wp/2013/10/16/howard-gardner-multiple-intelligences-are-not-learning-styles/. [zuletzt geprüft am 06.07.2022].

GDSU (2013). *Perspektivrahmen Sachunterricht.* Vollständig überarbeitete und erweiterte Ausgabe. Bad Heilbrunn: Verlag Julius Klinkhardt.

Gebauer, Sandra Kristina; Zaunbauer, Anna C.M; Möller, Jens (2012). Erstsprachliche Leistungsentwicklung im Immersionsunterricht: Vorteile trotz Unterrichts in einer Fremdsprache? In: *Zeitschrift für Pädagogische Psychologie* 26/3, 183–196.

Gebauer, Sandra Kristina; Zaunbauer, Anna C.M.; Möller, Jens (2013). Cross-language transfer in English immersion programs in Germany: Reading comprehension and reading fluency. In: *Contemporary Educational Psychology* 38/1, 64–74.

Glück, Helmut; Rödel, Michael (Hrsg.) (2016). *Metzler Lexikon Sprache.* 5., aktualisierte und bearbeitete Auflage. Stuttgart: J.B. Metzler.

Gogolin, Ingrid (2006). Bilingualität und Bildungssprache in der Schule. In: Mecheril, Paul; Quehl, Thomas (Hrsg.): *Die Macht der Sprachen. Englische Perspektiven auf die mehrsprachige Schule.* Münster: Waxmann Verlag (Linguistik), 79–85.

Gogolin, Ingrid (2008). Durchgängige Sprachförderung. In: Bainski, Christiane; Krüger-Potratz, Marianne (Hrsg.): *Handbuch Sprachförderung.* Essen: Neue-Dt.-Schule-Verl.-Ges, 13–21.

Gogolin, Ingrid; Neumann, Ursula; Roth, Hans-Joachim (2007). *Abschlussbericht über die italienisch-deutschen, portugiesisch-deutschen und spanisch-deutschen Modellklassen. Schulversuch bilinguale Grundschulklassen in Hamburg – Wissenschaftliche Begleitung.* Universität Hamburg in Kooperation mit der Universität Köln. Online: http://www.epb.uni-hamburg.de/files/Bericht2007.pdf [nicht mehr verfügbar].

Gräber, Wolfgang (2002). „Scientific Literacy" – Naturwissenschaftliche Bildung in der Diskussion. In: Döbrich, Peter (Hrsg.): *Qualitätsentwicklung im naturwissenschaftlichen Unterricht. Fachtagung* am 15. Dezember 1999. Frankfurt am Main: GFPF; Dipf (Materialien zur Bildungsforschung, Bd. 7), 1–28. Online verfügbar unter https://www.pedocs.de/volltexte/2011/3443/pdf/Graeber_Scientific_Literacy_D_A.pdf, [zuletzt geprüft am 08.06.2020].

Grotjahn, Rüdiger (2019). C-Tests. In: Jeuk, Stefan; Settinieri, Julia (Hrsg.): *Sprachdiagnostik Deutsch als Zweitsprache. Ein Handbuch* (DaZ-Handbücher), 585–610.

Hallet, Wolfgang (1998). The Bilingual Triangle. Überlegungen zu einer Didaktik des bilingualen Sachfachunterrichts. In: *Praxis neusprachlichen Unterrichts* 45/2, 115–125.

Hallet, Wolfgang (2002). Auf dem Weg zu einer bilingualen Sachfachdidaktik. Bilinguales Lernen als fremdsprachige Konstruktion wissenschaftlicher Begriffe. In: *Praxis des neusprachlichen Unterrichts* 49/2, 115–126.

Hallet, Wolfgang (2005). Bilingualer Unterricht: Fremdsprachig denken, lernen und handeln. In: *Der Fremdsprachliche Unterricht Englisch* 78, 2–8.

Hallet, Wolfgang (2013). Fremdsprachenunterricht und Bilingualer Unterricht. In: Hallet, Wolfgang; Königs, Frank G. (Hrsg.): *Handbuch Bilingualer Unterricht. Content and Language Integrated Learning.* Seelze: Klett Kallmeyer, 180–186.

Hammann, Marcus; Jördens, Janina (2014). Offene Aufgaben codieren. In: Krüger, Dirk; Parchmann, Ilka; Schecker, Horst (Hrsg.): *Methoden in der naturwissenschaftsdidaktischen Forschung.* Berlin, Heidelberg: Springer, 169–178.

Hardy, Ilonca; Kleickmann, Thilo; Koerber, Susanne; Mayer, Daniela; Möller, Kornelia; Pollmeier, Judith et al. (2010). Die Modellierung naturwissenschaftlicher Kompetenz im Grundschulalter. Projekt Science-P. In: *Zeitschrift für Pädagogik* 56/Beiheft 56, 115–125.

Hardy, Ilonca; Kloetzer, Birgit; Möller, Kornelia; Sodian, Beate (2008). *The Analysis of Classroom Discourse: Elementary School Science Curricula Advancing Reasoning with Evidence. Paper to be presented at the Annual Meeting of the American Educational ResearchAssociation, New York, March 2008.* Online: http://www.colorado.edu/education/sites/default/files/attached-files/Hardy_et_al_AERA2008.pdf [zuletzt geprüft am 27.07.2021].

Hartmannsgruber, Martin (2016). Konzeption und Evaluation von deutschsprachigem und bilingualem Biologieunterricht: Fachwissen und Fachwortschatz. In: Steinlen, Anja; Piske, Thorsten (Hrsg.): *Wortschatzlernen in bilingualen Schulen und Kindertagesstätten*. Frankfurt am Main: Peter Lang (Forum Angewandte Linguistik (F.A.L.), 57), 235–249.

Haß, Frank (Hrsg.) (2006). *Fachdidaktik Englisch: Tradition. Innovation. Praxis*. Stuttgart, Germany: Klett.

Hattie, John (2003). *Teachers Make a Difference. What is the research evidence?* Australian Council for Educational Research (Hrsg.). Online: https://www.det.nsw.edu.au/proflearn/docs/pdf/qt_hattie.pdf [zuletzt geprüft am 10.04.2021].

Heim, Katja (2015). Bilingualer Unterricht in der Grundschule. In: Rüschoff, Bernd; Sudhoff, Julian; Wolff, Dieter (Hrsg.): *CLIL Revisited. Eine kritische Analyse zum gegenwärtigen Stand des bilingualen Sachfachunterrichts*. Frankfurt am Main: Peter Lang (Forum Angewandte Linguistik (F.A.L.), Bd. 54), 43–64.

Heimes, Alexander (2010). Bilinguale Methoden für den mehrsprachigen Sachfachunterricht. In: *Praxis Fremdsprachenunterricht – Basisheft* 2, 7–10.

Heine, Lena (2010a). Fremdsprache und konzeptuelle Repräsentation: bilingualer Unterricht aus kognitiver Perspektive. In: Doff, Sabine (Hrsg.): *Bilingualer Sachfachunterricht in der Sekundarstufe. Eine Einführung*. Tübingen: Narr (Narr-Studienbücher), 199–212.

Heine, Lena (2010b). *Problem solving in a foreign language*. Berlin, New York: De Gruyter Mouton (Studies on language acquisition, 41).

Heine, Lena (2012). Mehr als nur Terminologie – Sprache im bilingualen Sachfach Erdkunde als Weg in die Fachlichkeit. In: Diehr, Bärbel; Schmelter, Lars (Hrsg.): *Bilingualen Unterricht weiterdenken. Programme, Positionen, Perspektiven*. Frankfurt am Main u.a.: Peter Lang (Inquiries in Language Learning, 7), 91–109.

Heine, Lena (2014). Models of the bilingual lexicon and their theoretical implications for CLIL. In: *The Language Learning Journal* 42/2, 225–237.

Heller, Kurt A.; Perleth, Christoph (2000). *KFT 4–12+R. Kognitiver Fähigkeitstest für 4. bis 12. Klassen, Revision*. Manual. Weinheim: Beltz.

Helmke, Andreas; Rindermann, Heiner; Schrader, Friedrich-Wilhelm (2008). Wirkfaktoren akademischer Leistungen in Schule und Hochschule. Determinants of Academic Achievement in School and University. In: Schneider, Wolfgang (Hrsg.): *Handbuch der pädagogischen Psychologie*. Göttingen, Bern, Wien, Paris, Oxford, Prag, Toronto, Cambridge, MA, Amsterdam, Kopenhagen: Hogrefe (Handbuch der Psychologie, Bd. 10), 145–155.

Helmke, Andreas; Weinert, Franz E. (1997). Bedingungsfaktoren schulischer Leistungen. In: Weinert, Franz E. (Hrsg.): *Psychologie des Unterrichtens und der Schule*. Göttingen, Germany: Hogrefe (Enzyklopädie der Psychologie. Themenbereich D: Praxisgebiete. Serie 1: Pädagogische Psychologie, 3), 71–176.

Hempel, Margit; Kötter, Markus; Rymarczyk, Jutta (2017). *Fremdsprachenunterricht in der Grundschule in den Bundesländern Deutschlands. Eine Bestandsaufnahme des Status quo und seiner gewünschten Weiterentwicklung*. Frankfurt am Main, Bern, Wien: Peter Lang (Zoom. Mentalität und Medien).

Hennigfeld, Jochem (1982). *Die Sprachphilosophie des 20. Jahrhunderts. Grundpositionen und -probleme*. Berlin: de Gruyter (De-Gruyter-Studienbuch).

Hermanto, Nicola; Moreno, Sylvain; Bialystok, Ellen (2012). Linguistic and metalinguistic outcomes of intense immersion education: how bilingual? In: *International Journal of Bilingual Education and Bilingualism* 15/2, 131–145.

Hesse, Hermann-Günter; Göbel, Kerstin; Hartig, Johannes (2008). Sprachliche Kompetenzen von mehrsprachigen Jugendlichen und Jugendlichen nichtdeutscher Erstsprache. In: DESI-Konsortium (Hrsg.): *Unterricht und Kompetenzerwerb in Deutsch und Englisch. Ergebnisse der DESI-Studie*. Unter Mitarbeit von Eckhard Klieme, Wolfgang Eichler, Andreas Helmke, Rainer Lehmann, Günter Nold, Hans-Günter Rolff et al. Weinheim, Basel: Beltz, 208–230. Online verfügbar unter file:///Users/lieselottabotz/Downloads/Hesse_Goebel_Hartig_Sprachliche_Kompetenzen_mehrsprachige_Jugendliche_D_A.pdf, [zuletzt geprüft am 03.12.2020].

Hessisches Kultusministerium (Hrsg.) (o.J.). *Bilinguale Bildungsangebote an hessischen öffentlichen Schulen. Genehmigte bilinguale Züge*. Online: https://kultusministerium.hessen.de/sites/default/files/media/hkm/bilinguale_bildungsangebote_an_hessischen_oeffentlichen_schulen.pdf [zuletzt geprüft am 01.07.2021].

Hopf, Diether (2007). *Mehrsprachigkeit und Schulerfolg bei Schülern mit Migrationshintergrund.* Universität Potsdam (Hrsg.). Potsdam (Postprints der Universität Potsdam, Humanwissenschaftliche Reihe, 123). Online: https://publishup.uni-potsdam.de/opus4-ubp/frontdoor/deliver/index/docId/3665/file/Mehrsprachigkeit_2007.pdf [zuletzt geprüft am 04.05.2020].

Hövelbrinks, Britta (2013). Die Bedeutung der Bildungssprache für Zweitsprachlernende im naturwissenschaftlichen Anfangsunterricht. In: Röhner, Charlotte; Hövelbrinks, Britta (Hrsg.): *Fachbezogene Sprachförderung in Deutsch als Zweitsprache. Theoretische Konzepte und empirische Befunde zum Erwerb bildungssprachlicher Kompetenzen.* Weinheim, Basel: Beltz-Juventa, 75–86.

Humboldt, Wilhelm von (1822). *Über das vergleichende Sprachstudium in Beziehung auf die verschiedenen Epochen der Sprachentwicklung.* Berlin: G. Reimer (Abhandlungen der Königlichen Akademie der Wissenschaften zu Berlin aus den Jahren 1820–1821, S. 239–260).

Institut für Qualitätsentwicklung an Schulen Schleswig-Holstein (Hrsg.) (2021). *Bilingualer Unterricht.* Online: https://fachportal.lernnetz.de/bilingualer-unterricht.html [zuletzt geprüft am 01.07.2021].

Jäppinen, Aini-Kristiina (2005). Thinking and Content Learning of Mathematics and Science as Cognitional Development in Content and Language Integrated Learning (CLIL): Teaching Through a Foreign Language in Finland. In: *Language and Education* 19/2, 148–169.

Kaiser, Astrid (2008). *Neue Einführung in die Didaktik des Sachunterrichts.* 2. Aufl. Baltmannsweiler: Schneider-Verl. Hohengehren.

Kersten, Kristin (2020). Der Zusammenhang von kognitiven Fähigkeiten und Zweisprachigkeit im frühen L2-Erwerb: Individuelle und externe Faktoren. In: Böttger, Heiner; Festmann, Julia; Müller, Tanja; Festman, Julia (Hrsg.): *Language Education and Acquisition Research. Focusing Early Language Learning.* Bad Heilbrunn: Klinkhardt, Julius, 82–116.

Kersten, Saskia (2012). Wortschatzarbeit im bilingualen Unterricht. In: Lenz, Friedrich (Hrsg.): *Bilinguales Lernen. Unterrichtskonzepte zur Förderung Sachfachbezogener und Interkultureller Kompetenz.* Frankfurt am Main: Peter Lang (Fremdsprachendidaktik, inhalts- und lernerorientiert, Bd. 21), 195–205.

Kierepka, Adelheid (2012). Sachfachunterricht in zwei Sprachen. Zukunftsperspektive Grundschule. In: *Sache – Wort – Zahl* 40/129, 40–44.

Kleickmann, Thilo; Brehl, Theresia; Saß, Steffani; Prenzel, Manfred; Köller, Olaf (2012). Naturwissenschaftliche Kompetenzen im internationalen Vergleich: Testkonzeption und Ergebnisse. In: Bos, Wilfried; Wendt, Heike; Köller, Olaf; Selter, Christoph (Hrsg.): *TIMSS 2011. Mathematische und naturwissenschaftliche Kompetenzen von Grundschulkindern in Deutschland im internationalen Vergleich*. Münster: Waxmann.

Kleickmann, Thilo; Hardy, Ilonca; Möller, Kornelia; Pollmeier, Judith; Tröbst, Steffen; Beinbrech, Christina (2010). Die Modellierung naturwissenschaftlicher Kompetenz im Grundschulalter: Theoretische Konzeption und Testkonstruktion. Modelling scientific competence of primary school children: Theoretical background and test construction. In: *Zeitschrift für Didaktik der Naturwissenschaften* 16, 265–283.

KMK (2013a). *Bericht „Fremdsprachen in der Grundschule – Sachstand und Konzeptionen"*. Beschluss der Kultusministerkonferenz vom 17.10.2013. Sekretariat der Ständigen Konferenz der Kultusminister der Länder in der Bundesrepublik Deutschland (Hrsg.). Online: http://www.kmk.org/fileadmin/Dateien/veroeffentlichungen_beschluesse/2013/2013_10_17-Fremdsprachen-in-der-Grundschule.pdf [zuletzt geprüft am 16.03.2021].

KMK (2013b). *Bericht „Konzepte für den bilingualen Unterricht – Erfahrungsbericht und Vorschläge zur Weiterentwicklung"*. Beschluss der Kultusministerkonferenz vom 17.10.2013. Sekretariat der Ständigen Konferenz der Kultusminister der Länder in der Bundesrepublik Deutschland (Hrsg.). Online: https://www.kmk.org/fileadmin/Dateien/veroeffentlichungen_beschluesse/2013/201_10_17-Konzepte-bilingualer-Unterricht.pdf [zuletzt geprüft am 01.07.2021].

Koch, Angela (2005). *Bilingualer naturwissenschaftlicher Anfangsunterricht: Entwicklung, Erprobung, Evaluation*. Kiel. Online nicht mehr verfügbar.

Köller, Olaf; Leucht, Michael; Pant, Hans Anand (2012). Effekte bilingualen Unterrichts auf die Englischleistungen in der Sekundarstufe I. In: *Unterrichtswissenschaft* 4, 336–353.

Königs, Frank G. (2013). Einsprachigkeit, Zweisprachigkeit und Code-Switching. In: Hallet, Wolfgang; Königs, Frank G. (Hrsg.): *Handbuch Bilingualer Unterricht. Content and Language Integrated Learning*. Seelze: Klett Kallmeyer, 175–180.

Köster, Hilde (2010). Spielerisch und explorativ. Die natürliche Neugier von Kindern lässt sich für den Unterricht gut nutzen. In: *Take off!* 1, 4–5.

Krashen, Stephen D. (1982). *Principles and practice in second language acquisition*. New York: Phoenix ELT (Language teaching methodology series).

Krechel, Hans-Ludwig (1996). Französisch als Vehikularsprache im bilingualen Sachfach Erdkunde. In: Buchloh, Ingrid; Christ, Herbert; Klein, Erwin; Mäsch, Nando; Christ, Ingeborg (Hrsg.): *Konvergenzen. Fremdsprachenunterricht: Planung – Praxis – Theorie*. Festschrift für Ingeborg Christ aus

Anlaß ihres 60. Geburtstags. Tübingen: Narr (Giessener Beiträge zur Fremdsprachendidaktik), 17–33.

Kroll, Judith F.; de Groot, Annette M.B. (2007). Lexical and conceptual memory in the bilingual: Mapping form to meaning in two languages. In: Wei, Li (Hrsg.): *The bilingualism reader.* 2. ed. London: Routledge, 405–427.

Kroll, Judith F.; Stewart, Erika (1994). Category Interference in Translation and Picture Naming: Evidence for Asymmetric Connections between Bilingual Memory Representations. In: *Journal of Memory and Language* 33, 149–174.

Kronisch, Inge (2008). How to make them talk. Sprechen im Unterricht erfolgreich anbahnen. In: *Grundschulmagazin Englisch* 3, 9–12.

Krüger, Dirk (2007). Die *Conceptual Change*-Theorie. In: Krüger, Dirk; Vogt, Helmut (Hrsg.): *Theorien in der biologiedidaktischen Forschung. Ein Handbuch für Lehramtsstudenten und Doktoranden.* 1st ed. Berlin, New York: Springer, 81–92.

Lamsfuß-Schenk, Stefanie (2000). Fremdverstehen im bilingualen Geschichtsunterricht. Beobachtungen aus dem Unterricht und Verbesserungsvorschläge für erfolgreichen bilingualen Sachfachunterricht. In: *Neusprachliche Mitteilungen aus Wissenschaft und Praxis* 53/2, 74–80.

Lamsfuß-Schenk, Stefanie (2008). *Fremdverstehen im bilingualen Geschichtsunterricht. Eine Fallstudie; [mit CD].* Zugl.: Wuppertal, Univ., Diss., 2007. 1. Aufl. Frankfurt am Main: Lang (Mehrsprachigkeit in Schule und Unterricht, 8).

Lamsfuß-Schenk, Stefanie (2010). Inhalt und Sprache – vom Einfluss des Fremdsprachengebrauchs auf das Lernen im Sachfach. In: Doff, Sabine (Hrsg.): *Bilingualer Sachfachunterricht in der Sekundarstufe. Eine Einführung.* Tübingen: Narr (Narr-Studienbücher), 213–227.

Lamsfuß-Schenk, Stefanie (2015). Sachfachlicher Kompetenzerwerb in gesellschaftswissenschaftlichen CLIL-Kontexten. In: Rüschoff, Bernd; Sudhoff, Julian; Wolff, Dieter (Hrsg.): *CLIL Revisited. Eine kritische Analyse zum gegenwärtigen Stand des bilingualen Sachfachunterrichts.* Frankfurt am Main: Peter Lang (Forum Angewandte Linguistik (F.A.L.), Bd. 54), 151–164.

Landesinstitut für Schule und Medien Berlin-Brandenburg (LISUM) (Hrsg.). *Brandenburgische Schulen mit bilingualem Unterricht Sorbisch/Wendisch.* Online: https://bildungsserver.berlin-brandenburg.de/unterricht/faecher/bilingualer-unterricht/brandenburgische-schulen-mit-bilingualem-unterricht-sorbischwendisch [zuletzt geprüft am 01.07.2021].

Landesinstitut für Schule und Medien Berlin-Brandenburg (LISUM) (Hrsg.). *Schulportraits im Land Brandenburg. Suche nach besonderen*

Kriterien. Online: https://bildung-brandenburg.de/schulportraets/index.php?id=102&profil=503&praegung=&ganztag=&orgform=&flex=&ersatzschule=&sport=&sprachen=&kunst=&nw=&submit=Suchen [zuletzt geprüft am 01.07.2021].

Langacker, Ronald W. (1987). *Foundations of cognitive grammar. Vol. I*. Stanford, Calif.: Stanford University Press.

Lasagabaster, David; Sierra, Juan Manuel (2010). Immersion and CLIL in English: more differences than similarities. In: *ELT Journal* 64/4, 367–375.

Laupenmühlen, Janine (2012). Das Bilinguale im Biologieunterricht – Konzeptbildung in zwei Sprachen. In: Diehr, Bärbel; Schmelter, Lars (Hrsg.): *Bilingualen Unterricht weiterdenken. Programme, Positionen, Perspektiven*. Frankfurt am Main u.a.: Peter Lang (Inquiries in Language Learning, 7), 163–181.

Leisen, Josef (2005). Wechsel der Darstellungsformen. Ein Unterrichtsprinzip für alle Fächer. In: *Der Fremdsprachliche Unterricht Englisch* 78, 9–11.

Leisen, Josef (2013). Darstellungs- und Symbolisierungsformen im Bilingualen Unterricht. In: Hallet, Wolfgang; Königs, Frank G. (Hrsg.): *Handbuch Bilingualer Unterricht. Content and Language Integrated Learning*. Seelze: Klett Kallmeyer, 152–160.

Leisen, Josef (2015). Zur Integration von Sachfach und Sprache im CLIL-Unterricht. In: Rüschoff, Bernd; Sudhoff, Julian; Wolff, Dieter (Hrsg.): *CLIL Revisited. Eine kritische Analyse zum gegenwärtigen Stand des bilingualen Sachfachunterrichts*. Frankfurt am Main: Peter Lang (Forum Angewandte Linguistik (F.A.L.), Bd. 54), 225–244.

Leuchter, Miriam; Saalbach, Hendrik; Hardy, Ilonca (2011). Förderung naturwissenschaftlichen Verständnisses von Kindern in der Schuleingangsstufe. Empirische Forschung zur Qualität des (naturwissenschaftlichen) Lernens und Lehrens in der Schuleingangsstufe. In: Vogt, Franziska; Leuchter, Miriam; Tettenborn, Annette; Hottinger, Ursula; Jäger, Marianna; Wannack, Evelyne (Hrsg.): *Entwicklung und Lernen junger Kinder*. Münster, Westf: Waxmann, 37–52.

Levelt, Willem J. M. (1989). *Speaking. From intention to articulation*. 5. print. Cambridge, Mass.: MIT Press (ACL-MIT Press series in natural-language processing).

Lin, Angel M. Y. (2015). Conceptualising the potential role of L1 in CLIL. In: *Language, Culture and Curriculum* 28/1, 74–89.

Marsh, David; Langé, Gisella (Hrsg.) (2000). *Using languages to learn and learning to use languages*. Jyväskylä, Finland: University of Jyväskylä.

Massler, Ute (2012). Primary CLIL and Its Stakeholders: What Children, Partents, and Teachers Think of the Potential Merits and Pitfalls of CLIL

Modules in Primary Teaching. In: *International CLIL Research Journal* 1/4. Online verfügbar unter http://www.icrj.eu/14/article4.html [zuletzt geprüft am 01.07.2021].

Massler, Ute (2013). CLIL-Unterricht in der Grundschule. In: Massler, Ute; Stotz, Daniel (Hrsg.): *CLIL-Unterricht in der Primarstufe. Ein theoriebasierter Leitfaden für die Entwicklung von Aufgaben für Unterricht und Beurteilung.* Trier: WVT Wiss. Verl. Trier, 8–20.

Massler, Ute; Burmeister, Petra (Hrsg.) (2010). *CLIL und Immersion. Fremdsprachlicher Sachunterricht in der Grundschule.* 1. Aufl. Braunschweig: Westermann.

Massler, Ute; Queißer, Claudia; Ewig, Michael; Schleicher, Yvonne (2013). Beurteilung von Lernerleistungen im Grundschulunterricht. In: Massler, Ute; Stotz, Daniel (Hrsg.): *CLIL-Unterricht in der Primarstufe. Ein theoriebasierter Leitfaden für die Entwicklung von Aufgaben für Unterricht und Beurteilung.* Trier: WVT Wiss. Verl. Trier, 47–75.

Massler, Ute; Stotz, Daniel; Queisser, Claudia (2014). Assessment instruments for primary CLIL: the conceptualisation and evaluation of test tasks. In: *The Language Learning Journal* 42/2, 137–150.

Mayer, Daniela (2011). *Die Modellierung des Wissenschaftlichen Denkens im Grundschulalter. Zusammenhänge zu Kognitiven Fähigkeiten und Motivationalen Orientierungen.* Inaugural-Dissertation zur Erlangung des Doktorgrades der Philosophie an Ludwig-Maximilians-Universität München. München. Online: https://edoc.ub.uni-muenchen.de/14497/1/Mayer_Dani ela.pdf [zuletzt geprüft am 13.05.2021].

McDonald, Deborah R. (1996). Concept Formation. In: Magill, Frank Northen (Hrsg.): *International Encyclopedia of Psychology.* 1. Aufl. London: Fitzroy Dearborn, 432–435.

Medienberatung NRW (Hrsg.) (2020). *Medienkompetenzrahmen NRW.* Unter Mitarbeit von u.a. Landesregierung Nordrhein-Westfalen. Online: https://medienkompetenzrahmen.nrw/fileadmin/pdf/LVR_ZMB_MKR_Broschu ere.pdf [zuletzt geprüft am 13.11.20].

Mempel, Caterina; Mehlhorn, Grit (2014). Datenaufbereitung: Transkription und Annotation. In: Settinieri, Julia; Demirkaya, Sevilen; Feldmeier, Alexis; Gültekin-Karakoç, Nazan; Riemer, Claudia (Hrsg.): *Empirische Forschungsmethoden für Deutsch als Fremd- und Zweitsprache. Eine Einführung.* Paderborn: Ferdinand Schöningh (UTB Sprachwissenschaft, 8541), 147–166.

Meyer, Oliver; Coyle, Do; Imhof, Margarete; Connolly, Teresa (2018). Beyond CLIL: Fostering Student and Teacher Engagement for Personal Growth and Deeper Learning. In: Martínez Agudo, Juan de Dios (Hrsg.): *Emotions in Second Language Teaching. Theory, Research and Teacher Education.* Cham: Springer International Publishing, 277–300.

Meyer, Oliver; Imhof, Margarete (2017). Pluriliterales Lernen: vertiefte Lernprozesse anbahnen und gestalten. In: *Lernende Schule* 20/80, 20–24.

Ministerium für Bildung Rheinland Pfalz (Hrsg.) (2021). *Grundschulen mit bilingualem Unterricht.* Online: https://grundschule.bildung-rp.de/lernbereiche/fremdsprachen/grundschulen-mit-bilingualem-unterricht.html [zuletzt geprüft am 01.07.2021].

Ministerium für Bildung, Wissenschaft, Weiterbildung und Kultur Rheinland-Pfalz (Hrsg.) (2011). *Bilingualer Unterricht in Rheinland-Pfälzischen Grundschulen. Entwicklungsgang – Handreichung – Leistungsfeststellung.* Online: http://grundschule.bildung-rp.de/fileadmin/user_upload/grundschule.bildung-rp.de/Downloads/Fremdsprachen/Bili_Compact_Arbeitsstand_17_Dezember_2011.pdf [zuletzt geprüft am 30.01.2021].

Ministerium für Jugend, Sport und Bildung des Landes Brandenburg (Hrsg.) (2008). *Rahmenlehrplan für moderne Fremdsprachen in den Jahrgangsstufen 1–10 – Erste Fremdsprache, Begegnung mit fremden Sprachen.* Online: Rahmenlehrplan für moderne Fremdsprachen in den Jahrgangsstufen 1–10 – Erste Fremdsprache, Begegnung mit fremden Sprachen [07.07.2021].

Ministerium für Kultus, Jugend und Sport Baden-Württemberg (Hrsg.). *Bilinguales Lernen. Gymnasium.* Online: https://km-bw.de/,Lde/startseite/schule/Bilinguales+Lernen [zuletzt geprüft am 01.07.2021].

Ministerium für Kultus, Jugend und Sport Baden-Württemberg (Hrsg.) (2004). *Bildungsstandards für Englisch – Grundschule – Klassen 2, 4. Bildungsplan Grundschule* [01.07.2021, online nicht mehr verfügbar].

Ministerium für Kultus, Jugend und Sport Baden-Württemberg (Hrsg.) (2016). *Bildungsplan 2016 Allgemein bildende Schulen Grundschule Anhörungsfassung Englisch Stand: 19. November 2015.* Online: http://www.bildungsplaene-bw.de/site/bildungsplan/get/documents/lsbw/export-pdf/depot-pdf/ALLG/BP2016BW_ALLG_GS_E.pdf [zuletzt geprüft am 01.07.2021].

Ministerium für Schule und Bildung (MSB) Nordrhein-Westfalen (Hrsg.) (2021). *Bilingualer Unterricht in Nordrhein-Westfalen.* Online: https://www.schulministerium.nrw/bilingualer-unterricht-nordrhein-westfalen [01.07.2021].

Ministerium für Schule und Weiterbildung (MSW) Nordrhein-Westfalen (Hrsg.) (2008a). *Kompetenzorientierung – Eine veränderte Sichtweise auf Lehren und Lernen in der Grundschule. Handreichung.* Online: https://www.schulentwicklung.nrw.de/lehrplaene/upload/klp_gs/LP_GS_Handreichung.pdf [zuletzt geprüft am 24.06.2020].

Ministerium für Schule und Weiterbildung (MSW) Nordrhein-Westfalen (Hrsg.) (2008b). *Lehrplan Englisch. für die Grundschulen des Landes Nordrhein-Westfalen.* Online: https://www.schulentwicklung.nrw.de/lehrplaene/upload/klp_gs/GS_LP_E.pdf [zuletzt geprüft am 25.11.2019].

Ministerium für Schule und Weiterbildung (MSW) Nordrhein-Westfalen (Hrsg.) (2012). *Richtlinien und Lehrpläne für die Grundschule in Nordrhein-Westfalen.* Deutsch, Sachunterricht, Mathematik, *Englisch, Musik, Kunst, Sport, Evangelische Religionslehre, Katholische Religionslehre.* Lehrplan Sachunterricht. Online: http://www.schulentwicklung.nrw.de/lehrplaene/upload/klp_gs/LP_GS_2008.pdf [zuletzt geprüft am 03.11.2020].

Müller, Natascha (2015). Code-Switching: Eine Begriffsdefinition. In: Müller, Natascha; Arnaus Gil, Laia; Eichler, Nadine; Geveler, Jasmin; Hager, Malin; Jansen, Veronika et al. (Hrsg.): *Code-Switching. Spanisch, Italienisch, Französisch; eine Einführung.* Tübingen: Narr Verlag (Narr-Studienbücher), 11–27.

Niemeier, Susanne (2005). Bilingualismus und „bilinguale" Bildungsgänge aus kognitiv-linguistischer Sicht. In: Bach, Gerhard; Niemeier, Susanne (Hrsg.): *Bilingualer Unterricht. Grundlagen, Methoden, Praxis, Perspektiven.* 3., überarb. und erw. Aufl. Frankfurt am Main u.a.: Peter Lang (Kolloquium Fremdsprachenunterricht, Bd. 5), 23–45.

Oakes, Lisa M. (2009). Categorization Skills and Concepts. In: Benson, Janette B.; Haith, Marshall M. (Hrsg.): *Language, Memory, and Cognition in Infancy and Early Childhood.* 1. Aufl. Amsterdam u.a.: Academic Press, 249–259.

OECD (2019). PISA 2018. Students' socio-economic status and performance. In: OECD Publishing (Hrsg.): *PISA 2018 Results (Volume II): Where All Students Can Succeed.* Paris, 49–62. Online verfügbar unter https://www.oecd-ilibrary.org/docserver/b5fd1b8f-en.pdf?expires=1607090214&id=id&accname=guest&checksum=1EC4B0D6F0FB57C20105A07B4881973F, [zuletzt geprüft am 03.05.2020].

OECD Publishing (Hrsg.) (2019). *PISA 2018 Results (Volume II): Where All Students Can Succeed.* Paris. Online verfügbar unter https://www.oecd-ilibrary.org/docserver/b5fd1b8f-en.pdf?expires=1607090214&id=id&accname=guest&checksum=1EC4B0D6F0FB57C20105A07B4881973F, [zuletzt geprüft am 03.12.2020].

Osterhage, Sven (2009). Sachfachkönnen (scientific literacy) bilingual und monolingual unterrichteter Biologieschüler: Kompetenzvergleich. In: Caspari, Daniela (Hrsg.): *Bilingualer Unterricht macht Schule. Beiträge aus der Praxisforschung.* 2., durchges. Aufl. Frankfurt am Main: Peter Lang (Kolloquium Fremdsprachenunterricht, 29), 41–50.

Otten, Edgar (1999). Nachdenken über den funktionalen Einsatz von Fremdsprache(n) und Muttersprache(n) in der inhaltsbezogenen Arbeit. In: *Zeitschrift für Interkulturellen Fremdsprachenunterricht 1999*.

Otten, Edgar; Wildhage, Manfred (2003). Content and Language Integrated Learning. Eckpunkte einer „kleinen" Didaktik des bilingualen Sachfachunterrichts. In: Otten, Edgar; Wildhage, Manfred (Hrsg.): *Praxis des bilingualen Unterrichts*. 1. Aufl. Berlin: Cornelsen-Scriptor, 12–45.

Otten, Edgar; Wildhage, Manfred (2009). Content and language integrated learning. Eckpunkte einer „kleinen" Didaktik des bilingualen Sachfachunterrichts. In: Wildhage, Manfred; Otten, Edgar (Hrsg.): *Praxis des bilingualen Unterrichts*. 3. Aufl. Berlin, Germany: Cornelsen-Scriptor, 12–45.

Paivio, Allan (1986). *Mental representations*. New York: Oxford University Press.

Pavlenko, Aneta (2009). Conceptual Representation in the Bilingual Lexicon and Second Language Vocabulary Learning. In: Pavlenko, Aneta (Hrsg.): *The bilingual mental lexicon. Interdisciplinary approaches*. Bristol: Multilingual Matters (Bilingual education & bilingualism, 70), 125–160.

Peal, Elisabeth; Lambert, Wallace (1962). The relation of bilingualism to intelligence. In: *Psychological Monographs* 76/546, 1–23.

Piesche, Nicole; Jonkmann, Kathrin; Fiege, Christiane; Keßler, Jörg-U. (2016). CLIL for all? A randomised controlled field experiment with sixthgrade students on the effects of content and language integrated science learning. In: *Learning and Instruction* 44, 108–116.

Pirner, Manfred L. (2007). Empirische Unterrichtsforschung zum bilingualen Religionsunterricht und Konsequenzen für den „normalen" Religionsunterricht. In: *Theo-Web. Zeitschrift für Religionspädagogik* 6/2, 42–52.

Piske, Thorsten (2006). Zur Entwicklung der Englischkenntnisse bei deutschsprachigen Immersionsschülerinnen und -schülern im Grundschulalter. In: Schlüter, Norbert (Hrsg.): *Fortschritte im frühen Fremdsprachenlernen. Ausgewählte Tagungsbeiträge Weingarten 2004*. 1. Aufl. Berlin: Cornelsen, 206–212.

Piske, Thorsten (2007). Bilingualer Unterricht an Grundschulen. Voraussetzungen, Erfahrungen und Ergebnisse. In: *Grundschule* 4, 28–30.

Piske, Thorsten (2013). Bilingual Education: Chances and Challenges. In: Elsner, Daniela; Keßler, Jörg-U (Hrsg.): *Bilingual Education in Primary School. Aspects of Immersion, CLIL, and Bilingual Modules*. Tübingen: Narr, 28–40.

Piske, Thorsten (2015). Zum Erwerb der CLIL-Fremdsprache. In: Rüschoff, Bernd; Sudhoff, Julian; Wolff, Dieter (Hrsg.): *CLIL Revisited. Eine kritische Analyse zum gegenwärtigen Stand des bilingualen Sachfachunterrichts*.

Frankfurt am Main: Peter Lang (Forum Angewandte Linguistik (F.A.L.), Bd. 54), 101–125.

Piske, Thorsten; Burmeister, Petra (2008). Erfahrungen mit früher englischer Immersion an norddeutschen Grundschulen. In: Schlemminger, Gérald (Hrsg.): *Erforschung des Bilingualen Lehrens und Lernens. Forschungsarbeiten und Erprobungen von Unterrichtskonzepten und -materialien in der Grundschule.* Baltmannsweiler: Schneider Hohengehren (Sprachenlernen konkret!, 8), 131–150.

Poarch, Gregory (2013). Some Thoughts on Bilingualism. In: Elsner, Daniela; Keßler, Jörg-U (Hrsg.): *Bilingual Education in Primary School. Aspects of Immersion, CLIL, and Bilingual* Modules. Tübingen: Narr.

Pörings, Ralf; Schmitz, Ulrich (2003). *Sprache und Sprachwissenschaft. Eine kognitiv orientierte Einführung.* 2., überarb. und aktualisierte Aufl. Tübingen: Narr (Narr Studienbücher).

Porsch, Raphaela; Wilden, Eva (2017). The development of a curriculum-based C-test for young EFL learners. In: Enever, Janet; Lindgren, Eva (Hrsg.): *Early language learning. Complexity and mixed methods.* Bristol, Blue Ridge Summit: Multilingual Matters (Early language learning in school contexts, 1), 289–304.

Posner, George J.; Strike, Kenneth A.; Hewson, Peter W.; Gertzog, William A. (1982). Accommodation of a Scientific Conception: Toward a Theory of Conceptual Change. In: *Science Education* 66/2, 211–227.

Preisfeld, Angelika (2016). Die Bedeutung bilingualen Experimentalunterrichts in Biologie für die fachliche und sprachliche Kompetenz. In: Diehr, Bärbel; Preisfeld, Angelika; Schmelter, Lars (Hrsg.): *Bilingualen Unterricht weiterentwickeln und erforschen.* Frankfurt am Main u.a.: Peter Lang (Inquiries in Language Learning), 103–123.

Prenzel, Manfred; Seidel, Tina (2008). Erwerb naturwissenschaftlicher Kompetenzen. Learning Science. In: Schneider, Wolfgang (Hrsg.): *Handbuch der pädagogischen Psychologie.* Göttingen, Bern, Wien, Paris, Oxford, Prag, Toronto, Cambridge, MA, Amsterdam, Kopenhagen: Hogrefe (Handbuch der Psychologie, Bd. 10), 608–618.

Qualitäts- und UnterstützungsAgentur – Landesinstitut für Schule Nordrhein-Westfalen (QUA-Lis NRW) (Hrsg.) (2017). *Deskriptive Beschreibung der Standorttypen 2016 für die Grundschulen.* Arbeitsbereich 2 – Bildungsforschung, Evaluation und Schulentwicklung. Online: https://www.schulentwicklung.nrw.de/e/upload/vera3/mat_2017/Beschreibung-Standorttypen_170308_RUB_ang.pdf [zuletzt geprüft am 01.12.2020].

Qualitäts- und UnterstützungsAgentur – Landesinstitut für Schule Nordrhein-Westfalen (QUA-Lis NRW) (Hrsg.) (2021a). *Bilinguale Grundschulen in*

NRW. Online: https://www.dev-schulentwicklung.qua-lis.de/cms/angebote/egs/bilingualer-unterricht/bilinguale-grundschulen-in-nrw/index.html [zuletzt geprüft am 01.07.2021].

Qualitäts- und UnterstützungsAgentur – Landesinstitut für Schule Nordrhein-Westfalen (QUA-Lis NRW) (Hrsg.) (2021b). *Bilingualer Unterricht*. Online: https://www.schulentwicklung.nrw.de/cms/bilingualer-unterricht/angebot-home/bilingualer-unterricht.html [zuletzt geprüft am 01.07.2021].

Quehl, Thomas; Trapp, Ulrike (2015). *Wege zur Bildungssprache im Sachunterricht. Sprachbildung in der Grundschule auf der Basis von Planungsrahmen*. Münster, New York, NY: Waxmann.

Raatz, U.; Klein-Braley, Christine (1983). Ein neuer Ansatz zur Messung der Sprachleistung. Der C-Test: Theorie und Praxis. In: Horn, Ralf; Ingenkamp, Karlheinz; Jäger, Reinhold S. (Hrsg.): *Tests und Trends 3. Jahrbuch der pädagogischen Diagnostik*. Weinheim, Germany: Beltz, 107–137.

Rat der Europäischen Union (1997). *Entschließung des Rates vom 16. Dezember 1997 über die frühzeitige Vermittlung der Sprachen der Europäischen Union*. EUR-Lex Access to European Union Law. Online: http://eur-lex.europa.eu/legal-content/DE/TXT/?uri=CELEX:31998Y0103(01) [zuletzt geprüft am 01.02.2020].

Reich, Hans H. (2013). Durchgängige Sprachbildung. In: Gogolin, Ingrid; Lange, Imke; Michel, Ute; Reich, Hans H. (Hrsg.): *Herausforderung Bildungssprache- und wie man sie meistert*. Münster: Waxmann (FörMig-Edition, 9), 55–70.

Rickheit, Gert; Weiss, Sabine; Eikmeyer, Hans-Jürgen (2010). *Kognitive Linguistik. Theorien, Modelle, Methoden*. 1. Aufl. Tübingen: Francke (UTB Sprachwissenschaft, Kognitionswissenschaft, 3408).

Rodenhauser, Annika (2016). *Bilinguale biologische Schülerlaborkurse. Konzeption und Durchführung sowie Evaluation der kognitiven und affektiven Wirksamkeit*. Dinklage. Online: http://elpub.bib.uni-wuppertal.de/edocs/dokumente/fbc/biologie/diss2016/rodenhauser/dc1626.pdf [zuletzt geprüft am 20.06.2021].

Rosenbrock, Anja (2006). Bilingualer Musikunterricht an allgemein bildenden Schulen – Chancen und mögliche Probleme: Eine Vorstudie. In: Knolle, Niels (Hrsg.): *Lehr- und Lernforschung in der Musikpädagogik. Tagung „Lehr- und Lernforschung in der Musikpädagogik" in Lingen im Herbst 2005*. Essen: Verl. Die Blaue Eule (Musikpädagogische Forschung, 27), 139–158. Online verfügbar unter https://www.pedocs.de/volltexte/2016/12036/pdf/AMPF_2006_Band_27.pdf#page=141 [zuletzt geprüft am 20.05.2021].

Rosenbrock, Anja (2008). Videomitschnitte als Methode der Unterrichtsforschung in der Musikpädagogik am Beispiel eines Vergleiches zwischen bilingualem und monolingualem Musikunterricht. In: Lehmann, Andreas C.; Weber, Martin (Hrsg.): *Musizieren innerhalb und außerhalb der Schule.* Essen: Verl. Die Blaue Eule (Musikpädagogische Forschung, 29), 261–282. Online verfügbar unter https://www.pedocs.de/volltexte/2014/9057/pdf/AMPF_2011_Band_29_Rosenbrock_Videomitschnitte_als_Methode.pdf [zuletzt geprüft am 20.05.2021].

Rumlich, Dominik (2013). Student's General English Proficiency Prior to CLIL: Empirical Evidence for Substantial Differences between Prospective CLIL and Non-CLIL Students in Germany. In: Breidbach, Stephan; Viebrock, Britta (Hrsg.): *Content and language integrated learning (CLIL) in Europe. Research perspectives on policy and practice.* Frankfurt am Main u.a.: Peter Lang (14), 181–201.

Rumlich, Dominik (2015). Zur affektiv-motivationalen Entwicklung von Lernenden im bilingualen Sachfachunterricht. In: Rüschoff, Bernd; Sudhoff, Julian; Wolff, Dieter (Hrsg.): *CLIL Revisited. Eine kritische Analyse zum gegenwärtigen Stand des bilingualen Sachfachunterrichts.* Frankfurt am Main: Peter Lang (Forum Angewandte Linguistik (F.A.L.), Bd. 54), 309–329.

Rumlich, Dominik (2016). *Evaluating Bilingual Education in Germany. CLIL Students' General English Proficiency, EFL Self-Concept and Interest.* 1st, New ed. Essen: Universität Duisburg-Essen; Peter Lang GmbH, Internationaler Verlag der Wissenschaften (Mehrsprachigkeit in Schule und Unterricht, 15).

Rymarczyk, Jutta (2003). *Kunst auf Englisch? Ein Plädoyer für die Erweiterung des bilingualen Sachfachkanons.* 1. Aufl. München: Langenscheidt-Longman (Münchener Arbeiten zur Fremdsprachen-Forschung, 6).

Saalbach, Hendrik; Eckstein, Doris; Andri, Nicoletta; Hobi, Reto; Grabner, Roland H. (2013). When language of instruction and language of application differ: Cognitive costs of bilingual mathematics learning. In: *Learning and Instruction* 26, 36–44.

San Isidro-Smith, Xabier; Lasagabaster, David (2018). *The impact of CLIL on pluriliteracy development and content learning in a rural multilingual setting: A longitudinal study.* In: *Language Teaching Research* 23, 1–19.

Santrock, John W. (2004). *Educational psychology.* 2th ed. Boston: McGraw-Hill.

Schecker, Horst; Parchmann, Ilka; Krüger, Dirk (2014). Formate und Methoden naturwissenschaftlicher Forschung. In: Krüger, Dirk; Parchmann, Ilka; Schecker, Horst (Hrsg.): *Methoden in der naturwissenschaftsdidaktischen Forschung.* Berlin, Heidelberg: Springer, 1–15.

Schmid-Schönbein, Gisela (2001). *Didaktik: Grundschulenglisch.* 1. Aufl. Berlin: Cornelsen (Studium kompakt: Anglistik, Amerikanistik).

Schmid-Schönbein, Gisela; Siegismund, Barbara (1999). Bilingualer Sachfachunterricht. In: Timm, Johannes-Peter (Hrsg.): *Englisch lernen und lehren. Didaktik des Englischunterrichts.* 1. Aufl. Berlin: Cornelsen, 201–210.

Schmölzer-Eibinger, Sabine (2013). Sprache als Medium des Lernens im Fach. In: Becker-Mrotzek, Michael; Schramm, Karen; Thürmann, Eike; Vollmer, Helmut Johannes (Hrsg.): *Sprache im Fach. Sprachlichkeit und fachliches Lernen*. Münster, München u.a.: Waxmann (3), 25–40.

Schramm, Karen; Hardy, Ilonca; Saalbach, Hendrik; Gadow, Anne (2013). Wissenschaftliches Begründen im Sachunterricht. In: Becker-Mrotzek, Michael; Schramm, Karen; Thürmann, Eike; Vollmer, Helmut Johannes (Hrsg.): *Sprache im Fach. Sprachlichkeit und fachliches Lernen*. Münster, München u.a.: Waxmann (3), 295–314.

Schwippert, Knut; Kasper, Daniel; Köller, Olaf; McElvany, Nele; Selter, Christoph; Steffensky, Mirjam; Wendt, Heike (2020). TIMSS 2019: Wichtige Ergebnisse im Überblick. In: Schwippert, Knut; Kasper, Daniel; Köller, Olaf; McElvany, Nele; Selter, Christoph; Steffensky, Mirjam; Wendt, Heike (Hrsg.): *TIMSS 2019. Mathematische und naturwissenschaftliche Kompetenzen von Grundschulkindern in Deutschland im internationalen Vergleich.* Münster, New York: Waxmann, 13–24.

Senatsverwaltung für Bildung Jugend und Familie Berlin (Hrsg.). *Berliner Schulen*. Online: https://www.bildung.berlin.de/Schulverzeichnis/ [zuletzt geprüft am 01.07.2021].

Senatsverwaltung für Bildung Jugend und Familie Berlin (Hrsg.) (2021). *Staatliche Europa-Schule Berlin*. Online: https://www.berlin.de/sen/bildung/schule/besondere-schulangebote/staatliche-europaschule/ [zuletzt geprüft am 01.07.2021].

Senatsverwaltung für Bildung Jugend und Sport Berlin (Hrsg.) (2006). *Rahmenlehrplan für die Grundschule und die Sekundarstufe I Jahrgangsstufe 3–6 Grundschule Jahrgangsstufe 7–10 Hauptschule Realschule Gesamtschule Gymnasium Englisch 1./2. Fremdsprache*. Online: https://www.berlin.de/imperia/md/content/sen-bildung/schulorganisation/lehrplaene/gr_englisch.pdf?start&ts=1447852932&file=gr_englisch.pdf [zuletzt geprüft am 01.07.2021].

Silva-Corvalán, Carmen (1983). Code-shifting patterns in Chicano Spanish. In: Spanish in the US setting: Beyond the Southwest, 69-87.

Staatliches Schulamt Rastatt (Hrsg.). *Fremdsprachen*. Online: http://schulamt-rastatt.de/,Lde/Startseite/Unterstuetzung/Fremdsprachen [01.07.2021].

Staatsinstitut für Schulqualität und Bildungsforschung (ISB) (Hrsg.). *Bilingual Bayern*. Online: https://www.bilingual.bayern.de/ [zuletzt geprüft am 01.07.2021].

Staatsinstitut für Schulqualität und Bildungsforschung (ISB) (Hrsg.) (2014). *Schulversuch „Lernen in zwei Sprachen – Bilinguale Grundschule Englisch“. Fragen zu Konzeption und Organisation.* Unter Mitarbeit von Bayerisches Staatsministerium für Bildung und Kultus, Wissenschaft und Kunst. Online: http://bildungspakt-bayern.de/wp-content/uploads/2015/01/150115_FAQs_Bil-GS.pdf [zuletzt geprüft am 27.06.2021].

Staatsinstitut für Schulqualität und Bildungsforschung (ISB) (Hrsg.) (2020). *Lernen in zwei Sprachen – Bilinguale Grundschule Englisch. Leitfaden für die Jahrgangsstufen 1–4.* Unter Mitarbeit von Bayerisches Staatsministerium für Unterricht und Kultus. Online: https://www.isb.bayern.de/download/23358/isb_lernen_in_zwei_sprachen___englisch_1_4_interaktiv.pdf [zuletzt geprüft am 04.06.2021].

Stadt Solingen (Hrsg.) (2020). *KECK-Atlas der Stadt Solingen. Arbeitslosenrate 2011 und 2019, Ausländeranteil 2010 und 2019, Alleinerziehende HH 2011 und 2019.* KECK – Kommunale Entwicklung – Chance zur Kooperation. Online: https://www.keck-atlas.de/nc/keck/atlas.html?tx_itaohyperion_pi0%5BselectedCommune%5D=48&tx_itaohyperion_pi0%5Baction%5D=index&tx_itaohyperion_pi0%5Bcontroller%5D=Atlas&cHash=953ec8f25fbd2f25f6537b845733352a [zuletzt geprüft am 01.12.2020].

Stadt Wuppertal (Hrsg.) (2017). *Raumbezogene Daten.* Online: https://www.wuppertal.de/rbsstatistik/quartiere.phtml?aktion_sbz=36&aktion_jahr=2016&send= [zuletzt geprüft am 01.12.2020].

Steffensky, Mirjam; Kleickmann, Thilo; Kasper, Daniel; Köller, Olaf (2016). Kapitel IV Naturwissenschaftliche Kompetenzen im internationalen Vergleich: Testkonzeption und Ergebnisse. In: Wendt, Heike; Bos, Wilfried; Selter, Christoph; Köller, Olaf; Schwippert, Knut; Kasper, Daniel (Hrsg.): *TIMSS 2015 Mathematische und naturwissenschaftliche Kompetenzen von Grundschulkindern in Deutschland im internationalen Vergleich.* 1. Aufl. Münster: Waxmann, 137–188.

Steffensky, Mirjam; Scholz, Luise A.; Kasper, Daniel; Köller, Olaf (2020). Naturwissenschaftliche Kompetenzen im internationalen Vergleich: Testkonzeption und Ergebnisse. In: Schwippert, Knut; Kasper, Daniel; Köller, Olaf; McElvany, Nele; Selter, Christoph; Steffensky, Mirjam; Wendt, Heike (Hrsg.): *TIMSS 2019. Mathematische und naturwissenschaftliche Kompetenzen von Grundschulkindern in Deutschland im internationalen Vergleich.* Münster, New York: Waxmann, 115–168.

Steinlen, Anja; Gerdes, Ulrike (2015). Eine Pilotuntersuchung zur sprachlichen Entwicklung von Kindern mit und ohne Migrationshintergrund in einer Grundschule mit bilingualem Sachfachunterricht. In: Méron-Minuth,

Sylvie; Özkul, Senem (Hrsg.): *Fremde Sprachen lehren und lernen. Aktuelle Fragen und Forschungsaufgaben* (Inquiries in Language Learning), 81–104.

Steinlen, Anja; Piske, Thorsten (2015). Zur Entwicklung der Schulleistungen von Kindern mit und ohne Migrationshintergrund in einer bilingualen Grundschule: Eine Pilotstudie. In: Kötter, Markus; Rymarczyk, Jutta (Hrsg.): *Englischunterricht auf der Primarstufe. Neue Forschungen – weitere Entwicklungen*. Frankfurt am Main u.a.: Peter Lang (Inquiries in Language Learning, volume 14//14), 123–149.

Steinlen, Anja; Piske, Thorsten (Hrsg.) (2016). *Wortschatzlernen in bilingualen Schulen und Kindertagesstätten*. Frankfurt am Main: Peter Lang (Forum Angewandte Linguistik (F.A.L.), 57).

Stotz, Daniel; Massler, Ute (2015). Easy does it? Beurteilung im bilingualen Sachfachunterricht auf der Primarstufe. In: Kötter, Markus; Rymarczyk, Jutta (Hrsg.): *Englischunterricht auf der Primarstufe. Neue Forschungen – weitere Entwicklungen*. Frankfurt am Main u.a.: Peter Lang (Inquiries in Language Learning, volume 14//14), 151–170.

Swain, Merrill (1998). Focus on Form Through Conscious Reflection. In: Doughty, Catherine; Williams, Jessica (Hrsg.): *Focus on Form in Classroom Second Language Acquisition*. Cambridge, UK, New York: Cambridge University Press (The Cambridge applied linguistics series), 64–81.

Theis, Rolf (2010). Bilingualer Geschichtsunterricht. In: Doff, Sabine (Hrsg.): *Bilingualer Sachfachunterricht in der Sekundarstufe. Eine Einführung*. Tübingen: Narr (Narr-Studienbücher), 44–57.

Thürmann, Eike (2005). Eine eigenständige Methodik für den bilingualen Sachfachunterricht? In: Bach, Gerhard; Niemeier, Susanne (Hrsg.): *Bilingualer Unterricht. Grundlagen, Methoden, Praxis, Perspektiven*. 3., überarb. und erw. Aufl. Frankfurt am Main u.a.: Peter Lang (Kolloquium Fremdsprachenunterricht, Bd. 5), 71–89.

Thürmann, Eike (2010). Zur Konstruktion von Sprachgerüsten im bilingualen Sachfachunterricht. In: Doff, Sabine (Hrsg.): *Bilingualer Sachfachunterricht in der Sekundarstufe. Eine Einführung*. Tübingen: Narr (Narr-Studienbücher), 137–153.

Thürmann, Eike (2013). Spezifische Methoden für den bilingualen Unterricht/CLIL. In: Hallet, Wolfgang; Königs, Frank G. (Hrsg.): *Handbuch Bilingualer Unterricht. Content and Language Integrated Learning*. Seelze: Klett Kallmeyer, 229–235.

Vanderbeke, Marie; Wilden, Eva (2017). Sachfachliche Diskursfähigkeit durch fremdsprachliche *affordances* in bilingualen Schülerlaborprojekten. In: *Zeitschrift für Fremdsprachenforschung* 28/1, 3–27.

VanPatten, Bill; Benati, Alessandro G. (2015). *Key terms in second language acquisition*. Second edition. London: Bloomsbury Academic (Key terms series).

Virdia, Simone (2020). *The (heterogeneous) effect of CLIL on content-subject and cognitive acquisition in primary education: evidence from a counterfactual analysis* in Italy. In: *International Journal of Bilingual Education and Bilingualism*, 1–17.

Vollmer, Helmut J. (2005a). Förderung des Spracherwerbs im bilingualen Sachfachunterricht. In: Bach, Gerhard; Niemeier, Susanne (Hrsg.): *Bilingualer Unterricht. Grundlagen, Methoden, Praxis, Perspektiven*. 3., überarb. und erw. Aufl. Frankfurt am Main u.a.: Peter Lang (Kolloquium Fremdsprachenunterricht, Bd. 5), 131–150.

Vollmer, Helmut Johannes (2005b). Bilingualer Sachfachunterricht als Inhalts- und Sprachenlernen. In: Bach, Gerhard; Niemeier, Susanne (Hrsg.): *Bilingualer Unterricht. Grundlagen, Methoden, Praxis, Perspektiven*. 3., überarb. und erw. Aufl. Frankfurt am Main u.a.: Peter Lang (Kolloquium Fremdsprachenunterricht, Bd. 5), 47–70.

Vollmer, Helmut Johannes (2009). Diskursfunktionen und fachliche Diskurskompetenz bei bilingualen und monolingualen Geografielernern. In: Ditze, Stephan-Alexander; Halbach, Ana (Hrsg.): *Bilingualer Sachfachunterricht (CLIL) im Kontext von Sprache, Kultur und Multiliteralität*. Frankfurt am Main, New York: Peter Lang (Mehrsprachigkeit in Schule und Unterricht, 9), 165–185.

Vollmer, Helmut Johannes (2010). Content and Language Integrated Learning (CLIL): A special case of Language Across the Curriculum (LAC). In: Bongartz, Christiane M.; Rymarczyk, Jutta (Hrsg.): *Languages Across the Curriculum. Ein Multiperspektivischer Zugang*. Frankfurt am Main: Peter Lang, 27–50.

Vollmer, Helmut Johannes (2013). Das Verhältnis von Sprach- und Inhaltslernen im Bilingualen Unterricht. In: Hallet, Wolfgang; Königs, Frank G. (Hrsg.): *Handbuch Bilingualer Unterricht. Content and Language Integrated Learning*. Seelze: Klett Kallmeyer, 124–131.

Vollmer, Helmut Johannes; Thürmann, Eike (2013). Sprachbildung und Bildungssprache als Aufgabe aller Fächer der Regelschule. In: Becker-Mrotzek, Michael; Schramm, Karen; Thürmann, Eike; Vollmer, Helmut Johannes (Hrsg.): *Sprache im Fach. Sprachlichkeit und fachliches Lernen*. Münster, München u.a.: Waxmann (3), 41–57.

Waas, Ludwig (2006). Think first, then talk. Language Awareness im Unterricht. In: *Grundschulmagazin Englisch* 2, 6–7.

Webersik, Julia (2015). *Gesprochene Schulsprache in der Primarstufe. Ein empirisches Verfahren zur Evaluation von Fördereffekten im Bereich Deutsch als Zweitsprache.* Dissertation. Berlin u.a.: de Gruyter (DAZ-Forschung, Band 9).

Weinert, Franz Emanuel (2001). A concept of competence: A conceptual clarification. In: Rychen, Dominique Simone; Salganik, Laura Hersh (Hrsg.): *Defining and selecting key competencies.* Seattle: Hogrefe & Huber, 45–65.

Wendt, Heike; Bos, Wilfried; Selter, Christoph; Köller, Olaf; Schwippert, Knut; Kasper, Daniel (Hrsg.) (2016). *TIMSS 2015 Mathematische und naturwissenschaftliche Kompetenzen von Grundschulkindern in Deutschland im internationalen Vergleich.* 1. Aufl. Münster: Waxmann. Online verfügbar unter https://www.pedocs.de/volltexte/2017/14022/pdf/Wendt_et_al_2016_TIMSS_2015.pdf [zuletzt geprüft am 22.06.2020].

Wolff, Dieter (o.J.). *Der Bilinguale Ansatz. Bilingualer Sachfachunterricht in der Grundschule.* Qualitäts- und UnterstützungsAgentur – Landesinstitut für Schule Nordrhein-Westfalen (QUA-Lis NRW) (Hrsg.). Qualitäts- und UnterstützungsAgentur – Landesinstitut für Schule Nordrhein-Westfalen (QUA-Lis NRW). Online: http://www.schulentwicklung.nrw.de/cms/angebote/egs/bilingualer-unterricht/der-bilinguale-ansatz/ [zuletzt geprüft am 15.07.2021].

Wolff, Dieter (2006). Der bilinguale Sachfachunterricht: Ein neues didaktisches Konzept und sein Mehrwert. In: Scherfer, Peter; Wolff, Dieter (Hrsg.): *Vom Lehren und Lernen fremder Sprachen. Eine vorläufige Bestandsaufnahme.* Frankfurt am Main, New York: Peter Lang, 143–156.

Wolff, Dieter (2007). CLIL: Bridging the gap between school and working life. In: Wolff, Dieter; Marsh, David (Hrsg.): *Diverse contexts – Converging goals. CLIL in Europe.* Frankfurt: Peter Lang (Mehrsprachigkeit in Schule und Unterricht, 6), 15–25.

Wolff, Dieter (2009). Strategien im bilingualen Sachfachunterricht. In: *Fremdsprachen Lehren und Lernen* 38, 137–157.

Wolff, Dieter (2011). Der bilinguale Sachfachunterricht (CLIL): Was dafür spricht, ihn als innovatives didaktisches Konzept zu bezeichnen. In: *Forum Sprache* 6, 75–83.

Wolff, Dieter (2012). Sprache und Sprachhandeln: Grundlage aller Verstehens- und Lernprozesse. In: Blell, Gabriele; Lütge, Christiane (Hrsg.): *Fremdsprachendidaktik und Lehrerbildung. Konzepte, Impulse, Perspektiven.* Münster: LIT-Verl. (Fremdsprachendidaktik in globaler Perspektive, 1), 21–34.

Wolff, Dieter (2013a). Bilingualer Sachfachunterricht/CLIL. In: Hallet, Wolfgang; Königs, Frank G. (Hrsg.): *Handbuch Bilingualer Unterricht. Content and Language Integrated Learning.* Seelze: Klett Kallmeyer, 298–302.

Wolff, Dieter (2013b). *Bilingualer Zweig GS Uhlandstraße, Stand Dezember 2013. Fachtheoretischer Hintergrund.* Städtische Grundschule Uhlandstraße – Offene Ganztagsgrundschule mit bilingualem Zweig (Hrsg.). Solingen [01.07.2021, online nicht mehr verfügbar].

Wolff, Dieter (2013c). Content and Language Integrated Learning (CLIL). Ein Königsweg zur Mehrsprachigkeit? In: Gogolin, Ingrid; Lange, Imke; Michel, Ute; Reich, Hans H. (Hrsg.): *Herausforderung Bildungssprache – und wie man sie meistert.* Münster: Waxmann (FörMig-Edition, 9), 285–299.

Wolff, Dieter (2016). Der bilinguale Sachfachunterricht historisch betrachtet: Ist er der Königsweg zu Mehrsprachigkeit und zum interkulturellen Verstehen? In: Diehr, Bärbel; Preisfeld, Angelika; Schmelter, Lars (Hrsg.): *Bilingualen Unterricht weiterentwickeln und erforschen.* Frankfurt am Main u.a.: Peter Lang (Inquiries in Language Learning), 19–36.

Wolff, Dieter (2017). *Bilingualer Sachfachunterricht in Deutschland 2017. Versuch einer Standortbestimmung.* Goethe-Institut (Hrsg.). Online: https://www.goethe.de/de/spr/unt/kum/clg/21074378.html [zuletzt geprüft am 01.07.2021].

Wolff, Dieter; Sudhoff, Julian (2015). Zur Definition des Bilingualen Lehrens und Lernens. In: Rüschoff, Bernd; Sudhoff, Julian; Wolff, Dieter (Hrsg.): *CLIL Revisited. Eine kritische Analyse zum gegenwärtigen Stand des bilingualen Sachfachunterrichts.* Frankfurt am Main: Peter Lang (Forum Angewandte Linguistik (F.A.L.), Bd. 54), 9–39.

Wyschkon, Anne (2019). *Normwerte in Leistungstests: Prozentränge richtig interpretieren.* Hogrefe (Hrsg.). Online: https://www.hogrefe.com/de/thema/normwerte-in-leistungstests-prozentraenge-richtig-interpretieren [zuletzt geprüft am 29.04.2020].

Zaunbauer, Anna C.M; Bonerad, Eva-Marie; Möller, Jens (2005). Muttersprachliches Leseverständnis immersiv unterrichteter Kinder. In: *Zeitschrift für Pädagogische Psychologie* 19/4, 263–265.

Zaunbauer, Anna C.M; Möller, Jens (2006). Schriftsprachliche und mathematische Leistungen in der Erstsprache. Ein Vergleich monolingual und teilimmersiv unterrichteter Kinder der zweiten und dritten Klassenstufe. In: *Zeitschrift für Fremdsprachenforschung* 17/2, 181–200.

Zaunbauer, Anna C.M; Möller, Jens (2007). Schulleistungen monolingual und immersiv unterrichteter Kinder am Ende des ersten Schuljahres. In: *Zeitschrift für Entwicklungspsychologie und Pädagogische Psychologie* 39/3, 141–153.

Zaunbauer, Anna C.M.; Gebauer, Sandra Kristina; Möller, Jens (2012). Englischleistungen immersiv unterrichteter Schülerinnen und Schüler. In: *Unterrichtswissenschaft* 40/4, 315–333.

Zimmer, Renate; Tieste, Kerstin (2019). *Handbuch Sprache und Bewegung. Alltagsintegrierte Sprachbildung in der Kita*. überarb. Neuausgabe, (9. Gesamtauflage). Freiburg u.a.: Herder.

Zimmerman, Corinne (2007). The Development of scientific thinking skills in elementary and middle school. In: *Developmental Review* 27, 172–223.

Zimmerman, Corinne; Klahr, David (2018). Development of Scientific Thinking. In: Ghetti, Simona; Wixted, John T. (Hrsg.): *Stevens' Handbook of Experimental Psychology and Cognitive Neuroscience. Volume 4: Developmental & Social Psychology.* 4th ed. New York, Chichester [etc.]: J. Wiley, 223–248.

Zydatiß, Wolfgang (2000). *Bilingualer Unterricht in der Grundschule. Entwurf eines Spracherwerbskonzepts für zweisprachige Immersionsprogramme.* 1. Aufl. Ismaning: Hueber.

Zydatiß, Wolfgang (2007a). *Deutsch-Englische Züge in Berlin (DEZIBEL). Eine Evaluation des bilingualen Sachfachunterrichts an Gymnasien; Kontext, Kompetenzen, Konsequenzen*. Frankfurt am Main, Germany: Lang (Mehrsprachigkeit in Schule und Unterricht, 7).

Zydatiß, Wolfgang (2007b). *Deutsch-Englische Züge in Berlin (DEZIBEL). Eine Evaluation des bilingualen Sachfachunterrichts an Gymnasien; Kontext, Kompetenzen, Konsequenzen*. Frankfurt am Main: Lang (Mehrsprachigkeit in Schule und Unterricht, 7).

Zydatiß, Wolfgang (2012a). Linguistic Thresholds in the CLIL Classroom? The Threshold Hypothesis Revisited. In: *International CLIL Research Journal* 1/4, 17–28. Online verfügbar unter http://www.icrj.eu/14/article2.html [zuletzt geprüft am 05.11.2014].

Zydatiß, Wolfgang (2012b). Zur doppelten Sprachschwelle im bilingualen Unterricht. In: Bayrhuber, Horst; Harms, Ute; Muszynski, Bernhard; Ralle, Bernd; Rothgangel, Martin; Schön, Lutz-Helmut et al. (Hrsg.): *Formate fachdidaktischer Forschung. Empirische Projekte – historische Analysen – theoretische Grundlegungen, Bd.* 2. Münster u.a: Waxmann (Fachdidaktische Forschungen, 2), 67–83.

Zydatiß, Wolfgang (2013). Generalisierbar sprachlich-diskursive Kompetenzen im bilingualen Unterricht (und darüber hinaus). In: Breidbach, Stephan; Viebrock, Britta (Hrsg.): *Content and language integrated learning (CLIL) in Europe. Research perspectives on policy and practice*. Frankfurt am Main u.a.: Peter Lang (14), 315–332.

15 Anhang

Concept Maps

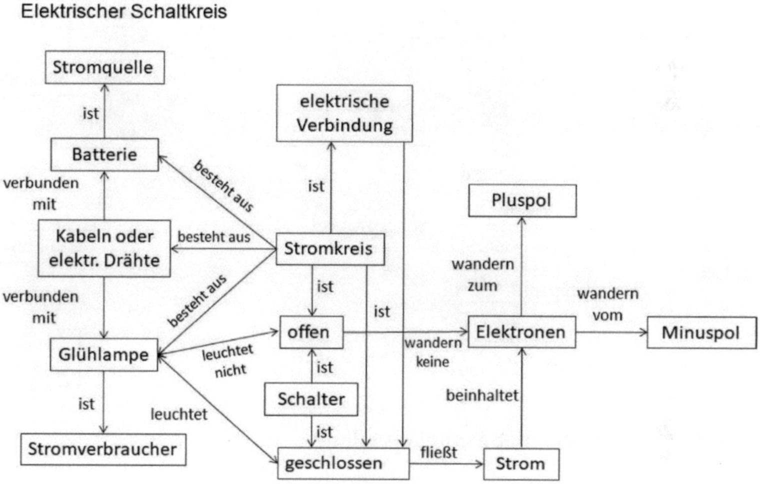

Abbildung 15-1: Concept Map elektrische Stromkreise

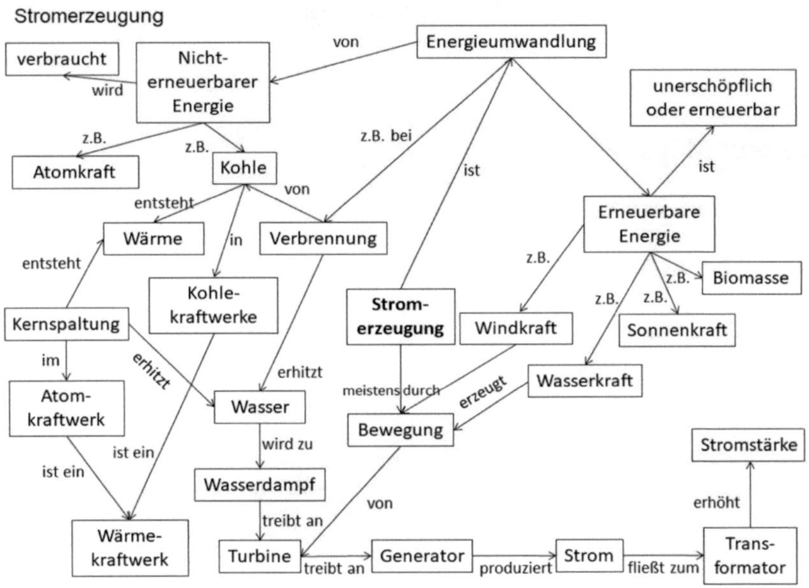

Abbildung 15-2: Concept Map Stromherstellung

Interviewleitfäden

Interviewleitfaden elektrische Schaltkreise

NAME:____________________

Was haben wir denn in den letzten Stunden im SU gemacht?

Ich habe hier verschiedene Gegenstände, kannst du die Dinge benennen?

Weißt du die Wörter auch auf Englisch?

- Batterie → battery
- wie heißen die beiden Enden der Batterie?
- Kabel → wire
- Glühlämpchen → light bulb
- Lampenhalterung → bulb holder

Was haben wir denn mit diesen Gegenständen gemacht?
→ Weißt du, wie das heißt?
Kannst du mir erklären was das ist?/ Wie funktioniert das?
(Erklär mir das mal etwas genauer. Wenn du mir jetzt eine Bauanleitung geben müsstest…)
(Wie fließt denn der Strom durch den Schaltkreis?)

Schau dir mal diese Gegenstände an, was haben die gemeinsam?
(Erklär mir das mal etwas genauer?)
Wie heißen die?
Wie heißen denn die Gegenstände die das nicht tun?

Ich habe hier schon mal einen zusammengebauten Schaltkreis mit zwei Glühbirnen. Was ist das für ein Schaltkreis?
→ was passiert, wenn ich eins der Kabel rausziehe?
(Kannst du mir das etwas genauer erklären?)
→ gibt es auch eine einfachere Möglichkeit die Lämpchen auszumachen, ohne dass ich das Kabel ziehen muss? → Was macht denn ein Schalter?
→ Wie heißt der?

Gibt es noch eine andere Möglichkeit einen Schaltkreis mit zwei Glühbirnen zu bauen?
→ Versuch mal, das zu beschreiben.
→ Wie heißt der?
Was ist der Unterschied zwischen den beiden?

Interviewleitfaden elektrische Schaltkreise

(Wenn ich hier z.B. ein Lämpchen rausdrehe, gehen beide Birnchen/geht nur ein Birnchen aus. Ist das bei beiden Schaltkreisen der Fall?
Warum nicht?
Wie fließt denn der Strom durch den Schaltkreis?)

Wusstest du schon viel zu dem Thema Elektrizität, bevor wir im Unterricht darüber gesprochen haben?
(Woher?)

Now I would like to ask you some more questions in English.

Can you name these objects also in English?

- battery
- wire
- light bulb
- bulb holder

How do you construct an electrical circuit? (How do you have to connect the objects to construct an electrical circuit?)

We talked about the other types of electrical circuits. What are they called?

Evtl. noch:
What is the difference between them?

Abbildung 15-3: Interviewleitfaden Elektrische Schaltkreise

Interviewleitfaden Stromerzeugung

NAME:______________________

Was haben wir denn in den letzten Stunden im SU gemacht?

Wie wird denn Strom erzeugt?

Etwas wird z.B. verbrannt und dadurch wird Wasser erhitzt….. → Prozess der Stromherstellung.	Mit Hilfe von Energieträgern, erneuerbare oder nicht erneuerbare.
	Kannst du mir sagen, wie das funktioniert?
Du hast ja jetzt die Stromherstellung mit Hilfe von … beschrieben. Was kann man denn noch dazu verwenden? Was noch?	Womit kann man noch Strom erzeugen? Fällt dir sonst noch was ein?

Jetzt haben wir ja schon über diese Energieformen gesprochen. Ich habe hier die Wörter noch einmal mitgebracht. Wenn du die sortieren müsstest, wie würdest du das tun?
Und warum?

Wenn nicht:
Wir hatten ja so Begriffe um die zusammenzufassen.
Wenn nicht:
z.B. fossile Energie. Weißt du den anderen Begriff?
Weißt du das auch auf Englisch?

Kannst du mir den Unterschied erklären?

WENN VORHER NICHT BESPROCHEN:
Kannst du mir erklären wie das funktioniert mit der Stromherstellung?

Wenn nicht:

Interviewleitfaden Stromerzeugung

Ich habe hier mal die Abbildung von der Stromherstellung mit Hilfe von Wasserkraft.
Vielleicht kannst du mir anhand der Bilder beschreiben, was da passiert?

Wenn der Strom dann produziert wurde, wie kommt der dann zu unseren Häusern?

Ich habe hier auch noch einmal das Bild, das du schon kennst, vielleicht hilft dir das weiter?

Welche Form der Stromerzeugung ist denn deiner Meinung nach die Beste?
Warum?

Ich würde dich jetzt gern ein paar Sachen auf Englisch fragen, Can you name these forms of energy in English, please?

- solar power
- wind power
- water power
- coal energy
- atomic energy

You have those two groups of the different forms of energy. What is the difference?

→ renewable and non-renewable

What does renewable mean?

evtl. noch:
Can you name an advantage of one form of energy?

Abbildung 15-4: Interviewleitfaden Stromherstellung

Modellantworten Elektrische Stromkreise (173 Wörter)

Kannst du mir erklären was das ist?/ Wie funktioniert das? (Stell dir vor, du müsstest jemandem erklären, wie man diese Gegenstände zusammenbauen muss, der garnicht weiß, wie das geht. Könntest du demjenigen eine Art Bauanleitung geben?)

Alles muss miteinander verbunden werden,[197] damit[198] die Glühlampe/das Glühlämpchen[199] leuchtet[200]. Zuerst muss die Glühbirne[201] in den Lampenhalter geschraubt werden. Dann wird ein Kabel am Minuspol der Batterie befestigt. Das andere Ende des Kabels wird mit dem Metall am Lampenhalter verbunden. Ein zweites Kabel wird auf der anderen Seite des Lampenhalters befestigt und dann mit dem Pluspol der Flachbatterie verbunden. Wenn alles richtig verbunden ist, fließt der Strom nun vom Minus- zum Pluspol und das Glühlämpchen leuchtet.

Was ist der Unterschied zwischen den beiden? (Was passiert, wenn ich hier ein Birnchen rausdrehe?/ Passiert das bei beiden Stromkreisen?)

Bei einer Parallelschaltung leuchtet eine Glühbirne weiter, wenn die andere rausgedreht wird. Bei einer Reihenschaltung gehen aber beide Glühbirnen aus, wenn man eine rausschraubt[202], weil es bei einer Reihenschaltung ein großer Stromkreis ist und dieser unterbrochen wird, wenn eine Glühbirne rausgeschraubt wird. Bei einer Parallelschaltung sind es zwei unabhängige[203] Stromkreise, sodass die eine Glühbirne weiterleuchtet, wenn die andere rausgeschraubt wird. (Das sieht man auch daran, dass die Glühbirnen bei einer Parallelschaltung heller leuchten als bei einer Reihenschaltung, weil sie beide direkt mit der Batterie verbunden sind, während sich der Strom bei einer Reihenschaltung auf die Glühbirnen aufteilt.)

unpers. Ausdruck	Passiv	Konnektoren (Types)	Subst.	fachspr. Nomen (Types)	Kompostita (Types)	fachspr. Verben (Types)	fachspr. Adjektive (Types)	Sonst.
2	10	7	0	4	10	9	3	0

197 gepunktet unterstrichen: Passiv.
198 Orange: Konnektoren.
199 Rot unterstrichen: Komposita.
200 Grün: fachsprachliche Verb.
201 Rot: nominatives Fachvokabular.
202 doppelt unterstrichen: unpersönlicher Ausdruck.
203 Lila: fachsprachliches Adjektiv.

Modellantworten Stromherstellung (160 Wörter)

Wie der Strom vom Kraftwerk zu uns nach Hause kommt:

Im Kraftwerk wird elektrischer Strom erzeugt. Der Strom fließt durch Stromleitungen zunächst durch einen Transformator. Dort wird die Stromspannung erhöht und der Strom wird stärker gemacht. Dann wird der Strom durch Hochspannungsleitungen an Pylonen über weite Strecken geleitet. In der Nähe der Stadt fließt der Strom in einen zweiten Transformator, wo der Strom wieder abschwächt und aufteilt wird. Teilweise wird der Strom in unterirdische Kabel geleitet, teilweise fließt er in oberirdische Kabel, die von Holzpfählen getragen werden. Die Kabel leiten den Strom in die Stadt und sind mit jedem einzelnen Haus verbunden. So gelangt der Strom dann zu uns nach Hause.

Wie wird Strom im Kraftwerk hergestellt? Beispiel Wasserkraftwerk:

Das Wasser fließt z.B. aus einen Stausee in riesige Wasserrohre, die das Wasser in das Kraftwerk leiten. Das Wasser treibt im Rohr eine riesige Turbine an und fließt an der anderen Seite wieder raus. Die Turbine treibt ein weiteres Rad im Generator an, das aus Magneten besteht. Durch den Magnetismus wird Strom produziert. Der Strom wird dann in Stromleitungen aus dem Kraftwerk geleitet.

unpers. Ausdruck	Passiv	Konnektoren (Types)	Subst.	fachspr. Nomen (Types)	Kompostita (Types)	fachspr. Verben (Types)	fachspr. Adjektive (Types)	Sonst.
0	10	3	0	10	7	8	3	0

Kolloquium Fremdsprachenunterricht

Herausgegeben von
Michael Schart, Lars Schmelter, Karin Vogt und Nicola Würffel

Kolloquium Fremdsprachenunterricht (KFU) publiziert Tagungsdokumentationen und thematisch ausgerichtete Sammelbände sowie einschlägige Monographien, Dissertationen und Habilitationsschriften zu allen relevanten Fragestellungen der Fremdsprachenforschung. Insbesondere folgende Forschungsgebiete sind von Interesse: Fremdsprachendidaktik aller Sprachen, Fremdsprachenlehr- und -lernforschung, Forschungsmethoden, Mehrsprachigkeitsforschung, interkultureller Fremdsprachenunterricht, Multiliteralitätsforschung bilingualer Unterricht, mediengestütztes Fremdsprachenlernen und -lehren, Literatur- und Textdidaktik.

Publikationsanfragen richten Sie bitte an eine/n der HerausgeberInnen, Prof. Dr. Michael Schart, Prof. Dr. Lars Schmelter, Prof. Dr. Karin Vogt, Prof. Dr. Nicola Würffel. Gerne berät das Herausgeberteam interessierte AutorInnen bei Forschungs- projekten.

Prof. Dr. Michael Schart: https://www.dafdaz.uni-jena.de/mitarbeitende/schart+michael
Prof. Dr. Lars Schmelter: https://www.romanistik.uni-wuppertal.de/de/personal/fachdidaktik/prof-dr-phil-lars-schmelter.html
Prof. Dr. Karin Vogt: http://www.ph-heidelberg.de/englisch/personen/lehrende/prof-dr-vogt.html
Prof. Dr. Nicola Würffel: https://www.uni-leipzig.de/personenprofil/mitarbeiter/prof-dr-nicola-wuerffel/

Band 1 Volker Raddatz/Michael Wendt (Hrsg.): Textarbeit im Fremdsprachenunterricht – Schrift, Film, Video. Kolloquium zu Ehren von Bertolt Brandt (Verlag Dr. Kovac 1997).

Band 2 Gabriele Blell/Wilfried Gienow (Hrsg.): Interaktion mit Texten, Bildern, Multimedia im Fremdsprachenunterricht (Verlag Dr. Kovac 1998).

Band 3 Renate Fery/Volker Raddatz (Hrsg.): Lehrwerke und ihre Alternativen. 2000.

Band 4 Gisèle Holtzer/Michael Wendt (éds.): Didactique comparée des langues et études terminologiques. Interculturel – Stratégies – Conscience langagière. 2000.

Band 5 Gerhard Bach/Susanne Niemeier (Hrsg.): Bilingualer Unterricht. Grundlagen, Methoden, Praxis, Perspektiven. 5., überarbeitete und erweiterte Auflage. 2010.

Band 6 Michael Wendt (Hrsg.): Konstruktion statt Instruktion. Neue Zugänge zu Sprache und Kultur im Fremdsprachenunterricht. 2000.

Band 7 Dagmar Abendroth-Timmer/Stephan Breidbach (Hrsg.): Handlungsorientierung und Mehrsprachigkeit. Fremd- und mehrsprachliches Handeln in inter- kulturellen Kontexten. 2000.

Band	8	Wolfgang Zydatiß: Leistungsentwicklung und Sprachstandserhebungen im Englischunterricht. Methoden und Ergebnisse der Evaluierung eines Schulversuchs zur Begabtenförderung: Gymnasiale Regel- und Expressklassen im Vergleich. Unter Mitarbeit von Viola Vockrodt-Scholz. 2002.
Band	9	Wilma Melde/Volker Raddatz (Hrsg.): Innovationen im Fremdsprachenunterricht 1. Offene Formen und Frühbeginn. 2002.
Band	10	Gerhard Bach/Britta Viebrock (Hrsg.): Die Aneignung fremder Sprachen. Perspektiven – Konzepte – Forschungsprogramm. 2002.
Band	11	Hannelore Küpers/Marc Souchon (Eds.): Appropriation des Langues au Centre de la Recherche. Spracherwerb als Forschungsgegenstand. 2002.
Band	12	Helene Decke-Cornill/Maike Reichart-Wallrabenstein (Hrsg.): Fremdsprachenunterricht in medialen Lernumgebungen. 2002.
Band	13	Nikola Mayer: Ganzheitlichkeit und Sprache. Theorie des Begriffs und empirische Zugangswege im Gespräch mit Fremdsprachenlehrerinnen- und -lehrern. 2002.
Band	14	Brigitte Krück/Christiane Loeser (Hrsg.): Innovationen im Fremdsprachenunterricht 2. Fremdsprachen als Arbeitssprachen. 2002.
Band	15	Johannes Eckerth/Michael Wendt (Hrsg.): Interkulturelles und transkulturelles Lernen im Fremdsprachenunterricht. 2003.
Band	16	Dagmar Abendroth-Timmer/Britta Viebrock/Michael Wendt (Hrsg.): Text, Kontext und Fremdsprachenunterricht. Festschrift für Gerhard Bach zum 60. Geburtstag. 2003.
Band	17	Petra Bosenius/Jürgen Donnerstag (Hrsg.): Interaktive Medien und Fremdsprachenlernen. 2004.
Band	18	Mercedes Díez/Raquel Fernández/Ana Halbach (eds.): Debate en torno a las estrategias de aprendizaje. Debating Learning Strategies. 2004.
Band	19	Adelheid Schumann (Hrsg.): Kulturwissenschaften und Fremdsprachendidaktik im Dialog. Perspektiven eines interkulturellen Französischunterrichts. 2005.
Band	20	Christine Penman (ed.): Holistic Approaches to Language Learning. 2005.
Band	21	Steffi Morkötter: *Language Awareness* und Mehrsprachigkeit. 2005.
Band	22	Wolfgang Zydatiß: Bildungsstandards und Kompetenzniveaus im Englischunterricht. Konzepte, Empirie, Kritik und Konsequenzen. 2005.
Band	23	Gerhard Bach/Gisèle Holtzer (éds.): Pourquoi apprendre des langues? Orientations pragmatiques et pédagogiques. 2006.
Band	24	Andreas Grünewald: Multimedia im Fremdsprachenunterricht. Motivationsverlauf und Selbsteinschätzung des Lernfortschritts im computergestützten Spanischunterricht. 2006.
Band	25	Christiane Fäcke: Transkulturalität und fremdsprachliche Literatur. Eine empirische Studie zu mentalen Prozessen von primär mono- oder bikulturell sozialisierten Jugendlichen. 2006.
Band	26	Laurence Jeannot: Introduction des TICE en contexte scolaire et autonomie dans l'apprentissage des langues étrangères. Stratégies et compétence d'apprentissage dans des dispositifs mixtes en France et en Allemagne. 2006.

Band 27 Helmut Johannes Vollmer (Hrsg.): Synergieeffekte in der Fremdsprachenforschung. Empirische Zugänge, Probleme, Ergebnisse. 2007.

Band 28 Jean E. Conacher/Helen Kelly-Holmes (eds.): New Learning Environments for Language Learning. Moving beyond the classroom? 2007.

Band 29 Daniela Caspari/Wolfgang Hallet/Anke Wegner/Wolfgang Zydatiß (Hrsg.): Bilingualer Unterricht macht Schule. Beiträge aus der Praxisforschung. 2., durchgesehene Auflage. 2009.

Band 30 Sabine Doff/Torben Schmidt (Hrsg.): Fremdsprachenforschung heute. Interdisziplinäre Impulse, Methoden und Perspektiven. 2007.

Band 31 Daniela Elsner/Lutz Küster/Britta Viebrock (Hrsg.): Fremdsprachenkompetenzen für ein wachsendes Europa. Das Leitziel „Multiliteralität". 2007.

Band 32 Adelheid Schumann/Lieselotte Steinbrügge (Hrsg.): Didaktische Transformation und Konstruktion. Zum Verhältnis von Fachwissenschaft und Fremdsprachendidaktik. 2008.

Band 33 Dagmar Abendroth-Timmer: Akzeptanz und Motivation. Empirische Ansätze zur Erforschung des unterrichtlichen Einsatzes von bilingualen und mehrsprachigen Modulen. 2007.

Band 34 Christine Hélot/Britta Benert/Sabine Ehrhart/Andrea Young (éds.): Penser le bilinguisme autrement. 2008.

Band 35 Christiane Fäcke (Hrsg.): Sprachbegegnung und Sprachkontakt in europäischer Dimension. 2009.

Band 36 Dagmar Abendroth-Timmer/Daniela Elsner/Christiane Lütge/Britta Viebrock (Hrsg.): Handlungsorientierung im Fokus. Impulse und Perspektiven für den Fremdsprachenunterricht im 21. Jahrhundert. 2009.

Band 37 Karin Aguado/Karen Schramm/Helmut Johannes Vollmer (Hrsg.): Fremdsprachliches Handeln beobachten, messen, evaluieren. Neue methodische Ansätze der Kompetenzforschung und der Videographie. 2010.

Band 38 Bernd Tesch: Kompetenzorientierte Lernaufgaben im Fremdsprachenunterricht. Konzeptionelle Grundlagen und eine rekonstruktive Fallstudie zur Unterrrichtspraxis (Französisch). 2010.

Band 39 Maria Giovanna Tassinari: Autonomes Fremdsprachenlernen. Komponenten, Kompetenzen, Strategien. 2010.

Band 40 Daniela Caspari/Lutz Küster (Hrsg.): Wege zu interkultureller Kompetenz. Fremdsprachendidaktische Aspekte der Text- und Medienarbeit. 2010.

Band 41 Dagmar Abendroth-Timmer/Marcus Bär/Bàrbara Roviró/Ursula Vences (Hrsg.): Kompetenzen beim Lernen und Lehren des Spanischen. Empirie und Methodik. 2011.

Band 42 Daniela Elsner/Anja Wildemann (Hrsg./eds.): Sprachen lernen – Sprachen lehren. Language Learning – Language Teaching. Perspektiven für die Lehrerausbildung in Europa. Prospects for Teacher Education across Europe. 2011.

Band 43 Paula Krüger: Sprachlernhabitus und Bedeutungskonstruktion beim Fremdsprachenlernen. 2011.

Band 44 Lena C. Bellingrodt: ePortfolios im Fremdsprachenunterricht. Empirische Studien zur Förderung autonomen Lernens. 2011.

Band 45 Urška Grum: Mündliche Sprachkompetenzen deutschsprachiger Lerner des Englischen. Entwicklung eines Kompetenzmodells zur Leistungsheterogenität. 2012.

Band 46 Susanne Staschen-Dielmann: Narrative Kompetenz im bilingualen Geschichtsunterricht. Didaktische Ansätze zur Förderung der schriftlichen Diskursfähigkeit. 2012.

Band 47 Corinna Koch: Metaphern im Fremdsprachenunterricht: Englisch, Französisch, Spanisch. 2013.

Band 48 Karin Aguado / Lena Heine / Karen Schramm (Hrsg.): Introspektive Verfahren und Qualitative Inhaltsanalyse in der Fremdsprachenforschung. 2013.

Band 49 Anka Bergmann (Hrsg.): Kompetenzorientierung und Schüleraktivierung im Russischunterricht. 2016.

Band 50 Dagmar Abendroth-Timmer / Eva-Maria Hennig (eds.): Plurilingualism and Multiliteracies. International Research on Identity Construction in Language Education. 2014.

Band 51 Daniela Elsner / Britta Viebrock (Hrsg.): Triangulation in der Fremdsprachenforschung. International Research on Identity Construction in Language Education. 2014.

Band 52 Lutz Küster / Christiane Lütge / Katharina Wieland (Hrsg.): Literarisch-ästhetisches Lernen im Fremdsprachenunterricht. Theorie – Empirie – Unterrichtsperspektiven. 2015.

Band 53 Britta Viebrock: Forschungsethik in der Fremdsprachenforschung. Eine systemische Betrachtung. 2015.

Band 54 Mark Bechtel (Hrsg.): Fördern durch Aufgabenorientierung. Bremer Schulbegleitforschung zu Lernaufgaben im Französisch- und Spanischunterricht der Sekundarstufe I. 2015.

Band 55 Bettina Deutsch: Mehrsprachigkeit durch bilingualen Unterricht? Analysen der Sichtweisen aus europäischer Bildungspolitik, Fremdsprachendidaktik und Unterrichtspraxis. 2016.

Band 56 Nadine Stahlberg: Rekonstruktionen interkultureller Kompetenz. Ein Beitrag zur Theoriebildung. 2016.

Band 57 Bärbel Diehr / Ralf Gießler / Jan Philipp Kassel: Englisch lernen mit portablen elektronischen Wörterbüchern. Ergebnisse der Studie Mobile Dictionaries. 2016.

Band 58 Holger Limberg / Olaf Jäkel (Hrsg.): Unterrichtsforschung im Fach Englisch. Empirische Erkenntnisse und praxisorientierte Anwendung. 2016.

Band 59 Solveig Chilla / Karin Vogt (Hrsg.): Heterogenität und Diversität im Englischunterricht. Fachdidaktische Perspektiven. 2017.

Band 60 Christiane Fäcke / Barbara Mehlmauer-Larcher (Hrsg.): Fremdsprachliche Lehrmaterialien – Forschung, Analyse und Rezeption. 2017.

Band 61 Nancy Morys: « Bandes dessinées » im Fremdsprachenunterricht Französisch – Annäherung an eine empirisch fundierte Teilbereichsdidaktik. 2018.

Band 62 Bärbel Diehr (Hrsg.): Universitäre Englischlehrerbildung. Wege zu mehr Kohärenz im Studium und Korrespondenz mit der Praxis. 2018.

Band 63 Eva-Maria Hennig-Klein: Identität und plurale Bildung in mehrsprachigen Französischlerngruppen. Konzeptmodellierung und empirische Studie. 2018.

Band 64 Annika Kreft und Mona Hasenzahl: Aktuelle Tendenzen in der Fremdsprachendidaktik. Zwischen Professionalisierung, Lernerorientierung und Kompetenzerwerb. 2018.

Band 65 Eva Wilden / Henning Rossa (Hrsg.): Fremdsprachenforschung als interdisziplinäres Projekt. 2019.

Band 66 Anna Katharina Schnell: Schreibprozesse und Schreibentwicklung in der Fremdsprache. Eine empirische Untersuchung zum L2-Schreiben von Französischstudierenden. 2020.

Band 67 Karin Vogt / Jürgen Quetz (Hrsg.): Der neue Begleitband zum Gemeinsamen europäischen Referenzrahmen für Sprachen. 2021.

Band 68 Anka Bergmann / Christoph Oliver Mayer / Jochen Plikat (Hrsg.): Perspektiven der Schulfremdsprachen in Zeiten von *Global English* und Digitalisierung. Welche Zielsetzungen sind für Französisch, Spanisch, Russisch & Co. (noch) zeitgemäß? 2022.

Band 69 Christiane Fäcke / Sara Vali (Hrsg.): Perspektiven der Mehrsprachigkeit heute in Forschung und Praxis. Lehramtsstudierende, Lehrpraxis, Lehrmaterialien. 2022.

Band 70 Mark Bechtel / Tom Rudolph (Hrsg.): Reflexionskompetenz in der Fremdsprachenlehrer*innenbildung. Theorien – Konzepte – Empirie. 2022.

Band 71 Raphaëlle Beecroft: The Performativity of the Intercultural Speaker. Promoting *Savoir Agir* through Improvisational Tasks. 2022.

Band 72 Lieselotta Botz: Fachliteralität im Bilingualen Sachunterricht der Grundschule. Eine Vergleichsstudie zur Bedeutung des Spracheinsatzes. 2023.

Band 73 Beatrice von Gayl: Kognitive Aktivierung im projektorientierten Französischunterricht. 2023.

Band 74 Mark Bechtel / Lara A. Dittmann / Johanna Fricke (Hrsg.): Fremdsprachliche Lehrer*innenbildung digital? Beiträge aus den romanischen Sprachen. 2023.

www.peterlang.com